U0941374

罕见病临床与诊断

"十二五"国家科技支撑计划项目

Rare Diseases

王凯娟　聂　伟　主编

清華大學出版社
北　京

内容简介

本书分 6 章，总结了罕见病的流行病学与群体特征，并介绍疾病定义、临床表现、诊断、鉴别诊断。全书搜集了罕见病相关致病基因及分子诊断技术数据，提供了迄今为止在罕见病诊断方面较为系统、前沿的信息。本书主编及其团队为国家“十二五”科技支撑计划“中国罕见疾病防治研究与示范”项目主要执行者，本书具有较高的学术权威性，可供全国广大临床医师参考。

图书在版编目（CIP）数据

罕见病临床与诊断/王凯娟，聂伟主编. —北京：清华大学出版社，2017
“十二五”国家科技支撑计划项目
ISBN 978-7-302-46614-7

Ⅰ.①罕… Ⅱ.①王… ②聂… Ⅲ.①疑难病–诊断 Ⅳ.①R442.9

中国版本图书馆CIP数据核字（2017）第031280号

责任编辑：李 君 王 华
封面设计：罗超霖
责任校对：王淑云
责任印制：王静怡

出版发行：清华大学出版社
网 址：http //www.tup.com.cn，http //www. wqbook. com
地 址：北京清华大学学研大厦 A 座 邮 编：100084
社 总 机：010-62770175 邮 购：010-62786544
投稿与读者服务：010-62776969, c-service@tup.tsinghua.edu.cn
质量反馈：010-62772015, zhiliang@tup.tsinghua.edu.cn
印 装 者：三河市金元印装有限公司
经 销：全国新华书店
开 本：185mm×260mm **印 张**：17.25 **字 数**：485 千字
版 次：2017 年 11 月第 1 版 **印 次**：2017 年 11 月第 1 次印刷
印 数：1～2000
定 价：99.80 元

产品编号：056528–01

编 者 名 单

主　编 王凯娟　聂　伟
副主编 宋春花　马　楠
编　者（按姓氏拼音排序）

曹　祯　曹晶晶　曹小琴　陈　艺　陈晓霖
董凯艳　范琦琪　和　红　江继承　李向旭
彭　瑞　秦洁洁　渠彦红　王　鹏　王　石
王静娴　王帅兵　王天昌　闫雅丽　杨　倩
叶　华　张　璐　张　叶

前言

罕见病（rare disease）又称“孤儿病（orphen disease）”，指那些发病率极低的疾病。根据世界卫生组织的定义，罕见病患病人数占总人口的0.065%～0. 1%，目前已确认的罕见病有5000～6000种，约占人类疾病的10%。国际上，规范化的罕见疾病临床资源的监测、登记和随访是获得罕见疾病流行病学数据的重要手段。根据世界卫生组织的定义及其他国家的数据推算，我国有罕见病患者近千万，是我国发现人类免疫缺陷病毒感染以来累计报告人数的30倍，高于我国现患恶性肿瘤患者的总人数。

我国罕见病的防治研究起步较晚，目前尚无公认的罕见病定义，也没有相关法律。目前仅有约1%罕见病有有效治疗药物，因为发病人数稀少，罕见病患者的处境往往被忽视，成为“医学孤儿”。医务工作者因缺乏对罕见病的认识和诊治能力，很多罕见病患者都是辗转多家医院后才得到正确诊断，错过了最佳治疗时机。随着我国经济的发展和社会的进步，我国的罕见病患者群体亟待得到全社会的关注与支持。

本书的编者为来自不同单位的知名专家和具有专长的中青年学者，团队在实施国家“十二五”科技支撑计划——“中国罕见疾病防治研究与示范”过程中，根据项目确定的罕见病目录，查阅大量文献，尽可能对罕见病致病基因及其检测技术进行收集、编纂，总结了罕见病的中文名、英文名、定义、临床表现、诊断及鉴别诊断。另外，在罕见病致病基因及分子诊断技术方面，作者结合多年分子遗传学科研基础，搜集了基因组学、蛋白质组学、代谢组学等多组学最新、最全的数据，提供了迄今为止在遗传性罕见病分子诊断方面最为系统、前沿的信息。本书的出版对国家人口优生优育普查、疾病谱制定、罕见病公共预防和治疗具有重要价值，可供国家疾病预防与控制及其相关机构决策参考，给临床提供科学诊断、鉴别依据，供临床、预防医学工作者以及罕见病研究者参阅。

本书搜集、编写了大量罕见病的临床资料，包括文献报道的个案，尽量做到内容全面、新颖，并附有按中文疾病名称字母顺序排列的检索目录，以更方便读者检索。希望本书的出版能够帮助更多的医师认识罕见病、掌握相关疾病的诊疗，并吸引更多的研究者进入到罕见病研究领域中，减轻罕见病患者的痛苦，从而推动我国罕见病的研究进展，推动我国罕见病相关法规立法进程。

王凯娟　聂　伟

2017年8月

目录

第 1 章　罕见病概述

罕见病（rare disease，RD）一般指在一定时期内患病人数少、发生概率低的疾病。罕见病和少见病是相对于常见病与多发病而言的，常见病、多发病常因发病率或患病率高而成为医学领域研究的重点和投入的热点，而罕见病往往成为关注和投入较少的薄弱环节，社会为这类疾病提供的卫生服务常常不足，如没有专门的护理和地区医疗服务机构或由于医疗专家和患者相对分散，这类患者的卫生服务需求常得不到满足。对罕见病的认识和处理能力，反映着社会对罕见病的应急处理能力以及医院和医生医疗技术水平的高低。

1. 罕见病的界定

世界上不同国家和地区对罕见病的界定和划分至今没有统一的标准。为了保障罕见疾病患者享有与其他疾病患者同样的医疗待遇，改变制药企业不积极研发罕见病用药的现状，当前，欧盟、美国、日本、澳大利亚、新加坡、巴西、中国台湾等 30 多个国家和地区制定了各自的罕见病专项法律、法规，以立法的确定性方式，明确罕见病的定义与界定标准。目前，各国对罕见病认定的标准上存在一定的差异，常用方式有以下几种：

使用病例数界定罕见病　以病例数界定罕见病或罕用药的代表国家是美国、挪威、澳大利亚、日本、韩国。美国是最早对罕用药进行界定的国家，始于 1981 年，最初美国《罕用药法案》（Orphan Drug Act，ODA）规定，众多疾病例如亨廷顿综合征 、Lou Gehrig 综合征等仅影响少部分美国公民，可认为是罕见病。适用于罕见疾病的药物即称为罕用药，药物的微薄收益不敷研发投入，政府需要对此类药物研发给予激励。《罕用药法案》是美国最成功的法案之一，在其推动下世界上多国开始关注罕用药研发，后经过 1984 年、1985 年两次修订，该法案已十分健全。

美国根据 2002 年的《罕见病法案》（Rare Disease Act）和《罕用药法案》，对罕见病的定义采用绝对数字的概念，规定罕见病指每年患病人数少于 20 万（约占总人口的 0.075%）或高于 20 万但药物研制和生产无商业回报的疾病。日本的《罕用药管理条例》指出，罕见病为患病人数少于 5 万人（约占总人口的 0.04%）的疾病，日本的罕用药需要达到《Article 77-2 药事法》（Pharmaceutical Affairs Law）要求，适用患者数低于 5000 人，并且医疗需求较高、研发成功可能性较高。

澳大利亚的《罕用药计划》明确罕见病指每年患病人数少于 2000 人（约占总人口的 0.011% 以下）的疾病。韩国 2003 年颁布《罕用药法案》推动研发的政策与美国相似，罕见病要求病例数不大于 2 万。

使用发病率界定罕见病　以发病率界定罕见病的代表国家是欧盟成员国，2000 年欧盟出台《罕用药法案》141/2000 号决议，其中规定罕见病为：与遗传有关，致命性或为慢性消耗性疾病，通常发病率较低，需要给予特别关注。按照欧盟指导意见，在欧盟地区内其发病率低于 0.05% 即为罕见病。若罕见病超过了规定的标准，美国和欧盟对那些研发投资无商业回报的新药也授予罕用药资格。据此定义，美国和欧盟估计有 5000～7000 种疾病被界定为罕见病，总患者人数可达 5500 万。

瑞典罕见病发病率限制为 0.01%，新西兰虽属大洋洲但却采纳欧盟定义模式，定义发病率低于 0.5‰ 者即可为罕见病。

此外，虽然目前加拿大政府对罕见病的界定尚无定论，但是该国部分省份及有影响力的非政府组织采用发病率界定罕见病，阿尔伯塔（Alberta）省界定，发病率低于 1/50 万 或者患者数低于 50 万即为罕见病。

中国目前对罕见病的定义是发病率为 0.01%（指新生儿发病率）或患病率为 1/50 万的疾病，共四大类 43 种。按此比例推算，中国罕见病总患者数为 1680 万，估计现有 1000 万～2000 万病例。目前 65% 的医生对罕见病知识掌握有限，很多罕见病也缺乏有诊断价值的实验室检测指标。

将特定病种定义为罕见病 我国香港地区的罕见病界定策略是将特定病种定义为罕见病。香港对于罕见病及罕用药并未确定实质定义，通常称类似疾病为罕有遗传病。罕见病主要是民间自发呈报，代表性的组织为香港黏多糖症暨罕有遗传病互助小组。在接到民间呈报后，医院管理局组织相关专业人员就药物有效性、经济性展开系统评价，而后统一报由特别行政区商定。香港特别行政区当局自 2008 年度起向医院管理局提供额外拨款 1000 万元，资助罕有遗传性溶酶体病患者进行特定激素替代药物治疗。

2. 罕见病的分类

根据分类的依据不同，罕见病有不同的分类方法。

按疾病的紧急程度 罕见病包括急性和非急性的疾病。

按发生频率大小划分 罕见病可分为极端罕见、罕见与少见，一般发生率低于 0.01% 为极端罕见，0.01%～0.1% 为罕见，0.1%～5% 为少见。根据 WHO 定义，疾病发生率 0.065%～0.1% 为罕见病。

依据对美国、日本、欧盟上市的罕用药所治疗罕见病范围的分析，罕见病还包括常见病的亚组疾病（发病率低）。

按疾病性质分为以下几类

（1）代谢系统：如糖原贮积症、黏多糖增多症、法布里病、戈谢病、高胱氨酸尿症、苯丙酮尿症等。

（2）消化系统：如短肠综合征、节段性回肠炎、伪膜性肠炎、内脏利什曼病（黑热病）、原发性胆汁硬化、食管静脉曲张出血、巴雷特食管发育异常等。

（3）泌尿生殖系统：如肾病性胱氨酸病、低促性腺激素性性腺功能减退症等。

（4）心血管和呼吸系统：如原发性肺动脉高压、心室纤颤、囊性肺纤维化、新生儿呼吸窘迫综合征、睡眠呼吸暂停等。

（5）肌肉 - 骨骼类：如幼年型类风湿关节炎、骨硬化症、畸形性骨炎等。

（6）神经系统：如肌萎缩性侧索硬化症、帕金森病、亨廷顿病、中枢神经系统的脱髓鞘病、运动神经元病等。

（7）内分泌系统：如肢端肥大症、生长激素缺乏症、原发性醛固酮增多症、皮质醇增多症。

（8）血液和造血系统：如血友病、血小板增多症、再生障碍性贫血、镰状细胞贫血、晚期肾衰竭引发的贫血症等。

（9）恶性肿瘤：如神经胶质瘤、胸膜间皮瘤、胃肠道间质细胞瘤、肾细胞癌、肾上腺皮质癌等。

（10）传染性疾病：如艾滋病及相关疾病（卡氏肺囊虫肺炎）、严重巨细胞病变感染、严重的复合免疫缺陷症、丙型肝炎、恶性疟疾、肺结核、麻风病等。

（11）器官移植：如造血祖细胞移植、骨髓移植、移植物抗宿主病（graft versus-host disease，GVHD）等。

（12）中毒、蛇毒：对乙酰氨基酚过量使用所致的肝损伤、鸦片成瘾、铅中毒以及铨、钚、镅、锔体内中毒等。

（13）其他：系统性红斑狼疮、嗜睡发作性综合征、低血钙症等。

3. 罕见病的特点

（1）罕见病发生概率低，患者数稀少，发生率和患病率低。

（2）罕见病常代表一类严重的、危及生命的、慢性的衰退性疾病，病死率高、致残率高，严重影响患者的生命质量。

（3）疾病具有异质性（heterogeneity）：罕见病种类繁多，病因复杂，不同的罕见病有不同的症状，临床表现类似的疾病可以由不同基因的缺陷所引起，而同一个基因的不同类型突变却导致临床症状完全不同的疾病。部分罕见病症状出现于患者儿童期，而另一部分罕见病症状则在患者成年以后才表现出来。即使为同一种罕见病，由于患者个体差异都会表现出不同的症状，罕见病的多样性及其症状的多样性对罕见病的诊断造成一定的困难。另外，罕见病若与其他疾病症状相似就可能造成误诊，如成骨不全症（osteogenesis imperfecta）可能被误诊为缺钙、小儿麻痹，肌萎缩性脊髓侧索硬化症（amyotrophic lateral sclerosis）可能被误诊为脑瘫。

（4）疾病诊断和治疗难度大：罕见病是一类难诊断、难治疗的疾病，医生可能缺少判断这类疾病的措施或治疗的知识与经验，而且目前可能尚无满意的治疗方案。

（5）人们对罕见病的认识和关注程度低：人们对罕见疾病常存在认识缺陷且缺乏易获得的可行性信息，即公众意识、社会认知相对缺乏。

（6）罕见病卫生服务提供不足：社会为这类疾病提供的卫生服务常常不足，如没有专门的护理和地区医疗服务机构或由于医疗专家和患者相对分散，使得这类患者的卫生服务需求常得不到满足。

（7）罕见病的概念具有相对性，还具有时间、区域性特点。例如艾滋病，多年前属于极罕见病，逐渐发展为罕见病，目前在特定人群中已成为常见病。一种遗传或病毒性疾病在某一区域内可能是罕见病，而在另一地区就表现为常见病。例如麻风病在法国是罕见病，而在中非却是常见病；地中海贫血症，是一种遗传性的贫血疾病，在北欧极为罕见，而在地中海地区却很常见；家族性地中海热在法国为罕见病，而在亚美尼亚却为常见病。

4. 罕见病的流行病学

按照美国对罕见病的定义，根据美国国立卫生研究院（National Institutes of Health，NIH）的统计，目前已有近 7000 种疾病被确定为罕见病，约占人类疾病的 10%，在已经发表的文献中，有近 8000 种疾病被称作罕见病。按照欧盟的定义，约有 6% 的人口罹患罕见病，即在欧洲 27 个国家的 5 亿常住人口中，约有 3000 万罕见病患者。

目前 WHO 已公布的罕见病有 5000～6000 种，约占人类疾病的 10%；美国 NIH 建立的罕见病研究办公室（Office of Rare Diseases Research，ORDR）数据库中包含 6800 多种罕见病；欧盟的 Orphnet 数据库公布了 5781 种罕见病，其中 1500 多种罕见病在欧洲的患病率已有统计数字报道。每周大约在医学文献上出现 5 种新的罕见病报道。据统计，80% 的罕见病为罕见遗传性疾病，还包含有部分传染病、自身免疫病等。多数罕见性遗传病为单个基因突变导致，其中有 2000 多种罕见疾病已找到相关致病基因。

我国从20世纪90年代后期开始关注罕见病防治，2008年起政府对罕见病防治越来越重视。2010年5月17日，中华医学会医学遗传学分会在上海组织召开了中国罕见病定义专家研讨会，邀请了中华医学会医学遗传学分会专家以及在罕见病研究领域涉猎较深的权威临床专家20余名，与会专家经过讨论，对中国的罕见病定义达成共识：患病率低于1/500 000或新生儿发病率低于1/10 000的疾病可以称为中国的罕见病。按照这个定义，以中国约14亿人口为基数计算，每种罕见病的患病人数约为2800人，以目前国际上公认的约6000种罕见病为基数，则中国罕见病总患病人口为1680万。相对于欧洲约3000万人的罕见病患者，这个估算数字是很保守的，但符合中国的实际情况。

在我国发病率比较明确的遗传性罕见病：①苯丙酮尿症（phenylketonuria，PKU）：在我国（21个省、市、自治区）发生率为1/11 144，但各地区差别较大，具有南方低北方高的趋势。甘肃兰州地区新生儿筛查结果显示，PKU发病率达7.7/10 000，为国内最高。②地中海贫血：主要发生在南方，以广东、广西、云南、贵州等省区最高。③血友病：甲型血友病发病率为（0.3～0.4）/10 000，乙型血友病发病率为（0.1～0.15）/10 000。

病因 根据病因，罕见病可以粗略地分为遗传性罕见病和非遗传性罕见病。

约有80%罕见病是由遗传缺陷引起，因此，罕见病一般指“罕见性遗传病”。一般认为罕见性遗传病源自人的基因缺陷，在人体的2.5万组基因中，平均每个人都有5～10个基因存在缺陷，当配偶双方基因缺损的部分产生碰撞时，罕见病就会发生。部分单基因遗传性罕见病的病因是明确的，其中有2000多种单个基因突变导致的罕见病已找到了致病基因，但大多数多基因遗传性罕见病的病因未明。

约20%的非遗传性罕见病由细菌、病毒、过敏原或化学制品、放射性物质、自身免疫病等所致，但是许多后天因素所致的罕见病的真正发病原因尚不清楚。

疾病分布 罕见病患病率通常为0.01%～0.05%，约有50%的罕见病在出生时或者儿童期即可发病，病情进展迅速，病死率高，新生儿和婴儿中发病率为3%～4%，50%的疾病在成人期显现。

罕见病的疾病负担 罕见病给患者家庭造成巨大的痛苦，给社会也造成巨大的负担，仅有约1%的罕见病有有效治疗药物，30%的罕见病患者平均预期寿命低于5年。

就罕见病的疾病负担、病程和远期预后来说，相关指标与数据的选择与收集相当困难。首先，对于疾病没有合适的分类和编码，在出现罕见病的情况下往往无法登记。尽管国际疾病分类编码可能涉及了比较出名的罕见病，如地中海贫血、囊性纤维化及血友病等，但还是有很多种罕见病药物没有出现在药物注册表和数据库中，它们往往被聚集在一个比较大的分类水平，如内分泌代谢紊乱。其次，缺乏合适的生物化学及基因诊断的数据，总的来说，量化疾病负担的指标如伤残调整生命年（disability-adjusted life year，DALY）、质量调整生命年（quality adjusted life years，QALY）对于罕见病不是非常有效，罕见病的低流行趋势使得采用DALY、QALY指标量化疾病负担时，其疾病负担往往排在最底部。

罕见病的认知程度 由于罕见病每个病种患病人数相对较少，造成医务界和全社会对其了解较少，对于很多的罕见病缺乏有效信息，许多临床医生并不熟悉罕见病的症状和体征，也没有对卫生技术人员进行适当培训，对罕见病的发病原因知之甚少，容易导致忽视，多数患者很难被诊断和治疗。罕见病范围及诊疗规范等标准尚未界定和制定，在此情况下，诊断可能会出现问题，相应地其有效性、编码、重现性都存在问题，使得患者筛查、治疗困难。

大多医疗机构尚无真正意义上的罕见病相关专科，许多儿童期发病的遗传性疾病一般在儿科进行诊治，成年期发病的遗传性疾病则在该病种所属科室诊治。但对于大多数罕见病，不仅患者不知道应该到哪个科室就诊，就连医务人员也不知道应该将其归入哪个科室诊治。相当多的医院也缺乏必要的罕见病检测设备，造成大多数罕见病患者被长期漏诊、误诊，无法确诊。罕见病漏诊率高、确诊困难。我国 30% 以上罕见病患者要看 5～10 个医生，44% 的患者被误诊为其他疾病，从最初症状显现到最后确诊需要 5～30 年时间，75% 的患者治疗方案不正确、不规范，不能得到及时、有效的治疗。

国内大部分地区公众对罕见病认知度也普遍较低，加上陈旧观念的误导，导致罕见病患者及其家庭饱受歧视与不平等待遇，给他们带来了沉重的精神负担和巨大的实际困难，这一情况也阻碍社会的和谐发展。应加大公众对罕见疾病正确认知的宣传，教育系统中也应将罕见疾病的常识性知识列入自然知识课程中。只有从根本上消除了公众对罕见疾病的误解和歧视，才能使这个群体真正融入和谐的社会大家庭，进而发挥罕见病患者的能力。

5. 罕见病的诊断

实验室检查　罕见病诊断在很大程度上依赖于实验室检查，包括物理学检查和生物学检查。生物学检查包括①生物化学检查：如先天性代谢缺陷患者相关代谢产物或酶含量的测定；②细胞遗传学检查：如染色体病患者染色体核型分析；③分子遗传学检查：如遗传性疾病患者致病基因及表达产物的分析等。

美国对遗传性罕见病的检测项目已超过 1000 种，而中国已经应用在临床上的罕见病诊断项目仅有 20 种左右。凡是已经明确病因的罕见病，特别是单基因遗传性罕见病，都可以用目前的诊断技术进行筛查或诊断，问题是中国对疾病诊断方法进入临床使用的控制甚严，需要通过繁复的申报程序才能得到许可，极大地滞后了罕见病的诊断时间。

分子诊断技术　分子诊断技术在遗传性罕见病领域已获得了广泛的应用，目前串联质谱技术和基因诊断的先进技术在罕见病临床诊断、产前诊断、遗传咨询中的应用具有积极意义，可积极推动罕见病防治的新进展。但由于受医学发展水平制约，许多罕见疾病尚缺乏有效的筛查手段和方法。目前发达国家所能提供的临床遗传学检测服务已超过 1000 余种基因，几乎涵盖了目前已发现的包括单基因遗传病、线粒体病、染色体病和以肿瘤为代表的复杂性状疾病在内的所有重要的人类遗传病种类。尽管复杂性状疾病发病风险的预测性检测已经显示出其潜在的应用前景，但目前能提供足够的可正确指导临床进行疾病干预的成功案例及相关研究还十分有限，故这一遗传检测领域的应用价值需要更多的证据支持和进一步评价。

遗传学检测　任何医学实验检测技术都有其局限性，遗传学检测尤其如此。染色体核型分析分辨率不高，且结果很容易受检查者主观判断的影响。分子生物学检测基因突变虽有很高的特异度，却不能认为未检测到基因异常便可排除患病的可能，即表型阳性而分子诊断结果为阴性的个体并不能排除其患病的可能性，实验室检测时需要对此作出提示。另外，在进行家系连锁分析时，如遇家系成员资料不完整、可采用的遗传标志的局限性、基因新突变等存在技术层面的问题时，分子诊断结果和遗传咨询会和最终实际情况有所出入。在这些情况下，要让患者和家属在决定接受检查以前能充分认识到遗传学实验室检查的局限性，如有意外发生不能简单地将其归结为医疗事故。当然，实验室必须有完整的质量控制体系和完善的运行机制，排除实验人员人为因素的干扰，将专业技术层面局限性的影响降到最低程度。

6. 罕见病研究进展

欧洲罕见病组织（European Organization for Rare Diseases，EURORDIS）于 2008 年发起国

际罕见病日（Rare Disease Day），确定2月29日为国际罕见病日，以这个四年一次的日子意寓罕见病之“罕见”。国际罕见病日旨在促进社会公众和政府对罕见病及罕见病群体面临问题的关注。国际罕见病日活动举办以来，已有50多个国家和地区参与，举行了超过1000场次各类活动，影响了数千万各国民众，推动了多个国家和地区罕见病政策的建立和完善。2012年2月29日是第五届国际罕见病日，口号是“Rare But Strong Together”。2015国际罕见病日的主题和口号是“Living with a Rare Disease - Day-by-day，hand-in-hand”，向罕见病患者、家庭和看护人致敬的同时，也号召家庭、疾病组织和社区团结一致，共同对抗罕见病。

1994年我国创办了《罕少疾病杂志》，1999年在深圳市成立了国内外第一个有关罕少疾病的学术组织，即深圳市医学会罕少疾病专业委员会，先后公开出版了《罕见病少见病的诊断与治疗》等罕少疾病的专著。

第五届国际罕见病日，即2012国际罕见病日中国区推出“四叶草”的形象，以此呼吁全社会关注罕见病。一般的苜蓿草只有3片叶子，在10万株苜蓿草中，才会有一株4片叶子的变种，“四叶草”也就被赋予幸运的含义，因此成为罕见病的标志。同时“四叶草”也寄予罕见病患者充满真爱、健康、希望以及幸福的四重寓意。

目前在我国，罕见病患者的用药没有纳入医保，政府也没有设立专门的资助资金，只有极个别的罕见病能获得有限的慈善资助。由于每个病种患者数相对较少，因此极易被医疗卫生机构、医药企业及社会各界所忽视，许多罕见病患者及其家庭在饱受疾病折磨的同时，还在承受着巨大的经济和心理压力。通过立法，让全社会关注这个问题，维护罕见病患者公平享受医疗的合法权益，向罕见病患者提供必需的、适用的药品，保障这个群体的生命权、健康权，以及平等、充分地参与社会生活，共享社会物质文化成果从新生儿开始，努力提高全民健康水平，从源头改善罕见病患者的医疗状况。同时，建立罕见病社会救助机制，对生活和就医困难的罕见病患者实施有效的救助，努力消除社会不和谐因素。

参考文献

程岩，2011．罕见病法律制度的困境与出路［J］．河北法学，29（5）：10-18.

韩金祥，崔亚洲，周小艳，2011．罕见疾病研究现状及展望［J］．罕少疾病杂志，18（1）：1-6.

马端，李定国，张学，等，2011．中国罕见病防治的机遇与挑战［J］．中国循证儿科杂志，6（2）：81-82.

魏珉，张瑞丽，赵志刚，2010．罕见病当前国际政策及现状介绍［J］．药品评价，22：51.

吴诗瑜，张勘，2011．中国建立罕见病研究和防治策略的机遇与未来挑战［J］．上海医药，32（10）：502-504.

叶文虎，赵寿元，李璞，1996．现代临床遗传学［M］．合肥：安徽科学技术出版社.

第 2 章 血液系统罕见疾病

先天性白细胞颗粒异常综合征

【中文名】先天性白细胞颗粒异常综合征、先天性白细胞异常白化病综合征、Chediak-Higashi 综合征、契 - 东综合征

【英文名】congenital abnormal plasmasome syndrome，Chediak-Higashi syndrome

【定义】先天性白细胞颗粒异常综合征是以 Chediak、Higashi 分别于 1952 年和 1954 年发现为主的罕见病的一类，故名 Chediak-Higashi 综合征。

【临床表现】自幼年发病，进行性加重，皮肤花斑状色素消失，甚至出现白化症，有时出现小而软的结节；毛发稀少，呈浅黄色或灰白色；虹膜半透明状，畏光，曝光后眼球震颤，斜视和视力下降，眼底检查视网膜苍白。

反复感染，自幼易发生皮肤、呼吸道化脓性感染，也有病毒及真菌感染而导致死亡。部分病例在皮肤暴露部位可有色素沉着。反复皮肤或全身性化脓性感染，病原菌常为金黄色葡萄球菌。对常规计划疫苗接种的反应正常。由于白细胞异常，常发生皮肤和呼吸道细菌性和病毒性感染，皮肤感染程度轻重不一，由表浅性脓皮病至深在性脓肿、溃疡。常因严重感染于发育前死亡。

患者体质虚弱，发热、多汗，晚期常有淋巴结、肝、脾大，部分患者并发恶性淋巴瘤或因血小板减少出血死亡。由于血小板减少而致出血倾向，可为轻微的皮肤瘀斑，也可发生严重的出血，常有肝、脾大和全血细胞减少。

神经系统表现为进行性智力低下、惊厥、脑神经麻痹和进行性周围神经病变包括震颤、肌萎缩、肌无力、深腱反射减弱、步态不稳和足下垂。

大约 85% 的病例发展为所谓的“快速进展期”，表现为发热、黄疸、假膜性口腔炎、肝脾和淋巴结增大，全血细胞数量下降和出血。淋巴组织增生伴全身性淋巴细胞浸润相似于淋巴瘤，但并非恶性肿瘤，更接近于家族性吞噬红细胞性淋巴组织细胞增生症或病毒诱导的噬血细胞综合征。

【并发症】可并发高热、肝脾和淋巴结增大、严重胃肠道出血、溶血性贫血及低丙种球蛋白血症等情况，此时应考虑为加速期，是疾病恶化症状，预后不良。

【诊断】

实验室检查

（1）细胞学检查：特征性表现为细胞内巨大细胞器（包涵体、溶酶体和黑色素体）。包涵体存在于所有颗粒性细胞中，中性粒细胞、嗜酸细胞和嗜碱细胞内颗粒形态不规则，蓝色或灰蓝色，过碘酸希夫染色（periodic acid-Schiff，PAS）阳性；淋巴细胞内的巨大颗粒呈圆形或卵圆形，嗜天青色。患儿黑色素细胞内充满黑色素体，主要分布于细胞核周围。骨髓粒细胞充满空泡和异常颗粒，偶尔空泡非常巨大，包涵体 PAS 和酸性磷酸酶阳性。细胞质内增大的颗粒还见于单核细胞、红细胞前体、组织细胞、血小板、神经元、肾小管上皮细胞和成纤维细胞。光学和电子显

微镜发现皮肤和眼部黑色素细胞内巨大的异常黑色素体，由于未成熟的黑色素体与溶酶体融合，使黑色素体过早被破坏，导致黑色素缺乏发生眼、皮肤白化症。

（2）免疫学检查：中性粒细胞和单核细胞的趋化和细胞内杀菌功能降低，而吞噬功能正常；自然杀伤细胞（natural killer cell，NK cell）细胞数和与靶细胞结合的能力正常但其杀伤功能缺乏；抗体依赖性细胞杀伤功能也明显下降，γ、δT 细胞数量相对增多；细胞毒性 T 细胞的杀伤功能下降；细胞免疫、免疫球蛋白和补体均正常。

（3）基因检测：编码溶酶体运输调节蛋白的 *CHS1* 基因突变导致多组织中溶酶体颗粒形态形成缺陷。

（4）外周血检测：进行性贫血、中性粒细胞和血小板减少，因为中性粒细胞易破坏，血清溶菌酶活性增高。中性粒细胞（包括早及中幼嗜酸、嗜碱粒细胞）的细胞质中含有过氧化物酶阳性颗粒和嗜天青 *Dohle* 小体样颗粒，大小不一，直径为 2～5μm，淋巴细胞及单核细胞中也有此颗粒。

中性粒细胞功能缺陷，游走性和趋化性功能不全，杀菌力低下，吞噬功能正常。中性粒细胞环核苷酸测定：环磷酸腺苷（cyclic adenosine monophosphate，cAMP）含量显著升高（7～8 倍于正常人），环磷酸鸟苷（cyclic guanosine monophosphate，cGMP）含量降低。血清溶菌酶含量升高。

（5）骨髓检测：骨髓象细胞中有空泡，偶见被吞噬异物，有的胞核较固缩。

其他辅助检查

脑 CT（computed tomography，电子计算机断层扫描）和 MRI（magnetic resonance imaging，磁共振成像）检查显示播散性脑和脊髓萎缩，电生理研究表明神经纤维传导电位显著受损，肌电图为正常或提示神经元受损。组织化学和电子显微镜发现周围神经组织神经鞘膜细胞内特征性巨大颗粒。肌肉组织呈神经源性萎缩伴有异常的酸性磷酸酶阳性颗粒和自饮性空泡。

【鉴别诊断】与白癜风鉴别：白癜风为后天性疾病，发病较晚，先天性白细胞颗粒异常综合征属遗传性疾病，发病较早；白癜风白斑形态大小不一，边界色素加深，先天性白细胞颗粒异常综合征皮肤呈花斑状色素减少，伴毛发稀少且呈灰白或浅黄色，虹膜半透明；白癜风黑素细胞减少或消失，先天性白细胞颗粒异常综合征发现巨黑素体，白细胞异常。

家族性非溶血性黄疸间接胆红素增高型

【中文名】家族性非溶血性黄疸间接胆红素增高型、体质性肝功能不良性黄疸、Gilbert 综合征

【英文名】Gilbert syndrome

【定义】家族性非溶血性黄疸间接胆红素增高型又称为体质性肝功能不良性黄疸，属于一种较常见的遗传性非结合胆红素血症，1901 年 Gilbert 首先报道。家族性非溶血性黄疸间接胆红素增高型临床表现特点为长期间歇性轻度黄疸，多无明显症状。家族性非溶血性黄疸间接胆红素增高型为常染色体显性遗传性疾病，患者主要为青少年，男性多见，发病率大约为 5%。

【临床表现】可无明显症状；长期间歇性轻度黄疸；部分病例有乏力、消化不良、肝区不适；肝脾不大或轻度增大。

【诊断】根据病史诊断：青少年发病，随年龄增加黄疸逐渐减退，常有家族史；慢性反复发作性黄疸，疲劳、饮酒、感染或月经期黄疸加重；苯巴比妥或鲁米特可使黄疸减轻或消退。

临床上若发现患者有轻度黄疸（总胆红素些微异常且间接胆红素大于 1 mg/dL，或直接胆红素少于总胆红素的 30%），再加上无全身症状，亦无其他肝功能障碍和溶血现象，并排除其他可

能导致黄疸疾病后，经下列 3 种试验，可诊断为家族性非溶血性黄疸间接胆红素增高型：

（1）禁食测验：限制患者饮食每日热量摄入低于 300 kcal（1 kcal＝4.184 kJ），血清总胆红素值上升 1.5 mg/dL 以上，且以未结合型（间接胆红素）为主；

（2）烟草酸试验（nicotinic acid test）：静脉注射 500 mg 烟草酸，于第 120 分钟时，血清总胆红素值上升 3 倍以上；

（3）诱导测验：使用苯巴比妥后，血清总胆红素值下降。

慢性家族性肉芽肿综合征

【中文名】慢性家族性肉芽肿综合征、儿童致死性肉芽肿病、进行性败血肉芽肿病、先天性吞噬障碍病、色素性类脂质组织细胞病、吞噬细胞功能不全综合征、Berendes-Bridges-Good 综合征

【英文名】chronic familial granulomatosis syndrome，fatal granulomatous disease of childhood，progressive septic granulomatosis，congenital dysphagocytosis，pigmented lipid histiocytosis，phagocytic dysfunction syndrome，berendes-bridges-good syndrome

【定义】慢性家族性肉芽肿综合征是一种遗传病，患者体内的中性粒细胞无法正常杀死微生物，因此患者易发生重复性的严重感染，其发生率为 1/200 000。本病 75%～90% 为性联隐性遗传，10%～25% 为常染色体隐性遗传。

【临床表现】常于出生 6 个月以内发病。主要症状包括全身性的皮肤反复、顽固感染。初期症状为皮肤表现及化脓性淋巴结炎。初发皮肤表现有婴儿湿疹、皮炎、脓疱病、传染性湿疹、毛囊炎等，好发于头皮及额部，包括小脓疱、毛囊炎到比较深的边缘穿凿性直径数毫米的溃疡等皮损，从皮疹中均可检到致病菌。其次是指（趾）甲周暗红色肿胀，被有褐色污秽痂皮，揭除痂皮可见深的溃疡，指（趾）甲变形或消失。无自发痛，但有强压痛。如不给予适当治疗，可发生多种严重的皮肤感染性并发症，如颈及腹股沟部发生皮肤腺病样病变、躯干四肢发生数厘米深的溃疡，其临床表现类似溃疡性皮肤炎（dermatitis ulcerosa）、深脓痂疹、坏疽性恶液质性臁疮（ecthyma gangrenosum cachecticorum）等。此外，还可合并发生反复的慢性肺炎及肝大，少数亦可有肛周脓肿、腹壁及胸壁肿胀、骨髓炎、化脓性关节炎、扁桃体炎、脑膜炎、中耳炎及肝脓肿等。

【诊断】本病为细胞内杀菌机制发生障碍，特别是吞噬细菌后不能完全处理而形成慢性感染性肉芽肿，主要根据临床表现即全身性皮肤反复、顽固的感染诊断。

先天性家族性白细胞空泡形成

【中文名】先天性家族性白细胞空泡形成、家族性白细胞空泡形成、乔丹家族性白细胞空泡形成、Jordan 异常

【英文名】Jordans'anomaly

【定义】先天性家族性白细胞空泡形成是一种少见的家族性白细胞形态学异常性疾病。

【临床表现】Jordan（1953 年）首先在同一家族的两兄弟中发现白细胞有空泡现象。Rozenszain 等（1966 年 ）又在一家系两姐妹中发现白细胞空泡。王淑娟等对白细胞空泡症的一个家族 11 个成员进行血象调查，发现先证者之母、三姐、弟弟和三妹等均有不同数量的白细胞空泡。

临床特点为各种白细胞胞质中出现空泡（图 2-1），骨髓细胞空泡化，可能出现进展性肌萎缩、鱼鳞病样红皮病（可能波及全身，面部除外）等严重疾病。

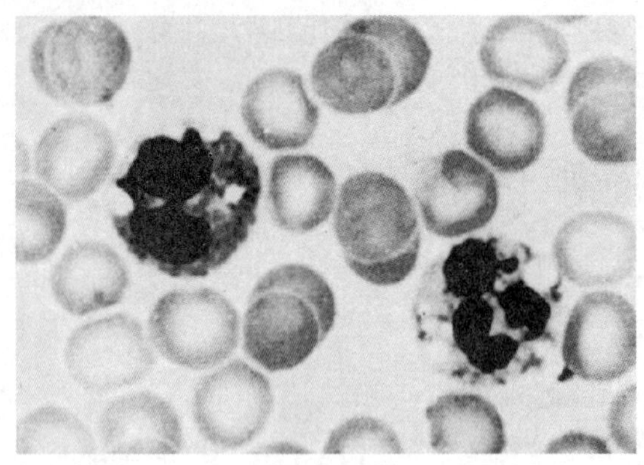

嗜酸性粒细胞

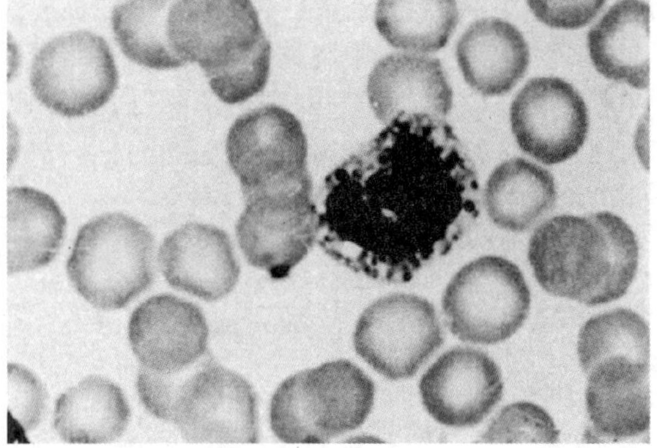

嗜碱性粒细胞

图 2-1 先天性家族性白细胞空泡形成

【诊断】外周血和骨髓血象检查：各种白细胞胞质中出现空泡。多数中性粒细胞和单核细胞中有多个大空泡；嗜酸性和嗜碱性粒细胞以及淋巴细胞空泡较少且较小，空泡含脂质成分，可被嗜脂染色呈色。

骨髓涂片中从早幼粒到分叶核均有数量不等的空泡，且随细胞成熟而增加，通过油红“O”和苏丹 1 染色可证明空泡含有中性脂肪。

骨髓增生异常综合征

【中文名】骨髓增生异常综合征，旧称白血病前期

【英文名】myelodysplastic syndromes，MDS

【定义】骨髓增生异常综合征是一组血液异质性疾病，是由于骨髓性造血芽细胞无效性增生（或不典型增生）所导致的血液病。MDS 患者通常会出现严重的贫血，需要频繁输血。在大多数情况下，这种疾病最终会导致患者发展成由于骨髓的造血功能衰竭所引起的血细胞减少症。大约 1/3 的骨髓增生异常综合征患者，经过几个月到几年的时间，疾病就可以发展成为急性骨髓性白血病。

【临床表现】MDS 确诊患者的平均年龄是 60～75 岁，有少数患者是 50 岁以下确诊的，患 MDS 的儿童很罕见。患者中，男性略多，发病率高于女性。许多 MDS 患者是无症状的，通常需要靠血液检测才能发现问题。

MDS 患者的症状和体征是非特异性的，一般表现为全血细胞减少但骨髓增生活跃、贫血、中性粒细胞减少、血小板减少、脾大，可能伴有肝大、颗粒细胞异常、染色体异常。

【诊断】

临床特征

（1）病史：三系血细胞减少相应症状；化疗或放射线、化学毒物接触史；MDS、急性骨髓系白血病（acute myeloid leukemia，AML）家族史及其他病史。

（2）体检：贫血、出血、感染体征，部分脾大。

（3）骨髓涂片：形态、铁染色、有核红细胞 PAS、髓系细胞 POX 检查。

（4）基因检测：怀疑 MDS 或 MPN 者查 *JAK2* 突变、*PDGFR* α/β 基因重排等。

诊断标准（表 2-1）

建议参照维也纳标准，MDS 诊断需要满足两个必要条件和一个确定标准。

表 2-1　MDS 诊断标准

必要条件	持续（≥6 个月）一系或多系血细胞减少：血红蛋白（Hb＜110g/L），中性粒细胞（ANC＜1.5×10^9/L），血小板（Plt＜100×10^9/L）； 排除其他可以导致血细胞减少和病态造血的造血及非造血系统疾患
确定标准	病态造血：骨髓涂片红细胞系、中性粒细胞系、巨核细胞系中任一系至少达 10%； 环状铁粒幼细胞占有核红细胞比例≥15%； 骨髓涂片中原始细胞达 5%～19%； 染色体异常
辅助标准	用于符合必要条件、未达确定标准，但临床呈典型 MDS 表现者： 1. 流式细胞术显示骨髓细胞表型异常，提示红细胞系和（或）髓系存在单克隆细胞群； 2. 单克隆细胞群存在明确的分子学标志：人类雄激素受体（human androgen receptor gene，HUMARA）分析，基因芯片谱型或点突变（如 *RAS* 突变）； 3. 骨髓和（或）循环中祖细胞的集落形成单位（colony-forming units，CFU）形成显著和持久减少

当患者未达到确定标准，如不典型的染色体异常、病态造血低于 10%、原始细胞比例 4% 等，而临床表现高度疑似 MDS，如输血依赖的大细胞性贫血，应进行 MDS 辅助诊断标准的检测，符合者基本为伴有骨髓功能衰竭的克隆性髓系疾病，此类患者诊断为高度疑似 MDS。若辅助检测未能够进行，或结果呈阴性，则应对患者进行随访，或暂时归为意义未明的特发性血细胞减少症（idiopathic cytopenia of undetermined significance，ICUS），定期检查以明确诊断。

MDS 的形态学异常

原始细胞标准：Ⅰ型为无嗜天青颗粒的原始细胞，Ⅱ型为含有嗜天青颗粒但未出现核旁高尔基区的原始细胞，出现核旁高尔基区者则为早幼粒细胞。

病理活检是骨髓涂片的必要补充，要求在髂后上棘取骨髓组织时长度不得少于 1.5cm。所有怀疑为 MDS 的患者均应进行免疫组化（immunohistochemical，IHC）检测。

细胞遗传学检测

对所有怀疑 MDS 的患者均应进行染色体核型检测，需检测 20～25 个骨髓细胞的中期分裂相。对疑似 MDS 者，染色体检查失败时应进行 FISH 检测，至少包括 5q31、7q31、20q、CEP7、CEP8、CEPY 和 p53。

对怀疑 MDS 疾病进展者，在随访中应检测染色体核型，一般 6～12 个月检查一次。

基因表达谱和点突变检测

在 MDS 中，基于 $CD34^+$ 细胞或 $CD133^+$ 细胞的基因表达谱（gene expression profiling，GEP）的检测，能发现特异的、有预后意义的，但是在高危 MDS 与继发性急性粒细胞白血病（acute myeloblastic leukemia，AML）、低危 MDS 与正常人间，这些 GEP 异常存在重叠。

对于怀疑有肥大细胞增多症或伴有血小板增多症者，检测 *KIT* 基因 *D816V* 突变或 *JAK2* 基因 *V617F* 突变有助于鉴别诊断。

【鉴别诊断】诊断 MDS 的主要问题是要确定骨髓增生异常是否由克隆性疾病或其他因素所导致，病态造血本身并不是克隆性疾病的确切证据。

排除反应性病态造血：酒精中毒、HIV 感染、巨幼红细胞性贫血、阵发性睡眠性血红蛋白尿症（paroxysmal nocturnal hemoglobinuria，PNH）、大颗粒淋巴细胞（large granular lymphocyte，LGL）、溶血、自身免疫性疾病、甲状腺疾病、肿瘤、药物、化疗、生长因子等。

意义未明的特发性血细胞减少症

【中文名】意义未明的特发性血细胞减少症

【英文名】idiopathic cytopenia of uncertain（undetermined）significance，ICUS

【定义】Mufti 等在研究血细胞减少症的过程中发现并提出了一种新的疾病——意义未明的特发性血细胞减少症，并很快得到了各国血液学专家的认同。该疾病的提出打破了既往在已知全血细胞减少症之间“非此即彼”的传统思维模式，为人们认识新的血细胞减少症提供了空间，对于全血细胞减少的规范化诊断、发病机制的研究和靶向治疗均具有十分重要的意义。

ICUS 指：①一系或多系髓系血细胞（红细胞、中性粒细胞和血小板）减少，持续至少 6 个月。血细胞减少的标准：血红蛋白低于 110g/L，中性粒细胞低于 1.5×10^9/L，血小板低于 100×10^9/L。②不符合骨髓增生异常综合征（MDS）最低诊断标准。③排除其他血液系统和非血液系统疾病导致的血细胞减少。简言之，有一类血细胞减少，不能诊断为既往已知的任何一种血细胞减少症（意义未明），即为 ICUS。

【临床表现】ICUS 多数呈全血细胞减少，网织红细胞百分比正常或升高并呈大细胞或正细胞性贫血，中性粒细胞比例可不低；骨髓粒系或红系比例正常或巨核细胞不少，易见红系造血岛和噬血现象，病态造血不明显；造血原料不缺乏，溶血检查均阴性，染色体核型正常，风湿免疫全项正常；排除了已知的血液系统疾病和非血液系统疾病导致的血细胞减少。

【诊断】最初的全血细胞减少患者在排除了急性造血功能停滞（acute arrest of hemopoiesis，AAH）、阵发性睡眠性血红蛋白尿症（PNH）和其他系统疾病后，即诊断为再生障碍性贫血（aplastic anemia，AA）；随后研究发现部分“AA”可转化为急性白血病，随即提出了白血病前期的概念，以后又衍生为 MDS；再后来，发现了大颗粒淋巴细胞白血病（large granular lymphocyte leukemia，LGLL）；随后在较长时间内，凡是骨髓增生不减低无法诊断为 AA 的全血细胞减少患者，在排除了 PNH、LGLL 后，绝大多数被诊断为 MDS，使 MDS 成为血细胞减少症的“回收站”，“免疫性 MDS”“非克隆性 MDS”等概念随之而出，使 MDS 的诊断十分混乱。

检测这些患者骨髓细胞自身抗体，约半数骨髓单个核细胞库姆斯试验（BMMNC-Coombs）阳性，90% 以上患者流式细胞术及双标单克隆抗体可测及不同系、阶段骨髓造血细胞膜结合自身抗体。此类自身抗体以 IgG 最多见，其次是 IgM、IgA 较少见。造血干祖细胞存在自身抗体的患者，均呈全血细胞减少，存在核红细胞自身抗体的患者，贫血较严重；存在中性粒细胞抗体的患者，粒细胞水平较低；存在多种自身抗体的患者，血细胞减少程度较重。

先天性红细胞生成性卟啉病

【中文名】先天性红细胞生成性卟啉病、红细胞生成性尿卟啉病、先天性光敏感性卟啉病、Günther 病

【英文名】congenital erythropoietic porphyria，Günther disease

【定义】先天性红细胞生成性卟啉病极少见，常伴红齿或牙质显出红色荧光，成人常伴多毛或色素沉着。因在 1911 年由 Gunther 首先描述，又称 Gunther 病。

【临床表现】幼年时可出现光敏性皮肤损害和红色尿，合并有溶血性贫血和牙齿发红，提示本病。主要临床表现包括“红色尿”和“红色牙齿”、皮肤水泡、惧怕阳光等，光照部位的毁形性皮肤损伤伴多毛及色素沉着是本病典型的临床特征。

患儿出生时或生后不久先发现尿布被胎粪和尿污染成粉红色，以后婴儿在日晒时啼哭，随即在暴露部位皮肤尤其在耳翼等处出现水肿性红斑、水疱、大疱和血疱，疱破后形成糜烂、溃疡或继发感

染。皮疹反复发作，夏季尤剧，最终留有严重瘢痕和粟丘疹。瘢痕形成与继发感染亦有关，因溃疡和瘢痕导致四肢和光暴露部位如指、鼻和耳翼等毁损畸形，头部有瘢痕性秃发，耳、鼻软骨及末节指（趾）骨缺失，指（趾）挛缩。病变轻的部位有毳毛样多毛症，面、颊部毛过长，浓眉长睫。其他症状有畏光、角结膜炎、虹膜炎、睑外翻、睑球粘连、皮肤脆性增加、色素沉着和减退、皮肤硬化，有时在紫外线灯照射下皮肤处有荧光，牙齿染成棕色，在 Wood 灯下发出粉红色荧光。患儿常有不同程度的溶血性贫血、脾大，皮损处有瘙痒或烧灼感，可有全身不适、恶心，少数有癫痫发作。

本病预后不良，早年夭折于继发性感染或贫血，少数可活到 40～50 岁。

【诊断】根据对光过敏、毁形性皮损、红牙、尿色发红、贫血和脾大，结合实验室检查即可确诊。

红色液体也可出现在子宫。出现在骨髓、红细胞、血浆、尿和粪中的卟啉水平明显高于其他卟啉症，在尿、血浆和红细胞中尿卟啉 I 和粪卟啉 I 占优势，在粪中粪卟啉 I 占优势。和其他纯合子一样，有时红细胞包含大量的原卟啉。尿卟啉原聚合酶活力缺乏可做出肯定的诊断。

实验室检查

（1）血象呈不同程度正细胞正色素性贫血，但很少需临床输血治疗。外周血可见异形红细胞增多，红细胞大小不等，并多见嗜酸性及嗜碱性点彩红细胞和有核红细胞，网织红细胞增多。

（2）骨髓象红系增生，可见类似病态造血表现。在紫外线灯照射下骨髓有核红细胞、骨髓幼红细胞和周围血中网织红细胞增加，外周血红细胞因卟啉浓度增高呈现稳定的鲜红色荧光。

（3）代谢异常：尿液中尿卟啉 I 排出量显著增加，尿卟啉Ⅲ和粪卟啉 I 排出量也增加，尿液中卟啉总排出量可达 10^5μg/24h（正常应低于 300μg/24h），而 σ- 氨基 -γ 酮戊酸（σ-aminolevulinic acid，ALA）和卟胆原排出量正常。尿在紫外线灯下呈红色荧光。粪中粪卟啉 I 排泄增加，红细胞及血浆中尿卟啉 I 浓度显著增加。

其他辅助检查

红细胞渗透脆性增加，红细胞寿命缩短伴无效造血，血浆铁动力学检查显示铁转换速度加快。

根据病情、临床表现、症状、体征选择做心电图、X 线片、B 超等检查。

【鉴别诊断】本病需与原卟啉病、新生儿疱疹及日光性皮炎等鉴别。

与红细胞生成性原卟啉症的鉴别是后者血浆和红细胞内原卟啉增加，红细胞在 Wood 灯下荧光不稳定，呈一过性，无溶血性贫血，皮肤光敏感的持久变化少、轻或缺乏。

本病和肝红细胞生成性卟啉症的临床表现相似，但是卟啉的分布不同。肝型卟啉症的红细胞内卟啉含量正常，红细胞无荧光。

借助卟啉测定和皮损活检可与营养不良型大疱性表皮松解症鉴别。

特发性巨球蛋白血症

【中文名】特发性巨球蛋白血症、巨球蛋白血症、瓦尔登斯特伦巨球蛋白血症、Waldenstrom 综合征

【英文名】Waldenstrom syndrome，Waldenstrom macroglobulinemia

【定义】特发性巨球蛋白血症是以单克隆淋巴样浆细胞增生、血液中堆积大量由浆细胞产生的巨球蛋白并伴有血清单克隆 IgM 异常增多为特征的一种淋巴系统恶性肿瘤。2000 年 WHO 分类标准将其定义为一种发生于淋巴浆细胞样淋巴瘤的临床综合征。

【临床表现】本病以分泌大量单克隆巨球蛋白并广泛浸润骨髓及髓外脏器为特点，发病年龄

60～70岁，好发于男性，患者中男性可达55%～70%，白种人中更常见，美国发病率每年3/100万。

缺乏典型临床表现，且并发症多，故误诊率高。自身免疫现象是特发性巨球蛋白血症的显著特征，由IgM副蛋白自身抗体的作用所致，可引起冷凝集素溶血、特发性血小板减少性紫癜（idiopathic thrombocytopenic purpura，ITP）及获得性血管性血友病（acquired von willebrand disease，AvWD）等并发症。多数学者已证实特发性巨球蛋白血症有影响重链和轻链可变区基因的体细胞高度突变，突变的程度和方式可能会导致各种自身免疫现象相关自身抗体的产生。

由于血液中有大量的IgM，IgM副蛋白参与蛋白间的相互作用，与凝血因子形成复合物，使血浆中凝血因子功能下降，加上其对血管壁的直接刺激作用，故本病易出血，以鼻出血和齿龈出血多见，偶有消化道和泌尿道出血。骨髓被异常细胞浸润，血细胞生成受抑制，加上出血，红细胞破坏加速，因而易出现贫血。大量的IgM副蛋白抑制机体正常抗体的产生，降低淋巴细胞转换功能，使机体免疫力下降，致本病易并发感染。IgM副蛋白易相互聚合并与血中其他蛋白结合，使血浆黏滞性增加，引起高黏血症。此外，红细胞膜上包绕有大量的蛋白质，易形成缗钱状排列，进一步使血黏度增高，影响血液循环，继而出现头晕、食欲减退、周围神经等相关症状。由于异常细胞的增生和浸润，可出现肝、脾大及淋巴结肿大。

【诊断】特发性巨球蛋白血症诊断标准必须满足以下条件：

（1）血清IgM单克隆增高≥10g/L，导致高黏滞综合征及出血倾向；

（2）骨髓浆细胞样淋巴细胞浸润，出现小淋巴细胞，表现浆细胞样和（或）浆细胞的分化特征。

但血清IgM单克隆增高也见于意义未明单克隆丙种球蛋白症（monoclonal gammopathy of undetermined significance，MGUS）及其他B淋巴细胞增殖性疾病。梅奥医学中心（Mayo Clinic）报道430例单克隆IgM蛋白血症，其中特发性巨球蛋白血症仅占17%，其余为意义未明单克隆IgM蛋白血症（IgM MGUS）及其他B淋巴细胞增殖性疾病。

细胞免疫分型：sIg、CD19/CD20/CD22阳性表达，CD5、CD10、CD23不表达。

染色体检测：47，XX，+8，t（6；16）

【鉴别诊断】骨髓活检：骨髓浆细胞样淋巴细胞浸润用骨髓涂片方法检查阳性率不高，计数时浆细胞样淋巴细胞与幼稚淋巴细胞及浆细胞较难区别。其他B淋巴细胞增殖性疾病的病理表现中，有时也见浆细胞样分化，当血清IgM在10g/L上下时，尤应与本病鉴别。由于骨髓活检可提供骨髓受浸润程度及样式（结节型、间质型），并可进行免疫组织化学染色，有助于鉴别其他B淋巴细胞增殖性疾病。如套细胞淋巴瘤和慢性淋巴细胞白血病两者均表达CD5；滤泡型淋巴瘤具有特征性的形态学表现，且表达bcl-2与CD10；脾边缘带淋巴瘤骨髓活检形态学及免疫表型特点与本病相似，但往往有明显脾大，外周血查见“绒毛样”淋巴瘤细胞；IgM型骨髓瘤不表达CD19、CD20。因此，骨髓活检在本病确诊及随访中不可缺少。

镰状细胞-β地中海贫血

【中文名】镰状细胞-β地中海贫血、地中海贫血、海洋性贫血、Herrick综合征

【英文名】Herrick's syndrome，sickle-cell disease（SCD），sickle-cell anaemia（SCA），drepanocytosis

【定义】地中海贫血按照受累的氨基酸链来分类，组成珠蛋白的肽链有4种，即α、β、γ、δ链，分别由其相应的基因编码，这些基因的缺失或点突变可造成各种肽链的合成障碍，致使血红蛋白的组分改变。通常将地中海贫血分为α、β、δβ和δ等4种类型，其中以β和α地中海贫血较为常见。也可按照一个或两个基因缺损来分为轻型或重型地中海贫血。

【临床表现】根据病情轻重的不同，分为以下3型。

（1）重型：又称Cooley贫血。患儿出生时无症状，至3～12个月开始发病，呈慢性进行

性贫血，面色苍白，肝、脾大，发育不良，常有轻度黄疸，症状随年龄增长而日益明显。由于骨髓代偿性增生导致骨骼变大、髓腔增宽，先发生于掌骨，以后为长骨和肋骨；1 岁后颅骨改变明显，表现为头颅变大、额部隆起、颧高、鼻梁塌陷，两眼距增宽，形成地中海贫血特殊面容。患儿常并发气管炎或肺炎。当并发含铁血黄素沉着症时，因过多的铁沉着于心肌和其他器官如肝、胰腺、脑垂体等而引起该脏器损害的相应症状，其中最严重的是心力衰竭，它是贫血和铁沉着造成心肌损害的结果，是导致患儿死亡的重要原因之一。本病如不治疗，多于 5 岁前死亡。

外周血象呈小细胞低色素性贫血，红细胞大小不等，中央浅染区扩大，出现异形、靶形、碎片红细胞和有核红细胞、点彩红细胞、嗜多染性红细胞、豪 - 周小体等；网织红细胞正常或增高。骨髓象呈红细胞系统增生明显活跃，以中、晚幼红细胞占多数，成熟红细胞改变与外周血相同。红细胞渗透脆性明显减低。血红蛋白 F（HbF）含量明显增高，大多高于 40%，这是诊断重型 β 地中海贫血的重要依据。颅骨 X 线片可见颅骨内外板变薄，板障增宽，在骨皮质间出现垂直短发样骨刺。

（2）轻型：患者无症状或轻度贫血，脾不大或轻度大。病程经过良好，能存活至老年。本型易被忽略，多在重型患者家族调查时被发现。

成熟红细胞有轻度形态改变，红细胞渗透脆性正常或减低，血红蛋白电泳显示 HbA_2 含量增高（0.035～0.060），这是本型的特点，HbF 含量正常。

（3）中间型：多于幼童期出现症状，其临床表现介于轻型和重型之间，中度贫血，脾轻或中度大，黄疸可有可无，骨骼改变较轻。

外周血象和骨髓象的改变如重型，红细胞渗透脆性减低，HbF 含量为 0.40～0.80，血红蛋白 A_2（HbA_2）含量正常或增高。

【诊断】（见检查加临床表现）

【鉴别诊断】本病须与下列疾病鉴别。

（1）缺铁性贫血：轻型地中海贫血的临床表现和红细胞的形态改变与缺铁性贫血有相似之处，故易被误诊，但缺铁性贫血常有缺铁诱因，血清铁蛋白含量减低、骨髓外铁粒幼红细胞减少、红细胞游离原卟啉升高、铁剂治疗有效等可资鉴别。

（2）传染性肝炎或肝硬化：该类贫血较轻，还伴有肝脾大、黄疸，少数病例还可有肝功能损害，故易被误诊为黄疸型肝炎或肝硬化，但通过病史询问、家族调查以及红细胞形态观察、血红蛋白电泳检查即可鉴别。

遗传性球形红细胞增多症

【中文名】遗传性球形红细胞增多症、Minkowski-Chauffard 综合征

【英文名】hereditary spherocytosis，Minkowski-Chauffard syndrome

【定义】遗传性球形细胞增多症是一种红细胞膜异常的遗传性溶血性贫血，系常染色体显性遗传，有 8 号染色体短臂缺失。患者红细胞膜骨架蛋白有异常（图 2-2），引起红细胞膜通透性增加，钠盐被动性流入细胞内，使凹盘形细胞增厚，表面积减少接近球形，变形能力减退；其膜上 Ca-Mg-ATP 酶受到抑制，钙沉积在膜上，使膜的柔韧性降低。这类球形细胞通过脾时极易发生溶血，主要表现为贫血、黄疸、脾大。这种病的遗传方式是男女都可发病，每代都会有发病者，也就是所谓“常染色体显性遗传”。本病的起病年龄和病情轻重差异很大，多在幼儿和儿童期发病。如果是新生儿或 1 岁以内的婴儿发病，一般病情较重。

【临床表现】本症大部分为常染色体显性遗传，极少数为常染色体隐性遗传，男女均可发病。

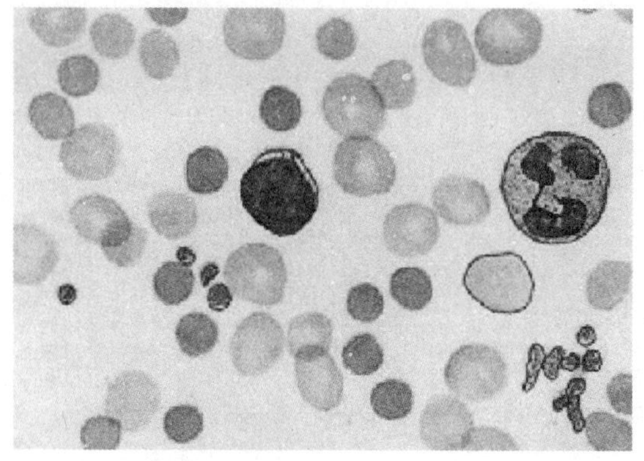
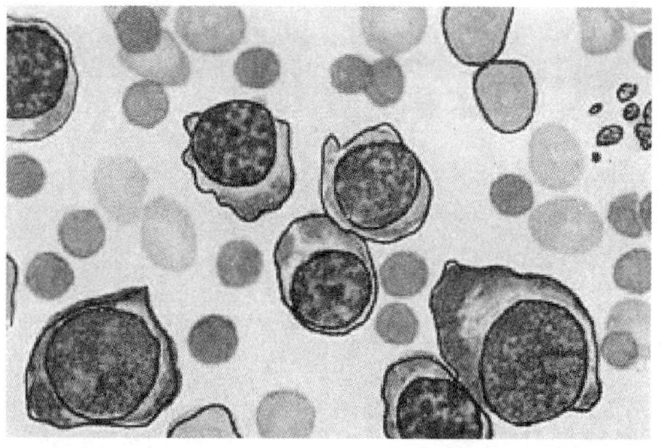

图 2-2 球形红细胞

常染色体显性型临床特征性表现包括贫血、黄疸及脾大。

根据疾病严重度分为以下 3 种：①轻型：多见于儿童，约占全部病例的 1/4，由于骨髓代偿功能好，可无或仅有轻度贫血及脾大；②中间型：约占全部病例 2/3，多成年发病，有轻及中度贫血及脾大；③重型：仅见于少数患者，贫血严重，常依赖输血，生长迟缓，面部骨结构改变类似镰状细胞性贫血，偶尔或一年内数次出现溶血性或再生障碍性危象。常染色体隐性遗传者也多有显著贫血及巨脾，频发黄疸。溶血或再障危象常因感染、妊娠或情绪激动而诱发，患者寒战、高热，恶心、呕吐，急剧贫血，持续几天或甚至 1～2 周。本病患者较多见（约有 50%）的并发症是由于胆红素排泄过多，在胆道内沉淀而产生胆石症，其次是发生于踝以上的腿部慢性溃疡，常迁延不愈，但可经脾切除而获得痊愈。发育异常或智力低下很罕见。

【诊断】

（1）有溶血性贫血的临床表现和血管外溶血为主的实验室依据。

（2）外周血涂片中胞体小、染色深、中央淡染区消失的球形细胞增多（10% 以上）。

（3）Coombs 实验阴性，渗透性脆性试验提示渗透性脆性增加。红细胞的渗透性脆性与红细胞的面积 / 体积的比值有关，球形红细胞面积 / 体积的比值缩小，脆性增加，细胞在 0.51%～0.72% 的盐水中就开始溶血，在 0.45%～0.36% 时已完全溶血。红细胞于 37℃温育 24 小时后再做渗透性脆性试验，有助于轻型病例的发现。

据以上 3 点即可诊断，如伴有常染色体显性遗传的家族史、红细胞膜蛋白电泳或基因检查发现膜蛋白的缺陷，更有利于诊断。

【鉴别诊断】应与化学中毒、烧伤、自身免疫性溶血性贫血等引起的继发性球形细胞增多相鉴别。

嗜酸性粒细胞增多症

【中文名】嗜酸性粒细胞增多症

【英文名】hypereosinophilic syndromes（HES）

【定义】嗜酸性粒细胞增多症是一组病因不明，以血液和（或）骨髓嗜酸粒细胞（eosinophil cell，EC）持续增多且组织中大量 EC 浸润为特征的疾病。

【临床表现】HES 成人罕见，儿童极罕见。HES 的发病年龄不定，可在幼儿至老年的任一阶段发生，但大部分患者（70% ）的发病年龄在 20～50 岁之间。欧洲和北美报道的大部分患者（大约 2/3）是高加索人，男性比女性更易患该病，男 / 女之比为（4∶1）～（9∶1）。

HES 多为非特异性症状，如疲劳、咳嗽、呼吸困难、肌痛、血管性水肿、皮疹、发热和腹泻。有贫血、血小板减少、白细胞计数大于 $10\times10^5/cm^3$、骨髓异常和（或）嗜碱细胞增多、血清维生素 B_{12} 水平升高、纤维蛋白溶酶和白细胞碱性磷酸酶水平异常的 HES 患者预后不良，心脏受累亦提示预后很差。HES 患者主要死于心脏并发症和血栓栓塞，充血性心力衰竭通常继发于血管和瓣膜的损伤。HES 的心脏症状可在无外周血嗜酸细胞增多的情况下发生。皮肤是 HES 最常累及的器官之一。皮肤表现非特异性，呈多形性，可表现为红斑、丘疹、结节、风团等，有剧痒，若黏膜受累则表现为黏膜溃疡。组织学上，丘疹结节的皮损显示血管周围 EC 浸润及少量中性粒细胞和单核细胞浸润；黏膜溃疡则显示非特异多种细胞浸润，并无优势的 EC，亦无血管炎和微血栓的证据。据此，丘疹结节样皮损通常用糖皮质激素系统治疗有效，而黏膜溃疡则对此无效。皮肤损害的存在和类型通常可提供有价值的预后信息，伴血管性水肿和荨麻疹的患者通常无心脏和神经并发症而表现为良性过程。

HES 可分为骨髓增殖型和淋巴细胞型两个亚型。骨髓增殖型的特点是有染色体异常，酪氨酸激酶活性增加，骨髓中异常的肥大细胞增多，循环中的肥大细胞产物（血清类胰蛋白酶）和维生素 B_{12} 增多以及脾大。酪氨酸激酶活性增加是因为编码该激酶的基因发生了重排。骨髓增殖型 HES 多发于男性。淋巴细胞型的男女发病比例相当。淋巴细胞型以皮肤表现为主，主要表现有湿疹、瘙痒症、红皮病、荨麻疹和血管性水肿等，很少发展为心肌纤维化。该型患者有独特表型的 T 细胞克隆，通常为 $CD3^-$、$CD4^+$，还有其他表面标记，如 IL-2 受体的 A- 链、HLA-DR 等，这些 T 细胞克隆产生 Th2 细胞因子，包括 IL-4、IL-5 和 IL-13。患者的 IL-5 水平升高，多克隆免疫球蛋白特别是 IgE 升高。此亚型最后可发展为淋巴瘤。因此，尽管淋巴细胞型 HES 总的表现为良性，该 T 细胞克隆可多年保持稳定，但是仍需被视为有潜在恶性化的疾病并保持对患者的密切观察。

【诊断】 1975 年 Chusid 等提出特发性 HES 的诊断标准，目前仍在使用：

（1）外周血 EC 绝对计数大于 $115\times10^9/L$，并持续 6 个月以上；或者少于 6 个月但伴有器官受损的证据；

（2）除外其他原因引起的 EC 增多，如寄生虫感染、过敏性疾患或其他可引起 EC 的疾病；

（3）出现多系统多器官损害。

HES 尚无特异的检查方法，多种疾病均可继发 EC 增多，如寄生虫病、过敏性疾患、药物反应、自身免疫病、肿瘤等，故其诊断属于排除诊断。

【鉴别诊断】 与慢性嗜酸粒细胞白血病（eosinophilic cell leukemia，ECL）鉴别比较困难。根据 WHO 对骨髓肿瘤的分类，ECL 和 HES 同被归为慢性骨髓增生性疾病（myeloproliferative disorders，MPD）。ECL 有特异的细胞遗传学方面的异常，原始细胞增多、肝脾大、贫血和血小板减少等表现有助于其诊断。总的来说，如果没有髓系细胞克隆性异常的证据，则考虑诊断 HES，若有克隆性异常则支持诊断 ECL。

先天性低丙种球蛋白血症

【中文名】 先天性低丙种球蛋白血症、常染色体型低丙种球蛋白血症、性联无丙种球蛋白血症、Bruton 综合征、Bruton 丙种球蛋白缺乏

【英文名】 autosomal agammaglobulinemia，X-linked agammaglobulinemia，bruton type agammaglobulinaemia，Bruton syndrome，sex-linked agamma globulinaemia

【定义】 先天性低丙种球蛋白血症是由于遗传机制缺陷而发生的低丙种球蛋白血症，包括出生后头两年发生的婴儿伴低丙种球蛋白血症和成年期出现的常染色体隐性型低丙种球蛋白血症。

先天性低丙种球蛋白血症可因缺少 IgG、IgA、IgM 中的一种、两种或全部型别的球蛋白而有多种病型，因 1952 年 Ogden Bruton 首次报道而得名。先天性的或获得性的一部分或全部类型的血清免疫球蛋白浓度低于正常人的状态。在很多情况下也将无丙种球蛋白血症称为本症。这就提示了免疫球蛋白的合成是由不同遗传基因支配的。多见于男性，发病率约为 1/100 000。

【临床表现】病儿在出生后 6～8 月发病，临床表现为反复、持久的化脓性细菌（如肺炎球菌、链球菌、嗜血杆菌等）感染，而对病毒和真菌感染不敏感。因为患者机体内的前 B 细胞不能分化为 SIgM 阳性的 B 细胞，所以血清中缺乏 IgG（＜2g/L）、IgM、IgA、IgD 和 IgE，患者血循环和组织中没有成熟的 B 细胞，淋巴结中没有生发中心，组织中无浆细胞。患者接种抗原后不产生抗体应答，但因 T 细胞功能和数量正常，对病毒、真菌等细胞内寄生物有一定抵抗力。

先天性低丙种球蛋白血症患者缺乏成熟 B 细胞，血液中抗体完全缺失。

未经治疗的先天性低丙种球蛋白血症患者易发严重感染或致命感染。

【诊断】先天性低丙种球蛋白血症的诊断常源于儿童时期反复的呼吸系统感染，血液检查提示 B 细胞完全缺失，同时其他抗体指标也比较低，如 IgG、IgA、IgM、IgE 或 IgD。通过对免疫系统的检测结果表明，患儿外周淋巴组织发育不良，淋巴结缺少淋巴滤泡、生发中心和浆细胞，血清中各类免疫球蛋白含量极低下。但是患儿胸腺发育正常，其 E 花环形成和皮肤迟发型变态反应也都正常。这说明患儿体液免疫功能缺失，而细胞免疫功能正常。近来发现，患儿骨髓内前 B 细胞数量正常，因此认为，体液免疫功能缺失可能是由于前 B 细胞分化成熟为 B 细胞的过程被阻断所致。

如怀疑患有先天性低丙种球蛋白血症时，可以采用免疫蛋白印记实验来检测 Btk 蛋白是否表达。血液的遗传学检查可以进一步验证结果，也可以识别特异的 *Btk* 突变。然而，由于该项检查费用昂贵，尚未在所有孕妇中开展。家族中有先天性低丙种球蛋白血症患者的女性，应在怀孕前咨询遗传学专家。

尽管先天性低丙种球蛋白血症和其他原发性免疫疾病有反复的严重感染，原发性感染的平均诊断时间可长达 10 年。

传染性单核细胞增多症

【中文名】传染性单核细胞增多症、Pfeiffer 热综合征、腺热症

【英文名】Pfeiffer syndrome，infectious mononucleosis（IM）

【定义】传染性单核细胞增多症是由 EB 病毒引起的一种急性或亚急性淋巴细胞良性增生的传染病。本病好发于青少年，男女比例多为 3∶2。本病在欧美、澳大利亚、日本等地流行较广泛，并可引起散发性流行。我国各地均有发病，以南方较多。EB 病毒通过飞沫传播，侵入体内后经 5～15 天的潜伏期使人体发病。临床特征为发热、咽痛、淋巴结及肝脾大，周围血中淋巴细胞增多，并出现异型淋巴细胞，血清嗜异性抗体及 EB 病毒抗体阳性。

【临床表现】发热，大多数为 38～40℃，个别可达 40℃ 以上，持续 1～2 周或 3～4 周。

咽峡炎：咽痛、咽充血明显，扁桃体肿大，有渗出；软硬腭交界处及咽弓处可出现小出血点或瘀点；常见淋巴结肿大，全身淋巴结可累及，以颈部最常见；肝脾大及黄疸。

其他：可出现皮疹，头痛、呕吐，脑膜脑炎、瘫痪、昏迷等神经系统及心、肺、肾等器官受损。

血象中白细胞可见异型淋巴细胞，常超过 10%。

【诊断】

（1）发热、咽峡炎、淋巴结及肝脾大，皮疹及头痛、脑膜炎等表现；

（2）血象中白细胞常为轻度升高，分类以淋巴细胞升高为主，见异型淋巴细胞高于 10%；

（3）嗜异凝集试验阳性；

（4）抗 EB 病毒抗体试验阳性。

诊断以典型临床表现（发热、咽痛、肝脾及浅表淋巴结大）、外周血异型淋巴细胞高于 10% 和嗜异性凝集试验阳性为依据，并结合流行病学资料多可做出临床诊断。对嗜异性凝集试验阴性者可测定特异性 EBV 抗体（VCAIgM、EAIgG）以助诊断。

【实验室检查】

（1）血象中白细胞一般在（10～20）$\times 10^9$/L，可高达（40～60）$\times 10^9$/L，亦可正常或减少。具有诊断意义的是异型淋巴细胞（Downey 细胞）高达 10% 以上，年龄越小（尤其是 5 岁以下）阳性率越高，一般病后 2～5 天出现，7～10 天达高峰，少数低热型 2～3 个月时仍可找到异型淋巴细胞。此异型淋巴细胞分为 3 型：①Ⅰ型（空泡型）：最常见。胞体稍大于正常淋巴细胞，圆形。核呈圆形、椭圆形或肾形。染色质粗松，呈网状排列。胞质较丰富，深蓝色，有空泡，呈泡沫状，无或有少量嗜天青颗粒。②Ⅱ型（不规则型）：胞体比Ⅰ型大，胞形不规则，如裙边。胞核圆形或稍不规则，染色质结构较致密。胞质丰富，呈灰蓝色，有透明感，边缘稍深，少数嗜天青颗粒，偶见空泡。③Ⅲ型（不成熟型或幼稚型）：胞体较大。核大，圆形或椭圆形。染色质呈细网状排列，有 1～2 个核仁。胞质较少，深蓝色，无颗粒，可有小空泡。

（2）血清嗜异性凝集反应 1∶56 以上为阳性反应，阳性率一般为 60%～90%，与年龄和检查方法有关，5 岁以下阳性率低，起病后 4～7 天即可呈阳性，2～3 周达高峰，以后逐渐下降为阴性，也可持续数月阳性。此凝集反应为非特异性，亦可见于正常人血清及注射过马血清的患者，患白血病、霍奇金淋巴瘤、结核病、风疹及传染性肝炎等患者的血清也可呈阳性反应，但经豚鼠肾吸附后反应转阴性，本病则仍维持阳性（≥1∶28）。

（3）EB 病毒抗体：EB 病毒主要有 5 种抗原成分，即病毒壳抗原（viral capsid antigen，VCA）、膜抗原（membrane antigen，MA）、早期抗原（early antigen，EA，可分为弥散组分 D 和局限组分 R）、EBV 核抗原（ebv-determinede nuclear antigen，EBNA）和淋巴细胞识别膜抗原（lymphocyte detected membrane antigen，LYDMA）。每种抗原均能产生相应的抗体、补体结合抗体和中和抗体，患病后这些抗体均先后增高，是本病的特异性表现。临床上常测 VCA-IgM 和 IgG 抗体，其在病程早期均可增高，阳性率可达 100%，尤其是 VCA-IgM 最有诊断意义；VCA-IgG 因终身持续阳性，故对流行病学调研更有价值。

【鉴别诊断】本病应注意与肺炎支原体、巨细胞病毒、腺病毒、甲肝病毒感染以及风疹、疱疹性咽炎所致的单核细胞增多区别，其中巨细胞病毒所致者最常见。有人认为在嗜异性抗体阴性的类传染性单核细胞增多症中，几乎半数与黄瓜花叶病毒（cucumber mosaic virus，CMV）有关。纵隔淋巴结肿大者，应与淋巴瘤等恶性疾病鉴别。

肝性血卟啉病综合征

【中文名】肝性血卟啉病综合征、急性间歇型卟啉病

【英文名】porphyria hepatic syndrome，acute intermittent porphyria（AIP）

【定义】本征是由于肝内卟啉代谢紊乱所引起的间歇发作性腹痛、呕吐、便秘及神经精神症状和尿中排泄大量 σ- 氨基 -γ 酮戊酸（σ-aminol evulinic acid，ALA）及卟胆原等一系列综合征，是卟啉病中较多见的一种，以青壮年发病为多。

【临床表现】急性发作者约有 60% 可找到诱因，如饮酒、感染、月经期、饥饿等。某些药物也可诱发，有镇静安眠药、抗癫痫药、降糖药、磺胺药、灰黄霉素、女性激素和某些避孕药等，

妊娠和分娩也可引起发作。

腹痛是大多数患者的主要症状，发作性的绞痛可轻可重，但大多较严重，甚至难以忍受。疼痛部位可以是局限的或波及整个腹部，或放射至背部、腰部或外生殖器，不伴有腹肌紧张和腹膜刺激征。查体时，腹部大多没有明显压痛，除略有胀气外，很少有阳性体征发现。发作时间自数小时至数天或数周不等，一次或多次不规则发作，伴有恶心、呕吐、顽固性便秘、腹胀。急性发作的持续时间和次数很不一致，有些患者仅有间歇性轻微腹痛，但有些初次发作就病势凶险，很快死亡。

神经系统方面的症状可以多种多样。周围神经受累类似末梢神经炎，有四肢神经痛、痛觉减退或麻木感，但检查时痛觉的消失较少见。可因肌力减退，出现运动方面的症状，如肌无力、垂腕、垂足或四肢松弛性瘫痪都有。可伴有肌肉剧痛，特别是小腿。受累肌群可发生萎缩，肌腱反射减低或消失，但缓解时又可恢复。末梢神经累及两侧可不对称。腹部、肋间或膈肌瘫痪导致呼吸麻痹或呼吸停止。上运动神经元瘫痪罕见。累及脑神经出现眼肌麻痹、视神经萎缩、面神经瘫痪、声嘶、呃逆和吞咽困难等症状。自主神经症状以窦性心动过速为经常存在的症状之一，与迷走神经病变有关，短暂高血压亦多见。精神方面有性格改变、神经衰弱、癔病样发作，不少患者在急性发作之前常有精神紧张、烦躁不安、容易激动，甚至出现幻觉、狂躁、语无伦次等。个别患者可暂时失明，最严重者可发生惊厥，甚至昏迷。发作时脑电图可出现癫痫或电解质不平衡的变化。因神经精神症状和心动过速，不少患者可被误诊为神经官能症或癔病，甚至被认为有意夸大症状。

患者的父亲或母亲及兄弟姊妹中有时可发现尿中含有过多的卟胆原，但可能从来没有明显的症状，这种情况称为隐性卟啉病。上述急性症状包括腹痛、末梢神经炎、精神失常及紫红色尿，有人称为“4P”。癫痫发作是急性发作少见的并发症，可由低钠、低镁或卟啉本身对神经胶质细胞的作用而引起。

【诊断】

（1）尿液一般检查：发作时，大量的 ALA 和卟胆原（porphobilinogen，PBG）由尿中排出，刚排出的新鲜尿尿色正常，经过一段时间，尤其在阳光下暴露后，PBG 转变为尿卟啉或粪卟啉，尿色渐加深，呈咖啡色；在 Wood 光照射下尿卟啉显示红色荧光；尿比重增高，可能由于抗利尿激素分泌过多所致，但尚不能证实垂体的病变。

（2）PBG 定性试验（Watson-Schwartz 试验）：此试验有特异性，对诊断较有意义，并可检出无症状的基因携带者。

试验方法：取 1mL Hoesch 试剂（磷 - 二甲氨基苯甲醛 2g 置于 6mol/L 盐酸 100mL 中）加入新鲜尿标本 1～2 滴，在试剂溶液滴尿处立即呈现樱桃红颜色，轻轻摇动，樱桃红色向周围溶液扩展。

（3）尿中 ALA 和 PBG 定量检查：患者尿中 ALA 和 PBG 可比正常人增加 100 倍以上，在间歇期虽然减少，但比正常人仍高。正常人每 24 小时 PBG 的排出量为 0～2mg、ALA 为 0～7mg。PBG 定量对于基因携带者的诊断比 ALA 定量更有意义。患者肝细胞、红细胞和成纤维细胞中的尿卟啉原 I 合成酶明显降低，羊水穿刺细胞培养做尿卟啉原 I 合成酶定量，可在产前诊断此病；一些无症状的儿童与成人基因携带者此酶活性亦低。

（4）血生化检查：在急性发作时，常因发作时呕吐与腹痛不能进食导致水、电解质紊乱，常有低钠血症，血钙浓度亦降低，有的患者甚至可发生少尿和氮质血症。

根据临床表现、症状、体征，可选择做 B 超、X 线片、心电图、脑电图、CT 等检查。

【鉴别诊断】

（1）遇有腹痛，注意与各种急腹症鉴别，如肾结石、胆囊胆总管结石、急性胰腺炎、胃或十二指肠溃疡、急性阑尾炎、肠梗阻等，避免误施外科手术。

（2）原因不明的神经系统功能紊乱，特别是出现末梢神经症状或身体局部的肌无力、瘫痪等，应特别注意卟啉病的可能。

（3）中毒患者也有腹痛、便秘和神经系统症状，尿中 ALA 的排泄也增多，但二甲氨基苯甲醛试验的结果通常为阴性，应注意鉴别。

慢性肝性卟啉病

【中文名】慢性肝性卟啉病、迟发型皮肤性卟啉病、肝红细胞性卟啉病

【英文名】chronic hepatic porphyria，porphyria cutanea tarda，hepatoerythropoietic porphyria

【定义】慢性肝性卟啉病是卟啉病的一个亚组，特点是尿卟啉原脱羧酶（URO-D 第五血红素生物合成途径的酶）缺乏引起的大疱性日光性皮炎。慢性肝性卟啉病包括两种疾病：迟发型皮肤性卟啉病和肝红细胞性卟啉病。迟发型皮肤性卟啉病在欧洲西部的患病率约为 1/25 000。本病见于成年（迟发型皮肤性卟啉病）或童年（肝红细胞性卟啉病）。患者暴露于日光下的皮肤可见皮损（皮肤脆弱、大疱疱疹、瘢痕），该特点不同于急性肝性卟啉病，不会出现急性神经系统及内脏异常。

【临床表现】发病多在中年以后，男性多见，皮肤可有湿疹样、荨麻疹样、夏令痒疹样和多型性红斑，多在曝光后一段时间出现。阳光充足时，身体暴露部位的皮肤往往因轻微创伤或受压而出现带有水疱的红斑，之后疱内渗血、糜烂、结痂并形成瘢痕。慢性皮肤损害可有多毛、色素沉着、粟粒疹以及类似硬皮病、皮肤炎的表现。有不同程度肝损害，系卟啉在肝内沉积所致。部分患者伴有酒精性肝硬化，还有一些则伴有肝腺瘤。喝酒、使用雌激素或铁剂以及与农药 666（六氯环己烷）接触等，常为发病的诱因。发作时，尿排出尿卟啉 I 增加，氨基酮戊酸和卟胆原正常。缓解时，尿排出尿卟啉 I 减少，而粪排出卟啉增加。

【诊断】根据患者临床表现，结合实验室检查进行诊断。

实验室检查：迟发型皮肤性尿中 ALA 及 PBG 的排泄并不增多，粪中粪卟啉常明显增多，原卟啉正常或中度增多。大多数患者没有贫血，少数患者可有轻度红细胞增多。因患者常有肝病，尿胆原可能为阳性，血清转氨酶可增高，磺溴酞钠的排泄常低于正常。

【鉴别诊断】与遗传性类卟啉症、混合型卟啉病相鉴别。

氨基乙酰丙酸脱水酶缺乏卟啉症

【中文名】氨基乙酰丙酸脱水酶缺乏卟啉症、δ- 氨基乙酰丙酸脱水酶缺乏

【英文名】ALA dehydratase deficiency porphyria，aminolevulinic acid dehydratase deficiency porphyria，Doss porphyria，plumboporphyria

【定义】常染色体隐性遗传性疾病，是最为罕见的卟啉症，由 ALA 脱水酶缺乏引起，表现为皮肤症状，可于童年发病（成人也可能发病），出现类似急性间歇性卟啉症的急性神经症状，该类症状十分罕见，迄今报道不超过 10 例。

ALA 脱水酶的一些不同突变基因已在不同家系的患者中发现，该症首例报道在德国，但可能遍及全世界，它可引起神经系统的症状，还可导致贫血。

【临床表现】该病的症状及体征和急性卟啉症相似，但是它包括溶血和贫血，症状可始发于婴儿或儿童，尿中 ALA、粪卟啉Ⅲ和红细胞锌卟啉显著增加，在组织中过多的 ALA 代谢为粪卟啉Ⅲ，粪卟啉排泄正常或处于正常的上限，ALA 脱水酶缺乏性卟啉症的患儿在红细胞或非红细胞的 ALA 脱水酶几乎没有活力而他们双亲的酶有 50% 的活力。

症状类似急性间歇性卟啉症：

（1）腹部疼痛多见，属于腹部绞痛，与外科急腹症相似；

（2）可能出现恶心、呕吐、便秘、腹泻、尿潴留；

（3）神经病变可能是运动神经元或感觉神经元病变，常见症状包括上下肢无力和刺痛；

（4）可能出现呼吸障碍；

（5）可能出现癫痫；

（6）严重发作时可出现精神病。

【诊断】诊断该病的根据是尿中有过量的 ALA 和粪卟啉以及在红细胞中 ALA 脱水酶缺乏。如铅中毒和酪氨酸血症，也可使 ALA 脱水酶缺乏，出现和急性卟啉症极为相似的表现（腹痛、肠梗阻和运动神经病）。铅中毒，红细胞中 ALA 脱水酶不足可通过应用硫氢基化合物得到恢复，而遗传性酶缺乏则不能恢复。对于遗传性酪氨酸血症患者，延胡索酰乙酰乙酸酶先天性缺乏导致琥珀酰丙酮积聚。ALA 结构类似物是脱水酶的有力抑制剂，其他重金属或苯乙烯暴晒也能抑制 ALA 脱水酶。

维生素 K 依赖因子缺乏症

【中文名】维生素 K 依赖因子缺乏症、先天性维生素 K 依赖凝血因子缺乏症、维生素 K 缺乏症

【英文名】combined deficiency of vitamin K-dependent clotting factors

【定义】维生素 K 依赖因子缺乏症是一种罕见的先天性凝血异常，包括凝血因子Ⅱ、Ⅶ、Ⅸ和Ⅹ缺乏，也包括凝血抑制蛋白 C、蛋白 S 和蛋白 Z 缺乏。本病所导致的出血倾向有多种临床表现，根据维生素 K 循环过程中两种酶的突变，该病可分为两个亚组，1 型维生素 K 依赖因子缺乏症源自 *GGCX* 基因活性缺陷，2 型维生素 K 依赖因子缺乏症源自 *VKORC* 基因功能缺陷。

【临床表现】维生素 K 依赖因子缺乏症的临床表现差别很大，但是总体来说起病温和。最早的症状可能在出生时或晚年才出现。若在出生时出现，需与后天性缺陷相鉴别。症状包括出生时脐带残端出血、关节内出血、软组织和肌肉出血、胃肠出血、容易擦伤、术后过量出血。严重缺陷患者可能有严重的出血症状，但是更严重的症状较罕见，只在那些凝血因子水平很低的患者中出现。

罕见症状：脑出血、骨骼异常和轻度听力损伤，在严重患者中出现。

【诊断】维生素 K 依赖因子缺乏症的诊断应由血友病专业医师经过一系列血液检查确定。在诊断过程中应细心，尤其是在新生儿中，应排除后天维生素 K 缺乏或某些药物引起的出血倾向。另外，以下的实验室检查结果可能会有异常：

（1）凝血酶原时间（prothrombin time，PT）和活化部分凝血活酶时间（activated partial thromboplastin time，APTT）：维生素 K 依赖因子缺乏症患者 PT 升高而 APTT 正常。在严重缺乏状态 PT、APTT 都可升高。

（2）脱 -γ- 羧基凝血酶原：是当前最敏感的指标，在维生素 K 缺乏状态时升高。

（3）维生素 K 缺乏诱导蛋白：结果升高。

（4）血清维生素 K 水平检测：范围是 0.2～1.0 ng/mL，血清维生素 K 水平还受到饮食的影响。

【鉴别诊断】

（1）与所有出血性疾病进行鉴别。

（2）肝功能异常诱发出血：维生素 K 缺乏相关的出血与肝衰竭相关出血最佳的鉴别方法是

测定凝血因子Ⅴ的含量。因子Ⅴ由肝合成，不依赖维生素 K。重症肝病患者，因子Ⅴ和维生素 K 依赖的凝血因子全部减低；而维生素 K 依赖因子缺乏症患者，因子Ⅴ的水平正常。

（3）与其他疾病的鉴别诊断（表 2-2）：

表 2-2　维生素 K 依赖因子缺乏症鉴别诊断

诊断	PT	APTT	出血时间	血小板计数
血管性血友病	不受影响	延长	延长	不受影响
维生素 K 缺乏和关节痛	延长	正常或轻度延长	不受影响	不受影响
贫血	不受影响	不受影响	延长	不受影响
血小板减少	不受影响	不受影响	延长	延长
晚期肝衰竭	延长	延长	延长	延长
早期肝衰竭	延长	不受影响	不受影响	不受影响
血友病	不受影响	延长	不受影响	不受影响
弥散性血管内凝血	延长	延长	延长	延长

先天性红细胞生成异常性贫血

【中文名】先天性红细胞生成异常性贫血、先天性红细胞生成不良性贫血、遗传性良性网织红细胞增生性贫血

【英文名】congenital dyserythropoietic anemia（CDA）

【定义】先天性红细胞生成异常性贫血是一种很少见的遗传性红细胞系无效造血家族性疾病，其临床特点为慢性、难治性轻或重度贫血，伴持续或间断性黄疸，骨髓表现为红细胞系无效造血、多核、核碎裂和其他形态异常。

【临床表现】

（1）CDA Ⅰ 型：至今已报道 30 多例患者。兄弟姐妹可同时或相继发病，但未发现上下两代在同一家族发病。发病可在出生后（出现新生儿黄疸）、幼儿期，但多数至成人发病。查体可见脾大和黄疸，贫血为轻度。

（2）CDA Ⅱ 型：1969 年 Crookston 又把此型命名为伴酸化血清溶血试验阳性的遗传性原始红细胞多核症（hereditary erythroblast multi-nuclearity with positive acidified serum test，HEMPAS）。此型相对常见，现已报道 55 个家族 84 例患者。临床主要表现为正细胞性贫血、黄疸、肝脾大，贫血的程度因人而异。轻型患者（60%）幼年发病，血红蛋白可达 110g/L，早期无贫血症状，到成年后才有贫血表现。约 25% 的患者病情相对较重，婴幼儿期就需定期输血维持。部分患者有特殊面容，颅骨双层板增宽。

（3）CDA Ⅲ 型：此型最早被报道，1951 年 Wolf 等所描述的病例即属此型，现已报道 4 个家系 23 例患者。同一家系同代、不同代均可发病，提示为常染色体显性遗传。临床上表现为轻至中度正常色素性贫血，常用促造血药物治疗无效，但一般病情稳定，且预后良好。查体可见黄疸，无肝脾大及淋巴结增大。

除上述 3 型外，20 世纪 70 年代，又有人报道了介于Ⅰ、Ⅱ型之间的 CDA，还有人报道了所谓 CDA Ⅳ 型，其主要特点是骨髓形态类似于 CDA Ⅱ 型，但“i”抗原正常，常见的并发症为胆囊炎和继发性血色病。

【诊断】先天性红细胞生成异常性贫血的诊断主要依据以下几点：良性、正色素性、难治性

单纯贫血伴持续或间断性黄疸；网织红细胞不高；骨髓红系明显增生，且有典型的形态学改变，粒系、巨核系细胞正常；可有地中海贫血样红细胞珠蛋白肽链的异常、HEMPAS 抗原和 i 抗原的变化；有阳性家族史。

【鉴别诊断】

（1）与地中海贫血鉴别：因两者都有家族性，都有单纯性贫血、黄疸及珠蛋白肽链的异常。但地中海贫血患者可有所谓的“地中海贫血面容”、网织红细胞增高、红细胞寿命明显缩短、切脾治疗效果佳等特点；而 CDA 可有染色质“桥”、红细胞“鬼影”、巨大 / 多核红细胞以及 HEMPAS 抗原和 i 抗原的改变等，借此可区分两种疾病。当然，如果将来对典型先天性红细胞生成异常性贫血患者做红细胞基因检查，无疑将更有助于鉴别之。

（2）与不发作型阵发性睡眠性血红蛋白尿症（PNH）鉴别：因两者都可出现酸溶血试验阳性，但 PNH 红细胞对补体敏感的机制与 CDA 截然不同：PNH 是由于磷脂酰肌醇糖苷 A 类（PIG-A）基因异常导致红细胞膜上糖基磷脂酰肌醇（glycosylphosphatidylinositol，GPI）锚接蛋白量少，进而影响补体调节，而 CDA 却是由于 HEMPAS 抗原所致，故可通过测定红细胞膜上的补体调节蛋白（DAF、CD59）鉴别之。另外，PNH 病在造血干细胞，特别是不发作型，往往表现为全血细胞减少和骨髓增生不良，借此也可与 CDA Ⅱ型相区别。

（3）与巨幼细胞贫血的鉴别：主要靠病史（包括营养史和家族史）以及对叶酸和（或）维生素 B_{12} 的治疗反应。先天性红细胞生成异常性贫血与骨髓增生异常综合征和白血病的鉴别主要依据后两者为恶性病、往往累及全髓（全血细胞），且有病理、组化、染色体甚至癌基因的异常等。

血友病

【中文名】血友病

【英文名】hemophilia

【定义】血友病是一组遗传性凝血因子缺乏引起的出血性疾病。在我国，血友病的社会人群发病率为（5～10）/100 000，婴儿发生率约 1/5000。血友病是女性携带致病基因导致下一代男性发病的病症。可以通过妊娠后的产前诊断，进行优生优育。

血友病依其缺乏凝血因子种类的不同，可分为：

（1）甲型血友病：由于凝血因子Ⅷ缺乏引起，亦称作甲型血友病，是临床上最常见的血友病，占血友病患者数的 80%～85%，在某些高发地区甚至更高。

（2）乙型血友病：由于凝血因子Ⅸ缺乏引起，亦称作乙型血友病、Christmas 病或 PTC 缺乏症，临床较甲型血友病少见，约占血友患者数的 15%。

（3）丙型血友病：由于凝血因子Ⅺ缺乏引起，国外又称作 Rosenthal 综合征。Ⅺ缺乏症在我国极为少见。

（4）获得性血友病（即后天性凝血因子缺乏）：常由于自身因素导致某些凝血因子水平下降，或活性降低，如获得性凝血因子Ⅷ缺乏症，常由于自身产生Ⅷ因子抗体，导致凝血功能障碍，发展为获得性血友病（甲型血友病）。

【临床表现】典型血友病患者常自幼年发病，自发或轻度外伤后出现凝血功能障碍，出血不能自发停止，因而在外伤、手术时常出血不止，严重者在较剧烈活动后也可自发性出血，特别是关节、肌肉等，导致严重的关节肿胀及肌肉缺血坏死，长期发作可以影响骨关节的生长发育，导致关节畸形及肌肉萎缩，以致四肢（主要为下肢）活动困难，严重者不能行走。血友病的出血特点为：

（1）出血不止：多为轻度外伤、小手术后；

（2）与生俱来，伴随终身；

（3）常表现为软组织或深部肌肉内血肿；

（4）负重关节如膝、踝关节等反复出血甚为突出，最终可致关节畸形，可伴骨质疏松、关节骨化及相应肌肉萎缩（血友病关节）；

（5）出血的轻重与血友病类型及相关因子缺乏程度有关。

以甲型血友病为例，根据血浆凝血因子Ⅷ的活性（即凝血因子Ⅷ凝血活性，正常人为 100%），可将甲型血友病分为 4 型，见表 2-3。

表 2-3　甲型血友病严重程度分型

分型	凝血因子Ⅷ活性（%）	临床出血特点
重型	<1	关节、肌肉、深部组织出血，关节畸形，假肿瘤；可有咯血、呕血、颅内出血
中型	1～5	关节、肌肉、深部组织出血，关节畸形较轻
轻型	5～25	关节、肌肉出血很少，无关节畸形
亚临床型	25～45	仅在严重创伤或手术后出血

此外，可以出现血肿压迫症状及体征，常见的有：①压迫周围神经可致局部疼痛、麻木及肌肉萎缩；②压迫血管、输尿管引起症状；③压迫胸、腹腔内脏器，影响内脏功能。

【诊断】血友病（常为男性发病）除根据上述遗传病史及出血症状外，还需要进一步做如下检查：

（1）血常规检查：血小板计数正常，严重出血者血红蛋白减少。

（2）凝血功能检测：凝血酶原时间正常；活化部分凝血活酶时间延长，重型明显延长，轻型稍延长，亚临床型正常。

（3）其他检测：临床确诊常需要检测凝血因子Ⅷ活性。对任何程度的血友病患者，可以进一步通过基因检查等手段完全确诊，如 PCR 及基因芯片技术等。

此外，尚应排除其他原因导致的凝血因子缺乏症，如灭鼠药物中毒导致的凝血因子缺乏出血、抗凝药物如华法林等引起的出血。

冯·维勒布兰德病

【中文名】冯·维勒布兰德病、遗传性假血友病、血管性假血友病、类血友病、温韦伯疾病

【英文名】Von Willebrand disease（VWD），platelet type pseudohemophilia，hereditary willebrand disease，vascular pseudohemophilia

【定义】冯·维勒布兰德病是一种以出血时间延长和凝血因子Ⅷ（F Ⅷ）复合物缺乏为特征的遗传性出血性疾病，1926 年由冯·维勒布兰德首先描述，又名血管性假血友病（vascular pseudohemophilia）。VWD 的病因是缺乏凝血因子Ⅷ的大分子量部分，也即Ⅷ R。Ⅷ R 是由常染色体遗传的，而Ⅷ：C 则是由 X 染色体遗传的。典型的 VWD 不仅凝血因子Ⅷ相关抗原（Ⅷ R：Ag）即Ⅷ R 的抗原部分活性降低、VWF 瑞斯托霉素辅因子活性（VWF：Ricof）减少或缺乏，而且Ⅷ：C 也降低，但其程度不如甲型血友病 A 严重。Ⅷ R：Ag 及Ⅷ R：*RCOF* 是血小板之间以及血小板与血管内皮之间相互黏附的重要因子，是诱发血小板对瑞斯托酶素起聚集作用的辅助因子，由于本病缺乏这种因子，血小板的黏附、聚集功能发生障碍，出血时间延长。常染色体遗传病多为显性遗传，男女均可发病，双亲均能传递，纯合子或双重杂合子可导致严重病例，个别亚型呈隐性遗传，有的患者双亲可无出血症状。

【临床表现】有家族史，符合常染色体显性遗传规律，即男女均可以发病，父母均可以遗传。

本病多在儿童期表现出血倾向，少数患者至成年以后才出现临床症状。本病的出血症状与典型的血友病相似，但程度稍轻，不过也有较严重的。病情可随年龄增长而减轻。

一般不伴自发的出血倾向（严重型除外）。出血表现相似于血小板病，以浅表摩擦处的青肿或鼻出血及黏膜、胃肠道、子宫出血为主，偶伴有因胃或口腔黏膜血管异常而引起严重出血，一般无关节畸形。有轻型或亚临床型可因缺乏临床症状不被发现。

【诊断】依据临床有变化不定的出血表现、常染色体遗传以及实验室对 F Ⅷ /VWF 和血小板功能的研究，诊断要点如下：

（1）血小板计数和形态正常；

（2）出血时间延长或阿司匹林耐量试验阳性；

（3）血小板黏附试验延长或正常；

（4）活化部分凝血活酶时间延长或正常；

（5）VWF 因子抗原（VWFAg）减低或正常；

（6）因子Ⅷ凝血活性（Ⅷ：C）降低或正常；

（7）必须排除血小板功能缺陷性疾病。

遗传性血管性水肿

【中文名】遗传性血管性水肿

【英文名】hereditary angioedema

【定义】遗传性血管性水肿是一种由常染色体遗传的缺乏补体 C1 酯酶抑制物的疾病。患者可在一些非特异性因素（例如感染、创伤等）刺激下突然发病，表现为皮肤和呼吸道黏膜的血管性水肿。由于气道的阻塞，患者也常有喘鸣、气急和极度呼吸困难等，与过敏性休克颇为相似。但本病起病较慢，不少患者有家族史或自幼发作史，发病时通常无血压下降、荨麻疹等，据此可与过敏性休克相鉴别。

【临床表现】遗传性血管性水肿的肿胀具有发作性、反复性及非凹陷性的特点，一般不痒、不伴有荨麻疹。肿胀在 12～18 小时内逐渐加重，经 48～72 小时又逐渐消退，最常累及四肢、面部、口咽及胃肠道，少数病例也可表现为无痒感的红斑性皮疹。累及胃肠道时往往先出现腹绞痛，继而出现腹胀、恶心和呕吐，并可伴有便秘、直立性低血压及脱水，有些患者在发作肿胀消退时出现腹泻，多无发热及黄疸。体检时一般可发现中度或强烈的触痛，但无真正的肌强直和反跳痛，触痛一般几天内逐渐消失。

【诊断】主要根据病史、遗传史和血清学检查做出诊断。当具有以下临床表现时，提示有此病可能：①反复发作的局限性水肿；②有明显自限性，1～3 天可自然缓解；③反复发作的喉水肿；④反复发生不明原因的腹痛；⑤水肿的出现与情绪、月经、特别是外伤有一定关系；⑥不痒、不伴有荨麻疹；⑦抗组胺药和肾上腺皮质激素治疗无效；⑧阳性家族史。

可借助实验室检测来进一步确诊，最好在发病期采集血样进行检测：

（1）血清 C1 酯酶抑制物测定：含量低下，少数（10%～20%）亦可正常或偏高，但电泳移动性减慢。

（2）C4 及 C2 测定：发病时 C4 及 C2 均明显降低；不发病时，C2 正常而 C4 仍低。

（3）50% 补体溶血单位（CH50）降低。

【鉴别诊断】本病应注意与荨麻疹鉴别，根据皮肤深在性水肿性斑块、无发热、局部淋巴结不肿大、皮损局部无热感或压痛、发病突然几点即可诊断，并能与丹毒或蜂窝织炎相鉴别。

遗传性出血性毛细血管扩张症

【中文名】遗传性出血性毛细血管扩张症、朗迪 - 奥斯勒 - 韦伯三氏病、朗迪 - 奥斯勒病

【英文名】hereditary hemorrhagic telangiectasis（HHT），Osler-Weber- Rendu disease，Rendu-Osler disease

【定义】遗传性出血性毛细血管扩张症是遗传性血管壁结构异常所致的出血性疾病，患者部分毛细血管、小血管管壁变薄，仅由一层内皮细胞组成，周围缺乏结缔组织支持，以致局部血管扩张、扭曲。常见于口腔、鼻黏膜，手掌，指甲床，耳部及消化道。病变呈针尖样、斑点状或斑片状、小结节状，也可呈血管瘤样或蜘蛛痣样，可高出皮肤表面，加压后消失，用玻片轻压有时可见小动脉搏动。

【临床表现】多在 20～30 岁之间发病，部分在儿童期即可发病。突出症状是受累血管破裂出血，常在同一部位反复出血。儿童期多见鼻出血，到青少年期鼻出血渐趋好转，而内脏出血机会增加，以胃肠道出血最多见，其他可有咯血、血尿、眼底出血、月经过多、蛛网膜下隙出血等。

肝受累，因流经肝动 - 静脉瘘的血流量增多而出现肝大，可有肝区疼痛及一定程度的压痛，局部有时可触及一搏动性肿块，触之有震颤，能闻及连续性血管杂音。动 - 静脉瘘的分流可产生高动力循环状态，并可产生高排量充血性心力衰竭，可因肺的动 - 静脉瘘而引起低氧血症、继发性红细胞增多症。慢性失血或频繁而大量出血可致缺铁性贫血。

毛细血管先天性畸形即先天性毛细血管壁薄弱，以致不能收缩。本病多自出生时或生后不久发生于面部、颈部和枕后、头皮部，可单侧、散发，亦可双侧、多发，最初皮肤或黏膜上有一个大小不一，淡红色、暗红色或紫红色皮损，自针尖大小至一个肢体或半侧躯干，哭闹后颜色加深，界限清楚，形状各异，不高出皮肤，压迫后，部分或全部褪色，表面光滑。随年龄增长，如儿童或青壮年有可能在其上有症状或结节状损害，多数发生在小腿和足部，可表现为疼痛性紫蓝色结节和斑块，尚可破溃。

本病为常染色体显性遗传性疾病，男女均可患病，父母均可遗传给子代，常有家族史。无特殊治疗方法，以对症治疗为主，浅表出血可用局部压迫止血，内脏出血处理较困难，必要时可手术缝合或切除病变或局部使用止血剂。慢性失血性贫血可常规补充铁剂，出血多者需输血。

【诊断】

（1）鼻出血：反复、自发性鼻出血。

（2）毛细血管扩张：位于特征部位（如嘴唇、口腔、手指和鼻部）的多发毛细血管扩张。

（3）内脏损害：如胃肠毛细血管扩张（伴或不伴出血）、肺动静脉畸形、肝动静脉畸形、脑动静脉畸形和脊椎动静脉畸形。

（4）家族史：患者一级亲属中至少有 1 位被诊断为 HHT。

以上 4 项中，符合 3 项即可确诊 HHT，符合 2 项则疑诊为 HHT，如少于 2 项则诊断可能性不大。

重症先天性中性白细胞减少症

【中文名】重症先天性中性白细胞减少症、科斯特曼综合征

【英文名】severe congenital neutropenia（CN），Kostmann's syndrome

【定义】重症先天性中性白细胞减少症，包括严重中性粒细胞减少症，以中性粒细胞绝对计数（absolute neutrophil count，ANC）低于 0.5×10^9/ L，并伴有自婴儿期起的严重的全身性细菌感染为特征的一系列血液系统疾病。科斯特曼综合征是 CN 的一个亚型，是一种常染色体隐性遗

传疾病，病理组织学特征为早期髓系细胞的分化成熟停止。CN 具有相似的临床特征，为常染色体显性遗传疾病，也有很多散发病例报道。这种遗传异质性表明，一些病理生理机制可能会导致这个常见的临床表现。

【临床表现】中性粒细胞在炎症抗感染过程中具有重要作用，而重症先天性中性白细胞减少症患者多缺乏中性粒细胞，因此有反复感染倾向，出生或出生不久后即有临床表现。患者自从婴儿期开始便可能出现反复感染，包括鼻窦、肺和肝等部位的感染，还可能出现发热、牙龈炎和皮炎。约有 40% 的患者骨密度降低（骨质疏松），并可能罹患骨质疏松症，骨头越来越脆，易发生骨折。重症先天性中性白细胞减少症患者自婴儿期到成人期，均有可能发生骨性疾病。约有 20% 的患者发展成为白血病或骨髓增生异常综合征（myelodysplastic syndromes，MDS）。一些重症先天性中性白细胞减少症患者还可能出现其他疾病，如惊厥、发育迟缓、心脏或生殖器异常等。

近期一些关于 CN 遗传机制的研究发现，有 60%～80% 患者 *ELA2* 基因存在遗传或自发性突变，其他基因突变罕见。在疾病进展过程中遗传缺陷的累积，如粒细胞集落刺激因子（G-CSF）报道基因突变和细胞遗传异常，提示所有先天性中性白细胞减少症患者有潜在的遗传不稳定性。

【诊断】临床表现结合实验室检查，中性粒细胞绝对计数（ANC）持续性减少，标准化骨髓检验。

女性甲型血友病携带者症候

【中文名】女性甲型血友病携带者症候

【英文名】symptomatic form of hemophilia A in female carriers

【定义】女性甲型血友病（凝血因子Ⅷ缺乏症）为性联隐性遗传疾病，通常男性患病，女性为携带者，由于不同血友病因缺陷部位不同导致外显率不一，携带者Ⅷ：C 活性变化较大，临床上有不同程度的出血。

【临床表现】凝血因子Ⅷ分为两部分，凝血活性部分Ⅷ：C 和 VWF，前者参与凝血反应，后者介导血小板黏附和瑞斯托霉素诱导的聚集反应。甲型血友病主要是控制Ⅷ：C 合成的基因缺陷而 VWF 基因正常，所以只表现为凝血功能缺陷。携带者的隐性致病基因虽被另一条染色体相对应的正常等位基因掩盖，临床上无症状，但仔细询问病史，仍有较正常人易出血倾向，提示甲型血友病携带者女性深部组织出血倾向高于非携带者，且出血与Ⅷ：C 活性呈负相关关系。但浅表出血二者之间无差别，可能因为浅表出血不仅受凝血因子的影响，还受局部因素的影响，深部易出血倾向似乎是女性甲型血友病携带者的特点。应该指出，携带者组Ⅷ：C 活性变化范围较大，部分与正常有重叠。这种差异可能是由于遗传缺陷和环境不同使基因外显率不一，所以对女性甲型血友病携带者应该常规作凝血因子Ⅷ测定，对Ⅷ：C 活性较低者，在分娩和手术前，提前采取预防措施，输新鲜血或补充凝血因子Ⅷ，因条件限制亦可适当给予抗纤溶药物，对预防出血有实际意义。

【诊断】应用表型 F Ⅷ：C/F Ⅷ R：Ag 测定方法，对女性甲型血友病携带者检测在灵敏度、准确性等方面均有所提高，但不能在妊娠头 3 个月内进行，因采取胎儿脐血时易受母血及羊水污染，危险性大。

女性乙型血友病携带者症候

【中文名】女性乙型血友病携带者症候

【英文名】symptomatic form of hemophilia B in female carriers

【定义】女性乙型血友病（凝血因子Ⅸ缺乏症）是由于 *FIX* 基因突变导致血浆 FIX 缺乏而引起的一种凝血功能障碍性疾病，其遗传方式与甲型血友病相同，是 X 连锁隐性遗传，男性患病，女性为携带者。

【临床表现】发病率为（1～1.5）/10 万，与甲型血友病发病率之比约为 1∶5，临床以轻型多见，出血倾向较甲型血友病轻，女性携带者也可出血。

女性乙型血友病携带者平均 F Ⅸ∶C 水平约为正常女性平均水平的一半，携带者一般无出血症状，F Ⅸ∶C 低于 25% 者可有异常出血。女性携带者所生女儿出现典型症状亦有报道，但此机会极少。

【诊断】过去携带者的诊断是根据家系分析或通过测定凝血因子Ⅸ活性进行遗传表型分析，但 X 染色体的失活存在相当的变异型，常使敏感度不够高。限制性片段长度多态性（restriction fragment lengthpolymorphism，RFLP）分析则使检测的敏感性大为增加，近来使用聚合酶链反应（polymerase chain reaction，PCR）结合高效液相层析（high performance liquid chromatography，HPLC）可检测杂合子型，通过免疫测定分析凝血因子Ⅸ蛋白遗传表型的外显多型性也已用于测定携带状态。

采用多重荧光 PCR 法联合 6 个 STR 位点（DXS1192、DXS1211、DXS8094、DXS8013、DXSl227、DXS102）进行遗传连锁分析，联合应用这些位点对携带者的诊断率可达到 99.99%，其中 DXS102 位点已多次在国内外使用。

遗传性高铁血红蛋白症

【中文名】遗传性高铁血红蛋白症

【英文名】hereditary methemoglobinemia（MetHb）

【定义】高铁血红蛋白是由于遗传因素或吸收毒性化合物后由红细胞产生的，其含量超过一定水平即可引起高铁血红蛋白血症（methemoglobinemia），分为获得性和遗传性两大类。

遗传性高铁血红蛋白症为常染色体隐性遗传，分为两型：

（1）Ⅰ型：又称单纯红细胞型。患者自出生后即有发绀，血中 MetHb 含量占 Hb 总量的 8%～50%。

（2）Ⅱ型：又称全身型。全身各种细胞都缺乏细胞色素 b5 还原酶（b5R）的活性，包括膜结合型及可溶型，约占 10%。此型 b5R 的异常与脂肪酸的破坏和延伸、胆固醇的合成及某些药物的代谢有关。

另有些病例为 b5R 缺乏的杂合子，其血中 MetHb 不增加，但当接触产生 MetHb 的药物时则生成比正常人高得多的 MetHb。

【临床表现】

（1）Ⅰ型患者：自出生后即有发绀。由于 MetHb 为棕褐色，其发绀比一般还原型 Hb 缺氧时更为明显。MetHb 占 Hb 总量的 5%～50%。一般病例无症状，而少数病例 MetHb 占到 Hb 总量 40% 或更高时，患者觉心悸、气短，甚至更明显的呼吸困难。患者能胜任一般体力劳动。有些患者除红细胞外同时伴有白细胞、血小板及成纤维细胞中 b5R 酶活性的降低。

（2）Ⅱ型患者：临床表现为有严重的智力及发育障碍，神经精神系统异常，如小头颅、角弓反张、手足颤动、全身肌张力减退等。

根据临床表现并可除外还原型 Hb 增多（详细检查心肺有无异常），除外血红蛋白 M 血症（有特异的吸收光谱），同时进行 b5R 活性测定和酶抗原性测定的证实。

【诊断】多数患者红细胞不增多，少数患者骨髓红系增生。血中红细胞增多，网织红细胞增多，但平均红细胞体积（mean corpuscular volume，MCV）、平均红细胞血红蛋白含量（mean corpuscular hemoglobin，MCH）、平均红细胞血红蛋白浓度（mean corpuscular hemoglobin concentration，MCHC）正常。红细胞盐水脆性正常，表明红细胞厚径正常。红细胞寿命多正常。少数病例有合并黄疸（溶血）者。

（1）肉眼观察：取肝素抗凝血于中号试管，血液呈巧克力样棕褐色，空气中振摇 1 分钟后颜色不变。或取外周血 1 滴于滤纸上，空气中晃动 30 秒后，颜色仍显棕褐色，必要时以正常血对照。以上试验可以排除因呼吸或循环衰竭引起的缺氧性发绀。

（2）MHb 的吸收光谱：血液用蒸馏水稀释 5～20 倍，用分光镜直接观察，在红色区有 1 条暗带，加入 10% 氰化钾（钠）或连二亚硫酸钠（dithionke）1 滴，此带消失。或用记录式分光光度计波长扫描，观察加入氰化钾前后在 630 nm 附近吸收光谱的变化。试验时应有正常血对照。

（3）MHb 定量测定：按 Evelyn 和 Malloy 分光光度法测定 MetHb 含量。

（4）MHb 还原试验：将患者或正常人红细胞经亚硝酸盐处理，于乳酸 - 磷酸盐缓冲液中温育数小时（或过夜），正常人和中毒性 MetHb 血症红细胞颜色由巧克力色变为鲜红色，遗传性高铁血红蛋白血症红细胞颜色仍为巧克力色，杂合子红细胞呈褐红色。

（5）酶活性测定：以氰化高铁血红蛋白为底物测定 NADH-MetHb 还原酶活性，或以二氯酚靛酚为底物测定辅酶（NADPH-Diaphorase）活性，或以细胞色素 b5 为底物测定 b5R 活性。不同方法测得的结果尽管不完全平行，但与正常人比较均有明显减低，杂合子居中。需强调指出的是，由于不同遗传变异型的作用机制不同，试管中（高底物浓度下）测定的结果并不能确切地反映在活细胞内（低底物浓度下）催化效率减低的程度。因为，如果酶分子结构的改变使其与底物 NADH 的亲和力减低（*K*m 值增大），在生理情况下，细胞内的 NADH 浓度很低，酶活性几乎完全丧失；但在试管中测定酶活力时，加入的 NADH 相当于生理浓度的几十倍甚至上百倍，完全可以测出酶的活性。若在低底物浓度下测定酶活性，必须用时间扫描记录其瞬时初速度，否则误差太大。其他遗传性酶缺陷病也都有类似问题。

（6）酶抗原测定：用 Western blot 或 ELISA 双抗体夹心法可以测定 b5R 抗原量。一般酶抗原量多数偏低，不过有些 b5R 变异型，酶活性减低并不一定同时伴有酶抗原量减少，两者不完全平行，但同时测定酶抗原量对鉴别不同变异型和解释其发病机制有重要意义。

（7）分子生物学实验：为进一步确定变异型、检出杂合子、进行家系调查及产前诊断，可选用各种分子生物学实验技术。

（8）其他：根据临床表现、症状、体征选择做心电图、胸部 X 线片、B 超等检查。

参考文献

刘隽华，韩建德，2007. 嗜酸性粒细胞增多综合征［J］. 岭南皮肤性病科杂志，（4）：270-273.

吴新华，曾文洁，解勤之，等，1996. 甲型血友病携带者妇女出血倾向和因子Ⅷ分析［J］. 湖南医学，4：235.

张之南，1998. 血液病诊断及疗效标准［M］. 2 版. 北京：科学出版社，385-387.

JAFFE E S, HARRIS N L, STEIN H, et al, 2001. World health organization classification of tumours, pathology and genetics of tumours of haematopoietic and lymphoid tissues［M］. Lynon: IARC Press, 132-134.

JOHNSON S A, BIRCHALL J, LUCKIE C, et a1. 2006. Guidelines on the management of Waldenstrom's macrobulinemia［J］. Br J Hematol, 132（6）: 683-697.

ROZENSZAIN L, KLAJMAN A, YAFFE D, et al, 1966. Jordans'Anomaly in White Blood Cells Report of Case［J］. Blood, 28 (2) : 258-265.

RUPRECHT K, 2008. Multiple sclerosis and Epstein-Barr virus: new developments and perspectives［J］. Nervenarzt, 79（4）: 399-407.

第 3 章　骨骼系统罕见疾病

致死性发育不全

【中文名】致死性发育不全、致死性畸胎

【英文名】thanatophoric dysplasia（TD）

【定义】致死性发育不全为一致死性的疾病，长骨会发育的短且弯，股骨可于 X 线片上表现出弯曲形状，扁椎畸形，具加宽的椎间盘空隙。

【临床表现】严重的生长缺陷，巨脑症合并有前额融合、变平的鼻梁及眼球突出的眼睛，胸部窄小合并肋骨较小，四肢小肢畸形合并有短指（趾），腹部隆凸，小脑与其他脑部实质的异常。

第Ⅰ型：患者大多数为此型，具有正常的颅部外形，弯曲的长骨，四肢严重短小，胸腔空间小，胚胎时期或于新生儿期即死亡。

第Ⅱ型：类似于第Ⅰ型，但此型可形成长的股骨，患者颅部呈现蝶式立体交叉外形是因颅骨缝合线过早关闭。

有些患者的特征会介于第Ⅰ型与第Ⅱ型之间。

【诊断】常染色体显性遗传，是因成纤维细胞生长因子受体（fibroblast growth factor receptor-3，*FGFR3*）基因突变所导致的疾病，已知在第 4 条染色体上（4p16.3）产生基因突变，因此需结合病史，尤其是家族史、婚育史及症状、体征、辅助检查（超声、X 线片、细胞遗传学、染色体等检查）做出诊断。

重型软骨发育不全伴发育迟缓和黑棘皮症

【中文名】重型软骨发育不全伴发育迟缓和黑棘皮症

【英文名】severe achondroplasia with developmental delay and acanthosis nigricans（SADDAN）

【定义】重型软骨发育不全伴发育迟缓和黑棘皮症是一种罕见的骨生长遗传病，主要表现为骨骼、脑以及皮肤异常。

【临床表现】患者身材矮小，尤其是四肢极其短小；小腿骨骼不正常的弯曲；胸廓小，肋骨短，锁骨弯曲；手指短而宽；四肢皮肤皱褶。大脑结构异常而引起癫痫，严重的发育迟缓和智力缺陷。

黑棘皮症为渐进性的皮肤疾病，主要表现为皮肤黑、厚而柔软，多发生在婴儿及儿童早期。

患有 SADDAN 的患儿往往可以活到童年期和成年。

【诊断】SADDAN 是一种常染色体隐性遗传病，由于机体内体细胞中 *FGFR3* 基因的一个位点突变引起该疾病的发生。结合病史、症状、体征以及辅助检查，如产前超声检查、X 线检查以及 DNA 检测可诊断。

软骨发育不全

【中文名】软骨发育不全

【英文名】achondroplasia

【定义】软骨发育不全是由于基因突变或者环境影响而导致的长骨生长增殖缺陷，主要表现为四肢短小，是最常见的一种侏儒症。

【临床表现】本病是侏儒的最常见原因。胎儿娩出时即可见其身体长度正常而肢体较短，这种差别以后逐渐明显。肢体近端如肱骨及股骨比远端骨更短。患儿脂肪臃肿，至发育成熟，平均身高男性为135cm，女性为123cm。文献上有身高62.8cm的报道。患儿身体的中点在脐以上，有时甚至在胸骨下端，两手只能碰到股骨下粗隆的下方，而不像正常人那样可以达到大腿下1/3。

头颅增大，有的患者有轻度脑积水，前额突出，马鞍型鼻梁，扁平鼻、厚嘴唇，舌伸出（婴儿）。中耳炎，反复发作会导致传导性耳聋。胸腔扁而小，肋骨异常的短。胸椎后突，腰椎前突，以后者为明显。骶骨较水平使臀部特征性的突出。手指粗而短，分开，常可见4、5指为一组，2、3指为一组，拇指为一组，似“三叉戟”。有的患者伸肘动作轻度受限。下肢呈弓形，走路有滚动步态。

智力发展正常，牙齿好，肌力亦强，性功能正常。

【诊断】诊断依据：①四肢短小与躯干长短不成比例，呈软骨发育不全性侏儒形，即头大、鼻塌、下颌及前额突出、颈短，臀部后突、腰前凸，骨盆前倾。②智力、性征和肌肉发育均正常。③手指呈车辐样散开，手常不能摸及臀部。④有的表现出脊柱侧弯，甚至出现椎管狭窄、脊髓和神经症状。常伴有O型腿畸形。

检查方法：产前超声检查及DNA检测、X线检查。

颅盖大，前额突出，顶骨及枕骨亦较隆突，但颅底短小，枕大孔变小而呈漏斗型。

长骨变短，骨干厚，髓腔变小，骨骺可呈碎裂样或不整齐。在膝关节部位，常见骨端呈V形分开，而骨骺的骨化中心正好嵌入这V形切迹之中。由于骨化中心靠近骨干，使关节间隙有增宽的感觉。下肢弓形，腓骨长于胫骨，上肢尺骨长于桡骨。

椎体厚度减少，但脊柱全长的减少要比四肢长度的减少相对少很多。自第一腰椎至第五腰椎，椎弓间距离逐渐变小。脊髓造影可见椎管狭小，有多处椎间盘后突。

骨盆狭窄，各个径均小，髋臼向后移，接近坐骨切迹，有髋内翻，髋臼与股骨头大小不对称。肋骨短，胸骨宽而厚。肩胛角不锐利，肩胛盂浅而小。

季肋发育不全

【中文名】季肋发育不全

【英文名】hypochondroplasia

【定义】季肋发育不全是一种遗传病，患者四肢短小，前额突出，脊柱发育不正常，但症状通常于2～4岁后才会出现。

【临床表现】出生时症状并不明显，身高、体重及头围皆为正常。童年时期2～4岁时症状会变得显著，手、脚和四肢短小且不成比例，前额通常会突出但头颅部却并未受影响，脊柱有些不正常与软骨发育不全症相同，但依个案状况程度不同，较少像软骨发育不全症发生的情况。

季肋发育不全是一种不太严重的软骨发育不全症，通常患者成长至成人时身高为128～165cm。有些患者在童年早期会有典型的弓型腿发育，但随着年龄增长这种状况时常会自发性地改善，也有些患者会因此症而合并有巨脑症，此外约有10%的患者有中度的智能迟缓现象产生。

与正常人一样的生命期，可能会有中度的智力缺损。

【诊断】该病为常染色体显性遗传，位于第 4 对染色体上成纤维细胞生长因子受体（*FGFR*3）基因发生缺陷。大多数患者为基因产生突变所致，若双亲其中一人为患者，其下一代子女，不分性别，每胎皆有 50% 概率遗传此症。

诊断根据病史、症状、体征以及辅助检查，辅助检查包括产前超声检查、DNA 检测、X 线检查。

Blomstrand type 软骨发育不全

【中文名】Blomstrand type 软骨发育不全

【英文名】chondrodysplasia- blomstrand type

【定义】Blomstrand type 软骨发育不全是一种罕见的致死性先天性疾病，主要特征为骨发育异常。

【临床表现】骨成熟度极高，出生时骨密度增加，早产，四肢短，身材矮小。

【诊断】结合病史、临床表现、体格检查可诊断。

软骨成长不全

【中文名】软骨成长不全

【英文名】achondrogenesis（ACG）

【定义】软骨成长不全是一种致死性的骨骼发育不良，极为罕见。本病于 1936 年首先由 Paremtl 提出，属于常染色体隐性遗传。所报道的病例均为死产或死于新生儿期。

软骨成长不全是软骨发育异常（骨骼和软骨畸形）中最严重的一种疾病，主要表现为身材矮小、上肢短小以及其他骨骼异常。大多患儿早产、死产或因呼吸衰竭死于新生儿期，也有些患儿经医疗支持可延长生命。

【临床表现】有研究学者已经描述了该病的 3 种形式，分别为 IA 型软骨成长不全、IB 型软骨成长不全、2 型软骨成长不全。这些类型是按照疾病的症状、体征、遗传型以及遗传原因来判定的，也可能存在其他的类型，但是其病因还不清楚。

2 型软骨成长不全：患儿四肢短小，肋短而胸廓小，肺发育不良；也可能表现为脊柱、骨盆钙化不全。典型的面部特征表现：前额突出，小下巴，在某些情况下，也表现为唇腭裂。腹部膨隆，患儿在出生前常常出现胎儿水肿。颅骨较软，但是在 X 线片上表现正常。

【诊断】软骨成长不全的诊断标准：①临床上具有严重的肢体短小畸形，且躯干也短。②病理改变主要是静止的软骨细胞呈现明显的细胞过多伴有大而空的软骨细胞，而基质缺乏；软骨内骨化阻滞，但骨膜成骨旺盛。③ X 线检查特征：全身的骨骼缺乏骨化，伴腰、骶椎完全无骨化。

【鉴别诊断】本病应与其他骨骼发育不良性疾病如软骨发育不全、迟缓性软骨发育不全及致死型侏儒相鉴别。

1A 型软骨成长不全

【中文名】1A 型软骨成长不全

【英文名】achondrogenesis type 1A（ACG1A），Houston-Harris type

【定义】1A 型软骨成长不全是一种罕见的遗传病，以软骨和骨形成异常为特征。ACG1A 与其他遗传缺陷类型疾病不同，与异常的软骨形成细胞有关。

【临床表现】患儿四肢极短，胸廓狭小，肋骨易骨折，颅骨软，脊柱和骨盆骨化不全，颈短，肺发育不全，腹部隆起，低出生体重。

【诊断】患儿在出生时表现为四肢短小、头大的特殊体征，因此很容易被诊断，X 线检查可观察到骨骼的特征性表现，四肢骨骼短而宽，骨骼大小比例异常。

1B 型软骨成长不全

【中文名】1B 型软骨成长不全

【英文名】achondrogenesis type 1B（ACG1B），Parenti-Fraccaro type

【定义】1B 型软骨成长不全是骨骼疾病中最严重的一种形式，是 *SLC26A2* 基因突变引起的一种常染色体隐性遗传疾病，该类型也被称为 Parenti-Fraccaro 型，主要特征为上肢短小、胸窄、腹部圆而突出。ACG1B 与异常的软骨基质有关。

【临床表现】身材极小，头大，鼻梁低平，下颌小，严重的短肢，颅骨、椎骨、腓骨、跖骨以及跟骨骨化不全，髂骨呈钝锯齿形，长骨呈星形，肋骨极短，手指和脚趾短，脚可能会内旋，患儿常常会出现脐周疝或腹股沟疝。

【诊断】需要结合临床、放射、组织病理学特征诊断 1B 型软骨成长不全。

DNA 检测 *SLC26A2*（DTDST）是目前已知的唯一与该病相关的基因。临床上可经分子遗传学检测 *SLC26A2*（DTDST）基因来确诊；对于用分子遗传学不能检查出 *SLC26A2*（DTDST）基因突变的少数患者，可在培养的皮肤成纤维细胞瘤中掺入磷酸盐化验。

Torrance 型扁平椎骨发育不良

【中文名】Torrance 型扁平椎骨发育不良、Torrance 型致死性扁平椎骨发育不良

【英文名】platespondylic dysplasia，Torrance type，PLSD-T

【定义】Torrance 型扁平椎骨发育不良是一种非常罕见的遗传性疾病，表现为严重的骨骼生长紊乱，常在出生前或出生后不久就死亡。

【临床表现】颅底骨化程度低，脊椎骨扁平，背部严重弯曲，长骨的干骺端呈瓦状，短肢、短趾。

肋骨症状：胸狭窄，肋骨短小，影响肺扩张和生长。

【诊断】主要依据临床特征诊断。

基因检测：*COL2A1* 突变位点检测有助于诊断。

【鉴别诊断】相似的症状和疾病：短指（趾）症、骨骼疾病、智力低下 - 骨骼发育不良 -（外）展肌麻痹。

先天性脊柱骨骺发育不良

【中文名】先天性脊柱骨骺发育不良

【英文名】spondyloepiphyseal dysplasia congenital（SEDC）

【定义】先天性脊柱骨骺发育不良是一种罕见的常染色体显性遗传病，发病率约为 1/100 0000，由 Spranger 于 1966 年首次报道，临床以矮小身材、畸形骨骺和扁平椎体为特征。多数 SEDC 的患者是由于 *COL2A1* 基因突变引起。大多数 SEDC 的发生通常与 12 号染色体长臂上编码Ⅱ型胶原的 *COL2A1* 基因突变有关。*COL2A1* 基因的杂合子突变所导致的一组疾病总称为Ⅱ型胶原病，常见的临床表现包括Ⅰ型 Stickler 综合征、Kniest 发育不良、2 型软骨成长不全、骨关节病、Wagner 综合征、Strudwiek 型脊柱骨骺干骺端发育不良。

【临床表现】先天性脊柱骨骺发育不良患者出生时身材矮小，躯干、颈部以及上肢非常短小，而手和脚却是正常大小。这种类型的侏儒症主要特点为与股骨相关的脊柱纵长是正常的。成人身高多在 90～140cm 范围。患儿童年时期出现进展性脊柱弯曲，最终可能会影响呼吸。其他骨骼体征包括扁平脊椎（扁椎骨）、髋关节畸形导致股骨内旋以及脚向内向下旋（畸形足）。年轻时常

常出现关节活动度降低及关节炎。一些婴儿出生时有腭裂，有时会出现高度近视以及其他能够影响视力的眼部疾病，如视网膜脱离。

【诊断】先天性脊柱骨骺发育不良多系 *COL2A1* 基因的突变，这些患者由于骨骼畸形，行动不便，不能进行重体力劳动，且由于缺少有效的治疗措施，只能依赖产前诊断预防 SEDC 的发生。主要根据遗传方式和影像学特点进行诊断。

【鉴别诊断】先天性脊柱骨骺发育不良的症状和体征与骨相关的疾病类似，如 2 型软骨成长不全、软骨发育不良，但是症状和体征较之轻微。

脊椎干骺端发育不良

【中文名】脊椎干骺端发育不良

【英文名】spondyloepimetaphyseal dysplasia（SMD）

【定义】脊椎干骺端发育不良是一种影响骨生长的遗传病，引起侏儒症、特征性的骨异常以及视力问题。疾病的名称也显示该病累及椎骨（骨骺和干骺端）。

【临床表现】Strudwick 型患儿出生时身材矮小，躯干非常短小，四肢也非常短，手脚正常大小，脊柱弯曲较严重（脊柱侧突和腰椎前突），可能会影响呼吸，颈部脊椎骨（椎骨）改变可能会增加脊髓损伤的风险。

其他骨骼症状包括椎骨扁平（扁椎骨）、胸骨突出（鸡胸）、髋关节畸形引起股骨内旋以及脚畸形（畸形足）。受累患者常出现较轻但多种多样的面部特征，鼻附近颧骨扁平，一些婴儿出生时有腭裂。高度近视以及视网膜脱离也比较常见。

Pakistani 型很罕见，是一种骨发育不良疾病，主要特征为身材矮小、轻度短指、轻度脊柱后侧凸、步态异常、膝关节肿大、过早发育的骨关节病、扁平椎、骨骺骨化延迟、干骺端轻度异常、身材矮小、腿部短而弯曲。智力正常，有些患者可能出现青春期阴毛过早出现。

该类型的其他症状包括过早肋钙化、髂骨小、股骨颈短、髋内翻、大拇指短小、椎体融合。

【诊断】临床诊断主要结合临床表现、DNA 检测和影像学检查来进行。

Strudwick 型属常染色体显性遗传，是由 *COL2A1* 基因突变引起的骨代谢疾病谱中的一种。

Pakistani 型是常染色体隐性遗传病，由双官能团 3′- 磷酸腺苷 5′- 磷酰硫酸合成酶 2（*PAPSS2*）基因突变引起，该基因位于 10 号染色体长臂。影像学体征包括髋关节和膝关节骨骺骨化迟缓、扁平椎、关节间隙变小、早期骨关节炎、轻度指过短以及干骺端异常（主要累及臀部和膝盖）。

【鉴别诊断】出生时的临床症状和体征与先天性脊椎骨骺发育不良类似，在儿童期，可以通过 X 线片骨末端附近区域的改变来鉴别两种疾病。

Kniest 发育不良

【中文名】Kniest 发育不良

【英文名】Kniest dysplasia

【定义】Kniest 发育不良是一种常见的骨骼生长遗传性疾病，特点是身材矮小、关节扩大、骨骼畸形和视听问题。Kniest 发育不良是胶原蛋白病（collagenopathy）Ⅱ和Ⅺ的一种亚型。

【临床表现】出生时身材矮小，躯干和四肢短小，关节大；成人身高多在 107～147cm；进行性的关节扩大和疼痛，以及关节活动度受限，导致站立和走路等活动受限；这些关节症状可诱发关节炎。

其他的骨症状：由脊柱弯曲（脊柱后侧凸和腰椎前凸）引起进行性的脊柱缩短，扁平椎，四肢骨骼哑铃形，手指长而多节，偶尔会出现畸形足。

一些新生儿出生时有腭裂，新生儿由于气管狭窄而出现呼吸问题，高度近视以及其他能影响视力的眼部疾病也较常见，由于耳部反复感染诱发听力丧失。

【诊断】 Kniest 发育不良是骨代谢疾病谱中的一种，由于 *COL2A1* 基因突变引起。结合临床表现、体格检查、影像学检查及 DNA 检测等可做出诊断。

家族性巨颌症

【中文名】 家族性巨颌症、天使病、家族性骨纤维异常增殖症、家族性颌骨多囊病、颌骨增大症

【英文名】 cherubism，familial fibrousdysplasia of the jaws，familial multilocular cystic disease of jaws

【定义】 家族性巨颌症是一种罕见的良性颌骨遗传性疾病，其主要特征为双侧上下颌骨对称性膨大，呈丰满的“娃娃脸”，并可伴有眼部症状即“凝视症”，与文艺复兴时期绘画中的天使凝视天堂的面容相似，故又得名天使病。

【临床表现】 男性发病率约为女性的 2 倍，发病年龄自 6 个月至 7 岁不等，7 岁以前病变发展较快，到青春期发展渐缓或停止。

其特征为良性、坚硬、无痛的双侧下颌肿大，可有颌下区淋巴结肿大而显示丰满。下颌、下牙槽突膨胀，而使舌抬起。颌骨膨大，表面黏膜光滑不受侵犯。

在多数病例双上颌肿大，这种膨大最早在 1 岁时即可发现，起病后 1～2 年中颌骨膨胀最明显，肿块在青春期后短期停止生长，由于肿块随患者年龄及身体一同生长，故到中年后畸形不明显。如双上颌被侵犯，下睑、下眼球可被压向上翻，露出白色巩膜，致呈“望天眼”外观。乳牙间有不规则空隙，且有时缺失。典型病例为儿童或青少年，双侧下颌饱满，常伴有牙齿移位或缺失，无其他任何症状，家族中可有同样病史。

偶有单侧病变报道，无其他系统的异常。

【诊断】 病变生长活跃和膨胀期，X 线片表现为颌骨对称性膨胀，可见颌骨呈多房状，由纤维骨分隔为不规则的房室，边界清楚，有少量骨间隔，骨皮质膨胀变得很薄，有些病例其皮质可被穿通、破坏。病变范围可自双侧下颌升支至颊部，双上颌也可被侵，上颌窦可扩大。病变区无牙是常见征象，原因是有的萌出被阻，有的被压而远离原来位置。

【鉴别诊断】 与巨细胞肉芽肿及骨巨细胞瘤相鉴别。

Carpotarsal 骨软骨瘤病

【中文名】 Carpotarsal 骨软骨瘤病

【英文名】 Carpotarsal osteochondromatosis

【定义】 Carpotarsal 骨软骨瘤病是一种罕见疾病，主要特征为因手腕骨和脚踝骨异常生长而导致手腕和脚踝肿胀而无疼痛感，其活动度受到限制，受累关节数量并不固定。

【临床表现】 手腕骨异常，手腕肿大、活动受限；脚踝骨异常，脚踝骨融合，脚踝肿大，脚踝活动受限。

【诊断】 结合临床表现和辅助检查可诊断。

Craniofrontonasal 综合征

【中文名】 Craniofrontonasal 综合征

【英文名】Craniofrontonasal syndrome（CFNS）

【定义】Craniofrontonasal 综合征是一种 X 连锁发育障碍，女性有额鼻发育不良、颅面不对称、鼻尖裂、卷曲的头发和胸部骨骼异常，而男性通常只显示出器官距离增宽。

【临床表现】特殊面相：外形古怪，前额突出体征，有宽鼻尖的二裂鼻，蹼颈畸形，颅面异常，流口水，高腭穹，眼裂倾斜，坚硬的粗毛发。

先天性的具有纵沟的指（趾）甲，先天性指侧弯，第一指短；宽拇趾空隙介于第一、第二趾；可过度伸展的关节，猿皱褶掌，狭窄的斜肩；披肩样阴囊畸形，生长发育延迟。

【诊断】结合临床表现和辅助检查可确诊

（1）X 线片：骨密度增加，婴儿颅骨前额突出；

（2）DNA 检测：Xq12 的 *EFNB1* 基因突变。

Stickler 综合征

【中文名】Stickler 综合征、Stickler 关节病玻璃体视网膜变性综合征

【英文名】Stickler syndrome

【定义】Stickler 综合征是 1965 年 Stickler 等首先报道的一种常染色体显性遗传性胶原结缔组织病，发病率约为 1：10 000。特征为关节疾病、面部特征与众不同及眼、耳畸形。

【临床表现】主要以眼部、面部、关节及听觉损伤为特征性病变，在这些特异性改变中，眼部病变尤为突出，亦最严重，是儿童孔源性视网膜脱离最常见的遗传诱因。

临床表现包括眼部表现和全身特征。

眼部特点：视网膜前有无血管膜，血管旁格子样变性；玻璃体液化形成空腔；常有近视、白内障；视网膜脱离的发生率高，并伴多发裂孔，患者应警惕视网膜脱离。

全身特征：发育不全，智力低下，腭裂，面平，鼻梁凹陷，人中长，突眼，内眦赘皮，鼻孔前倾，耳聋，脊柱侧凸或后凸，扁平足，膝内翻，身材矮小症。

Stickler 综合征分型：

约 75% 的 Stickler 综合征患者为Ⅰ型玻璃体表型，是由于Ⅱ型胶原蛋白的编码基因（*COL2A1*）发生突变（框移突变、碱基置换）所致，这些突变常导致基因编码提前终止，产生异常的Ⅱ型胶原纤维，而相对应的结缔组织则表现出典型的 Stickler 综合征。

目前较为公认的分类方法是以分子遗传学特征为基础，结合临床特征将 Stickler 综合征分为 3 个亚型：

Ⅰ型（STL1）：突变位于 *COL2A1* 上，表现为Ⅰ型的玻璃体异常（膜型）。又分为：ⅠA 型，发生于 *COL2A1* 的外显子 2 的突变，只有 Stickler 综合征的眼部表现，而无全身表现；ⅠB 型：*COL2A1* 外显子 2 以外的突变，出现 Stickler 综合征的眼部表现和全身特征。

Ⅱ型（STL2）：突变与 *COL2A1* 无关，而是位于染色体 lp21 上的编码Ⅺ型胶原的基因（*COL11A1*），它编码Ⅺ型胶原的一条多肽链 a1（11），表现为Ⅱ型玻璃体异常（念珠型），临床表现包括眼部表现和全身特征。

Ⅲ型（STL3）：突变位于 *COL11A2*，只有全身表现，而无眼部表现。

【诊断】由于 Stickler 综合征的可突变基因位点较多，且要求的分子遗传学技术较专业，临床上对 Stickler 综合征进行基因诊断还较困难。其临床诊断目前尚无统一标准，基于玻璃体的表型较为稳定，较为统一的观点是，在玻璃体特征性病变的基础上，结合眼部其他症状及口面部、听觉和关节的一些特征性改变而进行诊断。

Stickler 综合征的临床表现主要是先天性玻璃体异常，另外还可有：① 6 岁前出现近视；②视

网膜裂孔和孔源性视网膜脱离或放射状血管旁视网膜变性；③伴有 Beighton 分值异常的关节活动度过大，可有或无关节变性的放射学证据；④感觉神经性听力丧失；⑤腭裂等口面部特征。Snead 和 Yates 推荐的诊断标准在先天性玻璃体异常的基础上，出现上述表现中的 3 项即可诊断。

【鉴别诊断】与 Wagner 综合征、Marshall 综合征、Marfan 综合征、侵蚀性玻璃体视网膜病变相鉴别。

Léri-Weill 软骨生成障碍

【中文名】Léri-Weill 软骨生成障碍、Léri-Weill 综合征

【英文名】Léri-Weill dyschondrosteosis，Léri-Weill syndrome

【定义】Léri-Weill 综合征是一种罕见的基因疾病，是由于性染色体上伪体染色体区的 short stature homeobox gene（*SHOX*）基因突变所致。Léri-Weill 软骨生成障碍最初由法国生物学家安德烈 · 勒日（André Léri）和吉恩 · 韦尔（Jean A Weill）在 1929 年发现。

【临床表现】Léri-Weill 软骨生成障碍患者身材特别矮小、桡骨弯曲、部分骨头错位，也和马德隆畸形症（Madelung's deformity）相关联，导致患者前臂过短、尺骨发育不全、尺骨和桡骨距离过大、手腕异常、部分腕部及手肘尺骨错位、胫骨及腓骨短小等，较为严重的患者可能会危及性命。

【诊断】高达 70% 的 Léri-Weill 软骨生成障碍患者是由 *SHOX* 基因缺陷造成的。

【鉴别诊断】Léri-Weill 软骨生成障碍和马德隆畸形症有很密切的关联，是马德隆畸形症的一种衍生疾病，其和普通的马德隆畸形症的差异主要在 Léri-Weill 软骨生成障碍一定会造成患者身材特别矮小，马德隆畸形症的患者却可能拥有正常身高，另外，Léri-Weill 软骨生成障碍会影响近端桡骨的发育，马德隆畸形症则不会。

Ramon 综合征

【中文名】Ramon 综合征

【英文名】Ramon syndrome

【定义】Ramon 综合征是一种罕见的遗传性疾病，特征为颌骨增大、牙龈肿大、癫痫、智力缺陷和体毛过多（多毛症）。

【临床表现】颜面肥胖，牙龈纤维瘤病，癫痫和智力缺陷，骨纤维结构发育不良，生长萎缩，多毛，偶伴有青少年类风湿关节炎。男性多见。

【诊断】通过临床表现、体格检查、影像学检查可确诊。

DNA 检查：X 染色体长臂有易断部位（脆性部位）。

Ⅰ型 Geleophysic 发育不良

【中文名】Ⅰ型 Geleophysic 发育不良

【英文名】Geleophysic dysplasia Ⅰ（GPHYSD Ⅰ）

【定义】Ⅰ型 Geleophysic 发育不良是一种临床表现多样的遗传性疾病，是由 *ADAMTSL2* 基因（*6PHYSD1*）常染色体隐性突变而引起的，也可能是由 fibrillin-1（*FBN1*）基因（*6PHYSD2*）41 和 42 外显子常染色体显性突变引起的。

【临床表现】轻度的面部异常，包括嘴角上翘、鼻梁低平、人中长。患者可一直表现为鼻梁宽，脸窄，踮着脚尖走路。

进行性的生长阻滞而导致身材矮小，手、脚小，畸形足，关节活动受限，心脏瓣膜狭窄，皮肤增厚，肝大。器官狭窄导致呼吸功能不全。患儿常死于 5 岁前。

【诊断】*ADAMTSL2* 基因（*6PHYSD1*）突变，*FBN1* 基因（*6PHYSD2*）41 和 42 外显子突变检测。

颅骨外胚层发育不良

【中文名】颅骨外胚层发育不良

【英文名】cranioectodermal dysplasia（CED），Levin-Sensenbrenner dysplasia

【定义】颅骨外胚层发育不良是一种常染色体隐性遗传病，主要特征为矢状面颅缝早闭，以及面部、外胚层和骨骼异常。

【临床表现】颅缝早闭，长头症，血管胶质瘤，先天性无齿，二叶式主动脉瓣。

指过短，指甲薄，指骨远节骨骺扁平，脚趾宽，横向掌纹。额部隆起，内眦赘皮，内眦距过窄，眼间距过窄。牙齿发育不全，牙齿错位，牙齿小，牙釉质发育不全症。

肝囊肿，肝衰竭，肝纤维化，肝大。低血钙症，视网膜营养不良，进行性肾功能不全，肾衰竭，小管间质性肾炎。

【诊断】常染色体隐性遗传病，结合病史、临床表现、辅助检查（X 线片检查、超声检查以及 CT 检查等）及实验室检查（分子遗传学检查、生化检查）可做出诊断。

Ⅰ型韦尔 - 马尔凯萨尼综合征

【中文名】Ⅰ型韦尔 - 马尔凯萨尼综合征

【英文名】Weill-Marchesani syndrome1（WMS1）

【定义】Ⅰ型韦尔 - 马尔凯萨尼综合征是一种罕见的结缔组织疾病，主要特征为身材矮小、指过短、关节僵硬以及晶状体异常。*ADAMTS10* 基因（19p13.3-p13.2）纯合突变导致该疾病的发生。已发现 Weill-Marchesani 综合征和 Weill-Marchesani 样综合征患者的 *LTBP2*（14q24.3）基因发生纯合突变。

【临床表现】患者身材矮小，男性身高多不超过 155cm，女性身高多不超过 145cm。患者由于指过短和关节僵硬而不能握紧拳头。

少数患者有轻度的智力异常，但是大部分患者智力正常。心脏缺陷包括明显的动脉导管疾病、肺动脉瓣狭窄、QT 间期延长、二尖瓣狭窄、二尖瓣脱垂。一些杂合子携带者身材矮小，也可能出现关节僵直。

【诊断】结合病史、临床症状、体征以及辅助检查，如 X 线片检查、超声检查等做出诊断。

DNA 检测：*ADAMTS10* 基因（19p13.3-p13.2）纯合突变检测。

Ⅱ型韦尔 - 马尔凯萨尼综合征

【中文名】Ⅱ型韦尔 - 马尔凯萨尼综合征

【英文名】Weill-Marchesani syndrome 2（WMS2）

【定义】Ⅱ型韦尔 - 马尔凯萨尼综合征是一种由 fibrillin-1（*FBN1*）（15q21.1）杂合子突变引起的常染色体显性遗传病，Ⅱ型韦尔 - 马尔凯萨尼综合征与Ⅰ型韦尔 - 马尔凯萨尼综合征临床症状相似。Ⅱ型韦尔 - 马尔凯萨尼综合征患者是由 *ADAMTS*17（a disintegrin and metalloproteinase with thrombospondin type 1 motif 17）基因发生纯合子突变而引起的。

【临床表现】患者出现面中部发育不良，下唇突出；肘部和大关节活动度受限，指间关节增厚，手指伸展完全困难。

患者身材矮小，手指短而粗，皮肤某些部位呈深褐色，而且增厚。部分患者出现心脏异常，如二尖瓣闭锁不全。

【诊断】结合病史、临床症状、体征以及辅助检查，如X线片检查、超声检查等做出诊断。

DNA检测：ADAMTS17基因发生纯合子突变检测。

Ⅰ型毛发-鼻-指（趾）综合征

【中文名】Ⅰ型毛发-鼻-指（趾）综合征

【英文名】trichorhinophalangeal syndrome type Ⅰ（TRPS1）

【定义】Ⅰ型毛发-鼻-指（趾）综合征是一种以头皮毛发、颅面和骨骼发育异常为特征的罕见的遗传性皮肤病，属常染色体显性遗传，少数为散发。

【临床表现】Ⅰ型毛发-鼻-指（趾）综合征由Giedion于1966年首次报道，是一种常染色体显性遗传疾病，其临床特点是头皮毛发减少症。

主要表现为头发生长缓慢，前额发际线高，眉毛外侧稀疏；颅面畸形表现为鼻子呈梨形，人中细长，上唇薄，下巴向后倾斜，呈特殊面容；此外，患者可能会出现短指（趾）畸形、中间指骨膨出性偏离、髋关节畸形和身材矮小等。

【诊断】影像学主要表现为手和脚的中间指骨（趾骨）底部骨骺呈锥形。

诊断以临床特征和影像学为主要依据。TRPS Ⅰ型伴染色体核型异常的报道少。

Ⅱ型毛发-鼻-指（趾）综合征

【中文名】Ⅱ型毛发-鼻-指（趾）综合征、Langer-Giedion综合征

【英文名】trichorhinophalangeal syndrome type Ⅱ（TRPS2），Langer-Giedion Syndrome

【定义】Ⅱ型毛发-鼻-指（趾）综合征的致病基因为*TRPS1*和多发性骨疣（exostoses，*EXT1*）基因，定位于染色体8q24.11-8q24.13，被认为是一种邻近基因综合征，存在大量基因缺失，是一种以头皮毛发、颅面和骨骼发育异常为特征的罕见遗传病，属常染色体显性遗传病，少数为散发。

【临床表现】目前国内仅见很少报道，且未见伴染色体核型异常报道。Ⅱ型毛发-鼻-指（趾）综合征包括Ⅰ型中的*EXT1*基因改变和呈镶嵌状间隔性缺失，除具Ⅰ型的特征外还伴智力发育迟缓和多发性外生骨疣。国外该病伴染色体核型异常常见于TRPS Ⅱ型。

临床上可见典型的毛发、鼻、骨骼改变伴精神性发育迟缓和多发性外生骨疣；亦可能伴有传导性耳聋，语言功能发育迟缓，子宫、阴道积水。该病可伴发其他系统异常：反复发生呼吸道感染、原发性低血糖症、甲状腺功能减低、生长激素分泌不足、膀胱-输尿管连接处狭窄、膀胱-输尿管尿液反流以及心脏、肾疾病等。

【诊断】结合病史、临床表现、体格检查和辅助诊断（X线片、超声检查）等可做出诊断。

DNA检测：致病基因*TRPS1*和*EXT1*基因突变或缺失检测。

【鉴别诊断】本病临床呈现特殊面容，结合X线片检查诊断不难，但需与以下疾病鉴别：

（1）Larsen综合征：颜面扁平、前额突出、眼距增宽、塌鼻梁、鼻孔上翻、腭裂、牙齿发育不良，四肢关节脱位、指骨短粗，其他畸形（脊柱前凸、后凸）等。

（2）Ellis-van Crevel综合征：短肢、短肋，轴后多指（趾），牙齿及指（趾）甲发育不良，口腔系带异常增多，房间隔缺损和单心房等。

（3）毛发-牙-骨综合征：毛发稀疏、卷曲，额部隆起，正方形颌，牙小、牙间隙增宽、牙釉质发育缺陷，骨密度增加等。

Ⅲ型毛发 - 鼻 - 指（趾）综合征

【中文名】Ⅲ型毛发 - 鼻 - 指（趾）综合征

【英文名】trichorhinophalangeal syndrome，type Ⅲ（TRPS Ⅲ），Sugio-Kajii syndrome

【定义】Ⅲ型毛发 - 鼻 - 指（趾）综合征是一种极罕见的累及多系统的常染色体显性遗传病，主要特征为身材矮小、头发稀疏、球茎状鼻尖、锥形骨骺（骨生长端）以及所有指、趾及掌骨均明显缩短，表现为严重的短指畸形。每个病例症状的严重程度和表现谱不一样。主要致病基因为 *TRPS1*（8q24.12）。

【临床表现】身材矮小、伴或不伴智力发育异常，毛发稀疏、生长缓慢，耳大，眼距宽，鼻尖松软呈球茎状（梨形鼻），人中突起，上唇薄，下颌过小，偶有口畸形，骨骼不同程度发育迟缓，指（趾）骨异常，关节肿胀，指（趾）甲薄。所有指、趾及掌骨均明显缩短，表现为严重的短指畸形。

可伴发其他系统异常：反复呼吸道感染、原发性低血糖症、甲状腺功能减低、生长激素分泌不足、膀胱 - 输尿管连接处狭窄、膀胱 - 输尿管尿液反流以及心脏、肾疾病等。

【诊断】结合病史、临床表现、体格检查、辅助诊断（X 线片）可做出诊断。

DNA 检测：致病基因 *TRPS1* 突变检测。

【鉴别诊断】

本病应与以下疾病相鉴别：

（1）毛发 - 甲 - 牙齿综合征：毛发稀疏卷曲、眉毛稀疏、体毛持久性毳毛、少汗症、扁平薄甲、牙齿缺陷等。

（2）口 - 面 - 指发育不良综合征：翘鼻、舌裂合并错构瘤、唇腭裂、多发性颊系带导致牙槽嵴裂和牙齿畸形、短指（多指）畸形、多囊肾、智力发育迟缓等。

（3）Rapp-Hodgkin 外胚层发育不良：毛发稀疏、枯黄，眼距增宽，牙齿稀疏呈锥形或不规则形，指（趾）甲呈圆形等。

3M 综合征

【中文名】3M 综合征

【英文名】3M syndrome，Miller-McKusick-Malvaux syndrome

【定义】3M 综合征是一种导致身材矮小、异常面部特征和骨骼异常的罕见疾病。Cullin-7（*CUL7*）基因突变引起该疾病的发生。该疾病名称源于首次发现该病的 3 名研究学者：Miller、McKusick 和 Malvaux。

【临床表现】3M 综合征患者在出生前生长发育极缓慢，这种缓慢生长状态一直持续至整个童年和成人期。患者出生体重低、身长短，一直比家族中的其他成员矮小，成年身高在 120～130cm 的范围。患者头大小正常，但是与身体相比，看起来不成比例，头部异常狭长（长头人）。

3M 综合征患者脸呈三角形，前额突出，脸中部不太突出（颜面中部发育不全），尖下巴。这些患者耳朵大，鼻尖上翘，人中长。

受累的患者可能会有下列表现：颈部宽而短，胸部肩胛骨突出明显，肩呈方形；脊柱弯曲异常，四肢骨骼异常细长，长而窄的脊椎骨，X 线片可能会出现明显的骨龄延迟。

3M 综合征也能影响机体其他系统，男性患者可能会出现生殖器官功能不全、尿道下裂。

该病还可能会增加大脑血管瘤的风险，智商不受影响，生命周期正常。

【诊断】结合病史、临床表现以及辅助检查（X 线片检查）可做出诊断。

DNA 检测：*CUL7* 基因突变检测。

3 型短躯干症

【中文名】3 型短躯干症

【英文名】brachyolmia type 3

【定义】3 型短躯干症是一种常染色体显性遗传病，主要特征为出生时体长正常，但由于明显的扁平椎，至童年早期发展成短躯干的矮小身材。

【临床表现】典型的患者脊柱侧凸，驼背，轻度指短，轻度短上肢，股骨近端骨骺异常。有些患者腕骨骨化延迟并有轻微的股骨干骺端改变。

【诊断】结合病史、临床表现以及辅助检查（X 线片检查）可做出诊断。

黏脂症

【中文名】黏脂症、黏脂贮积症

【英文名】mucolipidosis

【定义】黏脂症是常染色体隐性遗传病，是一组新发现的溶酶体病，近年来在遗传性代谢异常中引起较多注意。这类疾病的特点是溶酶体酸性水解酶有缺陷，使 α -N- 乙酰神经氨酸酶活性降低，这种酶在正常时分解唾液酸糖蛋白和神经节苷脂，患者体内由于这种酶活性不足，使这两种类脂沉积在神经组织和其他组织内而发病，从而在内脏和间质细胞内沉积过量的酸性黏多糖、神经鞘脂或糖脂。这类疾病患者的容貌和身体其他特征与黏多糖贮积症相似，但尿中无过多黏多糖排出。Spraunger 将这些疾病总称为黏脂症。

【临床表现】患儿早期尚正常，但坐、立和走路的能力出现较晚；从 1 岁开始，有 Hurler 综合征样面容，表现为眼间距过宽、眶上嵴轻度突出、扁平鼻梁和短头畸形；轻度骨畸形与 MPSⅢ型相似，智力发育迟缓；部分患儿有角膜混浊和皮肤樱红斑点；常有语言发育迟缓和听力障碍；骨骼异常，为多发性成骨不全；在智力发育障碍的同时，可出现肌张力低下、共济失调和末梢神经炎症状，年长儿可出现惊厥；个别患者可有隐匿性视力障碍。

【诊断】根据临床症状、X 线片所见以及尿中无过多黏多糖排出，可初步诊断为本病，再通过细胞培养发现有 α-N- 乙酰神经氨酸酶缺乏，即可确诊。

病理检查：周围淋巴细胞和骨髓细胞有细胞质颗粒和粗大空泡，空泡内充有沉积物质；组织化学染色，包涵体内中性黏多糖和糖脂增加；肝活组织检查发现肝细胞和库普弗细胞内有大量空泡；腓神经活检显示髓磷脂变性；电子显微镜检查，包涵体空泡周围包以外膜，内有亲水性小颗粒及少量结构粗糙的髓磷样特征物质。

黏脂贮积症Ⅱ型

【中文名】黏脂贮积症Ⅱ型、Ⅱ型黏脂症、包涵体细胞病、I-cell 病

【英文名】mucolipidosis Ⅱ，inclusion cell disease，I-cell disease

【定义】黏脂贮积症Ⅱ型是一种缓慢渐进的、由多种水解酶缺陷引起的先天性代谢异常性疾病，是常染色体隐性遗传性疾病。

【临床表现】黏脂贮积症Ⅱ型又称包涵体细胞病（inclusion cell disease），简称 I-cell 病。本病多见于婴幼儿，一般在 1 岁以后发病。

出生时即可发现许多异常，如先天性髋关节脱位、男性婴儿腹股沟疝、面容粗笨、骨骼异常、运动受限和全身性肌张力低下等。大约在出生后 6 个月，婴儿的身长可在正常范围内，但有

全身性肌张力低，不能在床上滚动，头支撑不良和许多外观异常，部分病例可有重度智力低下；面容呈进行性粗笨，前额高、内眦有赘皮、眼睑肥厚、鼻梁扁平、鼻口上翻、齿龈增生；患儿鼻涕增加，可反复发生呼吸道感染、肺炎和中耳炎；关节运动受限，并有挛缩；皮肤紧而增厚；腹部膨隆，肝大；运动迟缓。一般在 1 岁以后可出现心脏收缩期杂音、短颈、胸廓畸形及小头畸形等。

患儿体重、身高不足，在出生后第一年生长曲线下降，且在第二年停止生长，头围通常较小。

【诊断】根据临床症状、X 线表现、实验室检查所见以及尿中无过多黏多糖排出，可初步诊断为本病。

实验室检查：尿中无过多的酸性黏多糖排出。培养的皮肤成纤维细胞及各种组织内有包涵体，溶酶体内有多种酶缺陷，如 β- 半乳糖苷酸酶、N- 乙酰 - 半乳糖胺酶、β- 葡萄糖胺酶、芳基硫酯酶、岩藻糖苷酶等，而血清中这些酶的活性增高。电镜检查可见溶酶体肿胀，其内充以有包膜的致密物质。

其他辅助检查：X 线表现为多发性骨发育不良。早期幼儿有明显的骨膜新骨形成，这种改变尤以股骨和肱骨的骨干周围为显著。在两岁以内，骨发育不良可呈进行性加重。到两岁时，上肢长管骨粗短；髂骨发育不全，髋臼变浅；脊柱改变以下胸椎和上腰椎处为显著，椎突短而圆，呈鸟嘴状，可发生明显的胸、腰部驼背；肋骨呈船桨状；掌骨不规整、增宽，呈圆锥样，指骨呈子弹状；颅骨增厚；可有心脏扩大及肺部感染征象。

【鉴别诊断】本型黏脂贮积症需与其他型黏脂贮积症相鉴别。

黏脂贮积症Ⅲ型

【中文名】黏脂贮积症Ⅲ型、假性 Hurler 综合征、假性 Hurler 多发性营养不良

【英文名】mucolipidosis Ⅲ，Pseudo-Hurler polydystrophy

【定义】黏脂贮积症Ⅲ型临床症状基本与 Hurler 综合征相同，但无黏多糖尿；该症在幼儿期可出现关节挛缩，但病情发展缓慢可存活到成人；无智力障碍或有轻度智力低下，病理改变也很轻。根据这些特征，可以与黏脂贮积症Ⅱ型加以区分。从两型出现的生化改变大致相同来看，目前认为两型是病因相同而表现类型不同的遗传异质性疾病。

【临床表现】本病最早表现为手和肩关节僵直，通常发生在 2～4 岁，关节僵直进行性加重。在 6 岁时患儿均有爪状手畸形，身材矮小，短颈脊柱侧弯，髋关节发育不良，呈 Hurler 综合征样面容。

在学龄期骨骼发育不良，可引起手、髋、肘和肩关节功能障碍，常发生腕管综合征和皮肤增厚；在裂隙灯下可见角膜混浊；半数病例有心脏受累，能听到心脏瓣膜病变所引起的杂音；有轻度或中度智力低下，随着年龄的增长，似乎智力可进一步退化。

成人型患者矮小，身高 125～157cm，智力轻度低下或正常。

并发症：本病可并发爪状手畸形，手、髋、肘和肩关节功能障碍，心脏瓣膜病变。

【诊断】根据尿中无过多黏多糖排出，结合临床及 X 线特征应怀疑黏脂贮积症的存在，再根据细胞内多种溶酶体酶缺陷而血清中这些酶的活性升高以及病变发展慢、智力轻度低下及存活年龄较长等特点可以确诊为黏脂贮积症Ⅲ型。

尿中无过多的酸性黏多糖排出；培养的皮肤成纤维细胞及各种组织内有包涵体；溶酶体内有多种酶缺陷，如 β- 半乳糖苷酸酶、N- 乙酰 - 半乳糖胺酶、β- 葡萄糖胺酶、芳基硫酯酶及岩藻糖苷酶等，而血清中这些酶的活性增高。

X 线检查：X 线表现类似黏多糖贮积症Ⅳ型，包括近端股骨骨骺不规整且伴有不完全性脱位、髋外翻畸形、齿状突发育不全等；有多发性骨发育不良，尤以骨盆明显，髂骨翼低，髂骨体

发育不良；椎体外形不规整呈卵圆形且肋骨发育不全呈船桨状，常伴有椎骨端变窄。

【鉴别诊断】本型需与黏脂贮积症Ⅱ型相鉴别，无智力障碍或有轻度智力低下，病理改变也很轻，根据这些特征可以与黏脂贮积症Ⅱ型加以区分。

Gnathodiaphyseal 发育不良

【中文名】Gnathodiaphyseal 发育不良

【英文名】Gnathodiaphyseal dysplasia（GDD）

【定义】Gnathodiaphyseal 发育不良是一种影响骨骼的罕见遗传病，主要特征为骨易脆、长骨弯曲、下颌骨反复感染，主要的致病因素为 *TMEM16E*/*GDD*1（transmembrane protein 16E）基因（11p14.3-15）发生生殖细胞突变。*GDD1* 定位至细胞内质网，这提示其可能参与细胞内钙稳态的调节。

【临床表现】颌骨病变：下颌感染、肿大。腿、前臂骨弯曲，骨骼易脆，骨质缺乏，骨折，骨干皮质硬化。

【诊断】结合病史、临床表现可做出诊断。

DNA 检测：*TMEM16E*（*GDD*1）基因突变检测。

Acrocallosal 综合征

【中文名】Acrocallosal 综合征

【英文名】Acrocallosal syndrome（ACLS）

【定义】Acrocallosal 综合征是由 *GLI3* 基因（7p13）突变而引起的常染色体隐性遗传病，主要特征为胼胝体发育不全、多指（趾）畸形、多种异形特征、智力迟滞和其他症状。该综合征由 Albert Schinzel 于 1979 年首次描述。

【临床表现】表现为头颅巨大，前额隆凸，胼胝体缺如或发育不全；严重智力低下，癫痫；肌张力低下，运动能力差；多指（趾），拇趾并趾。

【诊断】结合病史、临床表现可做出诊断。

DNA 检测：*GLI3* 基因（7p13）基因突变检测。

Acrocapitofemoral 发育不良

【中文名】Acrocapitofemoral 发育不良

【英文名】Acrocapitofemoral dysplasia（ACFD）

【定义】Acrocapitofemoral 发育不良是一种罕见的遗传病，主要特征为四肢短小、侏儒症、双手和臀部骨骺呈锥形。

【临床表现】身材矮小，四肢短小，手指短，胸廓小，主要在双手和臀部形成锥形骨骺；还可能伴有胼胝体发育不全、拇趾重复、严重肌张力低下、精神发育迟滞的典型表现、肛门闭锁、直肠阴道瘘、丘脑功能障碍、甲状腺功能减退症、尿崩症、肺动脉瓣叶发育不良、阻塞性睡眠呼吸暂停和肺动脉高压。

【诊断】结合病史、临床表现、体格检查、辅助诊断（X 线检查）及 DNA 检测可做出诊断。

Acromicric 发育不良

【中文名】Acromicric 发育不良

【英文名】Acromicric dysplasia

【定义】Acromicric 发育不良是一种罕见的综合征，主要特征为骨骼呈现多种多样的严重发育异常以及面部异常。

【临床表现】圆脸，上唇沟长，鼻孔前倾，鼻子短小，球状鼻，睑裂狭小，长睫毛，嘴唇增厚，口小；指短，手脚短，骨龄延迟，身材矮小，肌肉发达，关节活动受限，脊柱畸形；声音嘶哑，频繁的耳、气管、呼吸系统并发症。

【诊断】结合病史、临床表现、体格检查及辅助诊断（X 线检查）可做出诊断。

Acropectoral 综合征

【中文名】Acropectoral 综合征

【英文名】Acropectoral syndrome

【定义】Acropectoral 综合征是一种罕见的疾病，主要特征为大脚趾、拇指，手指融合和脚趾融合以及胸壁和腹部异常。

【临床表现】腹壁、胸壁异常，大脚趾、拇指，蹼趾、蹼指。

【诊断】结合病史、临床表现、体格检查可做出诊断。

ACRPV 综合征

【中文名】ACRPV 综合征

【英文名】acropectorovertebral syndrome（ACRPV），F syndrome，acropectorovertebral dysgenesis

【定义】ACRPV 综合征是一种罕见的遗传病，主要特征为手指、脚趾、上颌骨以及胸部骨骼畸形。

【临床表现】拇指宽，分叉状；腕骨融合；脚趾弯曲；拇指三指节畸形；蹼指、蹼趾；脚踝骨融合；指末端和趾末端发育不全；脊柱裂；智力缺陷。

【诊断】结合病史、临床表现及体格检查可做出诊断。

Adams-Oliver 综合征

【中文名】Adams-Oliver 综合征，先天性表皮发育不全，肢体、头皮和颅骨缺失缺陷，先天性头皮缺损伴肢远侧截断畸形

【英文名】Adams-Oliver syndrome（AOS）

【定义】Adams-Oliver 综合征是先天性头皮缺陷和特定类型的肢体缺陷相结合的一种疾病，1945 年由 Adams 和 Oliver 首次报道，病因可能与胚胎早期锁骨下动脉血液中断有关。

【临床表现】

（1）主要特征：先天性皮肤发育不良，出生时头顶部皮肤即有裸露性溃疡区，病损区下面有颅骨缺损（但无中枢神经系统异常和智力障碍），易发生大出血；下肢小腿中部以下缺如或畸形，指（趾）残缺，部分掌骨缺如。

（2）其他：皮肤可有毛细血管扩张而呈大理石样花纹。

【诊断】结合病史、临床表现及体格检查可做出诊断。

天使形指（趾）骨骨骺发育不良

【中文名】天使形指（趾）骨骨骺发育不良

【英文名】angel-shaped phalangoepiphyseal dysplasia（ASPED）

【定义】天使形指（趾）骨骨骺发育不良是一种罕见的遗传性骨发育障碍疾病，主要特征为

一些骨骼末端（手指和臀部）呈现天使形状，与装饰圣诞树上的小天使相像而得名，常导致早期关节炎的发生。

【临床表现】髋关节发育不良，牙发育不良，身材矮小，早期髋关节炎，髋部疼痛。

【诊断】结合病史、临床表现及体格检查可做出诊断。

Braun-Tinschert 型干骺端发育不良

【中文名】Braun-Tinschert 型干骺端发育不良

【英文名】metaphyseal dysplasia（MD），Braun-Tinschert type

【定义】Braun-Tinschert 型干骺端发育不良是一种罕见的骨发育障碍疾病，主要特征为长骨增宽、桡骨弯曲以及其他的骨畸形。

【临床表现】干骺端增宽、桡骨严重内翻畸形、长骨外生骨疣、乳牙过早丢失、软骨骨质连接处骨硬化、干骺端皮质骨硬化、骨骺缘骨硬化腓骨弯曲、椎骨骨密度降低。

【诊断】结合病史、临床表现及体格检查可做出诊断。

尖头并指综合征

【中文名】尖头并指综合征、Apert 综合征

【英文名】acrocephalosyndactyly syndrome，Apert syndrome

【定义】尖头并指综合征是最常见的颅颌面严重畸形综合征之一。尖头并指综合征属于常染色体显性遗传性疾病，主要以尖颅、面中部发育不全和对称的手（足）并指（趾）畸形为特点。最早由 Wheaton 于 1884 年报道第 1 例尖头并指畸形，后来 Apert 于 1906 年报道了 9 例并命名为 Apert 综合征。尖头并指综合征是严重的先天性疾病，可能与胚胎 8 周时中胚层发育缺陷有关。目前研究发现尖头并指综合征由第 10 号染色体成纤维细胞生长因子受体 2（fibroblast growth factor receptor 2，FGFR2）基因外显子Ⅲa 突变（偶有单纯隐性遗传），引起编码的氨基酸替换 Ser252Trp 或 Pro253Arg。

【临床表现】尖头并指综合征颅缝早闭所致的头颅畸形可以表现为特异性的尖形头和枕部扁平，颅顶短而尖，几乎所有病例均出现有颅缝早闭、前额高耸、突眼和面中部严重发育不良、上颌骨发育不全、颅底和眶骨的严重不对称等。大多患者的头颅畸形表现为严重的安氏Ⅲ型面容，出现低位前牙，可有牙列拥挤和开骀、反骀畸形。

患者同时可有第 2、3 和第 4 手指的严重融合或织带（被称为“手套手”）以及脚趾的融合或织带；眼部眼眶浅而扁平、突眼、眶距增宽、眼球呈脱臼状、外斜视、上睑下垂、眼球震颤、睑裂闭合不全、屈光不正、视乳头水肿、视神经萎缩，有暴露性角膜病变以及不同程度的视力损伤，可有婴儿性青光眼，6～7 岁前视力一般正常；时有频繁的耳部感染和不同程度的听力损伤等。

【诊断】通过临床表现、影像学检查，可以在新生儿阶段即诊断尖头并指综合征。

DNA 检测：*FGFR2* 基因外显子Ⅲa 突变检测。

Barnes 综合征

【中文名】Barnes 综合征

【英文名】thoracolaryngopelvic dysplasia，Barnes syndrome

【定义】Barnes 综合征是一种罕见的综合征，主要特征为胸、喉、骨盆畸形；小胸腔可影响呼吸，威胁生命，尤其是在新生儿期。

【临床表现】锁骨缺失或异常、肋异常、胸部萎缩症、喇叭胸、骨盆狭小、喉和声门下狭窄、

肝大。

【诊断】根据临床表现和 X 线检查结果诊断，包括胸部萎缩症，骨盆狭小、喉和声门下狭窄等许多解剖上的改变被视为外显率可变的常染色体显性遗传特征。

【鉴别诊断】这种疾病需与 Jeune 综合征（窒息性胸营养不良）相鉴别，前者新生儿时期喉狭窄，后者无肾损害、上肢短。

Beemer 综合征

【中文名】Beemer 综合征

【英文名】Beemer's syndrome

【定义】Beemer 综合征是一种先天性矮化的骨发育不良，主要特征为脑积水、腹水、上唇中间裂、球形鼻、宽鼻梁、窄胸、腹膨隆、四肢短而弯曲，病因未明。

【临床表现】指过短，耳朵畸形，上唇中间裂，球形鼻、宽鼻梁，窄胸，腹膨隆、脐畸形、腹水，四肢短而弯曲。

其他症状：性器官发育不良、肠旋转不良。心脏体征：右心室双出口。

【诊断】结合病史、临床表现及体格检查可做出诊断。

Boston 型颅缝早闭

【中文名】Boston 型颅缝早闭

【英文名】craniosynostosis Boston type

【定义】Boston 型颅缝早闭是颅缝早闭中的一种疾病综合征。1993 年最先由 Muller 描述，并对该疾病家族进行了遗传学研究，基因定位于 5 号染色体的长臂。已知 *Msx2* 基因表达在小鼠的颅面发育期间，该基因定位于人的 5 号染色体的同源区域，因此，*Msx2* 被认作一个候选基因。*Msx2* 基因也由此被认为是 Boston 类型颅缝早闭的原因。

【临床表现】原发性颅骨发育错乱，可能发生于一条或多条颅缝中，或是一种复合性综合征的部分症状，即包括身体其他部位的发育畸形，例如面部、肢体等部位的畸形，智力正常。

该疾病为常染色体显性遗传，具有较高外显率，有多种多样的表型。颅缝早闭表型表现为额部隆起、眼窝凹陷、头短，相关特征包括严重的头痛、视力问题（近视或远视）的发生率较高、第一跖骨短。

【诊断】结合病史、临床表现及体格检查等可做出诊断。

检测基因（位点）：Muller 进一步对这个疾病家族进行了基因检测，发现突变位于 *Msx2* 基因的高度保守区域。

Bruck 综合征

【中文名】Bruck 综合征

【英文名】Bruck syndrome

【定义】Bruck 综合征是一种非常罕见的成骨不全综合征，主要特征为出生时骨骼脆弱以及膝盖、脚踝和足部关节异常（先天性挛缩）。这种疾病包括两种不同的亚型，每种亚型都由不同的遗传性缺陷引起。

【临床表现】Bruck 综合征被认为是成骨不全的一个亚型，表现为关节弯曲和成骨不全的联合征象，其特征为出生时关节的挛缩和骨骼脆弱并由于进行性骨骼畸形导致身材矮小。

【诊断】结合病史、临床表现及体格检查等可做出诊断。

【鉴别诊断】与成骨不全相比，关节弯曲的存在可以将这种综合征与“经典”的成骨不全加以区分，Bruck综合征的患者没有巩膜变蓝和心脏畸形，精神发育正常。

Campomelia cumming 综合征

【中文名】Campomelia cumming 综合征

【英文名】Campomelia cumming syndrome

【定义】Campomelia cumming 综合征是一种罕见的综合征，主要特征为四肢及多个腹部器官异常。该病患儿在出生前或出生后不久死亡。

【临床表现】频发的症状包括舟状头、腭裂、囊状水瘤、肋骨数量异常、脊椎骨骨化不全或延迟、短肢、骨干弯曲、指过短、畸形足（内翻足或外翻足）、肠闭锁（不包括十二指肠）、多囊肾、异位睾丸、肝囊肿、胰腺异常。

【诊断】结合病史、临床表现及体格检查等可做出诊断。

Catel-Manzke 综合征

【中文名】Catel-Manzke 综合征

【英文名】Catel Manzke syndrome

【定义】Catel-Manzke 综合征是一种罕见的遗传性疾病，主要特征为小下巴、腭裂和心脏缺陷。

【临床表现】腭裂、小下颌、耳畸形、第 5 根手指永久性弯曲。心脏缺陷：室间隔缺损、主动脉跨位、主动脉狭窄、右心位。

【诊断】结合病史、临床表现及体格检查等可做出诊断。

CDAGS 综合征

【中文名】CDAGS 综合征

【英文名】cranioynostosis，anal anomalies，porokeratosis，CDAGS syndrome

【定义】CDAGS 综合征是一种非常罕见的疾病，主要特征为颅骨（冠状缝）过早融合、肛门内异常、皮肤汗孔角化病。

【临床表现】骨发育延迟，颅骨畸形，有些颅骨融合延迟，有些颅骨融合过早；锁骨发育不全，锁骨缺如；肛门位置异常，肛门闭锁，泌尿生殖系畸形；汗孔角化病。

【诊断】结合病史、临床表现及体格检查等可做出诊断。

先天性半身发育不良伴鱼鳞癣样红皮病及缺陷

【中文名】先天性半身发育不良伴鱼鳞癣样红皮病及缺陷、CHILD 综合征、单侧鱼鳞癣样红皮病伴同侧畸形（尤其是肢体缺失畸形）

【英文名】congenital hemidysplasia with ichthyosiform erythroderma and limb defects，CHILD syndrome

【定义】先天性半身发育不良伴鱼鳞癣样红皮病及缺陷是一种罕见的遗传性疾病，该病与 *CPDX2* 有关，并有皮肤和骨骼异常，典型特征为鱼鳞癣皮肤，有明显的分界线。1965 年由 Falek 等首次报道。

【临床表现】单侧鱼鳞癣样红皮病，伴同侧肢体畸形或缺失。半身发育不良（肺，甲状腺，腰大肌以及第Ⅴ、Ⅶ、Ⅷ、Ⅸ和Ⅹ脑神经，脑桥，延髓，小脑和脊髓不对称萎缩）、心脏畸形、肾发育不良。

几乎所有的女性患儿在出生时即可观察到临床表现，男性（半合子）为致死性。

缩写词 CHILD 代表的主要症状：CH＝congenital hemidysplasia，即先天性半身发育不良，身体一侧，大多是在右侧发育不良，右侧肋骨、颈部、脊椎等发育不全，可能累及内脏；I＝ichthyosiform erythroderma，即鱼鳞癣样红皮病，胎儿在出生时或出生后不久机体受累侧皮肤出现红色炎症改变，也可表现为脱发。LD＝limb defects，即肢体缺陷，受累侧的手指和脚趾可能会缺失，上肢或下肢可能会很短，甚至会缺失。

【诊断】婴儿在出生时或出生后即可出现临床表现，结合患儿的身体症状和辅助检查即可诊断，显微镜下观察到综合征的特征表现，X 线检查观察到躯体和四肢骨骼发育不全，CT 检查观察到内脏缺陷。

Christian 型短指（趾）畸形

【中文名】Christian 型短指（趾）畸形

【英文名】Christian type brachydactyly，brachydactyly preaxial with hallux varus and thumb abduction

【定义】Christian 型短指（趾）畸形是一种主要表现为大拇指和大脚趾均较短的疾病，并且大拇指和大脚趾斜角远离手或脚。

【临床表现】大拇指短，大拇指末端骨较短，掌骨短；大脚趾短，大脚趾末端骨较短，跖骨短。

【诊断】结合病史、临床表现及体格检查等可做出诊断。

慢性炎症性神经 - 皮肤 - 关节综合征

【中文名】慢性炎症性神经 - 皮肤 - 关节综合征、新生儿期起病的多系统疾病

【英文名】chronic infantile neurological cutaneous articular syndrome（CINCA），cinca syndrome，neonatal onset multisystem inflammatory disease（NOMID），neonatal onset，Prieur-Griscelli syndrome

【定义】慢性炎症性神经 - 皮肤 - 关节综合征出现在婴儿期，在北美洲也称作新生儿期起病的多系统疾病（NOMID），是一种罕见的遗传性反复发热综合征，最常见的症状是出生时或出生后一周内出现皮疹，有慢性脑膜炎的神经系统临床表现，关节受累是最重要的症状之一。CINCA 是一种终生性疾病，无法治愈。

【临床表现】出生时，一半的患儿为早产。他们通常看起来有感染，但是找不到病原。第一个症状是皮疹，类似于风疹，但不痒，在一天之内皮疹的轻重可有所不同。第二个症状在关节，常见有疼痛，有时可见到关节一过性肿胀，但不伴有关节变形。在严重的病例（不到 50%），可见到软骨、骨骺（骨骼远端）和髌骨生长过度，引起关节变形，在 X 线片上可见到骨骼异常。由于脑膜慢性炎症可造成慢性头痛，头颅常有轻度的增大，某些患儿可伴有前囟闭合延迟，头痛可能与颅内压升高有关。随着时间的延长会出现眼睛的异常，慢性炎症和视神经乳头水肿可见于某些儿童，引起视力受损。可有知觉性耳聋（不同程度），可有进行性的生长迟缓。在年长儿，手短而厚，可见杵状（增厚）指（趾）。本病由轻型至极重型程度不等，大约 10% 的患者不伴有脑膜炎症，不到 50% 的患儿有严重的关节受累。

【诊断】CINCA 通过临床表现疑诊，确诊通过遗传学分析。在一半的患者中可发现遗传上的异常，其他的病例可能是由某些尚不清楚的遗传异常所致。

Beare-Stevenson 皮肤旋纹综合征

【中文】Beare-Stevenson 皮肤旋纹综合征、Beare-Stevenson 综合征

【英文名】Beare-Stevenson cutis gyrata syndrome，Beare-Stevenson syndrome

【定义】Beare-Stevenson 皮肤旋纹综合征是一种涉及多系统的遗传病，由于颅骨过早融合而导致皮肤和颅骨异常，是由于位于 10q36 上的 *FGFR2*（fibroblast growth factor receptor 2）基因突变而导致的常染色体显性遗传病。

【临床表现】主要表现为颅面和耳的异常，眼距过宽、腭裂、颅缝过早融合、鼓泡眼，皮肤表现为螺纹状花纹和黑棘皮症，另外可有会阴部的异常，阴囊嵴明显突出。

【诊断】结合病史、临床表现及体格检查等可做出诊断。

DNA 检测：*FGFR2* 基因突变检测。

遗传性家族性颅面骨发育不全

【中文名】遗传性家族性颅面骨发育不全、Crouzon 综合征、Crouzon 病

【英文名】Crouzon syndrome，Crouzon disease

【定义】1912 年 Crouzon 报道"遗传性头面骨形成不全"，其特点为上颌骨形成不良以及眼部发育异常的颅骨发育畸形。本综合征具有家族性，亦为染色体显性遗传原发性发育异常，颅盖、颅面骨早期愈合。

【临床表现】面骨发育不全主要为上颌骨和鼻骨造成，额部和下颌骨突起而中部凹陷的脸，上部颜面宽，口盖呈弓状隆起，颜面较特殊。其头形既可以呈舟状，亦可为短头形，视颅缝愈合之先后顺序和融合的速度有不同。

眼部异常：眼球突出、两眼分离过远，视力减退，眼眶短而小、眼球突出，甚至眼眶因水肿而致眼球高度突出。

【诊断】X 线表现基本征象为颅骨畸形，加上面骨发育不良。颅缝过早融合的原因，Crouzon 认为系骨缝炎引起，但有人认为系返祖现象。头尖或舟状头、前后扁、鼻梁凹陷，下颌突出、硬腭高位，颅盖变薄、脑回压迹增加，颅底短而深、蝶鞍呈垂直位，眼眶明显变小。

检查视神经孔位或 CT 检查可以显示视神经孔变窄、变扁，这可能与视神经萎缩有关；如果因颅内压力升高、颅缝分离时，视神经孔反正常，视神经症状亦减轻。视神经孔改变与患者预后有关。

遗传性骶骨发育不良

【中文名】遗传性骶骨发育不良、Currarino 综合征、Currarino 三联征、尾侧退行综合征

【英文名】Currarino syndrome，Currarino triad

【定义】遗传性骶骨发育不良是骶骨发育不良、直肠肛门畸形、骶前肿物（通常为前侧脊膜膨出或畸胎瘤）三者的总称。这种综合征由 Currarino 等人于 1981 年首次描述并命名为 Currarino 三联征。在这种综合征的早期病例报道中，家族性的易患性即被注意，并且在 1983 年由 Yates 等人提出这种疾病可能为一种常染色体遗传疾病。有人将之描述为肛门闭锁、骶骨畸形和骶前肿物，并简称为 ASP（anal atresia，sacral agenesis，presacral mass）。

【临床表现】遗传性骶骨发育不良作为一种临床三联征，除 3 种主要因素程度不同的表现外，还可能合并其他的因素，这样就造成其表现形式多种多样。

在遗传性骶骨发育不良患者中，不同组织、器官畸形或功能异常种类大致可归纳如下：

（1）胃肠道疾患：主要包括直肠肛门畸形，如肛门闭锁、肛门直肠狭窄、便秘、肛周脓肿等。

（2）泌尿系统疾病：包括重度输尿管畸形、马蹄肾或重度肾畸形、神经源性膀胱、原发性膀胱输尿管反流、排尿障碍和继发性肾积水等。

（3）生殖系统疾病：双角子宫、直肠阴道瘘、分隔阴道等。

（4）脊髓系统疾病：如脊髓和神经性肠囊肿，还有一些少见疾病如脊髓膜炎等。

其主要的临床症状有婴儿期的急性肠梗阻、儿童期的慢性便秘、肛周脓肿、泌尿系统畸形、妇科疾病、前位脊膜膨出、脊髓栓系、脊髓炎以及骶前肿物等。

【诊断】结合病史、临床表现及体格检查可做出诊断。

基因检测：7q36 上的 *HLXB9* 基因突变检测。

Desbuquois 发育不良

【中文名】Desbuquois 发育不良

【英文名】Desbuquois dysplasia

【定义】Desbuquois 发育不良是一种罕见疾病，特征为短肢性侏儒症、特有的面部特征和骨骼畸形。

【临床表现】面平、突眼、鞍鼻、腭裂；窄胸、鸡胸；髋关节脱位、关节松弛、脊柱后侧凸；胎儿发育迟缓；阻塞性睡眠呼吸暂停；隐睾；智力低下。

【诊断】结合病史、临床表现及体格检查可做出诊断。

链甾醇症

【中文名】链甾醇症

【英文名】desmosterolosis

【定义】链甾醇症是一种罕见的以胆固醇合成异常为主要特征的疾病，主要原因是胆固醇合成过程中的中间产物堆积在机体内（血浆和组织）。该病变表现为各种各样的先天畸形，部分患者是致死性的。

【临床表现】前额突出，发育迟缓，头异常的小，小下巴，耳位低，耳向后倒置，鼻梁发育不良，腭裂，牙龈结节，牙槽嵴增厚，不能通过外阴鉴别性别。

骨硬化异常，上肢短小，生长阻滞，有些严重的患儿可能会死于婴儿期。

链甾醇含量升高，胆固醇含量降低。

【诊断】结合病史、临床表现及体格检查可做出诊断。

Eiken 骨骼发育不良

【中文名】Eiken 骨骼发育不良、四肢骨构塑缺陷

【英文名】Eiken skeletal dysplasia（ESD），bone modeling defect of hands and feet

【定义】Eiken 骨骼发育不良是由位于 3p22-p21.1 的 *PTHR1* 基因突变而引起的常染色体隐性遗传病，主要特点是骨骼发育过于迟缓僵化。

【临床表现】骨骼发育不良，骨化严重推迟、骨骺、骨盆及手、脚严重骨化不全，手脚外形异常，无神经发育迟滞。

【诊断】结合病史、临床表现及体格检查等可做出诊断。

基因检测：3p22-p21.1 的 *PTHR1* 基因突变检测。

软骨外胚层发育不良症

【中文名】软骨外胚层发育不良症，埃利伟综合征，六指侏儒症

【英文名】chondroectodermal dysplasia，Ellis-van creveld，Ellis-van creveld syndrome（EVC）， chondroectodermal dysplasia，mesoectodermal dysplasia

【定义】软骨外胚层发育不良症是一种罕见遗传疾病，也是骨骼发育不良的类型之一，属于常染色体隐性遗传，造成疾病的基因位于第 4 号染色体的短臂上。这种疾病是因为 *EVC* 基因（以疾病名称命名）的突变所造成，正常 EVC 基因的作用则尚未明了。

【临床表现】这种疾病会造成包括下列在内的许多异常症状：

先天性心脏病，通常是心房中隔缺损；产前牙齿萌发；指甲营养失调与发育不良；轴后多指症，腕关节骨骼的畸形，原因是钩状骨与头状骨的融合。

短肢侏儒症，成人身高为 106～153cm。短肋，部分兔唇。

【诊断】结合病史、临床表现及体格检查等可做出诊断。

基因检测：*EVC* 基因（以疾病名称命名）突变检测。

Feingold 综合征

【中文名】Feingold 综合征，小头畸形—眼—指（趾）—食管—十二指肠综合征

【英文名】Feingold syndrome

【定义】Feingold 综合征是一种累及机体多个部位的单基因遗传病，属常染色体显性遗传，该疾病的临床症状和体征个体差异较大，甚至同一个家族成员的临床症状和体征也不一样。*MYCN*（myelocytomatosis viral oncogene neuroblastoma）基因突变导致该疾病的发生，突变位点位于 2p24.3。

【临床表现】小头，小下巴（小颌畸形），A 型短指，身材矮小，十二指肠闭锁，动脉导管未闭，拇外翻，限制手指和肘部的运动，并指（趾）畸形。

少数患者可能会出现听力丧失、生长发育异常以及肾和心脏异常。

【诊断】结合病史、临床表现及体格检查等可做出诊断。

基因检测：*MYCN* 基因突变检测，突变位点位于 2p24.3。

Fuhrmann 综合征

【中文名】Fuhrmann 综合征

【英文名】Fuhrmann syndrome

【定义】Fuhrmann 综合征是一种少见的先天性、多发性、对称性骨关节畸形，主要病变是腕骨、足跗骨融合，并有手指关节强直、足趾骨和趾甲部分缺如，偶有肘内翻和球形踝关节，患儿多因足部畸形影响穿鞋和行走，由位于 3p25 的基因 *WNT7A* 发生突变而导致的一种常染色体隐性遗传病。

【临床表现】股骨、手指和腓骨（小腿骨头）发育异常。

【诊断】结合病史、临床表现及体格检查等可做出诊断。

基因检测：3p25 的基因 *WNT7A* 突变检测。

内生软骨瘤

【中文名】内生软骨瘤、独立性内生软骨瘤

【英文名】enochondromatosis

【定义】内生软骨瘤主要见于肢体上的长管状骨和短管状骨，随着肿瘤的生长，患骨的皮质变薄和膨胀，多见于指骨、掌骨或跖骨。内生软骨瘤可以转变为软骨肉瘤，但这种恶性转变多见于长管状骨内的软骨瘤，而短管状骨内者很少有恶性变。

【临床表现】可发生于任何年龄，但较少见于 14 岁以下和 50 岁以上的患者，发病率无性别

区别。

内生软骨瘤多见于肢体骨，以指骨、掌骨最为常见，其次为肱骨、股骨、趾骨、跖骨、胫骨、腓骨和尺骨。除肢体骨外，其他骨骼极少发生内生软骨瘤，肋骨或胸骨是罕见部位中较多见者，骨盆骨和脊椎只有极个别报道。不论是发生于短管状骨还是长管状骨，一般起源于干骺端。从干骺端开始，肿瘤可波及整个骨干，甚至侵入骨骺。若骨骺板仍存在，肿瘤跨越骨骺板的机会不大；若骨骺已与骨干融合，则骨端极易被波及。

临床症状开始时，患者并不感到有肿瘤存在，最早引起注意的是损伤，损伤后局部有疼痛和肿胀。

【诊断】结合临床表现、体格检查、X 线检查及显微镜检查等可做出诊断。

X 线片可显示有病理性骨折。触诊时，肿胀指骨有坚实感；若有骨折，则局部可发生剧烈压痛，并有热感。长管状骨内的内生软骨瘤可以存在很长时间而无症状，因此，很多这类病例在进行 X 线检查时，发觉已有很多的钙化区。内生软骨瘤的生长很慢，症状的出现远在肿瘤的实际存在之后。症状主要是发生于损伤之后，X 线检查则显示有一个疏松病损。若长管状骨的内生软骨瘤一开始就发生疼痛，而无明显的损伤，则应当考虑是否有恶性变的可能。

【鉴别诊断】

本病须与以下几种疾病相鉴别：

（1）皮样囊肿：指骨的皮样囊肿与无钙化的软骨瘤表现相似，但前者更多见于远节指骨，后者好发于近节指骨，发病部位不同是主要的鉴别点。

（2）骨的巨细胞瘤：长骨端的内生软骨瘤有时会被误认为骨的巨细胞瘤，尤其是没有钙化或骨化的病例。内生软骨瘤一般很少有极度膨胀，同时病损比较局限。在诊断困难时，须依靠组织检查才能做出鉴别。

（3）骨梗死：高度钙化的内生软骨瘤有时会被误认为骨梗死，后者的 X 线表现为坏死骨髓的钙化以及骨组织在分解坏死后的钙化，故钙化阴影的界限不是很清楚，而有许多弯曲的钙化条纹自中央区域伸出。

Ghosal 综合征

【中文名】Ghosal 综合征

【英文名】Ghosal syndrome，Ghosal hematodiaphyseal syndrome

【定义】Ghosal 综合征是由 *TBXAS1* 基因（7q34）纯合突变而引起的血栓素合成酶（thromboxane synthase，TBXAS）缺乏，最终导致血栓素 A2 减少的一种非常罕见的综合征，主要特征是难以治愈的贫血及骨骼异常。

【临床表现】贫血，白细胞减少，血小板减少症，复发性感染，脾大，言语障碍，脊椎症状，皮肤症状，皮肤干燥，儿童发育迟缓。

【诊断】结合临床表现、体格检查、生化检查及 X 线检查等可做出诊断。

DNA 检查：*TBXAS1* 基因（7q34）纯合突变。

【鉴别诊断】Ghosal 综合征与进行性骨干发育不良（progressive diaphysial dysplasia，PDD）很相似，但是二者有最明显的区别，进行性骨干发育不良只有骨干受累，而 Ghosal 综合征骨干和干骺端均受累。

GMI- 神经节苷脂贮积病

【中文名】GMI- 神经节苷脂贮积病

【英文名】GMI gangliosidosis

【定义】GMI- 神经节苷脂贮积病是由于 β- 半乳糖苷酶缺乏，导致 GMI 神经节苷脂在细胞中，特别是神经节细胞中贮积所致，患者表现为进行性运动与神智障碍及骨骼病变等，属常染色体隐性遗传，较罕见。

【临床表现】患者表现为进行性运动与神智障碍及骨骼病变等。

在体内，GMI 神经节苷脂、糖蛋白、硫酸角质素的降解皆需 β- 半乳糖苷酶。该酶缺陷时，GMI 神经节苷脂、含半乳糖的寡糖等在脏器内贮积，导致神经系统症状、肝脾大与骨骼畸形。

患儿出生后吃奶困难，生长迟缓；稍后四肢无力，不能坐起，智力发育迟缓，可出现抽搐；随病情加重，听觉、视觉减退，最后呈去大脑性强直、耳聋、失明、四肢强直性瘫痪，对周围无反应。

面部粗陋，眼底有樱桃红斑，肝脾大，关节活动受限，腕关节肿大，肘、膝关节挛缩、屈曲畸形，爪形手与足。无特殊治疗，多于两岁前因反复感染而死亡。青少年型与成年型病情常较轻。

【诊断】产前诊断靠羊水细胞酶活性的测定。X 线片显示多发性骨畸形，累及脊柱、长骨、肋骨、指掌骨等。

【鉴别诊断】与神经节苷脂沉积病、幼儿型 Gaucher 病、Niemann-Pick 病等相鉴别。

Gnathodiaphyseal 发育不良

【中文名】Gnathodiaphyseal 发育不良

【英文名】Gnathodiaphyseal dysplasia（GDD）

【定义】Gnathodiaphyseal 发育不良是一种影响骨骼的罕见常染色体显性遗传性疾病，其特征为骨质脆弱，管状骨硬化，颌骨、牙骨质骨病变。

【临床表现】患者在儿童时期容易发生频繁的骨折，骨折正常愈合无骨畸形。颌骨病变有时会引起面部畸形，下颌肿大，颌骨易感染，表现为化脓性骨髓炎的症状，如水肿和脓从牙龈流出，牙齿松动，拔牙后愈合缓慢与暴露病变进入口腔后颌骨感染有关。骨质疏松、易骨折。弓形腿、弓形前臂骨，骨皮质硬化。

【诊断】主要根据影像学和遗传学资料进行诊断。

眼 - 耳 - 脊椎综合征

【中文名】眼 - 耳 - 脊椎综合征、Goldenhar 综合征、耳 - 脊椎综合征、眼 - 耳 - 脊椎发育不良综合征、下颌面骨发育不全 - 眼球上皮样囊肿综合征、眼 - 脊柱发育不全、颜面 - 听 - 脊柱异常

【英文名】oculoauriculovertebral dysplasia syndrome，goldenhar syndrome，auriculovertebral syndrome，mandibulofacial dysostosis-epibulbar dermoids，oculovertebral dysplasia，facioauriculovertebral anomaly

【定义】眼 - 耳 - 脊椎综合征是一种以眼、耳、颜面及脊柱畸形为主要临床症状的先天性综合征。

【临床表现】

1．发病群体：本综合征 60%～70% 的病例发生于男孩，其临床表现较复杂。

2．特征性症状

（1）面部畸形：如颌小畸形、唇裂、巨口（颊横裂）、颧骨发育不全、牙齿排列不齐等。

（2）耳部畸形：可出现副耳、耳前瘘管、耳聋和外耳道缺如等，严重者亦见合并耳聋。

（3）眼部异常：患者可见眼角膜皮样瘤、眼睑缺损、上睑下垂、小角膜及小眼球、眼裂歪

斜、白内障等，其中先天性角膜皮样瘤可随年龄增长而增大。

（4）脊柱畸形：临床表现形式不一，病变主要影响脊柱的侧弯及骨质愈合，也可有肋骨异常、颅骨畸形、肢体和足畸形。一般的脊柱畸形，临床特征明显。若病情较轻或在疾病初期，特征性畸形常呈隐性，需进行影像学检测，X 线片可见胸椎侧弯、骨质呈楔状愈合。

3．其他症状：约 10% 的病例存在智力低下，但大多数患者只显示部分体征。部分患者尚可见有心血管畸形，肺、肾、牙齿及智力异常等。

【诊断】X 线片可见胸椎侧弯、骨质呈楔状愈合，根据同时存在的眼 - 耳 - 脊柱等异常体征，可进行初步诊断，通过相关实验室检查，排除其他因素引起的类似症状，如染色体检查属正常，结合病史及发病过程可做确诊。

Grebe 型骨软骨异常增生症

【中文名】Grebe 型骨软骨异常增生症、Grebe 型软骨发育不全、巴西型软骨发育不良、Grebe 综合征

【英文名】Grebe syndrome

【定义】Grebe 型骨软骨异常增生症是一种以四肢短畸、伴有多余手指或脚趾、智力正常为特点的罕见常染色体隐性遗传性疾病。该病于 1952 年由 Grebe 在两个德国姐妹中首次发现并报道，受累姐妹呈短肢畸形，且越向远端畸形越严重，上臂和大腿发育相对正常，前臂和小腿显著缩短，手指和脚趾仅为放射状的芽状突起或小球状附件，桡骨弯曲畸形，尺骨远端缺如。我国在云南少数民族遗传病调查中发现有本症家族。软骨发育不全包括致死型和非致死型，该病为非致死型。

【临床表现】患者头部和躯干部正常，呈短肢畸形，且越向远端畸形越严重，上臂和大腿发育相对正常，前臂和小腿显著缩短，手指和脚趾仅为放射状的芽状突起或小球状附件；桡骨弯曲畸形，尺骨远端缺如，胫骨和腓骨缩短，腕掌部和跗跖部骨骼混乱；大腿粗胖，小腿极短，下肢呈外翻畸形；两脚短阔，且半数以上病例有多趾畸形；智力发育尚可。

【诊断】主要根据相关临床表现、X 线影像学表现等诊断。

Greenberg 综合征

【中文名】Greenberg 综合征、Greenberg 发育不良、HEM（human epidermis melanocyte）发育不良

【英文名】Greenberg syndrome，Greenberg dysplasia，hydrops-ectopic calcification-moth-eaten skeletal dysplasia，HEM dysplasia

【定义】Greenberg 综合征是一种常染色体隐性遗传营养不良并具有致命性的疾病，以胎儿水肿、四肢短小及软骨与骨的异位钙化为特征，是由于编码核纤层蛋白 B 受体的 *LBR* 基因突变导致 3-β- 脱氧胆固醇 -Δ14 还原酶缺乏引起的。

【临床表现】五官畸形、胎儿水肿、囊状水瘤、肺叶不完整、肺发育不良、髓外造血、肠旋转不良、多趾和严重短肢。

【诊断】根据其临床表现辅以影像学和组织学表现进行诊断。影像表现包括一个独特的“虫蛀”外观长骨骨化中心、扁平椎异常、异位的肋骨和骨盆骨化和缺乏的颅骨骨化；随着软骨柱形成缺失，出现结节状钙化软骨，软骨岛或软骨灶常被板状骨板包围。

基因检测：编码核纤层蛋白 B 受体的 *LBR* 基因突变导致 3-β- 脱氧胆固醇 -Δ14 还原酶缺乏的基因检测。

多并指伴异常颅形 - 牛面样综合征

【中文名】多并指伴异常颅形 - 牛面样综合征、Greig 综合征

【英文名】Greig cephalopolysyndactyly syndrome，Greig syndrome，polysyndactyly with peculiarskull shape

【定义】多并指伴异常颅形 - 牛面样综合征是影响四肢、头部和面部发育的一种常染色体显性遗传病，表现为巨头畸形、轴前多指症、皮肤畸形等。

【临床表现】

（1）巨头畸形：一些患者有额头明显隆突，眼间距增宽，鼻梁低平，耳郭畸形，眼球凹陷，睑畸形似牛面。严重者可有癫痫、脑积水、智力残疾等。

（2）轴前多指症：双手对称性多并指，呈蹼状，多出现脚趾 1～3 趾和手指 3、4 指的并指畸形。

（3）皮肤畸形：并指影响皮肤致部分或完全融合，严重者可出现远端指骨融合。

【诊断】主要根据临床表现和家族史进行诊断。

【鉴别诊断】

本病须与以下几种疾病相鉴别：

（1）尖头多并指畸形Ⅰ型，又名 Noack 综合征；

（2）尖头多并指畸形Ⅱ型，又名 Carpenter 综合征；

（3）尖头多并指畸形Ⅲ型，又名 Sakati-Nyhan 综合征；

（4）尖头多并指畸形Ⅳ型，又名 Goodman 综合征。

遗传性骨发育不良并肢端溶骨症

【中文名】遗传性骨发育不良并肢端溶骨症、腓骨弯曲 - 多囊肾综合征、Hajdu-Cheney 综合征

【英文名】Hajdu-Cheney syndrome，acroosteolysis with osteoporosis and changes in skull and mandiblecheney syndrome，serpentine fibula-polycystic kidney syndrome（SFPKS）

【定义】遗传性骨发育不良并肢端溶骨症是一种罕见的常染色体显性遗传性骨骼疾病，主要特点为早期牙齿脱落、关节松弛、身材矮小和骨骼畸形，大多数患者可在青少年期被确诊，男女发病率相近。

【临床表现】遗传性骨发育不良并肢端溶骨症的骨丢失表现为局部的（肢端溶解）和弥漫性的（骨质疏松），肢端溶解在出生后几年开始发生，在成人期进行性发展。

临床表现包括一般特征和特殊面容，这些特点具有特征性但并不能作为其诊断依据。一般特征包括身材矮小、假性杵状指、关节松弛、驼背、传导性耳聋和语言障碍；特殊面容包括前额凸出、鼻翼增宽、鼻孔外翻、下颌小、浓眉、头发粗硬、耳郭大且位置低、齿槽萎缩变浅和恒牙早脱等。

另外还有部分患者合并有心脏结构异常，包括持续动脉导管未闭和室间隔缺损；多囊肾。

【诊断】遗传性骨发育不良并肢端溶骨症多呈家族性常染色体显性遗传，也有呈散发性发病。该病患者出生时即表现为特殊面容，但并不易被诊断，随着年龄的增长，其特征逐渐显现。

该病的决定性诊断主要是两个放射学特征：一是不同程度的指、趾末端肢端溶骨，另一个是颅缝增宽，尤其是人字缝。

眼皮肤酪氨酸血症

【中文名】眼皮肤酪氨酸血症、Hanhart 综合征、Ⅱ型酪氨酸血症、Richner-Hanhart 综合征

【英文名】Hanhart syndrome，tyrosinemia type，oculocutaneous tyrosinemia，Richner-Hanhart syndrome（RHS）

【定义】眼皮肤酪氨酸血症是由于缺乏一种可溶性酪氨酸氨基转移酶而引起的血酪氨酸含量过多症，主要特征为手掌、脚掌角质化的白化症，是一种常染色体隐性遗传疾病。

【临床表现】眼皮肤酪氨酸血症的临床基础是酪氨酸血症，其临床表现的特点如下：

局限性、团块状的足掌和手掌角化，该症状在儿童时期一般不出现，到学龄期以后角化明显加重，到 20～40 岁就很显著，可使患者行走困难。

眼皮肤酪氨酸血症在婴幼儿时期或学龄时期就出现瘢疹样角膜上皮营养不良，并伴有眼睑痉挛和畏光，而智力减退及手足掌皮肤角化病一般到学龄时期才出现。

智力减退：一般在学龄期就可发现，患儿在小学时学习就有很大困难。

【诊断】若在幼儿时期出现瘢疹样角膜上皮营养不良的眼部症状，并有酪氨酸血症，即可确诊为眼皮肤酪氨酸血症。

产前检查：如已知父母造成高酪氨酸血症的基因突变点，可抽取孕妇的羊水细胞，进行基因突变点的分析。

血液检测：高酪氨酸血症目前最具公信力的检验方法是定量测定血液及尿液中的尿琥珀酰丙酮（succinic acetone，SA）及其前趋物的浓度。

除了 SA 的浓度可以作为高酪氨酸血症的诊断工具外，一些生化方面的检测亦可适用于一般患者。例如：血清中的酪氨酸浓度会增加，但甲硫胺酸的浓度则没有明显的提升；尿液中的 ρ-羟基 - 苯基 - 焦葡萄糖酸、ρ- 羟基 - 苯基 - 焦乳酸和 ρ- 羟基 - 苯基 - 焦醋酸浓度都会提高；当肾小管出现损坏时，则会表现出范康尼综合征（Fanconi syndrome），亦即在尿中有高量的氨基酸、葡萄糖和磷酸盐；当肝细胞受到破坏，并且影响到蛋白质的生成时，也会出现一些多样的生化表现，可作为诊断的依据。

【鉴别诊断】与树枝状角膜炎很相似，容易相互混淆，两者之间的鉴别要点如下：

眼皮肤酪氨酸血症的瘢疹样角膜上皮营养不良是双侧性的，这种情况在单疱角膜炎少见，在儿童时期双侧同时发生树枝状角膜炎实际上是没有的。眼皮肤酪氨酸血症出现角膜病变常伴有严重畏光和眼轮匝肌痉挛，而角膜感觉正常。

眼皮肤酪氨酸血症角膜病变可以长时间没有变化，而树枝状角膜炎时的角膜病变若不予治疗，可发展很快。

眼皮肤酪氨酸血症角膜病变可出现在儿童期的早期，而树枝状角膜炎在儿童期发病是相当罕见的。

眼皮肤酪氨酸血症角膜病变症状在一日之间及不同季节可有变动，在一般情况下，症状在下午最重，冬季时的症状比温暖季节重，而树枝状角膜炎则没有这种情况。

Hobaek 型 1 型短躯干症

【中文名】Hobaek 型 1 型短躯干症

【英文名】brachyolmia type1 Hobaek type，recessive type 1 Hobaek

【定义】Hobaek 型 1 型短躯干症是一种主要影响脊柱发育的骨骼发育不良性的常染色体隐性遗传病。

【临床表现】背部疼痛，脊柱后凸畸形、骨质疏松、脊柱侧弯、椎管狭窄、先天性鸡胸、椎间盘间隙狭窄，短胸、短颈、短躯干，水平髋臼顶、方形扁平椎，短的髂骨、扁平的桡骨，近端骨骺、短长骨、短颈、干骺端异常、骨盆骨形态异常、肘关节骺端硬化灶。

【诊断】主要根据临床表现和家族史进行诊断。

Ⅰ型并指

【中文名】Ⅰ型并指

【英文名】syndactyly type Ⅰ（SDⅠ）

【定义】Ⅰ型并指是一种包含第 3、4 手指或第 2、3 脚趾间完全或部分融合或粘连的出生畸形性疾病。

【临床表现】第 3、4 手指完全或部分相连，第 3、4 手指尖端骨头完全融合，第 2、3 脚趾部分或完全相连。

【诊断】主要根据临床表现和家族史进行诊断。

Ⅰ型并指（趾）多指（趾）

【中文名】Ⅰ型并指（趾）多指（趾）

【英文名】synpolydactyly Ⅰ（SPDⅠ）

【定义】Ⅰ型并指（趾）多指（趾）是一种中指和环指，第 4、5 脚趾相连的先天畸形性常染色体显性遗传性疾病。

【临床表现】第 3、4 手指和第 4，5 脚趾并指（趾）畸形，并且在并指（趾）部位有多余的指（趾）。

【诊断】主要根据临床表现和家族史进行诊断。

Ⅱ型并指（趾）多指（趾）

【中文名】Ⅱ型并指（趾）多指（趾）

【英文名】synpolydactyly Ⅱ（SPDⅡ）

【定义】Ⅱ型并指（趾）多指（趾）是由 *fibulin*-1 基因中断引起的一种并指（趾）多指（趾）畸形的常染色体显性遗传病。

【临床表现】趾骨和掌骨融合，第 3、4 指，4、5 趾的并指（趾）畸形，第 4 指及第 5 趾部分或完全多指（趾）畸形。

【诊断】根据临床表现及辅助 X 线检查进行诊断。

基因检测：*fibulin*-1 基因突变检测。

Ⅲ型并指（趾）多指（趾）

【中文名】Ⅲ型并指（趾）多指（趾）

【英文名】synpolydactyly Ⅲ（SPDⅢ）

【定义】Ⅲ型并指是一种常染色体显性遗传病。

【临床表现】双侧第 4、5 手指间有完全的并指畸形，通常为软组织畸形，偶尔为远端指骨融合，第 5 手指短畸或缺如，脚不受影响。

【诊断】根据临床表现及辅助 X 线检查进行诊断。

家族性低尿钙高血钙症

【中文名】家族性低尿钙高血钙症

【英文名】familial hypocalciuric hypercalcemia（FHH），hypocalciuric hypercalcemia familiar（HHC），familiar benign hypercalcemia（FBH）

【定义】家族性低尿钙高血钙症是一种物质代谢紊乱的常染色体显性遗传性疾病，由钙敏感受体基因突变引起，其特点为持续性的良性高血钙伴尿钙排出减少。

【临床表现】FHH 患者的特征为持续终身的高钙血症、低尿钙症和甲状旁腺素不适当高分泌，血清钙浓度升高和不相称的低钙尿排泄，正常或轻度升高的甲状旁腺激素水平，通常还伴有低磷血症、高氯血症和高镁血症。

高血钙症状：患者钙的分泌量比甲状旁腺功能亢进患者少，尿钙 / 肌酐比值（mg/mg）通常小于 0.01，不出现严重的临床表现（除非在新生儿期，严重的甲状旁腺功能亢进可引起恶性高钙血症）。

神经肌肉系统：明显高钙，特别是合并甲状旁腺功能亢进，可出现明显精神症状，如疲乏无力、精神不易集中、失眠、抑郁、神志不清甚至昏迷。脑电图常可发现特殊的波型，有助于诊断。

心血管系统：高钙血症可使心肌兴奋性增加，患者容易出现心律失常及洋地黄中毒，高钙血症引起的心电图异常为 QT 间期缩短，很多患者还可合并高血压。

胃肠系统：恶心、呕吐及便秘十分常见，主要是因为胃肠动力受影响所致。许多患者合并有溃疡病及胰腺炎，因为钙可促进胃泌素和盐酸的分泌以及钙盐经常阻塞小胰腺管等。另外，高钙本身促使胰蛋白酶原转变成胰蛋白酶也是原因之一。

泌尿系统：肾小球滤过率常轻度降低，多由高血钙造成入球小动脉收缩以及多尿致使细胞外液量减少等引起。高钙血症导致尿液浓缩能力下降。肾钙化症也很常见，合并尿路结石者多以草酸钙及磷酸钙为主。长期高钙血症可引起肾钙化等而导致肾衰竭。

骨骼系统：甲状旁腺功能亢进可有骨痛、畸形以及病理性骨折等。患者常合并轻度贫血，可能因骨髓受累所致。钙盐沉着于皮肤、结膜等可引起瘙痒、结膜炎，在关节可出现类似痛风的症状。

家族性低尿钙高血钙症分型：目前有 3 个亚型被报道。

FHH1 由 *CaSR* 基因杂合性失活突变所致，但也有报道发现纯合性 *CaSR* 基因突变也可引起 FHH1 表型，这与 *CaSR* 基因不同位点突变对蛋白功能影响的程度相关。Nesbit 等在 2013 年发现了 FHH3 的致病基因为定位于染色体 19ql3.3 的 *AP2S1* 基因，编码衔接蛋白 2（adaptor protein 2，AP2）的 σ1 亚基，该基因突变时会降低表达 *CaSR* 对细胞外钙离子浓度的敏感性，并降低 *CaSR* 的内化。该团队随后又报道了编码 G11 亚基的 *GNA11* 基因为 FHH2 的致病基因，该基因定位于染色体 19p。FHH 患者中，大约 65% 为 FHH1，20% 以上为 FHH2，约 10% 为 FHH3。

【诊断】根据病史、家族史、实验室检查（血钙、血磷、血清甲状旁腺激素等检查），辅以 X 线检查及心电图检查等可确诊。

Hannan 等报道 FHH3 与 FHH1 相比，前者可合并认知障碍、血钙及血镁升高更显著、尿钙 / 尿肌酐清除率更低，用 CMCR 指数≥5.0 来诊断 FHH3 的敏感度与特异度分别为 83%、86%。

【鉴别诊断】要与可引起高钙血症的有关疾病鉴别：①恶性肿瘤性高钙血症；②多发性骨髓瘤；③散发性甲状旁腺功能亢进；④结节病；⑤维生素 A 或维生素 D 中毒；⑥甲状腺功能亢进；⑦继发性甲状旁腺功能亢进；⑧假性甲状旁腺功能亢进；⑨钙受体病等。

Jansen 型干骺端软骨发育不全

【中文名】Jansen 型干骺端软骨发育不全

【英文名】Jansen type metaphyseal chondrodysplasia（JMC），Murk Jansen type metaphyseal chondrodysplasia，Jansen disease

【定义】Jansen 型干骺端软骨发育不全是一种由甲状旁腺激素受体Ⅰ型的 3 个独立配体活化

导致的疾病，是由基因突变引起的。

【临床表现】干骺端软骨发育不良一般分为7型，Jansen型最为严重而罕见，病因尚不明，可能与遗传因素、免疫功能不全和内分泌紊乱有关。其发病机制主要是由于干骺端未能正常钙化，从而导致软骨球形结节增殖，软骨细胞增大或呈黏液样水肿表现。患儿下肢呈弓形，骨端呈球形，有时有马蹄内翻足畸形，可伴有高钙血症，但无临床症状。因管状骨骺早期破坏闭合，患者发育至成年将并发严重侏儒症，亦可因颅底硬化并发耳聋。

患儿身材矮小，骨骼严重异常，眼距增宽，可有短头畸形，四肢短，以前臂与小腿最显著，髋与膝关节挛缩，可有脊柱侧弯；眼球突出，高的拱形腭裂，小颌畸形，或异常小的颌骨，后鼻孔狭窄，颅缝增宽；常见肾钙质沉着症。

【诊断】以临床表现、影像学表现、病理检查、分子遗传学检查为主要依据，进行综合诊断。X线片显示病变集中于干骺端，干骺端区域杂乱无章，骨干与骨骺正常，脊柱也无异常。病理检查显示干骺端有不规则的软骨细胞团，但无软骨内骨化迹象。随年龄增长可自然好转。婴儿期病变很像软骨病，但血钙、磷、碱性磷酸酶皆正常。

产前检查：家族中若有本病患者，胎儿需做产前检查，主要采用羊膜穿刺术和相关分子遗传学检查。

【鉴别诊断】其他类型的干骺端软骨发育不全相鉴别。

Keutel 综合征

【中文名】Keutel 综合征

【英文名】Keutel syndrome（KS）

【定义】Keutel 综合征是一种很罕见的儿童疾病，常表现为软骨异常硬化、肺动脉多重狭窄及末端短指节等，软骨硬化以喉、气管和肋软骨的不正常钙化为特征，可出现广泛的血管中膜钙化，为常染色体隐性遗传病。

【临床表现】Keutel 综合征是1972年由 Keutel 等首次发现的一种新的综合征，是一种罕见的先天性软骨发育异常，其典型表现包括软骨发育不全及软骨的斑点状钙化。典型的临床表现为外周肺动脉瓣狭窄、异常软骨钙化、短指（趾）骨，此外伴鼻部发育不良、听力丧失和身材矮小。

气道狭窄和肺同步钙化，包括冠状动脉、肝、肾、脑膜和脑动脉等。除了典型的表现，还观察到大脑白质异常、视神经萎缩及血管中间层受影响等表现。

Munroe 等提出引起 Keutel 综合征的病因是由编码细胞基质 Gla 蛋白（MGP）的基因突变引起的，属常染色体隐性遗传性疾病。

【诊断】主要根据病史、家族史、影像学表现及基因检测进行诊断。

Keutel 综合征典型的影像学表现为软骨散在的钙化，气管软骨钙化、狭窄可见于斑点性软骨发育不全的各个亚型，可见甲状软骨、环状软骨及杓状软骨以及气管、主支气管和叶支气管壁钙化。CT 检查可更加直观地了解钙化及狭窄部位，X 线平片还可了解肢端、指（趾）骨骼改变，并可对其他类型斑点性软骨发育异常进行鉴别。Keutel 综合征有一个明显的 X 线模式表现：第四远节指骨缩短，并持续至第五末节指骨，可建议这一模式作为诊断 Keutel 综合征的高度提示。

基因检测：细胞基质 Gla 蛋白（MGP）基因突变检测。

【鉴别诊断】根据本病影像学及临床特点，需注意与复发性多软骨炎、喉软骨瘤、小儿气管狭窄等相鉴别。

Kimberley 型脊椎骨骼发育不全

【中文名】 Kimberley 型脊椎骨骼发育不全

【英文名】 spondyloepiphyseal dysplasia Kimberley type（SEDK）

【定义】 Kimberley 型脊椎骨骼发育不全是由 *AGC1* 基因突变引起的脊椎骨骺发育不良性疾病，为常染色体显性遗传病。

【临床表现】 身材矮小，通常低于同龄人，负重关节发生渐进性骨关节病。

【诊断】 以临床表现、影像学表现为主要依据，进行综合诊断。

基因检测：*AGC1* 突变基因检测。

Kozlowski 型脊椎干骺端发育不全

【中文名】 Kozlowski 型脊椎干骺端发育不全

【英文名】 spondylometaphyseal dysplasia Kozlowski type（SMDK）

【定义】 Kozlowski 型脊椎干骺端发育不全是脊椎与长管状骨干骺端发育异常及脊椎与干骺端软骨发育异常，属常染色体显性遗传性疾病。

【临床表现】 干骺发育不良较罕见，是一种全身管状骨干骺端的软骨发育异常疾病，其发病可能因骺板营养血管的非一致性发育不良，造成骺板柱状增生软骨细胞的不均匀性缺血，导致软骨细胞不规则增生。干骺发育不良分为 5 型，脊椎干骺端发育异常属于Ⅳ型，除干骺端的软骨发育异常外还表现脊椎、骨盆的发育异常，称之为 Kozlowski 型。

此型由 Kozlowski 于 1967 年首次报道，为常染色体显性遗传病，在婴儿期表现正常，学龄前期开始发病。临床特点为发育迟缓，身材矮小，进行性驼背，常因生长缓慢和走路蹒跚而就诊。体检可见身材矮小，髋、膝内翻畸形，脊柱后凸，摇摆步态，关节强直，少数可见手足短骨增粗。智力正常。

【诊断】 实验室检查无阳性发现，诊断主要依靠 X 线检查：脊椎椎体普遍变扁或楔形，高度缩小，前缘凹陷，管状骨干骺不规则增宽，骺板硬化，腕骨与跗骨发育迟缓，骨盆发育不良，髂骨短小而坐骨大，切迹增大、髋臼不规则，髋和膝内翻。

【鉴别诊断】 应与其他类型干骺端发育异常鉴别。

Kyphomelic 发育不良

【中文名】 Kyphomelic 发育不良

【英文名】 Kyphomelic dysplasia，bowing congenital short bones

【定义】 Kyphomelic 发育不良是一种可以导致侏儒症的产前骨骼疾病，属常染色体隐性遗传性疾病。

【临床表现】 身材矮小，胸短窄，缩短和弯曲的四肢，手脚运动范围受限，特殊的面部特征。

【诊断】 以临床表现、影像学表现为主要依据，进行综合诊断。

Langer 肢中部发育不良

【中文名】 Langer 肢中部发育不良、Langer 肢体发育不良、肢中部发育不良型侏儒症

【英文名】 Langer mesomelic dysplasia（LMD），mesomelic dwarfism of the hypoplastic ulna, fibula and mandible type

【定义】 Langer 肢中部发育不良是由严重的肢体中部发育不良所致的侏儒症。

【临床表现】 严重的肢体或尺骨和腓骨严重发育不良，合并增厚和弯曲的桡骨和胫骨，导致

手和脚的畸形；下颌骨发育不全。

【诊断】Evans 等人于 1988 年证实可以在孕中期进行超声检查，以诊断 Langer 肢体发育不良。

Laurin-Sandrow 综合征

【中文名】Laurin-Sandrow 综合征

【英文名】Laurin-Sandrow syndrome（LSS），Sandrow syndrome

【定义】Laurin-Sandrow 综合征是一种罕见的常染色体显性遗传性疾病，其特征为手和脚的轴前多指（趾），桡骨和胫骨的先天性缺如伴有尺骨和腓骨的重复以及鼻缺陷。

【临床表现】Laurin-Sandrow 综合征（LSS）的特点是完全的多并指（趾）现象和鼻畸形（发育不全的鼻翼及短的鼻柱），通常与尺骨和（或）腓骨重复（有时胫骨发育不全）有关。LSS 的病因尚不可知，但已经提出了不同的遗传模式。

鼻子下边瘢痕样接缝，头发纤维组织接缝。头颅侧位片显示鼻骨发育不良，头部下颌髁突大。腕骨畸形，尺骨重复。拇指三指节畸形，手指弯曲挛缩，指关节异常，手指发育不良伴轴前多指以及腕骨缺失。

【诊断】以临床表现、影像学表现为主要依据，进行综合诊断。

Lenz- Majewski 骨肥厚侏儒症

【中文名】Lenz- Majewski 骨肥厚侏儒症

【英文名】Lenz-Majewski hyperostotic dwarfism

【定义】Lenz- Majewski 骨肥厚侏儒症是一种以密集、粗大的骨头和指（趾）关节粘连为特征的罕见遗传性疾病。

【临床表现】多发性先天异常，囟门闭合延迟，近端指（趾）关节粘连，皮肤静脉突出，智力低下，严重的发育迟缓和渐进性骨骼硬化；患者呈早衰样外貌；牙釉质发育不良；皮肤发育不良，关节松弛，提示结缔组织疾病；后鼻孔闭锁。

【诊断】根据特征性的临床表现，并辅助影像学检查及相关分子遗传学检查进行诊断。

【鉴别诊断】与其他类型的侏儒症以及骨肥厚型的其他骨骼系统疾病相鉴别。

Mainzer-Saldino 综合征

【中文名】Mainzer-Saldino 综合征、Conorenal 综合征

【英文名】Mainzer-Saldino syndrome（MSS），Saldino-Mainzer disease，Mainzer-Saldino chondrodysplasia（MZSDS），Conorenal dysplasia，Conorenal syndrome，renal dysplasia，retinal pigmentary dystrophy，cerebellar ataxia-skeletal dysplasia

【定义】Mainzer-Saldino 综合征是一种以肾疾病、眼部问题和骨骼畸形为特征的疾病。

【临床表现】Mainzer-Saldino 综合征患者从童年开始就有慢性肾疾病，并且随着时间的推移病情逐渐加重。肾疾病恶化的概率各异，但在大部分患者中最终将导致肾衰竭。

本病患者常发生眼睛后面的感光组织（视网膜）的变性，但这一特征性表现从何时开始出现并发展因人而异。一些患者从婴儿期开始就是盲人或有严重的视力障碍，这种情况被称为 Leber 先天性黑矇。另外一些患者，视网膜变性始于童年，但在成年早期仍可保留一部分视力，患者的这种视力损失类似于一类视网膜疾病，即锥杆细胞营养不良。

患者最典型的骨骼畸形包括指（趾）骨骨骺呈锥形，这一症状可在一岁后通过 X 线图像看出。患者也可能有大腿骨的畸形，主要发生在干骺端和其临近区域。有时也伴有其他骨骼畸形，

包括身材矮小，颅缝过早融合，从而影响头面部的形状。患者也可能出现肋骨小，在婴儿期引起呼吸问题，但呼吸困难通常不严重。

少数患者还可能有其他器官受累，包括肝纤维化、小脑性共济失调和轻度智力障碍等。

【诊断】根据特征性的临床表现，尤其是肾疾病的临床表现，并辅助影像学检查及相关分子遗传学检查进行诊断。

【鉴别诊断】须与先天性黑矇（congenital amaurosis）、肾消耗性疾病（nephronophthisis）、窒息性胸营养不良（asphyxiating thoracic dystrophy）、Jeune 综合征（jeune syndrome）、颅骨外胚层发育不良（cranioectodermal dysplasia）、Sensenbrenner 综合征（Sensenbrenner syndrome）相鉴别。

短肋多指（趾）综合征Ⅱ型

【中文名】短肋多指（趾）综合征Ⅱ型，Majewski 综合征

【英文名】short rib-polydactyly typeⅡ（SRP typeⅡ）

【定义】短肋多指（趾）综合征Ⅱ型是由染色体上的 NIMA-related kinase 1（*NEK*1）基因纯合突变引起的，其特点为短窄胸，肋骨方向水平，管状骨短且两端光滑，胫骨呈卵圆形且比腓骨短或胫骨发育不全，并伴有轴前和（或）轴后多指（趾）症。

【临床表现】Majewski 等于 1971 年报道了 4 例本病患者以及 32 例文献中与此几乎相同或相似的病例，这些患者全部死于围生期，表现出的畸形包括唇正中裂、轴前和（或）轴后并指（趾）症、短肋骨和四肢、生殖器畸形以及会厌和内脏畸形。

身材矮小，四肢短，唇中线裂，腭裂，鼻子扁平，耳朵小且位置低，耳畸形，额外的手指和脚趾，趾过短，胫骨短呈椭圆形，掌骨和跖骨短、圆，肱骨和股骨近端外侧骨骺过早骨化，胸廓狭小，短肋，横肋，高锁骨，两性生殖器，会厌和喉发育不良，多个肾小球囊肿，远端肾小管扩张，大多在出生后不久因呼吸功能不全而死亡。

【诊断】根据临床表现、病史、家族史和影像学表现进行诊断。

【鉴别诊断】与其他类型的短肋多指（趾）综合征相鉴别。

Mandibuloacral 发育不良

【中文名】Mandibuloacral 发育不良

【英文名】Mandibuloacral dysplasia（MAD）

【定义】Mandibuloacral 发育不良是一种罕见的常染色体隐性遗传性疾病，由 *LMNA* 基因突变引起，主要表现为产后生长发育迟缓、颅面骨骼异常、皮肤色素斑驳性沉着。

【临床表现】Mandibuloacral 发育不良的临床表现特征为下颌骨和锁骨发育不全，肢端骨质溶解，颅缝闭合延迟，关节挛缩，斑驳性色素沉着，皮肤萎缩，A 型或 B 型脂肪代谢障碍，代谢综合征如胰岛素抵抗、葡萄糖不耐受、糖尿病和高三酰甘油血症等。

Mandibuloacral 发育不良伴有 A 型脂肪代谢障碍（Mandi-buloacral dysplasia with type A lipodystrophy，MADA）是一种常染色体隐性遗传性疾病，特点是生长发育迟缓、颅面畸形、下颌骨发育不良，伴有远端指骨和锁骨的进展性溶骨的骨骼畸形以及皮肤色素改变。脂肪代谢障碍特征在于显著的肢端脂肪组织减少以及颈部和躯干的正常的或增多的脂肪组织，代谢并发症可引起胰岛素抵抗和糖尿病。

【诊断】根据临床表现、病史、家族史和影像学表现进行诊断。

基因检测：*LMNA* 基因突变检测。

Maroteaux 型脊椎骨骺发育不全

【中文名】Maroteaux 型脊椎骨骺发育不全

【英文名】spondyloepiphyseal dysplasia Maroteaux type（SEDM）

【定义】Maroteaux 型脊椎骨骺发育不全是一种非常罕见的脊椎骨骺发育不良，目前为止发现的病例少于 10 例。

【临床表现】Doman 等于 1990 年用 Maroteaux 型脊椎骨骺发育不全（spondyloepiphyseal dysplasia Maroteaux type，SEDM）这一名称来指定一类局限于骨骼肌肉系统发育不良的迟发型脊椎骨骺发育不良，以便与 Morquio 综合征、X- 连锁迟发型脊椎骨骺发育不良、Kozlowski 型脊椎骨骺发育不良相区别。患者出生时表现正常，智力正常，无角膜混浊和黏多糖尿，手和脚短而僵硬，骨盆异常，骨盆入口呈香槟酒杯状，膝外翻。

SEDM 的临床特征为骨骺发育不良，婴儿期身材矮小，短颈，手和脚粗大而僵硬，脊柱侧弯，膝外翻，骨盆异常，骨质疏松和骨关节炎。

【诊断】根据临床表现、病史、家族史和影像学表现进行诊断。

Marshall 综合征

【中文名】Marshall 综合征

【英文名】Marshall syndrome

【定义】Marshall 综合征是一种非常罕见的常染色体显性遗传性疾病，是由结缔组织的关键部分胶原蛋白异常引起的。

【临床表现】

（1）主征：身材矮小；特征性脸容，脸中部发育不良（中部平坦或凹陷），塌鼻梁，蒜头鼻（短鼻），鼻孔朝天；眼距宽，眼球凸出，高度近视，白内障；嘴唇厚，小时常张嘴；小时即有神经性耳聋，导致语言障碍。

（2）眼睛：最常见的是近视，白内障比 Stickler 综合征更常见，白内障可自发性吸收而引起青光眼和（或）晶状体移位。

（3）关节：关节改变包括伸展过度和关节炎，X 线片可能显示骨头改变，但一般问题不大。

（4）面部结构：Marshall 综合征最严重的问题是 Pierre Robin 综合征，指由非常小的、低的颌骨导致的腭裂。在胎儿早期，口腔上部正常情况下是开放的，腭的两侧需要闭合。如果颌骨太小，使得舌头没有足够的空间而被推高，并以这种方式关闭腭。有时颌骨太小以致婴儿舌头堵塞喉管，导致进食和呼吸困难。其面部特征包括面中部平坦，眼睛增大，鼻子短而上翘和圆脸。

（5）听力损失：进行性感音性听力损失，呈高频下降性。患者小时即有神经性耳聋，导致语言障碍。

【诊断】基于早期的严重的眼睛和耳朵疾病做出诊断，由于本病为常染色体显性遗传性疾病，也可观察其父母有无该病特征（即家族史）。

X 线片显示颅骨增厚、钙化，下颌、额窦发育不良，脊柱、骸骨形态异常。也可通过基因检测进行诊断。

【鉴别诊断】与 Stickler 综合征鉴别：近视是 Stickler 综合征中最常见问题，且高度近视可导致严重的眼部问题如视网膜脱离，这一现象在 Stickler 综合征中更频繁；白内障则在 Marshall 综合征中更频繁。Stickler 综合征的婴幼儿患者通常有显著的关节过度伸张，随着年龄的增长，他们会因关节的过度使用而导致疼痛和关节僵硬，大关节的骨性关节炎往往在 30 岁或 40 岁以后发生发展；Marshall 综合征的关节改变与此相同但程度较轻。Marshall 综合征中腭裂不如 Stickler 综合征中多发，但仍比一般人群多发。

Matrilin-3 相关的脊椎骨骺干骺端发育不全

【中文名】Matrilin-3 相关的脊椎骨骺干骺端发育不全

【英文名】spondyloepimetaphyseal dysplasia Matrilin-3 Related

【定义】Matrilin-3 相关的脊椎骨骺干骺端发育不全是由 *matrilin-3* 基因突变引起的常染色体隐性遗传性疾病，主要表现为先天性脊柱骨骺发育不良。

【临床表现】Borochowitz 等于 2004 年在一个大的近亲阿拉伯穆斯林家族中描述了 5 例常染色体遗传的先天性脊柱骨骺发育不良。受影响的个体表现为不成比例的早发性侏儒症，下肢弯曲，腰椎前凸，手正常；骨骼表现为短、宽、粗壮的长骨骨骺和干骺端严重发育不良，髂骨扁平，椎体呈卵圆形。

【诊断】根据病史、家族史、临床表现，辅以影像学表现综合诊断。

基因检测：*matrilin-3* 基因突变检测。

干骺端发育不良 Mckusick 型

【中文名】干骺端发育不全 Mckusick 型，软骨头发育不良

【英文名】metaphyseal chondrodysplasia Mckusick type，cartilage–hair hypoplasia（CHH）

【定义】干骺端发育不良 Mckusick 型干骺端不规则，有囊性变，可达到整个干骺端的宽度，是一种常染色体隐性遗传性疾病。

【临床表现】由 Mckusick 于 1965 年首先描述，开始命名为软骨头发育不良，以后更正为干骺端发育不良 Mckusick 型，在美国宾夕法尼亚州及芬兰发现比较多。此种疾病为常染色体隐性遗传，骨骼畸形明显者可截骨矫形。

患者中等矮小身材，毛发细而且稀少，指关节松弛，手指粗钝，指甲前部短，由于腓骨远端长而呈现踝内翻。由于细胞免疫缺陷，患儿易感染，特别在婴儿期与幼儿期，可并发巨结肠与小肠吸收功能不良。

【诊断】根据病史、家族史、临床表现，辅以影像学表现综合诊断。X 线片显示干骺端不规则，有囊性变，可达到整个干骺端的宽度，股骨远端干骺端中央下陷呈扇贝状。

耳 - 髌骨 - 身材矮小综合征

【中文名】耳 - 髌骨 - 身材矮小综合征、Meier-Gorlin 综合征

【英文名】Meier-Gorlin syndrome（MGS），ear-patella-short stature syndrome

【定义】耳 - 髌骨 - 身材矮小综合征是一种以原始侏儒症、小耳畸形和髌骨不发育或发育不全为特征的罕见的常染色体隐性遗传性疾病。

【临床表现】Boles 等人于 1994 年建议命名为 Meier-Gorlin 综合征（Meier-Gorlin syndrome，MGS）。该综合征的其他临床表现包括颅缝畸形、小头畸形、耳朵简单且位置低、小口畸形、嘴唇丰满、高拱形腭或腭裂、小颌畸形、泌尿生殖道畸形以及各种骨骼畸形。MGS 最严重的阶段是婴儿早期，尤其是新生儿期的喂养和呼吸问题。

耳 - 髌骨 - 身材矮小综合征可以影响身体多个部分，这种疾病的特点是小耳朵、无髌骨（膝盖）以及身材矮小。MGS 有多种类型，每一个都根据特定的基因影响而分类，但都是常染色体隐性遗传模式。

【诊断】根据病史、家族史、临床表现，辅以影像学表现综合诊断。

【鉴别诊断】与 Miller 综合征（Miller syndrome）相鉴别。

Miller 综合征

【中文名】Miller 综合征

【英文名】Miller syndrome，Genee-Wiedemann syndrome，Wildervanck-Smith syndrome，postaxial acrofacial dystosis（POADS）

【定义】Miller 综合征是一种主要影响面部和四肢发展的罕见性疾病，为常染色体隐性遗传病。

【临床表现】Miller 综合征患者的严重程度差别很大，包括严重的小颌畸形、唇腭裂、轴后肢体发育不良或缺如、眼睑缺损和额外的乳头。该综合征的其他特点还包括眼睑下斜、颧骨发育不全、耳朵畸形、鼻嵴宽阔，额外的椎骨、其他脊椎分节和肋骨缺陷，心脏缺陷（动脉导管未闭、室间隔缺损和房间隔缺损），肺部慢性感染，单脐动脉，无膈肌，股骨发育不全，坐骨和耻骨骨化不全，双叶舌，肺发育不全。

面部特征：眼睑下斜，下眼睑或睫毛部分缺如，腭裂，下腭凹陷，耳朵呈小杯状，鼻梁宽阔扁平。轻度至重度听力损失，反复的 BEAR 听力测试有助于听力损失的诊断。

双手和双脚在内的第 5 指（趾）缺如或畸形，肢体畸形包括前臂缩短并呈弓形，尺骨和桡骨头发育不完全，手指和脚趾缺失或呈蹼状以及胫骨和腓骨的生长畸形。

有些患者还可见心脏缺陷，包括但不限于室间隔缺损。此外，慢性感染性肺疾病、多余的乳头、上消化道回流和（或）肾回流等也可能出现。男性患者大多有隐睾，而女性患者则可能有子宫畸形。部分患者髋关节容易脱臼。

【诊断】根据病史、家族史、临床表现，辅以影像学表现综合诊断。

【鉴别诊断】与 Treacher Collins 综合征相鉴别。

Missouri 型脊椎骨骺干骺端发育不全

【中文名】Missouri 型脊椎骨骺干骺端发育不全

【英文名】spondyloepimetaphyseal dysplasia Missouri type（SEMDMO）

【定义】Missouri 型脊椎骨骺干骺端发育不全是一种罕见的常染色体显性遗传性骨骼疾病，以生长缺陷、脊椎和长骨的发育不全为特征，主要表现为罗圈腿、四肢短和脊椎形状异常等。

【临床表现】Patel 等人于 1993 年报道了来自密苏里州一个大家族的一种脊椎骨骺干骺端发育不全的新类型，该类型的特点为轻重不一的干骺端变化，儿童期脊椎呈梨形；四肢根部缩短，尤其是下肢；继发弯曲的股骨、胫骨或两者都有的膝内翻畸形。这些缺陷可在青少年早期自发改善，但患者仍比同龄正常人群矮小。骨骼动态平衡的常规生化研究正常，但影像学和组织病理学研究表明生长板发育先天畸形。

其他类型的 axial cranial 骨发育不全包括 Kelly、Reynolds、Arens（Tel Aviv）、Rodríguez（Madrid）、Richieri-Costa 和 Patterson-Stevenson-Fontaine 等。临床表现特点：骨骼发育异常、四肢短、罗圈腿、弓形大腿骨和胫骨、身材矮小。

【诊断】根据病史、家族史、临床表现，辅以影像学表现综合诊断。

Ⅳ型口 - 面 - 指综合征

【中文名】Ⅳ型口 - 面 - 指综合征、Mohr-Majewski 型综合征

【英文名】oral-facial-digital syndrome type Ⅳ（OFDⅣ），Mohr-Majewski syndrome

【定义】Ⅳ型口 - 面 - 指综合征是由染色体 10q24 上的 tectonic family member 3（*TCTN3*）基因的纯合或杂合突变引起的。

【临床表现】Ⅳ型口 - 面 - 指综合征的遗传模式为常染色体隐性遗传，与Ⅰ型不同；临床特征包括分叶状舌、伪唇裂、手和脚的轴前和轴后性多指（趾）、严重的马蹄内翻足、四肢中部缩短伴胫骨发育不良以及严重的双侧耳聋、舌头错构瘤。

【诊断】根据病史、家族史、临床表现，辅以影像学表现综合诊断。

基因检测：*TCTN3* 基因的纯合或杂合突变检测。

【鉴别诊断】与 Majewski 综合征、Ⅱ型 SRPS、Ellis-van Creveld 综合征、Jeune 综合征相鉴别。

Mononen 型短指（趾）

【中文名】Mononen 型短指（趾）

【英文名】Mononen type brachydactyly，brachydactyly Mononen type，thumbs and great toes short and abducted

【定义】Mononen 型短指（趾）是 Mononen 等于 1992 年提出的 X 连锁显性遗传综合征，其最突出的特点就是短的、外展的拇指和明显短的、外展的大脚趾。

【临床表现】可变的轻微身材矮小和轻微的 O 型腿伴有腓骨近端过度生长。手和脚的 X 线片显示，第 1 掌骨和第 1 趾骨短，示指和第 2 脚趾缺如，腕骨和跗骨合并。对男性影响相似，女性则表现型各异且一般不太严重。对两个受影响的家族进行观察，发现没有男性对男性的传播，并且所有患病男性的女儿都患病。手和脚的类似改变已经发现与骨骼发育不良的变化不相关。

【诊断】根据病史、家族史、临床表现，辅以影像学表现综合诊断。

FGFR3- 相关颅骨过早融合症

【中文名】FGFR3- 相关颅骨过早融合症、Muenke 综合征

【英文名】Muenke syndrome，FGFR3-related craniosynostosis

【定义】FGFR3- 相关颅骨过早融合症是一种罕见的遗传性疾病，特征为某些颅骨过早融合而影响头面部发育。不同表型的患者都携带有成纤维细胞生长因子受体 3（fibroblast growth factor receptor 3，FGFR3）基因突变型。

【临床表现】FGFR3- 相关颅骨过早融合症的临床表现差异很大，不同表型的患者都携带有突变的 *FGFR3* 基因。

大多数患者临床表现都涉及颅骨，2/3 的患者表现为单侧或双侧冠状骨融合，其他病例可能出现巨头畸形但不伴有冠状骨融合或颞窝膨出，极少数患者还可出现三叶草状头骨。大约一半的患者表现为面部畸形，患者可出现面部不对称、面中部发育不全、睑裂向下倾斜、上睑下垂、眼间距增宽和高拱形腭等。26%～42% 的患者表现为颅外骨骼畸形，包括顶针样的中间指骨、锥形骨骺、腕骨和跗骨融合、短指（趾）及大拇趾宽大、扁平，但是，临床显著的并指（趾）畸形或大脚趾的偏离未见报道。患者中骨骼影像学异常的比例高达 86%，包括锥形骨骺、指（趾）骨短而宽及冠状骨融合。表现为发育迟缓和学习障碍的患者少于 1/3，少数患者还出现感觉神经性听力损失。

【诊断】根据病史、家族史、临床表现，辅以影像学表现综合诊断。

基因检测：*FGFR3* 基因突变检测。

【鉴别诊断】与颅狭症、Beveridge 综合征相鉴别。

肢中段发育不良 Nievergelt 型

【中文名】肢中段发育不良 Nievergelt 型、Nievergelt 综合征

【英文名】Nievergelt syndrome、mesomelic dysplasia Nievergelt type

【定义】肢中段发育不良 Nievergelt 型是一种罕见的遗传性骨病，主要导致小腿和下臂骨骼畸形、侏儒症和指（趾）畸形。

【临床表现】

肢中段发育不良 Nievergelt 型的特点是桡骨、尺骨、胫骨和腓骨的特殊畸形，可观察到桡尺骨融合、胫骨和腓骨呈典型的菱形状、侏儒症、肘关节发育不良、尺骨小头脱位、桡骨头脱位、桡尺骨骨性结合、短头、手指屈曲、肢体发育不良、膝外翻、马蹄内翻足、变形的大脚趾、听力损失、跗骨骨性结合。

【诊断】X 线变化由 Solonen 和 Sulamaa 于 1958 年在散发病例中报道。胫骨和腓骨呈菱形这一特殊表现可帮助本病区别于 Grebe 型或 Brazilian 型软骨成长不全以及隐性的肢中部侏儒症。

Omani 型脊柱干骺端发育不良

【中文名】Omani 型脊柱干骺端发育不良

【英文名】SED Omani type，spondyloepiphyseal dysplasia with congenital joint dislocations，humerospinal dysostosis，chondrodysplasia with multiple dislocations（CDMD）

【定义】Omani 型脊柱干骺端发育不良是由于染色体 10q22 上编码碳水化合物磺基转移酶 -3 的基因（*CHST*3）的纯合或杂合突变所导致的先天性关节脱位、脊椎骨骺发育不良。

【临床表现】患者出生时膝关节和（或）髋关节脱位、马蹄内翻足、肘关节发育不良并伴有半脱位和牵引受限、身材矮小，儿童后期脊柱呈进展性后凸畸形。这种疾病往往在出生时就表现为身材矮小和多关节脱位或半脱位，这些症状在新生儿临床和影像学图片中占据主导地位，并且患者可能在第一次临床诊断时被诊断为 Larsen 综合征或 humerospinal 骨发育不全。在儿童期，不管自发或是通过手术治疗都可使脱位得到改善，并且脊椎骨骺发育不良（spondyloepiphyseal dysplasia，SED）的症状越来越明显，导致臀部的关节炎、脊椎的椎间盘退变和脊柱后侧突、童年后期躯干缩短等，这就是 Omani 型 SED 在这一阶段的临床特点。

【诊断】根据临床表现、影像学检查，辅以家族史进行诊断，也可采用基因诊断。

【鉴别诊断】与其他类型的脊柱干骺端发育不良相鉴别。

Omodysplasia-1 型肩部发育不良

【中文名】Omodysplasia-1 型肩部发育不良

【英文名】Omodysplasia type1（OMOD1）

【定义】Omodysplasia-1 型肩部发育不良是一种罕见的常染色体隐性遗传性骨骼发育异常性疾病，主要特点为桡骨错位，为 Omodysplasia 普通型。

【临床表现】Omodysplasia-1 型肩部发育不良（Omodysplasia-1，OMOD1）主要表现为严重的肱骨发育不良，骨节缩短、远端尖细、近端球棒状改变；典型的面部表现包括突出的前额、短鼻、低鼻梁、鼻孔前倾，人中过长且下巴过小。

其他表现包括隐睾、先天性心脏病、先天性发育迟缓。

Omodysplasia-2 型肩部发育不良

【中文名】 Omodysplasia-2 型肩部发育不良

【英文名】 Omodysplasia type2（OMOD2），autosomal dominant

【定义】 Omodysplasia-2 型肩部发育不良是一种罕见的常染色体显性遗传性骨骼发育异常性疾病，主要特点为肱骨缩短、第 1 掌骨缩短和颅面畸形。

【临床表现】 骨骼畸形包括肱骨远端生长缺陷、骨节发育不全而外翻、近端桡尺骨分离、桡骨头外侧脱位。有轻微侏儒症的是由于长骨的缩短，尤其是股骨。出生时，生殖器发育不全，主要表现为小阴茎、阴囊裂、隐睾。

【诊断】 根据临床表现、影像学检查，辅以家族史进行诊断，也可采用基因诊断。

【鉴别诊断】 与 Omodysplasia-1 型肩部发育不良相鉴别。

成熟延迟型骨发育异常

【中文名】 成熟延迟型骨发育异常

【英文名】 opsismodysplasia

【定义】 成熟延迟型骨发育异常是一种罕见的骨发育异常性疾病，主要表现为骨骼畸形，如身材矮小、四肢短小、面部畸形，是一种常染色体隐性遗传性疾病。

【临床表现】 这种疾病为先天性疾病，出生时即患病。特征表现为四肢根部缩短，面部畸形，前额突出，囟门增大，鼻梁下陷，鼻子小而前倾且伴有长人中，短脚短手伴有香肠样手指。大多死于肺部感染，四肢和椎骨生长缓慢。

【诊断】 根据临床表现、影像学检查，辅以家族史进行诊断，也可采用基因诊断。

特征性 X 线表现包括：骨骼成熟非常迟缓、手和脚的骨骼缩短伴有干骺端呈凹形并变薄、椎体变薄。

Osteoglophonic 发育不良

【中文名】 Osteoglophonic 发育不良、Osteoglophonic 侏儒症

【英文名】 Osteoglophonic dysplasia（OGD），Osteoglophonic dwarfism

【定义】 Osteoglophonic 发育不良是一种侏儒症，以头骨过早融合、四肢短小、面部畸形和骨发育异常为特征。

【临床表现】 肢体根部短小、鼻梁显著下陷导致面部严重扭曲、前额突出、软骨发育不全导致突颌。临床表现特点：面部扭曲、眼间距增宽，骨干骺端畸形，颅骨过早融合、小下巴，短手指、短脚趾，四肢短，鼻梁下陷、额头突出、凸颌，颅狭症，侏儒症。

【诊断】 根据临床表现、影像学检查，辅以家族史进行诊断，也可采用基因诊断。

囊性改变如骨纤维异常增殖，X 线表现为先天性脊柱骨骺发育不良。

Pakistani 型脊柱干骺端发育不良

【中文名】 Pakistani 型脊柱干骺端发育不良

【英文名】 SEMD Pakistani type，brachyolmia type 4 with mild epiphyseal and metaphyseal changes，spondyloepimetaphysea dysplasia

【定义】 Pakistani 型脊柱干骺端发育不良是脊柱干骺端发育不良（SEMD）的一种类型，其特点主要为四肢短小如弓形、轻度短指（趾）、膝关节肿大、早发性骨关节病。X 线片显示臀部

和膝盖骨骺骨化延迟。遗传方式为常染色体隐性遗传。

【临床表现】出生时身材矮小，下肢短且弯曲，轻度短指（趾），脊柱后侧凸，步态异常，膝关节肿大，较早出现的骨关节病，智力正常。X线片显示髋关节和膝关节骨骺端骨化延迟，扁平椎伴有终板不规则和关节间隙狭窄及扩散性骨关节炎的早期变化，主要累及脊椎和手，轻度短指（趾）。骨骺异常而髋关节和膝关节处轻度干骺端异常是这种表型不同于其他形式的SEMD的主要临床表现。

【诊断】根据临床表现、影像学检查，辅以家族史进行诊断，也可采用基因诊断。

患者的放射学特征包括椎体终板不规则和椎间盘狭窄、肋软骨早发性钙化、股骨颈短、掌骨轻度缩短。所有患者的脊柱变化相似，但是管状骨的骨骺和干骺端的改变各异。

先天性下丘脑错构瘤

【中文名】先天性下丘脑错构瘤、Pallister-Hall 综合征

【英文名】Pallister-Hall syndrome（PHS），congenital hypothalamic hamartoblastoma syndrome，cerebro-acro-visceral early lethality complex（CAVE）

【定义】先天性下丘脑错构瘤是一种影响身体多个部分发育的罕见性疾病。

【临床表现】患者大多数有多余的手指和（或）脚趾畸形，并且一些手指间或脚趾间的皮肤可融合，导致皮肤的并指（趾）畸形。这种疾病的特征是大脑中的异常生长，被称为下丘脑错构瘤。一些下丘脑错构瘤可导致癫痫发作或激素异常，可在婴儿期危及生命。先天性下丘脑错构瘤的其他特点包括被称为双歧会厌的呼吸道畸形、喉裂、肛门口阻塞（肛门闭锁）以及肾畸形。虽然这种疾病的症状和体征从轻微到严重变化各异，但只有一小部分的患者会出现严重的并发症。

【诊断】关于先天性下丘脑错构瘤的国际研讨会（Biesecker 等，1996 年）制定了本病的诊断标准。一个家庭中的索引患者必须同时患有下丘脑错构瘤和中央性多指（趾）才符合诊断标准。先证者的一级亲属必须有下丘脑错构瘤或多指（趾）（中央性或轴后性）以及显示为常染色体显性遗传或与性腺嵌合体一致的方式遗传。

产前诊断：超声表现出胎儿畸形外观、大头。检查显示前脑无裂畸形、小脑延髓池扩张、脐带过短、多指（趾）以及可为并指（趾）畸形、四肢短。

Pseudodiastrophic 发育不良

【中文名】Pseudodiastrophic 发育不良

【英文名】Pseudodiastrophic dysplasia

【定义】Pseudodiastrophic 发育不良是一种罕见的遗传性疾病，特点是身材矮小、挛缩和关节脱位。

【临床表现】本病临床表现特点：体温过高、挛缩、出生时体长较短、上臂短、大腿短、蓝灰色巩膜、眼间距宽、鼻梁平坦、耳畸形、腭裂、肘关节脱位、手指关节脱位、脚趾关节脱位、畸形足、脊柱异常弯曲、四肢根部缩短以及严重的马蹄内翻足。马蹄内翻足的症状经物理治疗和手术治疗反应较好。生长板明显形态异常：静息软骨退化分布不规则，伴有胶原纤维聚集的病灶区和含纤维血管组织的大型囊性区域，导致软骨内骨化。

【诊断】根据临床表现、影像学检查，辅以家族史进行诊断，也可采用基因诊断。

【鉴别诊断】与骨畸形性发育不良（diastrophic dysplasia）相鉴别，其特征性表现：近端指骨关节脱位和扁平椎。相对于骨畸形性发育不良，Pseudodiastrophic 发育不良中扁平椎表现明显，

并且往往还存在着标志性的腰椎前凸，腰段椎体显示为舌头样畸形，头盖骨显示双颞直径增大伴有面中部发育不全，掌指关节脱位伴第 1 掌骨外观正常，拇指外展。

Raine 综合征

【中文名】Raine 综合征

【英文名】Raine syndrome，osteosclerotic bone dysplasia

【定义】Raine 综合征是一种非常罕见的综合征，为常染色体隐性遗传性疾病，主要表现为骨密度增加，最终可致死亡。

【临床表现】典型表现为“鱼样”面孔，鼻孔通道严重狭窄或闭锁，肺部发育不全，肋骨多骨折病变。主要表现特点：骨密度增加，婴儿期死亡，小头，眼球突出，鼻子小，脸中部扁平，牙龈肿大，腭裂，耳位低，后鼻孔通道狭窄，肺部发育不全，颅内钙化，呼吸窘迫，骨骼增厚，胸腔外扩，囟门增大，短颈，死产，胎儿生长迟缓。部分患者还表现为全身骨硬化。

【诊断】根据临床表现、影像学检查，辅以家族史进行诊断，也可采用基因诊断。

X 线检查呈弥漫性骨硬化以及广泛的下颌骨、锁骨、肩胛骨、肋骨和长骨骨膜增厚。广泛的局灶性脑钙化，表现为脑室周围白质、基底节及一些脑膜的钙化，关节挛缩，骨密度增加等。

尖头并指畸形Ⅲ

【中文名】尖头并指畸形Ⅲ、Saethre-Chotzen 综合征

【英文名】Saethre-Chotzen syndrome（SCS），acrocephalosyndactyly typeⅢ（ACSⅢ），acrocephaly skull asymmetry and mild syndactyly

【定义】尖头并指畸形Ⅲ是一种罕见的先天性疾病，主要表现为颅缝早闭，一个或多个头骨之间的缝隙过早闭合。

【临床表现】大多数尖头并指畸形Ⅲ患者表现为颅骨沿冠状缝过早融合，颅骨的其他部分也可能出现畸形，这些变化可能导致头部形状异常，额头增高，发际线低，眼睑下垂（上睑下垂），眼间距增宽，鼻梁宽大、扁平；脸侧面可能出现明显的不同（面部不对称）；大多数患者的耳朵小且畸形；少数患者可能有轻度至中度精神发育迟滞。

颅骨：头和脸扁平且不对称，头通常是典型的圆锥状（尖头畸形）或扁平的（短头畸形），但也可表现为长而窄（长头畸形）；头从前到后变短，脸向一侧歪斜，发际线低导致额头增高、增宽。

手和脚：第 2、3 手指和第 2、3 脚趾并指（趾）畸形、短指（趾）畸形，拇指（趾）外翻畸形，手有单一的弯曲褶皱。

眼部：斜视，赘肉，交叉眼，泪道狭窄，眼睑下垂，睑裂向下倾斜，近视，内眦褶，睑裂狭小，视神经萎缩。

耳、鼻、口：耳朵小位置低，耳郭膨出；略向下弯曲的喙鼻端，鼻中隔偏曲；牙齿畸形，牙釉质发育不全，牙过多，高拱形腭裂。

其他：身材矮小，椎体融合，先天性心脏疾病，言语问题，肛门闭锁（直肠畸形），隐睾，肾异常，人格障碍。

【诊断】

产前诊断：产前检查通常是 15～18 周，用羊膜穿刺术提取胎儿细胞中的 DNA 进行检查，还可利用超声检测胎儿颅骨异常。

临床诊断尖头并指畸形Ⅲ主要是在临床调查结果和意见的基础上根据畸形学检查（评估结构缺陷）和影像学评估（X线片、磁共振、CT检查）进行整体诊断。尖头并指畸形Ⅲ的临床诊断一般是基于以下特点：颅冠状缝过早融合，通常伴随着一个奇怪的头骨形状（例如尖头畸形、短头畸形和长头畸形）。检查患者的头骨，就能判断是否过早融合以及头骨形状。发际线低，面部不对称，眼睑下垂，斜视（交叉眼），小耳朵，耳郭膨出。肢体畸形，包括拇趾外翻、蹼状手指、三角状骨骺等。

分子/基因诊断：尖头并指畸形Ⅲ的基因诊断是检查 *TWIST1*（twist family bHLH transcription factor 1）基因，可采用DNA突变分析。

短肋多指（趾）综合征Ⅲ型

【中文名】短肋多指（趾）综合征Ⅲ型、Saldino-Noonan/Verma-Naumoff综合征

【英文名】short rib-polydactyly syndrome type Ⅲ（SRPSⅢ），Saldino-Noonan/Verma-Naumoff type Ⅲ，polydactyly with neonatal chondrodystrophy type Ⅲ

【定义】短肋多指（趾）综合征是一组常染色体隐性遗传的致死性的骨骼发育不良性疾病，特点为肋骨显著缩短、四肢短、多指（趾）畸形以及主要器官（包括心脏、肠、生殖器、肾、肝和胰腺）的多种畸形。

【临床表现】SRPS共分为5种类型：SRPS Ⅰ（Saldino-Noonan type）、SRPS Ⅱ（Majewski type）、SRPS Ⅲ（Verma-Naumoff type）、SRPS Ⅳ（Beemer-Langer type）和SRPS Ⅴ。SRPSⅢ是由 *DYNC2H1*（dynein cytoplasmic 2 heavy chain 1）基因突变引起的。短肋多指（趾）综合征的主要临床特点：肋骨显著缩短、四肢短、多指（趾）畸形以及主要器官（包括心脏、肠、生殖器、肾、肝和胰腺）的多种畸形。SRPSⅢ型患者颅骨的最重要的特点是颅底短、前额隆起、鼻梁下陷、枕骨平坦。部分患者的影像学表现显示皮髓质界限分明，有些干骺端增宽，纵向棘突明显。该病临床表现还包括面部扁平、胸廓发育不全、肋骨和四肢短、多指（趾）、两性畸形、无阴茎等。

【诊断】根据临床表现、影像学检查，辅以家族史进行诊断，也可采用基因诊断，产前检查（主要是指超声检查）亦可确诊。

基因检测：*DYNC2H1* 基因突变检测。

【鉴别诊断】与其他类型的短肋多指（趾）综合征相鉴别。

Schimke型免疫-骨发育不良

【中文名】Schimke型免疫-骨发育不良

【英文名】immuno-osseous dysplasia Schimke type，Schimke immuno-osseous dysplasia（SIOD）

【定义】Schimke型免疫-骨发育不良是一种以身材矮小、肾疾病和免疫系统功能减弱为特点的罕见性的常染色体隐性遗传疾病。

【临床表现】典型Schimke型免疫-骨发育不良患者具有3个特点：肾病综合征（肾病理为局灶节段性肾小球硬化症，FSGS）、脊柱骨骺发育不良与T细胞免疫缺陷。该病为常染色体隐性遗传，其致病基因为 *SMARCAL1*，位于2q34-q36，含有18个外显子，mRNA长度为3281bp，编码954个氨基酸，编码蛋白 *SMARCAL1* 表达于全身多个系统，基因突变导致多个系统受累，包括肾、骨骼、胸腺、甲状腺及血管等。

Schimke型免疫-骨发育不良患者临床表现为多系统受累，其中最主要的为肾、骨骼和免疫三个方面，还包括生长迟缓、特殊面容、甲状腺功能低下、血管及神经系统异常等表现。

肾受累：患者多在 4 岁前出现肾病综合征，表现为大量蛋白尿，部分患者隐匿起病，即使有大量蛋白尿却无水肿表现；绝大多数病理为局灶节段性肾小球硬化症（focal segmental glomerular sclerosis，FSGS），也有微小病变、系膜增生性肾小球肾炎及膜性肾病的报道，呈激素耐药，对免疫抑制剂无反应，常在成年前死于肾衰竭。

骨骼受累：所有 Schimke 型免疫 - 骨发育不良患者均有脊柱骨骺发育不良，表现为短躯干型矮小、颈短、胸廓短而宽、腰椎前突、腹部凸起、步态似鸭步。

血液及免疫方面：Schimke 型免疫 - 骨发育不良可出现骨髓增生不良及骨髓衰竭，表现为间断性淋巴细胞、中性粒细胞、血小板减少以及贫血，同时伴有严重的 T 细胞免疫缺陷，患者可出现病毒、真菌及细菌感染，部分患者甚至死于严重感染，但早期的一些患者并无严重感染表现，故只有进行相关检查才能发现 T 细胞免疫缺陷。此外，少数患者也可表现为 B 淋巴细胞（CD19）降低。

血管受累：血管闭塞是影响寿命的重要因素，严重时危及生命，常累及脑、肺血管，甚至累及所有血管而出现全身动脉硬化。患者表现为一过性脑缺血、脑血管栓塞、烟雾病、肺栓塞以及小脑半球或小脑蚓部缺损等，临床表现为行为异常、发育倒退，部分患者出现抽搐、认知缺陷。

其他：20%～30% 的患者有甲状腺功能低下。

患者由于脊柱骨骼（脊椎）扁平而导致身材矮小，颈部和躯干缩短，成人的身高通常只有 90～150cm。肾疾病往往会引起危及生命的肾衰竭和终末期肾疾病。患者的免疫 T 细胞也会不足，T 细胞主要识别外来物质并保护人体免受感染，T 细胞不足会使人体的疾病易感性增加。

患者的特征通常还包括背部过度弯曲（脊柱前弯症）、皮肤暗斑（色素沉着）以及鼻梁扁平、鼻尖圆润等，其中皮肤暗斑尤以胸部、背部多见。

在一些严重的病例中，Schimke 型免疫 - 骨发育不良的很多症状和体征可在出生时就表现出来，轻微病例则可能直到儿童后期也不表现出这些症状和体征。

【诊断】根据临床表现、影像学检查，辅以家族史进行诊断，也可采用基因诊断。

基因检测：*SMARCAL1* 基因，位于 2q34-q36，含有 18 个外显子。

【鉴别诊断】与反流性肾病、先天性肾发育不全相鉴别。

Schmid 型干骺端骨软骨发育不全

【中文名】Schmid 型干骺端骨软骨发育不全

【英文名】Schmid type metaphyseal chondrodysplasia（SMCD）

【定义】Schmid 型干骺端骨软骨发育不全是一种罕见的遗传性疾病，特点是身材矮小、小腿骨屈曲并伴有其他骨骼畸形。临床上将干骺端软骨发育异常分为 5 型，本病系其中一型，它是全身管状骨干骺端软骨发育异常，而其他系统正常。Schmid 型公认为最常见，其患病率也仅为人群的（3～6）/1 000 000，故其是一种罕见的短肢型侏儒或致残性体质性骨病。

【临床表现】Schmid 型干骺端软骨发育不全病因尚不完全清楚，有家族发病趋势，经遗传学研究认为是常染色体显性遗传，但临床亦见有散发病例。其基本病理改变是干骺端软骨肥大层细胞不能进行正常肥大、退变进而骨化的过程，而骺板的其余各层软骨细胞仍在进行正常的增殖演变，因而造成干骺端软骨细胞的叠加堆积，直接压迫干骺端并使其向外侧拥挤膨出。此时正常的软骨膜、骨膜化骨过程并未受干扰仍正常进行，因而形成干骺端扩展膨大，皮质向外突出，称边缘突出。

骨骺、骨干以及关节的改变是继发性的。待成人后髋骨内翻畸形，髋臼变形、变小，双干颈角变小，股骨头小而扁、颈细短，坐骨、耻骨相对较细小。基于以上特征，总结有关文献报道，认为其基本病变是干骺端软骨细胞失去正常的柱状排列，呈簇状排列，且细胞大小不一，间质较少，由于软骨细胞的肥大退变过程受到严重的干扰，而影响软骨内化骨过程的正常进行，从而导致短肢畸形或侏儒。

【诊断】Schmid 型干骺端软骨发育不全的诊断主要依据 X 线特征性表现并结合临床表现，头面部、脊柱正常，实验室检查中钙、磷以及糖代谢无异常。

X 线表现：主要累及短管状骨的干骺端，髋关节、膝关节呈对称性变化，待骨化完成后，残留下的发育异常的干骺端导致骨端变形、骨干短小、关节畸形、弓形腿、侏儒，而骨结构正常。

【鉴别诊断】

应与以下疾病相鉴别：

（1）软骨发育不良：手足骨及四肢骨的多发囊状透亮区，其中可见沙粒样钙化，受累的骨皮质膨胀、骨端增宽、骨干短缩、弯曲畸形。

（2）佝偻病：以手部及踝部最明显，骺软骨及干骺端凹凸不平，波浪状或锯齿状，甚至有碎裂现象，最后干骺端及骨骺完全融合、膨大。

（3）Morguio 综合征：一致性扁平椎，椎体中央呈舌状突出；管状骨短粗，干骺端增粗，末端扩展；骨盆变形，股骨头扁，骨骺碎裂。

（4）其他类型的干骺端软骨发育异常：主要与 Spahr 类型鉴别，其为常染色体隐性遗传，其他表现与 Schmid 型类同。从遗传学角度来看，除 Jansen 型为常染色体显性遗传外，其他型均为常染色体隐性遗传。从临床症状角度来看，除 Schmid 型干骺端软骨发育异常外，以上疾病均伴有不同程度的头面部、脊柱、躯干骨不同形式的病损以及智力低下。

Schneckenbecken 发育不良

【中文名】Schneckenbecken 发育不良、新生儿致死性软骨发育不全伴蜗牛样骨盆

【英文名】Schneckenbecken dysplasia（SBD）

【定义】Schneckenbecken 发育不良是一种非常罕见的致死性软骨发育不良性疾病，为常染色体隐性遗传。

【临床表现】临床表现特点：蜗牛样骨盆，髂骨发育不全；长骨短而宽，外观呈哑铃状；椎体水平且发育不良；腓骨短而宽，跗骨过早骨化。

【诊断】主要通过 X 线片结合临床特征进行诊断。同时出现下列特征即可作出诊断：①椭圆形扁平椎；②长骨短且呈哑铃状；③小髂骨呈蜗牛状。

Sedaghatian 型脊椎干骺端发育不全

【中文名】Sedaghatian 型脊椎干骺端发育不全

【英文名】spondylometaphyseal dysplasia Sedaghatian type（SMDS）

【定义】Sedaghatian 型脊椎干骺端发育不全是一种非常罕见的骨发育异常综合征，主要表现为短臂和椎骨扁平，患儿通常在出生后几天死亡。

【临床表现】患者通常伴有严重的干骺端软骨发育不良、上肢肢根部轻度缩短和轻度扁平椎，可因心肺功能不全而于出生后一天内死亡。生化研究显示低血钙、高血磷、血清碱性磷酸酶升高。婴儿尸检显示肺、肾和肾上腺出血，心内膜下心肌炎和心肌坏死。本病临床表现还包括不成比例的长腓骨、尖头畸形、婴儿张力减退、经常性发绀。

【诊断】主要根据其特征性的临床表现，结合影像学、病理组织学等结果进行诊断。脑 MRI

检查显示：脑皮质发育严重异常伴有脑白质髓鞘化缺乏、无胼胝体或胼胝体发育不良、巨脑回、神经细胞迁移异常，肋骨后端显示为 V 形边界。

Shprintzen-Goldberg 综合征

【中文名】 Shprintzen-Goldberg 综合征、脐疝伴咽喉发育不良，学习困难，颜面畸形和脊椎侧凸、咽喉发育不良伴脐疝、软腭心面综合征、Shprintzen 综合征

【英文名】 Shprintzen-Goldberg syndrome（SGS）, Shprintzen-Goldberg- craniosynostosis syndrome，craniosynostosis with arachnodactyly and abdominal hernias，marfanoid disorder with craniosynostosis TYPE I、marfanoid-craniosynostosis syndrome

【定义】 Shprintzen-Goldberg 综合征是一组以颅缝早闭、Marfanoid 特征等为主的综合征，为常染色体显性遗传病，1982 年由 Shprintzen 等首次报道，现已报道的病例有 100 多例。

【临床表现】 主征：身材矮小，轻度智力低下；小头，长脸，头发浓密；腭裂（开放性或黏膜下继发性腭裂），鼻根宽，鼻梁高，鼻翼发育不良；颧骨发育不良，下颌后缩；传导性听力障碍（腭裂导致的轻度耳畸形引起）；先天性心脏病多为室间隔缺损，40%～50% 为右位主动脉弓，15%～20% 为法洛四联症，15%～20% 为左锁骨下动脉畸形；肌张力低下，四肢细长，指（趾）细长；脐疝或腹股沟疝。

部分患者有脊柱侧弯、隐睾、尿道下裂、第 1 和第 2 颈椎畸形、脑水肿、侧脑室扩张、大脑 Chiari-I 畸形。

【诊断】 主要根据其特征性的临床表现，结合影像学、病理组织学等结果进行诊断。

【鉴别诊断】 与其他颅缝早闭相关综合征相鉴别：Loeys-Dietz 综合征（LDS）、马凡（Marfan）综合征（MFS）、congenital contractural arachnodactyly（CCA）、frontometaphyseal dysplasia（FMD）、Melnick-Needles 综合征（MNS）。

Silverman-Handma 综合征

【中文名】 Silverman-Handma 综合征

【英文名】 dyssegmental dysplasia Silverman-Handmaker（DDSH）

【定义】 Silverman-Handma 综合征是一种致死性的新生儿短肢侏儒症。

【临床表现】 临床表现特点：长骨短且呈弓形弯曲；胸腔小，部分发育不良；脸部扁平，耳朵后旋，小颌畸形，腭裂；关节灵活性减弱；脑膨出；肺发育不良；马蹄内翻足。

【诊断】 主要根据其特征性的临床表现，结合影像学、病理组织学等结果进行诊断。

【鉴别诊断】 与 Schwartz-Jampel 综合征相鉴别。

Spahr 型干骺端软骨发育不全

【中文名】 Spahr 型干骺端软骨发育不全

【英文名】 metaphyseal chondrodysplasia Spahr type

【定义】 Spahr 型干骺端软骨发育不全是一种罕见的遗传性骨发育障碍，以弓形腿为主要特征。

【临床表现】 患者表现的特点为出生时不成比例的身材矮小、四肢短小、膝内翻和干骺端异常，还有腕骨发育不良、肋骨畸形、股骨颈轻度短缩、髂嵴不规则，干骺端变化在成人患者中会有所回归。Megarbane 等于 2008 年指出其临床症状与软骨毛发发育不良（cartilage-hair hypoplasia）和 Schmid 型干骺端发育不良（Schmid type metaphyseal dysplasia）相似。

【诊断】 诊断主要依据 X 线特征性表现并结合临床表现、家族史及相关分子遗传学检查。

【鉴别诊断】与软骨毛发发育不良（cartilage-hair hypoplasia）、Schmid 型干骺端发育不良（schmid type metaphyseal dysplasia）相鉴别。

Sponastrime 型脊椎骨骺干骺端发育不全

【中文名】Sponastrime 型脊椎骨骺干骺端发育不全

【英文名】spondyloepimetaphyseal dysplasia Sponastrime type

【定义】Sponastrime 型脊椎骨骺干骺端发育不全是一种罕见的遗传性疾病，引起骨骼严重变化，导致四肢短小、侏儒症、脊柱和面部骨骼畸形等。

【临床表现】Fanconi 等于 1983 年描述了 4 位同胞姐妹患者，表现为短肢侏儒症、椎体轻度畸形、轻度条纹状干骺端、马鞍鼻、前额突出、头相对较大、智力正常。

临床表现特点：面部扁平、面中部发育不全、鞍鼻、额头突出、大头、短肢、侏儒症、脊柱后侧突、腰椎前突、线状干骺端、骨质疏松症。

【诊断】诊断主要依靠影像学变化特征，从出生到青春期中期腰椎椎体的形状明显异常，远端胫骨、腓骨、桡骨、尺骨以及肱骨近端和股骨的特征性变化。鞍鼻、身材矮小、四肢短小、面中部发育不全和影像学特点（包括股骨近端呈扳手样外观、肱骨远端干骺端外展呈现球根样外观）可在婴儿期诊断。

【鉴别诊断】与其他类型的脊椎骨骺干骺端发育不全相鉴别。

Spondyloen 软骨发育异常

【中文名】Spondyloen 软骨发育异常

【英文名】Spondyloenchondrodysplasia（SPENCD）

【定义】Spondyloen 软骨发育异常是一种罕见的常染色体隐性遗传性疾病，常表现为骨骼发育不良，伴随椎骨发育异常和骨盆、长骨的内生软骨瘤样病变，椎体有明显的扁平椎骨化障碍。

【临床表现】脊柱后侧凸，椎体水平；长骨干骺端对称性延伸，骨干硬化；腓骨近端和尺骨远端比胫骨和桡骨受累严重。四肢近端短肢畸形，腰椎前凸增加，桶状胸，面部异常，动作笨拙，痉挛，智力正常或低下，中枢神经系统病变（特别是基底节钙化），自身免疫表现，渐进性痉挛性四肢瘫痪，精神发育迟滞。

【诊断】主要根据影像学检查、实验室检查及体检诊断。

【鉴别诊断】与其他骨骼发育不良相鉴别。

颅骨面骨发育不全型骨干畸形

【中文名】颅骨面骨发育不全型骨干畸形，Stanescu 型骨硬化

【英文名】osteosclerosis stanescu type，craniofacial dysostosis with diaphyseal hyperplasia

【定义】颅骨面骨发育不全型骨干畸形是一种罕见的常染色体显性遗传性疾病，又称为颅面骨发育不良伴随骨干增生，常表现为颅面骨发育不全伴特殊面容，包括头盖骨小，颅骨薄，额顶骨降低、下颌骨发育不良，眼球突出。

【临床表现】颅面骨发育障碍，表现为颅骨小、头盖骨薄、额顶叶和枕顶缝凹陷、下颌骨发育不良、短头畸形、眼球突出；短肢，短趾，身材矮小；脊柱后侧凸，漏斗胸；大量长骨皮质增厚；智力正常。

【诊断】主要根据临床表现、家族史及影像学检查诊断。

Stuve-Wiedemann 综合征

【中文名】Stuve-Wiedemann 综合征

【英文名】Stuve-Wiedemann syndrome（STWS）

【定义】Stuve-Wiedemann 综合征是一种罕见综合征，属于常染色体隐性遗传疾病，以肌强直、骨骼发育不良和胎儿宫内发育受限为特征，间歇性体温过高，患者出生后存活概率小，新生儿常因呼吸与进食困难而死亡。

【临床表现】身材矮小，可伴有肌张力低下；四肢弯曲，下肢明显；先天性指（趾）屈曲挛缩，先天性肘部挛缩；呼吸窘迫或窒息，有严重的呼吸和喂养问题；高热常伴吞咽困难；面具面容。

【诊断】根据产前诊断（超声）、短长骨弓形弯曲及影像学检查可做出诊断。

X 线片显示：长骨短而粗，伴干骺端增大，锁骨正常，但双侧广泛喙突，肩胛长，肋骨相对较薄；尺骨和坐骨宽大扁平，髂骨相对较小；下肢和前臂长骨弯曲，干骺端密度降低。

【鉴别诊断】与其他骨骼发育不良相鉴别：弯肢发育异常（campomelic dysplasia）、kyphomelic 发育不良。

Toledo 型短躯干症

【中文名】Toledo 型短躯干症

【英文名】brachyolmia Toledo type，Toledo type brachyolmia，spondyloepiphyseal dysplasia tarda Toledo type（SED），chondroitin sulfate type，Paps-chondroitin sulfate sulfotransferase deficiency

【定义】Toledo 型短躯干症是一种常染色体隐性遗传病，表现为骨骼发育不良，是骶尾发育不全（sacralcandalaplasia）的一种形式，特点是普遍的扁平椎骨，没有骨骺、干骺端和长骨骨干的变化，智力正常。短躯干症根据临床、遗传和影像学的差异可以分为 4 型：Hobaek 型、Toledo 型、Maroteaux 型和 Autosomal dominant 型。Toledo 型的主要特征是点状角膜混浊和肋软骨早熟化。

【临床表现】对肌肉骨骼系统的检查发现，多数病例有脊柱侧弯和后凸畸形以及脊椎和腰椎的屈曲受限；眼底检查发现两眼角膜基质混浊；尿中的葡萄胺聚醣含量正常；肋软骨早熟化。

【诊断】X 线片检查：扁椎骨贯穿整个脊椎，压缩椎间盘的空间，骶尾发育不全，也可见股骨颈缩短，没有骺板和干骺端的异常。

【鉴别诊断】与黏多糖症相鉴别：实验室检查显示尿液定性而不是定量的黏多糖变化，区别于黏多糖症。Toledo 型短躯干症的尿黏多糖含量正常。

Torg-Winchester 综合征

【中文名】Torg-Winchester 综合征

【英文名】Torg-Winchester syndrome，Torg syndrome，Winchester syndrome

【定义】Torg-Winchester 综合征是一种常染色体隐性遗传的多发性的骨质溶解综合征，与广义的骨质疏松症相关联，包含结节性关节病和骨质溶解。

【临床表现】多发、无痛性皮下结节，其他特征包括粗糙的面部、角膜混浊、牙龈增生以及心电图的变化。

【诊断】根据 X 线片检查和 X 射线密度测定法诊断。

影像学检查发现：轻度至中度的骨质疏松和骨质溶解（一般局限于手脚处），骨质溶解以掌骨和跖骨为特征。

【鉴别诊断】与 Torg osteolysis 综合征、NAO 综合征相鉴别。

多器官和系统先天畸形综合征

【中文名】多器官和系统先天畸形综合征、Townes-Brocks 综合征

【英文名】Townes-Brocks syndrome（TBS），Townes-Brocks branchiootorenal-like syndrome

【定义】多器官和系统先天畸形综合征是累及多器官、多系统的先天畸形综合征，包括肛门、四肢、耳、肾等多器官系统的畸形，智力一般正常，部分可能有轻中度的精神发育迟缓，是一种常染色体显性基因突变引起的先天畸形。

【临床表现】最常见的肛门异常是肛门闭锁，常伴有直肠阴道瘘、尿道瘘、肛门狭窄或者无肛门；听力损失较为常见，程度从轻到重，主要是先天性和神经性的，包括中耳畸形、锤骨头发育不良、卵圆窗以及砧骨异常；肢体缺陷最常见的上肢畸形是拇指第 3 指节畸形和轴前多指症伴发育完全或者发育不全的拇指，分叉、尺侧弯曲、节指骨的外观也很常见；泌尿生殖道器官异常包括单侧或双侧肾发育不良、肾缺如、多囊肾、膀胱输尿管反流以及尿道口狭窄等。

【诊断】该病患儿多以先天性肛门直肠畸形为首发症状，常因对该病认识不足而忽略了对该综合征的诊断。

诊断标准包括以下两个或两个以上：肛门直肠畸形（肛门闭锁、直肠狭窄），手部畸形（轴前多指症、拇指三指节畸形、拇裂），外中耳畸形（小耳畸形、神经性耳聋），家族患病史。

【鉴别诊断】与 Vacteral 综合征相鉴别。

下颌骨颜面发育不全综合征

【中文名】下颌骨颜面发育不全综合征、Franceschetti 综合征、Franceschetti-Zwahlen-Klein 综合征、Treacher Collins 综合征

【英文名】Treacher Collins syndrome（TCS）

【定义】下颌骨颜面发育不全综合征为颅面骨发育不全（特别是颧骨、下颌骨），双眼外眦下移、巨口、面部瘘管、外耳畸形等，形成特征性的鱼面样面容，是一种常染色体显性遗传性疾病，60% 的病例为散发。

【临床表现】颧骨结构发育异常，累及颞骨、上颌骨及下颌骨，多为双侧性。

软组织畸形包括：外眦角下移呈反蒙古眼畸形，中外 1/3 的下睑缺损及内侧 2/3 下睑缘睫毛缺失。外耳畸形、外耳道闭锁、中耳发育不良、传导性听力障碍、耳前窦道、耳前发际向颊部舌状延伸，鼻畸形及唇裂畸形等。

【诊断】临床表现和 X 线片检查。

【鉴别诊断】

与以下疾病相鉴别：

（1）Nager 综合征：即轴前面骨发育不全综合征。

（2）Miller 综合征：即轴后面骨发育不全综合征。

（3）Goldenhar 综合征：也称为眼耳脊椎发育不良综合征。

van Buchem 型骨内骨增殖症

【中文名】van Buchem 型骨内骨增殖症、骨内骨增生症、泛发型骨皮质增厚症。

【英文名】endosteal hyperostosis van Buchem type

【定义】van Buchem 型骨内骨增殖症是一种常染色体隐性遗传性疾病，特点是头骨、下颌骨、

锁骨、肋骨和骨干皮质骨骨质增生，最显著的临床特点是下巴和头骨的厚度扩大，这可能会导致面神经麻痹、听力损失和视神经萎缩。

【临床表现】病理上骨内膜成熟的板状新生骨形成，髓腔变窄。颅骨、颅底骨、下颌骨、肋骨、四肢骨及骨盆骨、脊柱均可见骨内膜增生，髓腔变窄或消失，但骨外径不加大，骨骺不累及。

【诊断】结合临床表现和 X 线片检查诊断。

【鉴别诊断】与石骨症相鉴别。

Weyers 面骨发育不全

【中文名】Weyers 面骨发育不全，Weyers oculovertebral 综合征

【英文名】Weyers acrofacial dysostosis，Weyers oculovertebral syndrome，acrodental dysostosis of Weyers

【定义】Weyers 面骨发育不全是一种罕见的以身材轻度矮小、轴后多指（趾）、指（趾）甲发育不良、先天缺牙、口腔系分泌物异常增多为特征的常染色体显性遗传病。

【临床表现】患者外观一般正常，耳郭突出比较明显，轻度的身材矮小。

上下门齿的形状、数目异常，上牙向内倾斜，下牙生长不规则，部分缺失，下颌骨裂不明显；有部分并指畸形在第 2、3 脚趾间，指甲发育异常。

【诊断】X 线片检查结合临床症状以及分子遗传学检测诊断。

基因检测：在 EVC（Ellis van Creveld protein）和 *EVC*2 基因的错义突变可能和面骨发育不全相关联。

【鉴别诊断】与 Ellis-van Creveld 综合征相鉴别。

多发性骨骺发育不全并早发性糖尿病

【中文名】多发性骨骺发育不全并早发性糖尿病、Wolcott-Rallison 型脊椎骨骺发育不全、Rallison 型脊椎骨骺发育不全

【英文名】Wolcott-Rallison syndrome（WRS），multiple epiphyseal dysplasia with early-onest diabetes mellitus

【定义】多发性骨骺发育不全并早发性糖尿病是一种罕见的常染色体隐性遗传病，以新生儿或早发性的非自身免疫性胰岛素型糖尿病合并骨骼发育不良、发育迟缓为特点。

【临床表现】婴儿期糖尿病伴肥胖症状，多发性的骨骺发育不良，骨质矿物质缺乏合并多发性的骨折，牙齿变色，皮肤异常也较为显著。

肝功能障碍，包括转氨酶升高、肝大和复发性的急性肝衰竭。

【诊断】

（1）临床诊断：在整个婴儿期，患有永久性新生儿糖尿病同时合并骨骼发育不良和急性肝衰竭的病例都有可能患有多发性骨骺发育不全并早发性糖尿病。

（2）遗传诊断：鉴于在新生儿早发性糖尿病患者中，*EIF2AK3*（eukaryotic translation initiation factor 2-alpha kinase 3）基因的突变与多发性骨骺发育不全并早发性糖尿病的高发相关联，我们推荐对患者的 *EIF2AK3* 基因编码区进行系统的测序，通过 *EIF2AK3* 基因的突变检测来对多发性骨骺发育不全并早发性糖尿病进行诊断。

【鉴别诊断】与永久性新生儿糖尿病（permanent neonatal diabetes mellitus，PNDM）相鉴别：其通常发生在出生后 6 个月内，多发性骨骺发育不全并早发性糖尿病没有 β 细胞特异性抗体。

X- 连锁迟发性脊椎骨骺发育不全

【中文名】X- 连锁迟发性脊椎骨骺发育不全

【英文名】spondyloepiphyseal dysplasia tarda X-linked（SEDT）

【定义】X- 连锁迟发性脊椎骨骺发育不良是一种常染色体隐性遗传疾病，与 *SEDL* 基因的突变相关，以椎体生长缺陷而导致的身材矮小为特征，表现为腰背部疼痛、生长迟缓。X- 连锁迟发性脊椎骨骺发育不全的候选致病基因为定位于 X 短臂（Xp22 2）的 *SEDL* 基因，含有 6 个外显子，第 3～6 外显子为编码外显子，翻译产物为含有 140 个氨基酸的 Sedlin 蛋白。Sedlin 蛋白为转运蛋白复合体（transport protein particle，TRAPP）亚单位，参与内质网至高尔基体间囊泡运输的定位和融合。

【临床表现】由于脊柱的生长受损而导致身材矮小，杂合子通常没有这种异常。除此之外，股骨头和股骨颈的发育异常以及其他骨头的微小变化也会导致早期继发性的髋关节炎，这种疾病只影响男性，表现在儿童期不同比例的身材矮小、颈部和躯干短小以及宽大的胸廓。

【诊断】根据临床表现和影像学检查做出诊断。

核酸序列分析：*SEDL* 基因外显子 6 发生插入突变。

肢体缺陷 - 锁骨发育不良

【中文名】肢体缺陷 - 锁骨发育不良、Yunis- Varon 综合征

【英文名】Yunis-Varon syndrome（YVS），cleidocranial dysplasia with micrognathia，absent thumbs-distal aphalangia

【定义】肢体缺陷 - 锁骨发育不全是一种极其罕见的多系统常染色体隐性遗传的先天性疾病，影响骨骼系统、外胚层的组织和心肺系统，特点是肢体缺陷（发育不良、拇指和大脚趾的缺失以及末节指骨的发育不全）、骨化缺陷（头骨的矿物质过少和锁骨发育不良）、毛发稀少等。

【临床表现】症状包括出生前后的生长迟缓、骨头的增长缺陷以及肩胛骨的部分或者完全缺失和特征性的面容。

异常的手指（脚趾），包括发育不良、拇指和大脚趾的缺失以及末节指骨的发育不全；在大多数情况下，婴儿患者有严重的喂养问题和呼吸困难；此外还可能有心脏缺陷。

骨化缺陷包括头骨的矿物质过少、锁骨发育不良和毛发稀少等。

【诊断】影像学检查发现最常见的表现是拇指或小脚趾所有的跖骨缺失或者发育不良，其次是跖骨、掌骨的缺失和发育不全以及手指末节指骨的发育不全。

本病可能与 *FIG4* 基因的突变相关，可以通过突变检测来进行诊断。

巴 - 格综合征

【中文名】巴 - 格综合征、Baller-Gerold 综合征

【英文名】Baller-Gerold syndrome（BGS），craniosynostosis-radial aplasia syndrome

【定义】巴 - 格综合征是小儿常见的神经系统遗传病，主要特征是骨缝早闭和上肢内侧肢体发育不全。

【临床表现】骨缝早闭和上肢内侧肢体发育不全。上肢异常包括对称性肢体麻痹，常合并脑神经障碍及呼吸肌的麻痹。生长受限，一半以上的人有不同程度的运动障碍。

其他表现包括胃肠系统的异常，心脏、肾、中枢神经系统和骨骼的异常。

【诊断】巴 - 格综合征的诊断取决于以下结果：

冠状合缝伴颅缝早闭，临床上表现为颅骨的形态异常（头）、眼球突出及前额膨出，诊断最好通过颅骨 X 线片或 CT 三维重建来证实。生长迟缓和皮肤异色病（非婴儿期）可以帮助确定诊断。

影像学检查发现拇指、桡骨的先天萎缩或发育不全。

分子遗传学检测：*RECQL4* 是目前唯一已知和巴 - 格综合征相关的基因，可以通过基因外显子序列分析、缺失重复分析进行诊断。

【鉴别诊断】与 Roberts 综合征、TAR 综合征（thrombocytopenia and absent radii）、Holt-Oram 综合征相鉴别。

斑点状软骨发育异常

【中文名】斑点状软骨发育异常、先天性钙化性软骨发育不良、Conr-adi-Hunermann 综合征

【英文名】chondrodysplasia punctata

【定义】斑点状软骨发育异常是先天性软骨骨化障碍，以骨骺软骨黏液变性、不规则钙盐沉着于骨骺软骨形成斑点状钙化为其特征，表现为骨端周围的斑点状钙化，分为两型：一型为良性非肢体型，另一型为可能致死的隐性遗传的肢体型。

【临床表现】患者多表现为颜面扁平、鼻梁塌陷，手、掌及指骨发育不良，多表现为体重不增及智力障碍等，X 线改变较轻，钙化斑点较细小。

【诊断】

（1）体检：四肢近侧短小，关节僵直、畸形，心肺正常，血尿常规正常。

（2）X 线检查：脊椎、骨盆、肋软骨及四肢关节软骨与骨骺广泛性斑点状钙化，双肱骨及股骨骨干变短，干骺端增宽。

【鉴别诊断】与多发性骨骺发育不良、克汀病相鉴别。

半肢骨骺发育异常

【中文名】半肢骨骺发育异常、Trevor 病、骨骺或关节内的骨软骨瘤

【英文名】dysplasia epiphysealis hemimelica（DEH），epiphyseal or intraarticular osteochondroma

【定义】半肢骨骺发育异常是一种非常罕见的骺软骨生长发育异常疾病，通常好发于下肢，尤其是股骨、胫骨、远端骨骺和距骨。

【临床表现】关节附近硬性肿物，可导致关节活动受限、内外翻畸形、疼痛、肢体不等长等。多见于 10 岁以前的男童，男女比例为 3∶1，发病部位以股骨远端、胫骨远端、距骨多见，右侧明显多于左侧。主要症状是关节面附近无痛性肿块和下肢内翻、外翻畸形，还可有轻微的跛行、关节活动受限和受累肢体萎缩、双下肢不等长等。

【诊断】根据临床表现及 X 线检查做出诊断。

【鉴别诊断】与多发性骨骺发育异常、骨骺缺血坏死、滑膜软骨瘤病相鉴别。

伴随多发性脱位的脊椎骨骺干骺端发育不良

【中文名】伴随多发性脱位的脊椎骨骺干骺端发育不良

【英文名】spondyloepimetaphyseal dysplasia with multiple dislocations（SEMD），spondyloepimetaphyseal dysplasia with joint laxity type 2

【定义】伴随多发性脱位的脊椎骨骺干骺端发育不良是一群以临床和影像学表现分类的不同

严重疾病，是基因异常的群组疾病，以长骨骨骺和干骺端变化、关节松弛和多个大关节脱位为特征，可能为常染色体显性遗传。

【临床表现】包括不同程度的近端肢体的短小，特别是下肢缩短；膝内翻；摇摆步态；轻微的脊柱侧弯；关节的运动范围增加，特别是膝关节和髋关节；其他的特征还包括大头、短颈，扁平面、鼻梁塌陷。

【诊断】患者在婴儿期多数有上呼吸道疾病，根据临床特征包括不同程度的近端肢体的短小，关节的运动范围增加，特别是膝关节和髋关节，其他特征包括大头、短颈、扁平面、鼻梁塌陷等进行初步的判断。

X 线检查发现长骨骨骺和干骺端的发育不良、细长的掌骨、小腕、轻度扁椎骨伴椎体终板的不规则、关节松弛伴多个大关节的联合脱位。

分子遗传学：*KIF22* 基因的突变可能与伴随多发性脱位的脊椎骨骺干骺端发育不良的发生密切相关，可以通过外显子组测序法进行检测。

伴随关节松弛的脊椎骨骺干骺端发育不良

【中文名】伴随关节松弛的脊椎骨骺干骺端发育不良

【英文名】spondyloepimetaphyseal dysplasia with joint laxity（SEMDJL）, spondyloepimetaphyseal dysplasia with joint laxity type 1

【定义】伴随关节松弛的脊椎骨骺干骺端发育不良是一种罕见的常染色体隐性遗传性疾病，伴有骨骼发育不良、四肢短小、严重的脊柱侧弯、脊柱后凸、关节活动过度等。

【临床表现】身材矮小、韧带松弛以及髋关节脱位、桡骨脱位、脊柱后弯、畸形足内翻（马蹄内翻足），其他表现包括弹滑的皮肤、眼睛突出、蓝巩膜、腭裂、先天心脏畸形。

【诊断】根据临床表现结合 X 线检查诊断，骨骼 X 线检查发现重度脊椎后弯、两侧上凸的扁椎体、骨骺延迟骨化、骺端变宽且不规则、手脚的管状骨变短。

伴随抗激素性肢端骨发育不全

【中文名】伴随抗激素性肢端骨发育不全

【英文名】acrodysostosis with hormone resistance（ADOHR）

【定义】伴随抗激素性肢端骨发育不全是一种罕见的骨骼发育不良，表现为严重的短指（趾）畸形、面部骨发育障碍、鼻发育不良、身材矮小。

【临床表现】主要临床表现为严重的短指（趾）畸形、面部发育障碍、鼻发育不全、身材矮小。面部发育不全包括上颌骨发育不全、凸颌、内眦赘皮褶、眼间距过远、视神经萎缩、斜视、蓝巩膜、牙发育不全、牙咬合不正等。鼻发育不全表现为鼻柱低、鼻宽而上翻等。

另外，骨骼过早成熟、脊椎椎弓根间距缩小和肥胖也较常见。

伴随抗激素性肢端骨发育不全表现出对促甲状腺素、降钙素、促生长激素释放激素、促性腺激素等多种激素有抵抗性。

【诊断】特殊的临床表现可以帮助诊断。

分子遗传学诊断：*I327T*、*PRKAR1A*、*PDE4D*、*Y373H* 基因的突变可能和伴随抗激素性肢端骨发育不全的发病相关联，突变的检测可以通过外显子组测序来证实。

伴有视感视锥营养不良的脊椎干骺端发育不全

【中文名】伴有视感视锥营养不良的脊椎干骺端发育不全、伴有 cone-rod 营养不良的脊椎干

骺端发育不全

【英文名】 spondylometaphyseal dysplasia with cone-rod dystrophy（SMD-CRO）

【定义】 伴有视感视锥营养不良的脊椎干骺端发育不全是一组罕见的异质性疾病，具有显性遗传特性，影像学特征主要有扁椎骨和干骺发育不良，脊椎干骺端发育不全伴随视锥视感营养不良（cone-rod dystrophy，CRD）而发生，故定义为 SMD-CRD。

【临床表现】 主要特征是出生后生长发育不良，严重的身材矮小、四肢长骨缩短和过早弯曲、膝盖和肘部的关节突出且活动受限、轻度的胸椎侧突、卵圆形椎体、不规则干骺端管状骨，早发和进展性视力障碍、黄斑病变等。

【诊断】 根据临床检查、眼科检查合并全面的骨骼检查进行诊断。

伴有生殖器异常性肢端肢中部软骨发育异常

【中文名】 伴有生殖器异常性肢端肢中部软骨发育异常

【英文名】 acromesomelic chondrodysplasia with genital anomalies

【定义】 伴有生殖器异常性肢端肢中部软骨发育异常是一种罕见的遗传性骨病，特点是身材矮小、短四肢、手（足）畸形、严重的腓骨发育不全、肢体畸形、短指、尺侧偏差的手掌和腕管（跗骨）融合，此外，还可能导致子宫和卵巢功能障碍和性腺功能减退。

【临床表现】 主要表现有短肢侏儒症，短趾、手指偏离尺侧、性腺功能减退、肢体畸形通常从近端蔓延至远端、影响手脚的畸形（短指、低分化的手指等）。

【诊断】 基因检测：*BMPR 1B*（bone morphogenetic protein receptor，type 1B）基因的突变和该病的发生相关，通过对基因突变的检测可以为诊断提供一定的依据。

乳房 - 胸大肌缺损 - 并指综合征

【中文名】 乳房 - 胸大肌缺损 - 并指综合征、波伦综合征、胸大肌无发育并短指综合征

【英文名】 Poland syndrome（PS）

【定义】 乳房 - 胸大肌缺损 - 并指综合征是一种患侧胸壁及上肢发育不良，常常合并手部畸形的综合征，表现为并指、短指、缺指，有的还伴有指间关节活动障碍。

【临床表现】 集中于躯体及上肢，男性多见，一般为单侧，极少双侧发病，最轻度者仅为胸大肌的胸骨头部缺损和第 3、4 指并指畸形。

胸部反常呼吸、肺疝、肩胛骨高位、患部皮肤和皮下脂肪发育不良、乳头高位、女性乳房发育小或无乳房。

手部畸形表现为不同类型的并指、短指、缺指、2～4 指中节指骨缺损、手指深浅屈腱融合、腕骨融合、尺骨和桡骨融合等。

【诊断】 当乳房 - 胸大肌缺损 - 并指综合征症状出现时，可通过 X 线片、CT 和 MRI 检查来描述所涉及区域的解剖结构。在孩子成熟长大或青春期时，轻症患者的症状可能并不明显，在此期间，身体发育带来的差异可能更加明显，尤其是女性乳腺的发育，医生可以通过对胸部和手的 X 线检查了解更多肋骨和手指症状来进行诊断。

薄束骨发育不良

【中文名】 薄束骨发育不良

【英文名】 gracile bone dysplasia，skeletal dysplasia lethal with gracile bones

【定义】 薄束骨发育不良是一种和胎儿运动功能减退相关的骨异常疾病，除了软骨薄及骨化

不全外，软骨的结构通常正常。

【临床表现】主要的临床表现有胎动减少、面容异常（小眼、小嘴、小鼻）、头骨形状异常、骨折、身材矮小、短肢、瘦骨薄肋。胎儿生长迟缓、呼吸窘迫、面容异常、鼻孔前倾、高额头、宽鼻根、足畸形、代谢异常、脾缺如或不发达、骨矿化异常、出生后不久死亡。

【诊断】主要根据临床表现来诊断。

颅骨干骺端发育不全症

【中文名】颅骨干骺端发育不全症、Pyle 病

【英文名】autosomal recessive，craniometaphyseal dysplasia（CMDR），Pyle disease

【定义】骨干骺端发育不全症是一种骨软骨发育不良的形式，以骨质增生和颅面骨的干骺端异常与硬化为特征。硬化的头骨可能会导致下颌骨的不对称以及脑神经压迫，这可能最终导致听力丧失和面神经麻痹，颅骨干骺端发育不全，有两种遗传方式。常染色体显性和常染色体隐性遗传。

【临床表现】

（1）口眼歪斜：骨的过度生长可以导致轻至中度的颌部突出和牙齿排列不齐；

（2）脑神经的压迫、颅骨的过度增生和硬化可以导致第 7、8 脑神经的可变压缩，单侧或者双侧的面瘫可能发生在任何年龄，在婴幼儿时期，面瘫的程度往往是可转变的，但到了成年期，这种情况往往是难以逆转的；

（3）颅内压增高：颅骨的骨质增生导致颅内压增高。

【诊断】主要根据临床表现、家族史及 X 线进行诊断。

【鉴别诊断】与常染色体显性颅骨干骺端发育不全症相鉴别。

成骨不全

【中文名】成骨不全、脆骨症、原发性骨脆症、骨膜发育不良

【英文名】osteogenesis imperfecta，fragililis ossium，idiopathic osteopsathyrosis，periosteal dysplasia

【定义】成骨不全主要是由于结缔组织紊乱即胶原形成障碍而引起的以骨质脆弱、蓝巩膜、耳聋、关节松弛等为主要表现的先天性遗传性疾病。

【临床表现】本病以骨骼发育不良，骨质疏松、脆性增加及畸形，蓝巩膜及听力丧失为特征，但临床表现差异很大，重者可出现胎儿宫内多发骨折及死亡，轻者至学龄期才出现症状，并可存活至高龄，呈常染色体显性或隐性遗传方式，可为散发病例。蓝巩膜的遗传为 100%，听力丧失依年龄而异。散发病例多因新突变所引起，常与父母高龄有关。

广泛采用的临床分类方法是 Sillence 的 4 型分类法。Sillence 等（1979 年）从遗传发生学角度将成骨不全分为 4 型。1 型为常染色体显性遗传，蓝巩膜，只表现轻度骨畸形；2 型相当于过去的先天型，常染色体隐性遗传，可在围生期死亡，存活者表现为蓝巩膜、股骨畸形和串珠肋；3 型为严重型，常染色体隐性遗传很多病例呈现宫内发育延迟，初生后即出现骨折，临床上出现严重的骨关节畸形，婴儿期表现出蓝巩膜，儿童期以后则不显著，这一类型患者一般可以存活到成年；4 型为常染色体显性遗传，但无蓝巩膜表现，中度骨关节畸形，无宫内发育延迟，一般发育速度慢，身材矮小。

骨脆性增加：轻微损伤即可引起骨折，反复骨折是成骨不全的特征，以横断骨折、螺旋形骨折最常见，约 15% 的骨折发生在干骺端。骨折后可以有大量骨痂增生，多数可以愈合，但往

往残留畸形。严重者表现为自发性骨折，先天型者在出生时即有多处骨折。骨折大多为青枝型，移位少，疼痛轻，愈合快，依靠骨膜下成骨完成，因而常不被注意而造成畸形连接，长骨及肋骨为好发部位。多次骨折所造成的畸形又进一步减少了骨的长度。青春期过后，骨折趋势逐渐减缓。

蓝巩膜：是由于患者的巩膜变为半透明，可以看到其下方的脉络膜颜色的缘故。巩膜的厚度及结构并无异常，其半透明是由于胶原纤维组织的性质发生改变所致。

耳聋：常于 11～40 岁出现，可能因耳道硬化、附着于卵圆窗的镫骨足板因骨性强直而固定所致，但亦有人认为是听神经出颅底时受压所致。

关节过度松弛：尤其是腕及踝关节，这是由于肌腱及韧带的胶原组织发育障碍；还可出现膝外翻、平足；有时有习惯性肩脱位及桡骨头脱位等；肌肉薄弱。

头面部畸形：严重的颅骨发育不良者，在出生时头颅有皮囊感；以后头颅宽阔，顶骨及枕骨突出，两颞球状膨出，额骨前突，双耳被推向下方，脸成倒三角形；有部分患者伴有脑积水。

牙齿发育不良：牙质不能很好地发育，乳齿及恒齿均可受累，齿呈黄色或蓝灰色，易龋及早期脱落。

侏儒：由于发育较正常稍短，加上脊柱及下肢多发性骨折畸形愈合所致。

皮肤瘢痕宽度增加：由于胶原组织有缺陷所致。

【诊断】实验室检查患者血中钙、磷和碱性磷酸酶（alkaline phosphatase，ALP）一般正常，少数患者 ALP 也可增高；尿羟脯氨酸增高，部分伴氨基酸尿和黏多糖尿；有 2/3 的患者血清 T_4 升高；由于甲状腺素增高，白细胞氧化代谢亢进，可有血小板聚集障碍。

X 线表现：

关节主要有 4 种改变：①部分患者因骨软化可引起髋臼和股骨头向骨盆内凹陷；②骨干的膜内成骨发生障碍可致骨干变细，但由于软骨钙化和软骨内成骨依然正常，而使组成关节的骨端相对粗大；③部分患者骨骺内有多数钙化点，可能由于软骨内成骨过程中软骨内钙质未吸收所致；④假关节形成，由于多发骨折，骨折处形成软骨痂，X 线片上看上去很像假关节形成。

骨骼：骨干过细或过粗，骨呈囊状或蜂窝样改变；长骨皮质缺损、毛糙；肋骨变细、下缘不规则或弯曲粗细不一；手指呈花生样改变；牙槽板吸收；脊椎侧凸，椎体变扁，或椎体上、下径增高，也可表现为小椎体、椎弓根增长；颅骨菲薄，缝间骨存在，前后凸出，枕部下垂；四肢长骨的干骺端有多数横行致密线；干骺端近骺软骨盘处密度增高而不均匀。早发型与晚发型成骨不全的骨损害表现有所不同。早发型者多表现为全身长骨的多发性骨折，伴骨痂形成和骨骼变形；晚发型者有多发性骨折、长骨弯曲或股骨短而粗呈“手风琴”样改变等。

根据患者临床特征结合 X 线检查，不难做出诊断。产前诊断则依靠超声学检查、放射学检查、羊水及绒毛的基因分析。

【鉴别诊断】与严重的佝偻病相鉴别；临床上还应与先天性肌弛缓、软骨发育不全、甲状腺功能减退及甲状腺功能亢进等鉴别。

尺骨腓骨缺如 - 重度四肢缺陷综合征

【中文名】尺骨腓骨缺如 - 重度四肢缺陷综合征

【英文名】ulna and fibula absence-severe limb deficiency，absence of ulna and fibula with severe limb deficiency，Al-Awadi/Raas-Rothschild/Schinzel phocomelia syndrome

【定义】尺骨腓骨缺如 - 重度四肢缺陷综合征是一种罕见的常染色体隐性遗传疾病，特点是上下肢严重畸形合并骨盆严重发育不良和生殖器异常，被认为是一种肢体的生长缺陷。

【临床表现】患者多有发育不良的腓骨或腓骨、尺骨的缺损、短肢畸形、膈疝、骨盆缺失、多指畸形，其他的异常包括小耳畸形、隐睾、肾囊肿、结肠的狭窄等。

【诊断】*WNT7A*（Wingless-type MMTV integration site family，member 7A）基因的突变与尺骨腓骨缺如 - 重度四肢缺陷综合征的发生相关联，可以进行基因的突变检测来诊断该疾病。

尺骨 - 乳房综合征

【中文名】尺骨 - 乳房综合征、Schinzel 综合征

【英文名】ulnar-mammary syndrome（UMS），Schinzel syndrome

【定义】尺骨 - 乳房综合征是一种具有不同临床表现的常染色体显性疾病，该疾病主要是以后下肢缺失或重复、顶浆分泌、乳腺发育不全或功能障碍、畸形牙、男性青春期延迟、生殖器畸形等缺陷为主的综合征。

【临床表现】四肢发育异常、指（趾）骨数目异常、指（趾）骨形态发育异常、腕骨融合、乳头数目异常及位置异常、乳腺发育障碍等。

手和前臂的异常范围可从发育不良的第 5 手指的指尖到发育不良或者完全缺失的前臂外侧骨，一些情况下，某些手骨可能不发达或者缺失，在少数情况下，患病婴儿可能也显示出上臂骨的不发达，手指和前臂的畸形也可能导致一些并发症，例如手指和前臂的活动受限，然而，在其他情况下，该综合征患者也会显示出不发达、异常短小和缺失的脚趾。

汗腺的异常包括汗腺的发育不良或者汗腺的缺失。

在某些情况下，受生长延迟影响的患者可能会导致矮小。在其他情况下，受影响的患者可能会发生“赶超式”生长。

乳头数目异常及位置异常，乳腺发育障碍。

生殖器畸形的男性可能有异常低水平的睾丸功能（性腺功能减退），导致延迟的第二性征发育（青春期）；此外，受影响的男性可能会有异常的小阴茎和一个或两个睾丸未能准确下降到阴囊（隐睾）。在受影响的女性，薄膜通常部分覆盖阴道口（处女膜）或者完全覆盖阴道口（无孔处女膜）；此外，在某些情况下，子宫可有形态异常（双角子宫）。

【诊断】在某些情况下，诊断本病可以基于出生时全面的临床评估、对物理特性的识别和专门的成像技术。通过研究成像以确认手指、手、手腕骨异常；某些生殖器畸形（如男性隐睾、女性的双角子宫）；其他畸形（如幽门狭窄、腹股沟疝）。专业的测试也可以进行检测和验证某些汗腺功能障碍，如（浆）腺和（或）受影响的女性的乳腺。

可以通过超声心动图、心电图、心脏导管插入术等来检测是否存在特征性的室间隔缺损。

脆弱性骨硬化

【中文名】脆弱性骨硬化、骨斑点症、播散型凝集性骨病

【英文名】osteopoikilosis（OPK），osteopathia condensensdisseminata，spottedbone

【定义】脆弱性骨硬化最好发于管状骨的骨骺、干骺端等松质骨内，还可见于某些扁骨和不规则骨内，据病理观察骨松质内有多个灰白色圆形或椭圆形致密小骨块。骨岛与骨斑点症除病灶大小、多少不同外，其部位和影像学与组织学表现均相似，故推测两者的发生机制相仿。

【临床表现】不产生症状，有 20% 的患者诉关节疼痛，尤其在骶椎，但不知是骨中的斑点所致还是合并风湿痛，有时出现皮肤结节状组织增生和易形成瘢痕疙瘩。

X 线表现可见圆形或卵圆形的致密斑点，几乎波及全身，特别是在长骨的骨骺部位及干骺端，但骨干很少有斑点；斑点的大小不一，直径 2～10mm 不等；在脊柱、肋骨及锁骨均少见，在颅骨更为稀有；骨骼的轮廓改变，骨骺发育亦无影响，关节间隙正常。对于成人，斑点一般不再有明显变化，而儿童出现的斑点可以增加、消失及融合。

【诊断】本病好发于长、短管状骨的骨端骨松质内以及肩胛骨、骨盆、腕骨、足骨等扁骨和不规则骨内，很少发生于骨干，在脊柱、肋骨、锁骨、颅骨内极罕见。

X 线检查是发现和诊断本病的主要依据。X 线片上病灶呈弥漫、多发的圆形、类圆形或融合成条状及团块状致密影，位于骨松质内，走行与骨长轴一致，双侧基本对称，大小在数毫米至 2cm 之间；越靠近关节病灶越密集，密度也越高；绝大多数病灶中心密度、高边缘密度低，也有少数病灶中心密度偏低，但其边缘均较清楚；病灶不侵犯骨膜及关节软骨，关节间隙清晰。

CT 检查能更清晰地显示病灶的部位、大小、形状及与骨皮质的关系，还能发现 X 线片难以显示的微小病灶。CT 表现为病灶位于骨松质内，并与骨小梁分布一致，少数位于骨皮质内或骨皮质下，相应部位骨皮质增厚、密度增高。多呈圆形或卵圆形高密度结节影，边界清楚，有的呈团块状改变。

MRI 检查表现为病灶多发，不均匀散布于骨松质内，呈圆形、类圆形结节及不规则条状异常信号，在 T_1WI 与 T_2WI 上均为极低信号，边界清楚，多发病灶聚集成“蜂窝状”，周围软组织无异常信号。

【鉴别诊断】与肢骨纹状肥大、软骨发育异常（Ollier 病）、转移性癌等相鉴别。

大脑 - 肋骨 - 下颌综合征

【中文名】大脑 - 肋骨 - 下颌综合征、CCM 综合征

【英文名】cerebro-costo-mandibular syndrome（CCMS），CCM syndrome，rib gap defects with micrognathia

【定义】大脑 - 肋骨 - 下颌综合征是一种罕见的遗传性疾病，其特点是小下颌畸形、腭裂、舌下垂、肋骨的发育异常（发育不良）等，在大多数情况下，这种异常情况可以导致婴儿早期的呼吸困难，部分患者智力正常，也可表现出中度至重度的精神发育迟滞，通常为常染色体隐性遗传病。

【临床表现】最显著的表现是在胎儿发育阶段（胎儿宫内生长迟缓）和出生后（产后生长不足）的异常生长缓慢、智力低下，大多数 CCMS 表现出特征性的腭畸形（软腭缺如、硬腭短、有中央孔、悬雍垂缺如）、舌下垂，导致新生儿因呼吸窘迫而就诊；严重小下颌，硬肋与软肋之间（特别是第 4～10 肋骨）有裂隙；胸廓小，呈钟形；皮肤松弛，脊椎畸形，肘发育不良；偶有小头畸形。本病预后差，多因呼吸窘迫等而早夭，40% 者在 1 年内死亡。

此外，在大多数情况下，受影响的婴儿表现出肋骨发育不良，这样的肋骨可能会导致胸部发育的异常，包括扁平和萎缩；同时还存在有异常的呼吸节律。

【诊断】在大多数情况下，CCMS 的诊断和（或）确认需根据一个全面的临床评估，识别特征的物理检查、影像学检查结果。例如，X 线片可以确认或揭示小颌畸形的程度、肋畸形和其他任何相关的异常。

在某些情况下，CCMS 可进行出生前诊断，利用先进的成像技术，如超声的应用。胎儿超声检查图像可提示本病。

【鉴别诊断】Pierre Robin 综合征可能也有小颌畸形、腭裂畸形、肋畸形和其他生理特征和症

状与 CCMS 相类似。

低磷酸盐血症性佝偻病

【中文名】低磷酸盐血症性佝偻病、维生素 D 阻碍性佝偻症、抗维生素 D 性佝偻病

【英文名】hypophosphatemic rickets，VitaminD-resistant rickets

【定义】低磷酸盐性佝偻病又称遗传性或家族性低磷血症性抗维生素 D（低磷抗 D）佝偻病，主要通过 X 性染色体显性遗传，是由于低磷血症和活性维生素 D 生成不足造成的以骨骼矿化不良、骨软化或佝偻病为主要特征的一组疾病。

【临床表现】本病多数患者无症状，有症状者在幼儿期和成人期尚有不同。

幼儿期患儿多于 1 岁左右出现症状，矮小，似维生素 D 缺乏佝偻病，因生长发育障碍呈侏儒症；幼童出现活动性佝偻病，骨骼畸形，骨痛剧烈，可发生骨折。

成年期常有严重肌无力，尤以下肢为重，骨软化症，手足搐搦较少。

主要症状包括夜惊、多汗、睡不安神、关节疼痛等佝偻病症状，可伴有走路不稳、臀后翘、摇晃呈鸭步态等。

【诊断】诊断标准如下：

有家族病史或低磷血症史，典型的临床表现：血磷低，尿磷增多，血钙正常或偏低，血碱性磷酸酶在活动期升高；对一般治疗量的维生素 D 无反应。

具备上述各点，且能排除其他原因所致的肾性佝偻病者可考虑本病诊断。

【鉴别诊断】维生素 D 缺乏性佝偻病主要是因维生素 D 缺乏所致，血钙低或正常，血磷低，但尿磷不增多且对维生素 D 治疗量反应较好。维生素 D 依赖性或假维生素 D 缺乏性佝偻病的抽搐及肌无力较重，血钙低，血磷正常或增高，对生理剂量的 25-（OH）$_2$-VitD$_3$ 治疗反应良好，且呈依赖性。

本病也需与其他如 Fanconi 综合征、肾小管酸中毒、慢性肾衰竭等所致的肾性佝偻病相鉴别。

迪格弗 - 梅尔基奥尔 - 克劳森的综合征

【中文名】迪格弗 - 梅尔基奥尔 - 克劳森的综合征

【英文名】Dyggve-Melchior-Clausen disease（DMC），DMC disease，Pseudo-Morquio disease type Ⅰ，Smith-McCort dysplasia，Smith-McCort syndrome

【定义】迪格弗 - 梅尔基奥尔 - 克劳森的综合征是一种罕见的先天性脊柱骨骺发育不全，其主要特点是身材矮小、四肢短小、小头畸形、精神发育迟滞和智力障碍，是先天性背柱骨骺发育不良（Spondyloepimetaphyseal dysplasias，SEMDs）的一个亚型，属于常染色体隐性遗传性疾病。

【临床表现】在幼儿期 DMC 患者有身材矮小、短躯干、桶状胸、面部粗糙、笨重的下巴、小头畸形和面部形态异常等临床特征。

【诊断】X 线检查：扁椎骨、骨骺和近端肢体骨骼的干骺端发育异常，包括错位的脊柱、不规则的干骺端、股骨颈短等变化，随着年龄的增长，特征性的变化包括髂骨脊的扩张和脱钙生长。

【鉴别诊断】与其他亚型的 SEMD 相鉴别。儿童期的发育迟缓（较重的学习和说话障碍）、髂骨脊和椎体异常形态的是 DMC。

顶骨发育不全

【中文名】顶骨发育不全

【英文名】parietal foramina（PFM）

【定义】顶骨发育不全是一种非常罕见的遗传性疾病，遗传形式为常染色体显性遗传，其临床表现特点为颅骨顶部有两个对称性的卵圆形孔洞，且在不同患者中大小不一，直径从 1～5cm 不等。

【临床表现】颅骨的硬骨部位发育缺陷，形成两个对称性的卵圆形缺损区。顶骨发育不全有两种表现形式：一种是以单独的形式出现，颅骨顶部卵圆形的孔洞是疾病的唯一体征，所以又称孤立型；另一种则是以综合征的形式出现，颅骨顶部卵圆形的孔洞仅是诸多症状和体征中的一种，同时还可能存在多发性骨疣、颅面部畸形以及智能低下等症状，又称综合征型。以往的研究发现有两个基因的缺陷与顶骨发育不全有关，Ⅰ型顶骨发育不全是由于 *MSX2*（Msh homeobox 2）基因的缺陷引起，Ⅱ型顶骨发育不全则是由于 *ALX4*（Aristaless-like homeobox 4）基因的缺陷引起。*MSX2* 与 *ALX4* 基因分别位于 5 号与 11 号染色体。

【诊断】临床诊断头骨顶端后侧的扁平区域较为明显，影像学表现为扩大的顶骨孔，相互对称，靠近矢状缝与人字缝相汇处，顶叶缺口处缺乏骨化；典型的圆形或椭圆形，在后前位颅骨平片上，呈“眼镜”状在头颅侧位片不太明显。

三维 CT 检查：在儿童期，这种障碍可能表现为由顶骨缺损（颅裂）而引起的一个持续放大的后囟。

MRI 检查：虽然不如可视化的骨缺损 CT，头颅 MRI 在脑膜、血管和皮质结构等局部的微小病灶上有自己的优势。

分子遗传学检查：基因 *MSX2* 和 *ALX4* 的突变可以导致顶骨椎间孔的扩大，可以通过突变检测来诊断该疾病。

【鉴别诊断】该病应该和其他原因引发的头骨骨化缺陷相鉴别，包括脑膜膨出、蛛网膜囊肿、异位神经胶质组织、肿瘤、骨质疏松症、骨巨细胞瘤、骨嗜酸性肉芽肿、朗格汉斯细胞增生症等。

杜安 - 桡侧列综合征

【中文名】杜安 - 桡侧列综合征

【英文名】Duane-radial ray syndrome（DRRS），Duane syndrome，Okihiro ray syndrome

【定义】杜安 - 桡侧列综合征是一种罕见的能够影响眼睛运动、引发手臂和手部的骨骼异常的疾病，属于常染色体显性遗传病。

【临床表现】眼球运动障碍：①杜安异常（一种斜视）：是本病的特征性症状，两眼不能朝向同一方向；②眼球震颤：眼球的快速移动和不自主运动，有时也称为“跳舞的眼睛”。

手部的障碍包括腕管综合征、骨关节炎和肌腱炎。

本病患者还可能有肾、心脏、耳和足部畸形以及听力损失等方面的损伤。

【诊断】基因检测：*SALL4*（spalt-like transcription factor 4）基因是 DRRS 的特异基因，它的突变可以导致 DRRS 的发生，对 DRRS 的诊断可以通过 *SALL4* 基因的突变检测来实现。

【鉴别诊断】与 acro-renal-ocular 综合征、Holt-Oram 综合征相鉴别。

短肢 - 手型脊椎骨骺干骺端发育不良

【中文名】短肢 - 手型脊椎骨骺干骺端发育不良

【英文名】spondylometaepiphyseal dysplasia，short limb-hand type（SMED-SL）

【定义】短肢-手型脊椎骨骺干骺端发育不良是一种稀有的骨发育不良，以骨骺、韧带和软骨组织的异常钙化为特点。

【临床表现】胸腔狭窄、肋骨短小、身材矮小、四肢短小。

【诊断】结合临床表现、影像学X线检查来诊断。

多发性骨骺发育不良

【中文名】多发性骨骺发育不良、骨骺发育不良

【英文名】multiple epiphyseal dysplasia（MED），dysplasia epiphysialis multiplex

【定义】多发性骨骺发育不良是一种遗传性骨软骨发育不良疾病，特点是轻中度身材矮小和早期发作关节炎，遗传方式以外显完全的常染色体显性遗传为主，少数为隐性遗传，本病临床表现复杂，具有明显的遗传异质性。

【临床表现】本病的临床表现和遗传方式都具有异质性。一般出生时无明显异常，2岁以后逐渐出现症状，走路较晚，步态不稳，出现膝内、外翻，关节疼痛，功能受限，6～7岁时可出现脊柱侧凸；四肢短，身材矮小，形如侏儒，但面部、头颅正常，智力发育不受影响；最终身高轻到中度矮小或正常，一般145～170cm。

儿童期的X线片显示髋、膝、手、踝等大关节骨骺骨化中心以及腕骨、跗骨中心骨化延迟且不规则，髋臼常增宽变扁呈方形，干骺端通常不受累，管状骨缩短，长骨关节软骨变性导致骨关节炎也很常见，股骨头缺血性坏死可在30%患儿中发生；脊柱可见轻微脊椎骨终板不规则或正常；有一小部分患者可在双膝关节发现双层髌骨（double-layered patella，DLP），这是最独特的表现。

本病的临床表现复杂，其分型及名称混乱。目前，描述的临床分型有3型，一型为Ribbing型，即轻型，特点有身材矮小、骨骺扁平、髋关节早发骨关节炎、轻微腕关节受累或没有；另一型为Fairbank型，即重型，其特征是侏儒，手指短粗，多个关节呈现小骨骺，尤其是髋关节，股骨头小且圆，与其他多发型骨骺发育不良扁平型股骨头不同，掌骨和指趾骨骺不规则，腕骨和跗骨也有严重改变；还有一类未分类型多发型骨骺发育不良。

【诊断】临床诊断主要依靠病史、临床表现和X线表现，尚无有效的治疗方法。

【鉴别诊断】与Perthes病、先天性髋内翻、Blount病相鉴别。

多发性关节错位-身材矮小-颅颜畸形-先天性心脏缺损

【中文名】多发性关节错位-身材矮小-颅颜畸形-先天性心脏缺损、Laesen综合征

【英文名】multiple joint dislocations- short stature- craniofacial dysmorphism - congenital heart defects-laesen syndrome

【定义】多发性关节错位-身材矮小-颅颜畸形-先天性心脏缺损是一种常染色体隐性遗传病，特点是面部畸形，双侧肘关节、髋关节、膝关节脱位，畸形足，身材矮小以及心血管缺陷。

【临床表现】患者常有严重的身材矮小、肌张力减退和韧带松弛，存在肘关节、髋关节、膝关节脱位，扁平的鼻梁，大而突出的眼睛，严重的鼻唇沟褶皱，小嘴合并短小的脖子，畸形足等特殊表现。

【诊断】临床表现结合基因突变检测：*B3GAT3*基因突变可能与该病的发生相关联，可通过突变检测来发现可能的病例。

【鉴别诊断】与Laesen综合征的其他类型相鉴别。

多发性内生软骨瘤病

【中文名】多发性内生软骨瘤病、Ollier 病

【英文名】multiple enchondromatosis

【定义】多发性内生软骨瘤病是一种少见的非遗传性良性肿瘤，常为多数的不对称地分布在骨内的软骨病灶及骨膜下沉积，在长、短管状骨中均可发病，可发生在肢体的单侧或双侧。

【临床表现】通常发病年龄为 10 岁以内，男性多于女性。症状与体征表现为可触及的肿块，但很少有疼痛。

多发性内生软骨瘤病常在儿童时期出现症状，至青春期畸形明显，以后逐渐稳定。

【诊断】依据病史、临床症状及体征、X 线检查的表现诊断。

【鉴别诊断】与滑囊肿、纤维性骨皮质缺损干骺端发育不良相鉴别。

多发性腕骨、跗骨骨质溶解

【中文名】多发性腕骨、跗骨骨质溶解

【英文名】multicentric carpotarsal osteolysis syndrome（MCTO），multicentric- osteolysis

【定义】多发性腕骨、跗骨骨质溶解是一种罕见的骨骼系统疾病，以掌、腕、跗骨的骨质溶解为特点，并且可以导致严重的关节畸形，属常染色体显性遗传。

【临床表现】早期的临床表现和莱特尔综合征（一种具有高复发性的、常导致功能障碍的严重风湿病）相似，受影响的患者也有微妙的颅面畸形（三角脸、小颌畸形、眼球突出、小鼻子、上颌发育不全），许多发展为进展期的肾病，最终导致终末期肾衰竭。

【诊断】X 线显示没有腕骨和掌骨近端的逐渐溶解，而远端趾骨相对完好，手和腕部骨质疏松伴近端掌骨溶解。

【鉴别诊断】与莱特尔综合征（Reiter's syndrome，RS）相鉴别，该病是一种具有高复发性、常导致功能障碍的严重风湿病，除典型的关节炎、尿道炎和结膜炎三联征外，口腔炎、皮疹、宫颈炎等皮肤黏膜病变是常见的临床表现，患者多为年轻男性，突发严重的大关节炎和韧带肌腱附着点炎症是最突出的症状。多数 RS 患者发病前有性病型尿道炎史，因此被认为是病原菌感染引起的疾病。

额鼻发育异常 Ⅰ 型

【中文名】额鼻发育异常 Ⅰ 型

【英文名】frontonasal dysplasia Ⅰ（FND Ⅰ），frontonasal malformation（FNM）

【定义】额鼻发育异常 Ⅰ 型是一种常染色体隐性遗传的额鼻畸形，主要表现为脸和头部的发育障碍，特点是一个独特的面部外观，眼距过宽、宽鼻梁、短鼻脊、鼻尖裂、宽鼻小柱、广泛分离的狭缝状鼻孔、人中长伴显著的双侧肿胀等。

【临床表现】主要表现包括眼距过宽、鼻根偏大、面正中裂和（或）上唇腭裂、单侧或双侧鼻翼裂、鼻尖不成型、前隐性颅裂等。

【诊断】基因检测：可以通过检测 *ALX3* 基因的突变来诊断额鼻发育异常 Ⅰ 型的病患。

儿童期渐进性关节病

【中文名】儿童期渐进性关节病、儿童进行性假类风湿性关节病、进行性假类风湿性骨发育不良、晚发型脊柱骨髓发育不良伴进行性骨关节病

【英文名】arthropathy progressive pseudo-rheumatoid of childhood（APPRC），progressive pseudorheumatoid dysplasia，spondyloepiphyseal sdysplasia tarda with progressivearthropathy（SEDT-PA）

【定义】儿童期渐进性关节病是一种主要累及软骨组织的常染色体隐性遗传性骨关节病，其主要临床特征是进行性关节僵硬、疼痛、活动受限、软组织肿胀以及关节畸形。

【临床表现】主要临床特征是进行性关节僵硬、疼痛、活动受限、软组织肿胀以及关节畸形。

儿童期渐进性关节病的进展性障碍从童年开始，疲劳、肌肉无力、鞠躬腿可能是早期表现。它的特点是骨关节炎，关节肿胀、挛缩和疼痛，掌指骨关节和指间关节肿胀，髋关节及周围关节的骨质疏松也会发生。幼年期，通常有类风湿关节炎的症状。

【诊断】可以通过检测 *WISP3*（WNT1 inducible signaling pathway protein 3）基因的突变来诊断儿童期渐进性关节病的病患。

【鉴别诊断】与幼年型类风湿关节炎（juvenile rheumatoid arthritis）相鉴别。

耳鼻 - 脊柱 - 骨骺发育异常

【中文名】耳鼻 - 脊柱 - 骨骺发育异常

【英文名】oto spondylo mega epiphyseal dysplasia（OSMED）

【定义】耳鼻 - 脊柱 - 骨骺发育异常是常染色体隐性遗传性骨骼发育不良的一种，特点是肢体短小、多处骨骼影像学表现异常、中等程度的面部发育不全、鼻梁扁平、鼻尖上翘、感觉神经的听觉丧失。

【临床表现】耳鼻 - 脊柱 - 骨骺发育异常鲜明的特点包括严重的骨、关节问题和极重度听力损失。这种疾病影响骨骺的生长，患者手臂骨和腿骨异常短、平均身高矮，其他症状包括关节骨骼增大、短手、脊椎骨扁平（腰椎）。有这种症状的人往往背部和关节疼痛，影响关节的运动，并在生命的早期发生关节炎。严重的高频听力损失是常见的。典型的面部特征包括眼睛凸出、凹鼻桥、尖端浑圆上翘的鼻子和小下颌，一些婴儿出生时有腭裂。

【诊断】通过临床检查、影像学检查、家族史进行诊断。

【鉴别诊断】与 Marshall 综合征相鉴别。

耳腭指综合征

【中文名】耳腭指综合征

【英文名】otopalatodigital syndromes（OPDS）

【定义】耳腭指综合征涉及耳朵小骨畸形引发的听力障碍、上腭发育问题、手指或脚趾的骨骼畸形。耳腭指综合征分为两型：耳腭指综合征Ⅰ型为主要累及骨骼发育的疾病，属于耳腭指综合征谱系中的一类；耳腭指综合征Ⅱ型除主要累及骨骼发育异常，也会在身体的其他部位引起的问题，如大脑和心脏。

【临床表现】耳腭指综合征Ⅰ型的症状通常是最轻的。这类患者通常有特殊面部，特征包括眼距较宽、眼睑下垂、额头突出和鼻子小而扁平。受影响的患者也有听力损失；胸部畸形；手指和脚趾的畸形，如方形（匙状）指尖、拇指和大脚趾缩短、第 2 脚趾异常变长等；腭裂；轻微四肢弯曲；关节活动受限。耳腭指综合征Ⅰ型的人会比家庭中的其他成员矮小，与女性相比，男性的这种障碍往往更严重，女性可能只表现出面部特征。

耳腭指综合征Ⅱ型的特殊面部特征包括眼距较宽、眼睑下垂、额头突出和鼻子小而扁平、小颌畸形，头骨的底部增厚，患者还存在听力障碍。受影响的个体通常都存在身材矮小、手指和脚趾畸形、弓形肢体；肋骨发育不全及不规则，可能会引起呼吸困难及其他骨异常或缺失，往往存在腭裂。除了骨骼异常，耳腭指综合征Ⅱ型的患者也可能有发育迟缓、脑积水、腹部器官膨出、心脏缺陷、胸部异常、输尿管梗阻和男性尿道下裂。与女性相比，耳腭指综合征Ⅱ型的男性的障碍往往更严重，因为他们欠发达的肋骨会导致肺扩张不足，引发呼吸问题。

【诊断】耳腭指综合征的诊断需要通过临床检查、影像学检查、家族史（符合连锁遗传）以及分子遗传学检测来进行。

分子遗传学检测：*FLNA* 基因的突变是已知的唯一能引发耳腭指综合征的因素。

范可尼贫血

【中文名】范可尼贫血

【英文名】Fanconi anemia（FA），complementation group A，fankaesren- dameshekvariant of Fanconi anemia

【定义】范可尼贫血是一种常染色体隐性遗传性疾病，其发病率为（1～3）/1000 万，基因携带频率为 1/300。本病在各人种中均有发现，在某些人群中发病率异常高。目前已发现在 Ashkenazi 犹太人、南非人、某些土耳其和沙特阿拉伯人群中发病率较高，其病态基因携带率为 1/100，近亲婚配者发病概率增加。

【临床表现】本病患者在出生前后生长发育迟缓、肾和心脏畸形、骨骼缺失、拇指和（或）桡骨缺失。典型的面部外观包括小头畸形、眼畸形，还可出现肾畸形、听力损失、性腺功能减退、生育力下降、皮肤异常（色素沉着、色素不足和牛奶咖啡斑）、骨髓衰竭和对癌症的易感性，主要是急性髓细胞性白血病。范可尼贫血患者预期寿命可以平均减少 20 年。

【诊断】根据临床表现诊断。

分子遗传学检测：MMC/DEB 诱导的染色体畸变试验。

非综合征型轴后多指（趾）

【中文名】非综合征型轴后多指（趾）

【英文名】Non-syndromic polydactyly postaxial types

【定义】非综合征型轴后多指（趾）是一种最常见的先天性重复性四肢畸形，表现为一个或多个指（趾）全部或部分地重复发生。

【临床表现】它常被分为综合征型和独立发生的非综合征型两大类。非综合征型根据多指（趾）发生部位不同分为轴前型（额外指在拇指侧）、中央型（额外指在示指、中指和环指侧）和轴后型（额外指在小指侧）。轴后多指（趾）又根据额外指发育的情况分为发育良好的“A”型和发育不良的“B”型，不同分型在不同人种中的发生率不相同。

因发病个体不同，临床表现各有差异，部分孩子天生就存在一个或多个额外的手指或脚趾，包括双手双足、双手一足、一手一足、双足、一足受累等表型。因为非综合征多指（趾）畸形与多条染色体多段区域中的多个基因的突变有关，存在遗传异质性，同一基因突变引起的多指（趾）畸形在各个家系中的突变形式也不一样，所致表型各不相同。

【诊断】根据临床表现做出诊断。

分子遗传学检测：丝裂霉素 MMC/ 二环氧丁烷 DEB 诱导的染色体畸变试验证明，*HOXD13* 基因的突变可导致多指（趾）并指（趾）畸形，可以进行突变检测来诊断非综合征型轴后多指（趾）。

非综合征型轴前多指（趾）

【中文名】非综合征型轴前多指（趾）

【英文名】Non-syndromic polydactyly preaxial

【定义】非综合征型轴前多指（趾）作为一种最常见的先天性重复性四肢畸形，表现为一个或多个指（趾）全部或部分的重复发生。

【临床表现】轴前多指（趾）又分为Ⅰ型、Ⅱ型、Ⅲ型和Ⅳ型，不同分型在不同人种中的发生率不相同。

因发病个体不同，临床表现各有差异，孩子出生就有一个或多个额外的手指或脚趾，包括双手双足、双手一足、一手一足、双足、一足受累等表型。

【诊断】根据临床表现及突变检测来诊断。

肥大性骨关节病

【中文名】肥大性骨关节病、原发性肥大性骨关节病、家族性肥大性骨关节病、厚皮骨膜病、继发性肥大性骨关节病、肺性肥大性骨关节病

【英文名】hypertrophic osteoarthropathy（HO）

【定义】肥大性骨关节病是一种由于骨周围软组织增厚、广泛性骨膜新骨形成而导致的综合征。

【临床表现】以杵状指（趾）、广泛性骨膜新骨形成和关节疼痛、积液为主要表现。

本病分为原发性和继发性两类，往往有明显的内脏疾病，发病年龄一般较大，常见于中老年。

【诊断】主要的X线改变是程度不等的长骨及短骨对称性骨膜新骨形成。

【鉴别诊断】与肢端肥大症、骨内膜性骨肥厚症、甲状腺性肢端肥厚、杵状指（趾）、恶性突眼及胫前黏液性水肿相鉴别。

腓骨发育不良和复合体短指

【中文名】腓骨发育不良和复合体短指

【英文名】fibular hypoplasia and complex brachydactyly、Du Pan syndrome

【定义】腓骨发育不良和复合体短指是一种以腓骨严重减少或缺乏和复杂的短趾为特征的常染色体隐性遗传病。

【临床表现】患者常有复杂的短指类型，同时合并双侧腓骨的缺失，最常见的情况是多余的手指出现在手掌尺侧（小指侧）、尺侧远端的发育不良。

【诊断】X线检查发现指骨延迟骨化、中趾骨缺乏、掌骨发育不良、掌骨和近端指骨缺乏。

基因检测：*GDF5*（growth differentiation factor 5）基因突变导致疾病在家庭中呈常染色体显性遗传。

斐弗综合征

【中文名】斐弗综合征

【英文名】Pfeiffer syndrome（PS），craniofacial-skeletal-dermatologic dysplasia

【定义】斐弗综合征是一种罕见的常染色体显性遗传病，其特点是某些头骨的过早融合（颅缝早闭）。

【临床表现】患者存在冠状缝、人字缝的过早融合，而导致头骨形状异常。面部外观特征包括不对称的头颅合并扁平的枕骨、高额头、面中部发育不良、低鼻梁和小眼睛（眼距过宽）。患者往往表现为突出的眼睛（眼球突出）、拇指和大脚趾短和粗。大拇指以外的其他畸形发生在第2指、第3指和脚趾。斐弗综合征患者可能出现与面中部发育不良和继发鼻阻塞有关的上呼吸道阻塞。

其他异常包括精神发育迟滞、脑积水、小脑和脑干脱出、低位耳、外耳道狭窄、异常肾积水、盆腔肾和发育不良的胆囊。视觉异常可能是一个重要的特点，颅内压增高可引发眼球突出。

【诊断】斐弗综合征的诊断基于颅缝早闭和拇指或脚趾的畸形。因为在同一个家庭中存在

大量的临床变异，分子学数据可能是临床表型诊断的一个重要补充。*FGFR1*（fibroblast growth factor receptor 1）或 *FGFR2*（fibroblast growth factor receptor 2）基因的突变可以导致斐弗综合征，可疑的复杂颅面综合征儿童应该进行临床遗传突变分析来确认。

【鉴别诊断】主要的鉴别诊断包括颅缝早闭症，Crouzon 综合征的表型类似斐弗综合征，但不存在手脚的异常。

其他的鉴别诊断包括 Muenke 综合征和 Saethre-Chotzen and Jackson-Weiss 综合征。

干骺端顶部杯状发育不全

【中文名】干骺端顶部杯状发育不全

【英文名】metaphyseal acroscyphodysplasia、wedge-shaped epiphyses of knees

【定义】干骺端顶部杯状发育不全指多种多样的遗传性骨病，是由骨骺的干骺端骨板参与的病理过程，最后可以发展成为一个锥形的外观，可能属于常染色体隐性遗传病。

【临床表现】主要临床特征是严重发育迟缓、下肢的短肢畸形、膝关节屈曲、严重短趾、锥形骺、膝关节异常、身材矮小。

【诊断】影像学诊断发现膝关节的特殊改变：股骨的下端和胫骨的上端嵌入到干骺端，呈现“杯状”形态。

高血压并短指症

【中文名】高血压并短指症

【英文名】hypertension with brachydactyly，brachydactyly with hypertension，brachydactyly type E with short stature and hypertension

【定义】高血压并短指症是一种非常罕见的疾病，特征是高血压合并短趾［异常短的手指和（或）脚趾］，属常染色体显性遗传病，基因定位于 12p11.2-12.2。

【临床表现】短手指、脚趾以及动脉高压。

【诊断】根据临床症状可以确诊。

基因检测：定位于 12p11.2-12.2 的基因检测。

宫内发育迟缓 - 干骺端发育不良 - 先天性肾上腺发育不全 - 生殖异常

【中文名】宫内发育迟缓 - 干骺端发育不良 - 先天性肾上腺发育不全 - 生殖异常、IMAGE 综合征

【英文名】intrauterine growth retardation-metaphyseal dysplasia-adrenal hypoplasia congenita-genital anomalies，IMAGE syndrome

【定义】宫内发育迟缓 - 干骺端发育不良 - 先天性肾上腺发育不全 - 生殖异常是合并胎儿宫内发育迟缓、干骺端发育不良（短肢）、先天性肾上腺发育不良及生殖异常为特征的一种疾病，可能属常染色体隐性遗传病。

【临床表现】患者表现为生长发育迟缓，存在的畸形特征包括前额突出、广阔的鼻梁、低位耳。在男孩中，生殖器畸形包括双侧隐睾、尿道下裂、小阴茎和性腺功能减退，严重的肾上腺皮质功能不全，出生后不久有轻度畸形等。

【诊断】分子遗传学检测：*CDKN1C*（cyclin-dependent kinase inhibitor 1C（p57，Kip2））基因的突变和宫内发育迟缓 - 干骺端发育不良 - 先天性肾上腺发育不全 - 生殖异常有关联，可以通过突变检测来诊断。

股骨发育不全 - 异常面容综合征

【中文名】股骨发育不全 - 异常面容综合征

【英文名】femoral hypoplasia-unusual facies syndrome（FHUFS），femoral-facial syndrome（FFS）

【定义】股骨发育不全 - 异常面容综合征是一种罕见的疾病，以不同程度的单侧或双侧股骨发育不全、同时面容开裂和其他小的畸形改变为特征。

【临床表现】非对称性的单侧或双侧股骨发育不全、面容开裂、人长中、耳朵肥大、上唇薄、轻度的小颌畸形。

【诊断】产前诊断：通过 3D 超声来评价及诊断，超声图像显示畸形、短而缺失的股骨、下颌退缩症、口小、软腭裂。

股骨 - 腓骨 - 尺骨综合征

【中文名】股骨 - 腓骨 - 尺骨综合征

【英文名】femur-fibula-ulna syndrome（FFUS）

【定义】股骨 - 腓骨 - 尺骨综合征是一种罕见的肢体残缺综合征，包括股骨、腓骨的缺陷和上肢尺侧的畸形，主要特点是大腿、前臂和小腿骨的畸形，畸形的程度可不同，上肢较下肢受影响大，右侧较左侧受影响大。

【临床表现】本病的主要特点包括指畸形，趾畸形，股骨畸形，上臂骨畸形，臂骨（肱骨及桡骨）融合，手臂骨、大腿骨（桡骨、肱骨、手指、尺骨、腓骨、足）的缺失，肘关节异常，马蹄内翻足，身材矮小。

【诊断】本病的症状和体征可能会因人而异，可通过症状和体征来判断是否是股骨 - 腓骨 - 尺骨综合征。

骨发育不全症

【中文名】骨发育不全症

【英文名】atelosteogenesis（AO），spondylohumer of emoral hypoplasia

【定义】骨发育不全症是一种致命的软骨发育不全，以严重的短肢、脊柱畸形、马蹄内翻足、拇指和脚趾外展为特征。

【临床表现】主要表现包括四肢肢体显著缩短、上呼吸道疾病、脊柱畸形、马蹄内翻足、拇指和脚趾外展等。

【诊断】产前超声诊断和新生儿 X 线诊断是骨发育不全症诊断的基础。产前超声检查可以识别以下形态特征：椎体冠状裂缝，干骺端骨骺异常，脊柱偏差如颈椎后凸畸形、骶骨水平、骨盆其他骨化中心的形成、手指和脚趾的轴前偏差。

Ⅱ型骨发育不全症

【中文名】Ⅱ型骨发育不全症

【英文名】atelosteogenesis type Ⅱ（AOⅡ），atelosteogenesis de la Chapelle type，de la Chapelle dysplasia，McAlister dysplasia

【定义】Ⅱ型骨发育不全症是一种非常罕见的严重软骨和骨骼发育障碍性疾病，患者通常在胎儿期死亡（死胎），出生的患儿多在出生后不久因呼吸衰竭死亡。Nores 等于 1992 年描述了一例通过产前超声和新生儿 X 线检查结果确诊的Ⅱ型骨发育不全症。

【临床表现】主要临床表现为腭裂、窄胸、短臂、短腿、四肢脱臼、马蹄内翻足、喉狭窄、卵圆孔未闭、冠状面椎体或矢状脊柱裂。

正常坐骨小切迹，肱骨短，大腿骨短，股骨、腓骨哑铃形，第 2 掌骨、第 3 掌骨大；腹圆，腹部突出。

【诊断】通过产前超声检查可识别的形态学特征：椎体冠状裂、干骺端异常、脊柱畸形如驼背、骶骨呈水平状、骨盆有额外的骨化中心、大拇指和脚趾中轴偏差等。

骨发育不全Ⅲ型

【中文名】骨发育不全Ⅲ型、脆骨病

【英文名】osteogenesis imperfecta，atelosteogenesis type Ⅲ（AOⅢ）

【定义】骨发育不全又称脆骨病，属先天性结缔组织发育不良，骨皮质菲薄，骨细小、脆弱，反复骨折，骨关节严重进行性畸形，蓝巩膜及牙齿形成不全为常见表现，往往造成严重病变。Ⅲ型为严重型，很多病例呈现宫内发育延迟，出生后即出现骨折。

【临床表现】严重的骨关节畸形；婴儿期表现蓝巩膜；反复骨折是成骨不全的特征，以横断骨折、螺旋形骨折最常见，约 15% 的骨折发生在干骺端。

【诊断】根据临床和影像学表现来进行诊断，*FLNB*（filamin B）基因的突变与骨发育不全Ⅲ型的发病相关，同时可以进行分子基因检测（molecular genetic testing）以确定存在突变基因来帮助诊断。

分子基因检测：*FLNB* 基因的突变检测。

【鉴别诊断】与骨发育不全Ⅰ型、Ⅱ型相鉴别。

骨发育异常性老年状皮肤

【中文名】骨发育异常性老年状皮肤

【英文名】geroderma osteodysplastica（GO），Walt Disney dwarfism

【定义】骨发育异常性老年状皮肤是一种罕见的常染色体隐性综合征（遗传病），主要特征包括面容过早老化（眼皮下垂和双下巴）；颧骨发育不全、迟缓；皱缩、萎缩的肌肤在四肢更为明显；臂展超过身高；脊柱后侧凸；关节过度伸展，手、脚处较为明显；骨质疏松；多发性骨折（尤其是椎骨）；肌张力减退；智力正常。

【临床表现】

（1）面容过早老化（眼皮下垂和双下巴）；颧骨发育不全、迟缓；皱缩、萎缩的肌肤在四肢更为明显；臂展超过身高；脊柱后侧凸；关节过度伸展，特别是手和脚；骨质疏松；肌张力减退；智力正常。

（2）短头颅（突出的前额、不发达的上颌和颧骨）导致发育不全的扁平样的颜面和相对突出的眼球，招风耳，下颌前突。

【诊断】影像学检查发现频繁出现的压缩性骨折，鱼样的椎体、脊柱侧弯、驼背、长骨骨折、锥形骺、脚部畸形，牙齿咬合不正等。

基因检测：该病为常染色体隐性遗传疾病，目前已发现两个致病基因：1q24.2 区域的 *SCYL1BP1*（SCYL1-bind protein 1）基因（又名 golgin RAB6-interacting，GORAB）和 17q25.3 区域的 *PYCR1*（pyrroline-5-carboxylate reductase）基因，前者多为纯合或复合杂合突变，后者多为纯合突变。

骨干髓质狭窄伴恶性纤维组织细胞瘤

【中文名】骨干髓质狭窄伴恶性纤维组织细胞瘤

【英文名】diaphyseal medullary stenosis with malignant fibrous histiocytoma（DMS-MFH），bone dysplasia with medullary fibrosarcoma（BDMF）

【定义】骨干髓质狭窄伴恶性纤维组织细胞瘤是一种病因不明的常染色体显性遗传性骨发育不良（癌综合征），这种罕见的遗传性癌症综合征的特征是骨梗死灶、骨皮质发育异常、病理性骨折。通常有 35%～40% 的骨干髓质狭窄（diaphyseal medullary stenosis，DMS）个体在 20～50 岁可能发育成恶性纤维组织细胞瘤（malignant fibrous histiocytoma，MFH）。

【临床表现】儿童期主要表现为骨疼痛和病理性骨折后愈合不良或不愈合，恶病质和腿弯曲、虚弱等症状，老年期可能发展为白内障，早衰性白内障在 30 岁左右便可见。

【诊断】

（1）实验室检查：基因检测，该病为常染色体显性遗传，突变发生在染色体 9p22-p21。

（2）辅助检查：根据影像学检查（X 线和 CT 检查），进行全身骨的扫描，铊显像（Tl chloride scintigraphy）若表现为髓质骨坏死后多处直线条纹、长管状骨骨干狭窄且骨皮质层增厚、双向髋臼硬化坏死和恶性纤维组织细胞瘤则可确诊恶性肿瘤的存在。

骨畸形性发育不良

【中文名】骨畸形性发育不良、Diastrophic 发育不良

【英文名】diastrophic dysplasia（DTD）

【定义】骨畸形性发育不良是一种常染色体隐性遗传性软骨发育不良，主要特征包括因软骨钙化导致的耳郭变形、腭裂、四肢短、身材矮小、脊柱和关节畸形以及手和脚的骨畸形，该病可以导致严重的短肢侏儒症、进展型的脊柱和关节问题，其次还可能有心理残疾且其治疗效果尚不明显。

【临床表现】颈部和上背（胸）部的隐性脊柱裂是骨畸形性发育不良中最常见的脊柱异常，目前已经有超过 50% 的病例出现该症状。随着时间的推移，骨畸形发育不良症状可能会更加严重，许多临床表现都出现在产前，因此出生时表现的很明显。发育不良主要是一种短肢骨骼发育不良，颅面最鲜明的特点是所谓的“菜花耳”和不同程度的腭裂、小颌畸形，头颅的大小通常正常。骨畸形性发育不良的个别病例也会发生肩、髋、膝盖、肘关节的部分或者全部脱位。马蹄内翻足畸形（马蹄）主要是因为脚部骨头的异常畸形和活动受限，是一种常见的新生儿骨畸形性发育不良出生缺陷。骨畸形性发育不良患者的面部特征不同于其他软骨发育不良的患者，表现为鼻梁骨扁平、鼻孔前倾、额头高宽、睑裂小、鼻孔不上翻。

【诊断】

（1）实验室检查：妊娠早期可通过 DNA 标志物进行检查。另外，实验室测量由成纤维细胞或软骨细胞吸收的硫酸盐可能对做出诊断是有用的。

（2）其他辅助检查：出生时发育不良的诊断可通过 X 线检查，如果不能进行 DNA 突变分析，在高危妊娠的产前超声诊断上也可以发现骨畸形性发育不良的患者，受影响胎儿的超声检查可能包括小下颌畸形、四肢异常短、手和拇指的异常、畸形足、关节挛缩和脊柱弯曲。

骨硬化性发育不全

【中文名】骨硬化性发育不全

【英文名】dysosteosclerosis（DSS）

【定义】骨硬化性发育不良是一种骨密度增加的疾病，原因是破骨细胞缺乏，表现为身材矮小，容易发生骨折，并且有时还会出现视神经萎缩、脑神经麻痹、发育迟滞以及与骨硬化症（osteopetrosis，OPT）表现一致的婴儿或幼童时期牙萌出失败，相关遗传学报道指出该病为常染色体隐性遗传疾病。DSS 是一种病因不明的特殊的骨硬化症。

【临床表现】

（1）儿童期骨组织学表现：由于破骨细胞活动缺乏导致原始松质骨不能被重吸收。此外，病情进行性发展，到青春期，所有椎体骨都明显变扁，干骺端的骨质减少，骨皮质变薄。

（2）涉及的主要表现：常见的骨折、渐进性运动障碍、渐进性精神发育迟滞、视力下降、面神经麻痹、身材矮小、面中部狭窄、喙状鼻、小颌、牙齿异常、牙齿釉质白垩、牙齿过早脱落、皮肤斑块、指甲扁平、头骨硬化、狭窄的脑神经孔、椎突出症、肋骨硬化、胸骨骨质变化、锁骨硬化、肩胛骨硬化、管状骨、突出的额头、蓝巩膜、鼻梁塌陷、腭裂、关节活动度增加等。

【诊断】尚未发现基因的突变和该疾病有关联，但可以结合影像学检查、生化检查、组织病理学检查、突变分析来联合诊断。

【鉴别诊断】与骨发育障碍矮小症、颅骨干骺端发育不良相鉴别。

骨硬化症伴有婴儿神经轴索发育不良

【中文名】骨硬化症伴有婴儿神经轴索发育不良

【英文名】osteopetrosis and infantile neuroaxonal dystrophy，infantile osteopetrosis and neuronal storage disease，prenatal axonal dystrophy and osteopetrosis

【定义】骨硬化症伴有婴儿神经轴索发育不良是一种极为罕见的常染色体单基因隐性遗传疾病，患者多为婴儿，在骨骼致密硬化的同时，还伴随有相应的神经症状，其特点为易骨折，视力、听力不佳，脑萎缩，肝脾大，骨髓造血功能衰竭。

【临床表现】脑萎缩，海马区发育不全，胼胝体发育不全。异常代谢，动态平衡。石骨症：骨密度升高，容易骨折，头面部异常致密的骨头常压迫神经，引起视力减退、听力下降、面部肌肉瘫痪。

【诊断】诊断要点：① 3 岁前发病；②智力及运动能力倒退，对称性锥体束征，进展性病程致痉挛性四肢瘫、视力丧失及痴呆；③组织学证据（皮肤活检末梢神经成球样体）；④临床表现及各项化验无其他遗传代谢性疾病证据，临床资料包括病史，神经系统查体，头颅影像学、神经电生理检查及神经病理检查。

临床辅助检查特点：

（1）实验室检查：所有患者尿有机酸、氨基酸分析以及血乳酸、丙酮酸均正常。两例头颅 MRI 检查提示白质异常信号者行外周血白细胞芳香硫酸酶 A 及 β 半乳糖脑苷脂酶活性测定，结果均正常。

（2）神经电生理检查：10 例患者中 8 例肌电图显示典型的失神经支配表现，神经传导速度均无明显异常，其余 2 例患者肌电图无明显异常。所有患者脑电图均显示背景慢波，3 例患者清醒期存在快波节律。

（3）头颅影像学：10 例患者病程 1～2 年后的头颅 MRI 均提示明显小脑萎缩，3 例伴侧脑室后角周围白质异常信号，随访中多次复查头颅 MRI 者其小脑萎缩呈进行性加重，3 例患者渐有广泛大脑皮质萎缩表现。

（4）神经病理：4 例患者于病程 1～2 年时行皮肤、腓肠神经及肌肉活检，其中 3 例患者的皮肤活检标本显示皮下神经纤维尤其是汗腺周围交感神经纤维可见轴索扩张呈球样体特点，2 例患者的腓肠神经活检标本可见小的有髓神经纤维出现局部扩张，所有患者的肌肉活检标本均未发现异常，1例患者的皮肤、腓肠神经及肌肉标本均未见明显异常。电镜显示扩张的神经轴索内含大量高密度颗粒物质、细丝及空泡。

（5）易发生骨折，多位于骨干部，其愈合不延迟。因骨髓腔变窄，引起进行性贫血，髓外造血器官可代偿性增大。

骨质疏松 - 假神经胶质瘤综合征

【中文名】骨质疏松 - 假神经胶质瘤综合征

【英文名】osteoporosis-pseudoglioma syndrome（OPS），pseudoglioma with bone fragility，osteogenesis imperfecta ocular form

【定义】骨质疏松 - 假神经胶质瘤综合征是一种罕见的常染色体隐性遗传病，主要特点为骨质疏松和假性神经胶质瘤以及由于视网膜脱离而引起的失明，均发生在婴幼儿期。骨质疏松症通常出现在童年早期，是由于矿物质（如钙）摄入不足，骨密度下降，使得骨脆，易发生骨折。

【临床表现】主要临床表现为幼年型骨质疏松和假性神经胶质瘤。患者骨密度减低，很易反复发生骨折，导致疼痛、变形、行走和站立困难。婴儿期可出现失明并可伴有轻度的精神发育迟滞，视力低下，身材矮小，行动能力差。

【诊断】根据实验室诊断及基因检测进行诊断。

（1）基因检测：*LRP5*（low density lipoprotein receptor protein 5）基因突变检测。

（2）其他辅助检查：X 线检查；骨密度（bone mineral density，BMD）测试，用于确定骨矿含量和骨骼改变，如骨质流失，若“BMD 较同性别峰值骨密度（peak bone mass，PBM）减少 2.5 标准差”，即可诊断为骨质疏松；眼底的相关检查。

混合性软骨瘤病

【中文名】混合性软骨瘤病、混合性骨疣、骨软骨瘤

【英文名】metachondromatosis（MC）

【定义】混合性软骨瘤病既有外生性骨疣征象，又有内生性软骨瘤征象，主要影响管状骨，虽然它也可以包括椎骨、小关节和扁平骨，是一种罕见的常染色体显性遗传疾病。

【临床表现】骨骼影像学检查具有外生骨疣和内生性软骨瘤的特点。

手、脚和膝关节处广泛多发骨疣，多数为进行性生长，少数呈消退，保留最小残余畸形。长骨与髂骨影像学检查可呈现特有的光条纹或外生骨疣和内生软骨瘤病。此外，外生骨疣通常指向骨骺端，也有指向临近关节的情况；可能出现第一跖骨异常薄的特殊情况；长骨远端骨骺和髂骨处表现为内生软骨瘤病。

【诊断】

（1）体检：右下肢近踝关节部轻度肿胀，压痛明显，局部无红肿热感，未见静脉充盈，右踝关节活动正常。

（2）影像学表现：X 线平片示右胫骨下段一类圆形病灶，约 3.5cm×2.5cm 大小，边缘清晰、光滑，局部不规则隆起；病灶内骨小梁模糊不清；病灶腓侧见椭圆形致密区，呈象牙样，约 1.7cm×1.5cm 大小，边缘清晰，略不规则。CT 检查可见隆起病灶，密度不均匀，小部分呈象牙样。

（3）病理检查结果：①病灶周围组织：骨软骨瘤；②病灶象牙质样组织：骨岛。

（4）基因检测：染色体 12q24.1 上的 *PTPN11* 基因突变。

【鉴别诊断】与多发性骨疣、Ollier 病相鉴别。

霍-奥二氏综合征

【中文名】霍 - 奥二氏综合征、心 - 手综合征、心房及指发育不全综合征、上肢心血管综合征

【英文名】Holt-Oram syndrome（HOS）

【定义】霍 - 奥二氏综合征又称心 - 手综合征，是一种以上肢畸形伴心血管畸形的常染色体显性遗传病，属于心血管疾病中的罕见病例。

【临床表现】最常见的心血管畸形是室间隔（或房间隔）缺损，其次是心脏传导系统异常以及心肌病，而动脉导管未闭、大血管转位、冠状动脉异常、二尖瓣狭窄或脱垂、肺动脉狭窄、三尖瓣闭锁等极少见。骨骼畸形可累积双侧上肢，以左侧较重，前臂、腕及桡侧骨骼的变异或缺如最为常见，桡侧腕骨可因骨化延迟使第 1 掌骨基底部接近中线，拇指异常，具体包括拇指与其他手指形状相似，位于同一平面上；拇指三指节畸形，末节弯向尺侧，分叉状；拇指仅存软组织而无骨骼。

心血管方面主要表现为冠心病（coronary heart disease，CHD），也可仅表现为心律失常。

除了心脏和肢体的畸形外，可合并其他系统的畸形。

【诊断】霍 - 奥二氏综合征分为完全型和不完全型两类，完全型心血管和上肢均有畸形，此型较易诊断；而不完全型则仅有其中一方面的表现，须有家族史才能诊断。

基因诊断：染色体 12q24.21 上的 *TBX5* 基因发生突变。

【鉴别诊断】与 Ellis-Van-Greveld 综合征、心室 - 桡骨发育不全、马凡综合征、Downs 综合征等相鉴别。

脊柱-视力发育不良

【中文名】脊柱 - 视力发育不良

【英文名】spondylo-ocular dysplasia

【定义】脊柱 - 视力发育不良为一种伴有白内障与骨骼发育不良的脊柱 - 视力综合征，包括一些病因未明的情况，例如骨质疏松 - 假神经胶质瘤综合征（osteoporosis–pseudoglioma syndrome，OPS）。

【临床表现】临床特点包括白内障、由于视网膜脱离而导致的视力丧失、面部先天性畸形、面部肌张力减退、与正常身高不成比例的短肢、固定脊柱的胸驼背、腰椎前凸。患者表现为密集的白内障，右眼视网膜完全脱离；左眼晶状体核缺如但没有视网膜脱离。影像学检查发现广泛的中度骨质疏松、显著扁平骨和骨龄老化。

【诊断】放射学检查可揭示广泛中度的骨质疏松症、鱼骨外观的扁椎骨及扩大的椎间隙；眼科检查包括视力检查，眼压计、裂隙灯检查，间接眼底镜检查；此外，在选定的情况下，还可进行下列检查、眼科超声检查、视觉诱发皮层电位（visual evoked cortical potential，VECP）测定、视网膜电图测定（electroretinography，ERG）。

脊柱-跗骨-腕骨联合综合征

【中文名】脊柱 - 跗骨 - 腕骨联合综合征

【英文名】spondylocarpotarsal synostosis syndrome（SSS）、congenital synspondylism

【定义】脊柱 - 跗骨 - 腕骨联合综合征以脊柱融合、不分节段的脊柱棒和跗骨、腕骨发生融合为主要特征，是一种罕见的常染色体隐性遗传病。

【临床表现】新生儿可发现椎骨异常导致的脊柱进行性侧弯、腕骨融合（包括头状的钩骨和

半月形的三角骨），跗骨融合可导致内外足，患者还可出现神经性或混合性听力损失、颈椎稳定性差、腭裂、平足、牙齿缺陷、面部畸形等。

【诊断】根据临床表现、实验室检查、影像学检查以及基因检测可以确定。

基因检测：染色体 3p14.3 上编码细丝蛋白 B 的 *FLNB* 基因突变引起。

其他辅助技术：MRI 或 X 线影像特征。

脊柱肋骨发育不全

【中文名】脊椎肋骨发育不全

【英文名】spondylocostal dysostosis

【定义】脊柱肋骨发育不全是一组以椎骨分节异常、肋间融合异常致肋骨排列紊乱、肋骨数量减少为特征的中轴骨骼异常综合征，该病主要包括 4 型：脊柱肋骨发育不全Ⅰ型、脊柱肋骨发育不全Ⅱ型、脊柱肋骨发育不全Ⅲ型、脊柱肋骨发育不全Ⅳ型。

【临床表现】肋骨缺失致胸壁有矛盾呼吸，脊柱侧凸致肺受压，易有反复发作的肺部感染；先天性脊柱侧凸常伴相同节段水平的器官畸形，如胸椎侧凸易有心脏畸形，腰椎侧凸中约 1/3 有泌尿道畸形。

【诊断】脊柱肋骨发育不全最常见于散发病例，并有多种不同的放射学表型，所以是很难进行分类和调查的。X 线片和 MRI 检查可显示胸椎椎体有多发性的骨硬化中心。

家族型颅盖骨损伤

【中文名】家族型颅盖骨损伤

【英文名】familial calvarial doughnut lesions（FCDLs）

【定义】家族型颅盖骨损伤是一种罕见的常染色体显性遗传性疾病，其特点是特别低的骨密度，X 线下为半透明的头骨；多发性骨折；血清碱性磷酸酶升高和龋齿。

【临床表现】家族型颅盖骨损伤的本质是由具有射线可透性的环形组成的，四周围绕着致密的硬化骨环。出现血清碱性磷酸酶升高以及掌骨、跖骨轻度的影像学改变。

【诊断】根据临床特征、实验室诊断、其他辅助检查及基因检测来确定。

（1）基因检测：暂时致病基因还未明确。

（2）其他辅助检查：X 线片可见患者颅骨和椎骨不规则肥厚，椎骨有压缩性骨折；骨组织学和骨形态学测定可见骨骼结构异常；骨活组织检查可见骨转换速率过高和骨质疏松。

【鉴别诊断】与遗传发育不良相鉴别。

家族性短指关节病

【中文名】家族性短指关节病

【英文名】familial digital arthropathy-brachydactyly

【定义】家族性短指关节病是一种家族性的显性遗传性疾病。家族性手指的短指关节包括手和脚的中段和远端指骨短指，对于不同年龄的患者，家族性短指关节病可能导致软骨病变，主要影响指骨、掌骨和跖骨。

【临床表现】本病的患者一般在出生时无异常，没有骨骼发育不良的临床或放射学证据。于 10 岁之前出现最早症状，包括不规则的手的远端指间关节的近端关节面。到了成年期，所有的指间、掌指关节和跖趾关节变形都会受到骨关节炎疼痛的影响。其他骨架没有临床和 X 线下的改变，从而与其他骨骼发育异常进行区分时，主要依靠脊椎畸形和不成比例的身材矮小。

【诊断】

（1）渐进式中段和远端指骨过短；

（2）手指的径向偏差；

（3）短指综合征；

（4）手指异常和脚的异常；

（5）关节病。

家族性干骺端发育不良

【中文名】家族性干骺端发育不良

【英文名】Pyle disease

【定义】家族性干骺端发育不良是一种罕见的常染色体隐性遗传性疾病，主要特征是全身管状骨干骺端的软骨发育异常。

【临床表现】受累患者除了外翻膝畸形外，临床表现正常，但是偶尔会出现脊柱侧弯和骨骼变脆；与轻度的临床症状相反，X 线变化显著：长骨成型不良而且骨皮质一般较薄，腿的管状骨呈“Erlenmeyer 烧瓶”喇叭形，尤其是在股骨远端；除了眶上突起外，头骨实际上有骨质疏松、下颌角变钝，骨盆和胸廓的骨扩大的现象；头颅宽大、额面隆起、精神发育迟滞、脑神经异常（包括视神经萎缩、耳聋、面神经麻痹）。

【诊断】X 线检查：颅骨顶、颅骨底及面部渐进性、弥漫性骨肥大；颅骨骨缝骨化增强；鼻旁窦与乳突无气室腔形成，干骺端烧瓶状畸形。

【鉴别诊断】与贫血、骨纤维发育不良、戈谢病、愈合骨折以及不常见的凯菲病、铅中毒、致密性骨发育不全相鉴别。

Beukes 家族性髋关节发育不良

【中文名】Beukes 家族性髋关节发育不良、髋关节过早退行性疾病

【英文名】Beukes familial hip dysplasia

【定义】Beukes 家族性髋关节发育不良是一种以髋关节过早退行性变化为特征的家族遗传性骨骼疾病。Cilliers 和 Beighton 在对一个南非姓 Beuke 的荷兰裔家族的研究中定义此病，该家族 6 代人中有 47 例患者。

【临床表现】大多患者在童年时期就有髋关节进展性疼痛（比如关节周围囊肿、关节周围的硬化、关节间隙变窄），随着年龄增长表现出进行性恶化，而在成年早期，主要变化在于股骨骨骺变得严重的不平整与不规则。髋关节不适或疼痛是主要的症状。

家庭谱系数据显示为常染色体显性遗传，许多情况下为对男性的遗传。最早关节周围硬化可由股骨颈、股骨头到股骨近端骨骺线，不规则的二次骨化中心出现较晚。

患者一般健康状况良好，不伴有其他解剖部位异常或智力障碍，身高没有显著降低，一般不波及其他骨骼结构。

【诊断】根据临床特点：髋关节不适、疼痛，髋关节发育不良做筛查测试，体格检查可发现臀不对称褶皱和明显的肢体不等长。

Harris 评分是评估手术后髋关节功能的评分方法，其他方法如评价患者的髋关节评分、WOMAC 评分。

Beukes 家族性髋关节发育不良患者血常规和生化检测均正常，染色体无突变。除了常用的 X 线检查外，CT 和 MRI 检查也可偶尔使用。

基因检测：该病并非由于 *COL2A1* 基因异常所致。该致病基因定位于 12q13.11 上，D4S1554 与 D4S3051 两标记间的 11cm 区域。

【鉴别诊断】Beukes 家族性髋关节发育不良和 Perthes 病的区别在于前者的病变主要发生于股骨头、股骨颈和髋臼；脊柱骨骺发育不良或多发性骨髓发育不良和该病的区别在于除了髋关节发育不良，还存在其他部位的骨骼发育不良；此外 Beukes 家族性髋关节发育不良也不同于原发性骨关节病，前者从儿童期就表现出髋关节发育不良，并具有阳性家族史和髋关节典型的 X 线特征。

家族性膨胀性溶骨

【中文名】家族性膨胀性溶骨、cabe 疾病

【英文名】familial expansile osteolysis（FEO），Mc Cabe disease，polyostotic osteolytic dysplasia，hereditary expansile

【定义】家族性膨胀性溶骨是一种独特的骨骼发育不良性疾病，为常染色体显性遗传。

【临床表现】溶骨型病变的病变主要分布于长骨和中轴骨骼，其主要表现为进行性骨吸收增强伴髓扩张导致的严重骨畸形、骨疼痛及病理性骨折，还可伴有耳聋、颌畸形引起的牙列缺失。

临床上听力损失是最早出现的症状，最早在 4 岁即可出现。

【诊断】

（1）临床表现：幼年即发生牙脱落和听力丧失；骨骼受累一般发生在 20 岁左右；骨病变主要累及肢体，下肢多于上肢，以胫骨和桡骨居多，一般不侵及颅骨和骨盆。

（2）实验室检查：血清碱性磷酸酶和尿内羟脯氨酸含量升高，而其他生化指标正常；病理改变以破骨为主伴成骨障碍。

（3）其他辅助检查：影像学检查，骨小梁结构改变与畸形。

【鉴别诊断】可用放射学原理，与帕哲病、多发性骨纤维发育不良等进行鉴别诊断，放射学特征与病理组织学相结合就能鉴别出来。

甲髌综合征

【中文名】甲髌综合征、遗传性甲骨发育不良

【英文名】nail-patella syndrome（NPS）

【定义】甲髌综合征是一种罕见的常染色体显性遗传性疾病，主要临床特征为“四联征”：指甲发育不良、髌骨发育不良或缺如、髂骨角和桡骨小头脱位。

【临床表现】

（1）皮肤改变：指甲发育不良是诊断甲髌综合征的特异性征象，包括指甲角化不良、指甲小而扁、中央呈“勺”形凹陷、可见纵裂，尺侧较明显，由拇指到小指依次减轻，趾甲也可有类似改变；另一个重要征象是末节指间关节背侧皮肤皱褶缺失，此种表现比指甲病变的出现率高，甚至在指甲正常的情况下亦可存在，示指受累多见，常伴有末节指间关节弯曲受限；其他少见的皮肤改变有指间蹼及肘前窝处软组织蹼。

（2）骨骼改变：①骨盆改变：髂骨角较大时可触及臀部包块，但无症状，有时平卧受限。②膝关节：膝部不适，行走不稳、疼痛；膝关节弯曲畸形，伸直受限；髌骨易脱位，屈膝时髌骨向外滑脱。③肘关节：主要为提携角大，肘关节屈曲、伸直受限，不能旋前、旋后。④其他骨骼表现：可有畸形足，肩部异常，髋外翻，脊柱前凸、侧凸等。患者膝关节镜检查，可发现多发的滑膜皱襞导致相对应软骨面的软骨缺损，早期易引起关节疼痛及关节炎。

（3）眼部表现：可有虹膜、睫状体异常，晶体混浊，青光眼，白内障等。

（4）肾病变：蛋白尿、血尿，偶可发生肾衰竭。

【诊断】NPS 具有典型的“四联征”时容易诊断。本病具有的其他临床表现也不可忽视，如白内障、青光眼、肾病等，早期诊断及合理治疗是保护肾功能及预防早期关节炎的关键。

【鉴别诊断】应与小髌骨综合征鉴别，两者均可有髌骨发育不良、髋内翻、外翻足、小转子发育不良等，但后者没有指甲改变、髂骨角、肘异常及肾病变，而两侧坐骨、耻骨下支骨化不良。

假性软骨发育不良

【中文名】假性软骨发育不良

【英文名】pseudoachondroplasia

【定义】假性软骨发育不良是一种常染色体显性遗传骨发育不良性疾病，主要临床表现为典型的短肢侏儒，患者身高通常在 82～130cm。

【临床表现】假性软骨发育不良患者通常在两岁后出现生长缓慢、步态蹒跚、关节及韧带松弛等症状，典型的影像学检查可见椎骨及长骨干骺端异常。

出生 20 个月以后出现侏儒症状，四肢短小、关节增大、手指粗短、下肢弯曲、双膝及双踝内翻畸形。

颅面部发育正常，颅面部相称，角膜无混浊；管状骨干骺和骨骺有明显改变；脊柱腰段前突，臀部后翘，步态蹒跚；肝脾不大，肌力在正常范围。

【诊断】

（1）临床表现：假性软骨发育不良患者出生时身长正常；1～2 岁后出现生长缓慢，呈短肢侏儒状，患者会走时即出现鸭步，O 型腿、脊柱侧弯及腰椎前凸亦同期出现；青春期开始出现骨关节炎，主要累及双下肢及脊柱，股关节病变呈渐进性。

（2）实验室检查：此病的致病基因为软骨寡聚基质蛋白（cartilage oligomeric matrix protein，COMP）基因，已知的突变均分布在外显子 8～19。

（3）其他辅助检查：X 线检查在青春期前最理想，需要进行髋、膝、手及脊柱的检测。表现为骨骺骨化延迟及长骨骨骺、干骺端形状不规则，掌、指骨短且骨骺、干骺端不规则，脊柱侧位片示椎体前缘舌状突出。

【鉴别诊断】应与软骨发育不全、黏多糖病、多发性骨髓发育不良等病相鉴别。根据临床表现，患者最常被误诊为相对常见的软骨发育不全，鉴别诊断依据：①软骨发育不全在出生时即表现出肢体短小，身长低于正常，而假性软骨发育不良患者出生时身长正常。②软骨发育不全患者头大、前额突出、鼻梁低平，而假性软骨发育不良患者面容正常。③二者 X 线片骨骼表现差异极大，是鉴别的关键。软骨发育不全患者 X 线片显示四肢长骨对称性短粗，干骺端增宽、凹陷，骺核出现延迟，椎体较小，椎弓根间距从第 1 腰椎到第 5 腰椎逐渐变小，骨盆狭小，髂骨呈方形，髋臼上缘变宽呈水平状；而假性软骨发育不良患者骨骺骨化延迟及长骨骨骺、干骺端形状不规则，掌、指骨短且骨骺、干骺端不规则，脊柱侧位片示椎体前缘舌状突出。④二者致病基因不同：软骨发育不良的致病基因是 *FGFR3*，且 97% 以上的突变都集中在该基因 cDNA1138 位；而 *COMP* 基因检测是假性软骨发育不良患者确诊和高危家庭进行产前诊断的依据。

肩胛骨 - 髂骨发育不良

【中文名】肩胛骨 - 髂骨发育不良

【英文名】scapuloiliac dysplasia（SID）

【定义】肩胛骨 - 髂骨发育不良是一种少见的遗传性骨骼发育不良性疾病，为常染色体显性遗传病，患者表现出极端发育不全的肩胛骨和髂骨、过度的腰椎前凸以及眼睛、耳朵的异常。

【临床表现】髋臼与双侧髂骨发育不全；肩胛发育不全；肋骨、锁骨异常；身材矮小；听力障碍；瞳孔异常。从先前报道来看，患者的临床表现从智力正常、轻度骨骼异常到认知障碍、严重的骨骼畸形不等。

【诊断】根据临床表现及影像学检查做出诊断。

（1）X 线检查：腰骶部脊柱前凸，婴儿时期椎骨体呈球形，肋骨异常以及四肢骨过短。

（2）骨盆 CT 检查：在髂骨的正常位置处可见带状的软组织致密区，且股骨头和骶骨脊柱裂也都位于该区域。

（3）MRI 检查：显示正常位置的骨与软骨组织缺失，取而代之的是一种致密的类纤维组织的软组织，包裹着周围的组织肌肉，对股骨头起固定作用。

睑缘粘连 - 外胚层发育不良 - 唇腭裂综合征

【中文名】睑缘粘连 - 外胚层发育不良 - 唇腭裂综合征

【英文名】ankyloblepharon-ectodermal dysplasia-cleft lip palate

【定义】睑缘粘连 - 外胚层发育不良 - 唇腭裂综合征是一种特定类型的外胚层发育不良，并与唇裂和（或）腭裂以及先天性眼睑丝状融合相关。

【临床表现】

（1）先天性眼睑丝状融合：通常情况下表现为组织如绳索状，上下眼睑完全或部分地融合。在后一种情况下，融合可能是难以察觉的，并可自发裂解。睑粘连虽然是一个明确的综合征的一部分，但仍可能不存在或只能在约 50% 的病例中检测到。

（2）外胚层缺陷：通常情况下表现为头发稀疏；皮肤糜烂和独特的色素性皮肤改变；指甲的变化；牙齿的变化；出汗能力减弱（注：汗淀粉碘化钾记录手掌出汗能力的测试很少有用）。

（3）唇裂和（或）腭裂：目前近 100% 范围包括黏膜下腭裂和软（硬）腭、唇裂，唇裂和腭裂的结合。18 例病例中：44% 存在一系列唇裂（～1/3 双侧），100% 存在某种形式的腭唇裂（腭裂硬腭：56%；裂软腭：89%；黏膜下腭裂：17%）。随着年龄的增长，毛发的变化更加明显，头发通常是浅色、粗且结实、质地脆，眉毛和睫毛稀疏。

（4）指甲变化：存在于所有的患者，且随着年龄的增长越来越明显，但也因人而异。受影响最严重的个人可有指甲营养不良（甲板纹理异常）和超凸甲板、小甲症、远端磨破甲板吸收、指甲边缘缺失。

（5）牙齿畸形（圆锥形咬合）和先天缺牙（牙数减少）在童年和青少年时期较明显，受影响的成人平均有 4.75 个牙齿。

（6）所有的裂：可以包括黏膜下腭裂、软和（或）硬腭裂、唇裂或混合型的唇腭裂。

（7）其他：报道中的大多数个体肢体出现异常，并指畸形是最常见的手指和脚趾异常。五官畸形随着年龄的增长变得更加鲜明，通常包括上颌骨发育不全、下颌小、广泛的鼻根、鼻翼发育不良、短人中。

【诊断】根据临床表现及分子遗传学检测诊断。

分子遗传学检测：致病基因 *TP63* 可以帮助确立诊断。

【鉴别诊断】与大疱性表皮松解、卷发 - 睑粘连 - 指甲发育不良综合征、少汗性外胚层发育不良相鉴别。

进行性骨发育异常

【中文名】进行性骨发育异常

【英文名】progressive osseous heteroplasia（POH）

【定义】进行性骨发育异常是一种骨髓间充质分化的遗传性疾病，特点是婴幼儿时期的皮肤骨化和幼年时期的皮肤、皮下脂肪及深部结缔组织的异位骨化，是一种罕见的遗传性异位骨化疾病。

【临床表现】进行性骨发育异常表现为皮肤、皮下脂肪和深部结缔组织的进行性异位骨化，发病年龄为 6 周至 9 岁，病变主要累及四肢，亦可累及躯干（脊柱旁腰部、背部、腹壁、胸部），异位骨化部位不对称，可以是单侧肢体受累。

进行性骨发育异常首发症状多是在婴儿期局部皮肤出现斑丘疹，以后在皮疹处出现骨化。皮肤骨化常表现为碎片样分布，病变可以融合成大片骨化斑，最初骨化发生在真皮组织，皮肤异位骨化进行性发展，逐渐出现广泛的骨骼肌及深部结缔组织的异位骨化。进行性骨发育异常的严重性主要取决于异位骨化的部位和范围，深部结缔组织广泛骨化可导致受累关节运动受限和受累肢体局部生长发育障碍。进行性骨发育异常病例可以为散发，但也有家族性的发病报道。

【诊断】根据临床表现、实验室检查、病理学表现、基因检测及放射学检查可以诊断。

（1）实验室检查：常规实验室检查正常，在发生异位骨化时血清碱性磷酸酶升高；血清钙、磷、甲状旁腺激素（parathyroid hormone，PTH）和维生素 D 水平正常，少数病例有一过性异常；可见血清乳酸脱氢酶和肌酸磷酸激酶升高，间接反映骨在皮肤和骨骼肌组织的沉积。

（2）病理学表现：在真皮或深部结缔组织中伴有进行性骨化，包括肌肉和筋膜。进行性骨发育异常的病理变化可以分为两个阶段：①第一阶段：血管周围淋巴细胞浸润和间质水肿，伴疏松的成纤维细胞的增生，使肌肉和皮下组织呈结节性肿胀；②第二阶段：在成纤维细胞间可见胶原组织，伴有不同程度的肌肉萎缩、钙化和结缔组织的骨化，最后形成成熟的骨组织和软骨组织。

（3）基因检测：20q13.2-13.3 上的 *GNAS1* 基因失活突变引起。

（4）放射学检查：CT 检查显示肌肉内和皮下层可见絮状高密度影，CT 三维重建显示有软组织内骨化，部分肌肉可见片状高密度影，其密度不均匀。

【鉴别诊断】与遗传性骨营养不良、进行性骨化性纤维发育不良和盘状骨瘤等相鉴别。

进行性骨化性纤维发育不良

【中文名】进行性骨化性纤维发育不良、进行性骨化肌炎

【英文名】fibrodysplasia ossificans progressiva（FOP）

【定义】进行性骨化性纤维发育不良，是一种少见的先天性结缔组织疾病。起病年龄早，典型表现为局部软组织复发性、疼痛性肿胀，范围大小不一，多如鸡蛋大小，表面皮肤可发红或青紫；数天或数周后肿胀消失，可留皮下硬结，表面皮肤正常；一般 2～8 个月即可出现骨化。

【临床表现】临床表现为两个主要特征：筋膜、韧带、肌腱、关节囊和骨骼肌间隙组织中的结缔组织进行性骨化和特征性骨骼畸形，多为拇指、趾细小。患者均有反复软组织内团块状肿物，局部疼痛，肿物自行消失，或遗留不规则骨性肿块，进行性中轴和（或）四肢关节外组织骨性僵硬。颈部软组织最易受累，其次为腰背、胸部、四肢、髋、臀和腹部。双侧拇指（趾）骨短缩，形态不规则。

全身表现有低热、疲劳，生长发育落后，性发育异常和智力缺陷少见。1/4 患者有耳聋和脱发，耳聋多为传导性，可能因中耳骨化所致，头部脱发原因不明，可能继发于各种营养不良。

【诊断】根据异位骨化和特征性骨骼畸形并结合 X 线检查，典型病例不难诊断。X 线检查：颈部、躯干和四肢软组织内不规则骨化影。X 线平片和 CT 检查所见具有诊断特异性，可以帮助证实较小形态异常的骨质，CT 检查在早期诊断上优于 X 线平片。异位骨化发生前的早期诊断，应注意软组织肿胀、进行性发展和先天性拇指（趾）畸形。目前已能通过基因分析明确诊断。

【鉴别诊断】

与以下疾病相鉴别：

（1）骨化性肌炎：发生于创伤部位，多见于肘关节，位置局限，可影响关节功能，病变静止后可切除骨化包块，部分有复发。

（2）多发性骨软骨瘤：多对称，好发于四肢，有家族史，近关节处可造成活动障碍，病史、影像学及病理检查可鉴别，手术切除较少复发。

（3）强直性脊柱炎：好发于男性，骶髂关节最先受累，向上发展至脊柱，出现骨质疏松、增生、硬化，脊柱呈竹节样改变，无异位骨化，HLA-B27 阳性。另外，拇指（趾）畸形是进行性骨化性纤维发育不良鉴别诊断的重要依据。

胫骨发育不全伴多指（趾）畸形

【中文名】胫骨发育不全伴多指（趾）畸形

【英文名】tibia hypoplasia with polydactyly

【定义】胫骨发育不全伴多指（趾）畸形是一种罕见的常染色体显性遗传性疾病，以胫骨和双脚多指（趾）发育不全并伴有生殖器发育不全为特征的肢体异常的疾病。目前被报道的只有 7 例，且该病病因不明。

【临床表现】主要临床表现为胫骨发育不良甚至缺如、拇指三节指骨和多指（趾）畸形，包括手指和脚趾过短、手指和脚趾过度张开、多指、双侧胫骨发育不全弯曲、桡骨和尺骨缩短、身材矮小、特征性的面部畸形、鼻梁扁平及鼻翼发育不全。

【诊断】可根据临床症状与体征，再结合 X 线的特征即可诊断。

胫骨 - 掌骨型斑点状软骨发育异常

【中文名】胫骨 - 掌骨型斑点状软骨发育异常

【英文名】rhizomelic chondrodysplasia punctata，tibia-metacarpal type

【定义】胫骨 - 掌骨型斑点状软骨发育异常是一组骨骼发育异常疾病，本病于 1914 年由 Conradi 首先报道，1942 年由 Raop 命名，亦称点状骨骺、先天性钙化性软骨发育不良、胎儿点状软骨营养不良、点状软骨血管病等。病因未明，特点是短肢侏儒症、颅面畸形和关节挛缩。

【临床表现】胎儿期表现出严重的胸廓发育不全和四肢缩短，是一种致死性的四肢骨骼发育不良、四肢短小、关节畸形疾病。

体检：四肢近侧短小，关节僵直畸形，心肺正常，血、尿常规正常。

X 线检查：脊椎、骨盆、肋软骨及四肢关节软骨与骨骺广泛性、斑点状钙化，股骨骨干变短，干骺端增宽。

【诊断】

（1）病理改变：海绵骨内呈现圆形或卵圆形致密骨块，显微镜下表现为由多数厚薄不等、排列较规则的骨小梁组成。这种骨小梁较正常周围骨小梁稍厚，排列比较紧密，大部分与骨长轴平行，少数斜行排列。骨皮质及关节软骨正常。

（2）影像学特征

1）X 线片：表现为无数边缘清晰、密度均匀的小圆形或卵圆形致密结节，位于手、足、骨盆及长骨骨骺和干骺端，长骨骨干常无改变，结节大小不一，可从数毫米到数厘米不等，形状可为斑点状、片状或条状。病变均表现为两侧同时受累，并且基本呈对称分布。

2）CT 检查：病变大多位于骨松质区，并与骨小梁分布一致，少数位于皮质骨内并可与内骨或外骨皮质粘连，表现与 X 线片上所见大致相同，但因 CT 分辨率高，可发现更多及更小的病变。

3）MRI 检查：松质骨内多发弥漫的点、片、条状长 T_1 短 T_2 异常信号，边界清晰。

4）其他：核素扫描病灶区无明显核素浓聚，放射性自显影检查证实骨斑点是多发性活性增加的病灶。

【鉴别诊断】与多发性骨骺发育不良、克汀病相鉴别。

卡 - 恩二氏病

【中文名】卡 - 恩二氏病

【英文名】diaphyseal dysplasia Camurati-Engelmann

【定义】卡 - 恩二氏病是一种常染色体显性遗传性骨骼疾病，该病患者骨密度升高，尤其是会影响到手臂与腿部的长骨，在某些情况下，颅骨与髋骨也会受到影响。

卡 - 恩二氏病的病因为 *TGFβ*-1 基因的突变，*TGFβ*-1 基因参与合成一种蛋白质称为转化生长因子 β，TGFβ-1 蛋白质能够调控细胞的生长、分裂、分化、运动及凋亡的过程。*TGFβ*-1 基因的突变导致了卡 - 恩二氏病，使得 TGFβ-1 蛋白的产生过于活跃，而过多的 TGFβ-1 蛋白导致骨密度增加、肌肉组织与脂肪组织的减少，促进了卡 - 恩二氏病相应症状与体征的出现。

【临床表现】本病以全身对称性发育异常为特点，表现为长骨管内外骨膜异常增生，致使骨皮质增厚、骨干增粗和髓腔变窄。颅骨与四肢长骨的骨质增生，近端肌无力，严重的四肢疼痛，蹒跚步态，关节畸形以及面部畸形，如前额突出、下颌骨过大、眼球突出和面瘫。

过于致密的骨骼可导致胳膊与腿部疼痛，蹒跚步态，肌肉无力，极度疲倦。颅骨密度增加引起颅内压升高，从而导致一系列的神经系统问题，包括头痛、头晕、听力和视力下降、耳鸣和面瘫。骨骼增厚使得对肌肉和骨骼系统的压力增加，从而导致脊柱的异常弯曲、关节畸形、膝外翻以及扁平足。卡 - 恩二氏病还有其他特点，比如相对于身高过长的四肢可导致肌肉和身体脂肪量的减少、青春期延迟。

【诊断】根据临床表现、实验室检测、其他辅助检查及基因检测可确定。

其他辅助检查：X 线检查可见①长管骨的骨内、外骨膜骨化而附加于原骨皮质表面，致使骨皮质增厚、硬化，以骨干中段显著，髓腔狭窄或完全消失，但可有斑片状骨密度降低区，可见骨周围软组织萎缩；②跖骨常受累，病变较轻，其病变形态与长骨相似，皮质增厚、骨干增粗、双侧病变基本对称；③颅盖骨肥厚，主要为内板、外板增厚和硬化，颅底骨硬化，颅底神经和血管通过的孔道狭窄。

分子遗传学检测：基因 *TGFβ*-1 是已知的唯一的突变引起卡 - 恩二氏病的基因，可通过序列分析检测突变。

【鉴别诊断】很少有疾病和卡 - 恩二氏病有相同的临床表现和影像学特点，所以一般都可以通过详细体检和骨骼检查做出正确的诊断。

（1）颅骨骨干发育不良：会造成特殊的面部畸形，鼻梁扁平和两眼间距过宽；而卡 - 恩二氏病对于颅骨的影响较小，只是前额和眼球的突出。

（2）肯尼 - 卡菲综合征 2 型：侏儒症，长骨皮质增厚，囟门闭合延迟，面部畸形，低血钙及甲状腺功能减退；而卡 - 恩二氏病既没有实验室检查的异常，也没有囟门闭合延迟的情况。

（3）青少年帕哲病：易骨折，长骨有弯曲倾向，而卡 - 恩二氏病没有骨折和长骨弯曲的迹象。

颅缝早闭综合征

【中文名】颅缝早闭综合征、卡彭特综合征

【英文名】Carpenter syndrome（CS）

【定义】颅缝早闭综合征是一种罕见的常染色体隐性遗传病，这类综合征有三大特点：颅底异常、面中部发育不全及骨骼、肌肉发育异常。颅缝早闭综合征的主要特点是颅缝过早融合、手指和脚趾异常以及其他发育问题，在孕期可以通过超声检查对此综合征进行产前诊断。

【临床表现】

（1）颅缝早闭：由于颅缝早闭，颅骨不能正常生长，呈现“尖”样外观；颅缝早闭会使头面部的两侧产生不同，致使颅面不对称；颅骨的过早融合还会影响大脑发育，致使颅内压升高，还会产生特殊面容，包括鼻梁扁平、睑裂下斜、耳朵异型和眼睛形状异常，有的甚至还有牙齿畸形和视力问题。

（2）手指和脚趾的异常：包括两个或两个以上的手指或脚趾过短以及多指（趾），并指常发生在第 3、4 手指之间，而多指（趾）则最常见于大拇趾、第 2 趾或小指。

（3）其他：颅缝早闭综合征的患者常常有智力残疾，程度不等；从童年开始出现肥胖、脐疝、听力损失和心脏缺陷，还存在骨骼异常，包括膝外翻、髋外翻和牙齿异常等。

【诊断】根据相应的临床症状、影像学检查及基因检测可以确诊。

颅骨的 X 线片显示先前手术遗留的矢状缺陷、头部狭窄且拉长，矢状缝和冠状缝的融合；计算机轴向断层扫描结果显示侧脑室和蛛网膜下隙轻度扩张。

基因检测：目前认为 *RAB23* 或 *MEGF8* 基因突变引起了颅缝早闭综合征。

【鉴别诊断】多发性并指综合征（Greig cephalopolysyndactyly syndrome）与颅缝早闭综合征的症状与体征很相似，都存在颅缝早闭、多指（趾）及心脏异常，易被误诊，通过基因检测即可准确诊断。

骨脆弱伴颅缝早闭综合征

【中文名】骨脆弱伴颅缝早闭综合征、科尔 - 卡彭特综合征

【英文名】Cole-Carpenter dysplasia

【定义】骨脆弱伴颅缝早闭综合征是一种常染色体显性遗传病，致病基因尚未明确，主要特点是颅缝早闭、脑积水、眼球突出、显著出生后生长不足和独特的面貌。

【临床表现】除了严重骨脆性综合征外，其主要特点是颅缝早闭、脑积水、眼球突出、显著出生后生长不足和独特的面貌。出生时都正常，但不久就出现多发性骨折和生长迟滞，智力正常。

【诊断】根据临床表现及影像学检查可做出诊断。

颅骨 X 线片及 CT 检查：X 线片可见患者颅缝早闭、颅骨出现沃姆骨、椎体骨量减少、长骨短而弯曲且有骨折痕迹；颅骨 CT 同样可见骨质疏松、沃姆骨、颅缝早闭和多发性骨折。

科妮莉亚德兰格综合征Ⅰ

【中文名】科妮莉亚德兰格综合征Ⅰ

【英文名】Cornelia de Lange syndrome Ⅰ（CDLSⅠ）

【定义】科妮莉亚德兰格综合征Ⅰ是一种多发性先天发育异常综合征，可以影响身体的很多部

位，其特点是出生前后生长缓慢、严重的智力残疾以及包括胳膊和手在内的骨骼畸形及特殊面容。

【临床表现】出生前后发育滞后，身材矮小；小头畸形；严重智力发育滞后，语言落后及听力损失，许多人表现为自闭症和自我毁灭的倾向；因为胃食管反流而喂养困难：胃肠道功能障碍；畸形，主要为肢体残缺，患者经常出现心脏室间隔缺损、隐睾或生殖器发育不全等；近视。

特征面容：中间连在一起的眉毛、稀疏的牙齿和小的、上翘的鼻子，还有体毛过多。目前认为 *NIPBL*、*SMC1A*、*SMC3* 基因的突变会导致科妮莉亚德兰格综合征Ⅰ，已确诊的科妮莉亚德兰格综合征Ⅰ的患者中有 *NIPBL* 基因突变的超过了一半，而其他两个基因的突变不太常见。

【诊断】基因检测：*NIPBL*、*SMC1A*、*SMC3* 基因突变是目前已知的唯一可造成科妮莉亚德兰格综合征Ⅰ的原因，可根据临床症状再结合基因检测确诊。

【鉴别诊断】

与以下疾病相鉴别：

（1）Fryns 综合征：Fryns 综合征的特点是脸部粗糙、膈疝、腭裂及远端肢体发育不全。多毛症、鼻梁扁平、鼻子上翘以及心脏、肾和生殖器的异常是两者的相同症状，但 Fryns 综合征的患者有上唇较短、嘴大、产前羊水过多、早产及出生时体重正常等不同的症状，由此可对两者鉴别诊断。

（2）胎儿酒精综合征（fetal alcohol syndrome，FAS）：两者的共同点包括胎儿宫内发育迟缓、未能茁壮成长、发育异常、新生儿面部多毛、鼻子短而上翘、人中短而平、上唇薄和心脏缺陷等。但 FAS 患者的手脚正常，无过短，且一般表达能力不会减弱。

小指（趾）综合征

【中文名】小指（趾）综合征、科 - 斯二氏综合征

【英文名】Coffin-Siris syndrome（CSS）

【定义】小指（趾）综合征是一种精神发育迟缓，伴有多发性、先天性异常的综合征，其特点是手指与脚趾的指（趾）甲发育不良、眉毛多毛、嘴唇突出、出生前或出生后的发育迟缓。

【临床表现】小指发育不良或指甲缺如，出生体重偏低，出生后喂养困难，婴儿期常见呼吸道感染，肌张力减低，关节松脱，骨龄延迟，中度到重度的学习困难，整体发育迟缓，头小畸形，粗糙的脸部特征，包括宽鼻、阔口、浓浓的眉毛和睫毛。

【诊断】根据临床表现及基因检测诊断。

分子遗传学检测：随着最近关于 *ARID1A*、*ARID1B*、*SMARCA4*、*SMARCB1* 杂合基因突变的检测，诊断标准将很可能有新的进展。

【鉴别诊断】与孕期服用抗癫痫药物或慢性酒精中毒者的婴儿、Rüdiger 综合征、Leibcnberg 综合征、Zimmerman-Laband 综合征、染色体短臂三体性、外胚叶发育不良、遗传性爪甲发育不良、爪甲 - 髌骨综合征等相鉴别。

克 - 费二氏综合征Ⅰ型

【中文名】克 - 费二氏综合征Ⅰ型、Klippel-Feil 综合征、Klippel-Feil 颈眼听综合征、先天性颈椎融合综合征、先天性短颈综合征

【英文名】Klippel-Feil syndrome（KFS）type Ⅰ

【定义】克 - 费二氏综合征Ⅰ型是一种常染色体显性遗传病，外显率低，有的类型为常染色体隐性遗传，主要临床表现有颈部三联症：颈短、后发际低和颈部活动受限。

【临床表现】克 - 费二氏综合征Ⅰ型在颈椎先天构成缺陷或割裂的情况下才会从一组特异性的患者中得到统一，主要临床表现有颈部三联症：颈短、后发际低、颈部活动受限。

【诊断】该病诊断依据主要为 X 线片显示的颈椎融合，特别是第 2、3 颈椎融合，伴寰椎枕骨化，和（或）伴有胸椎、腰椎的融合。随着年龄的增加，其齿状突可动性增加，使脊髓、脑干狭窄化。

【鉴别诊断】主要与特纳综合征相鉴别，染色体遗传检查可确诊。

肯 - 卡二氏综合征

【中文名】肯 - 卡二氏综合征、管状骨管腔狭窄症

【英文名】Kenny-Caffey syndrome

【定义】肯 - 卡二氏综合征是一种极为罕见的遗传性骨骼疾病，其特征是长骨增厚、骨髓腔狭窄（髓狭窄）以及因受影响而异常的头部和眼睛。大多数情况下出生时即显而易见，可认为是先天性疾病，是常染色体显性遗传。

【临床表现】肯 - 卡二氏综合征的主要特点是身材比例矮小，皮质增厚、管状骨髓腔狭窄，前囟门闭合延迟，眼部异常（严重的屈光不正、远视、近视，可有角膜和视网膜钙化），甲状旁腺功能减退，短暂的低钙血症和高磷血症，智力正常。

【诊断】可经过 X 射线进行诊断，表现为长骨外层过厚、内层过薄。血液测试可以检测（低钙血症）血液中的钙水平高低。

【鉴别诊断】与低钙血症相鉴别。

口 - 面 - 指综合征

【中文名】口 - 面 - 指综合征

【英文名】oral-facial-digital syndrome（OFD）

【定义】口 - 面 - 指综合征是一种病因不明、临床表现复杂多样的罕见疾病。

【临床表现】先天性畸形，一般表现为轻度面部畸形、口腔表现［比如舌裂或分叶、口腔系带和（或）腭裂］以及指异常（包括短指、并指、手指歪斜和多生指等）。

口 - 面 - 指综合征（oral-facial-digital syndrome，OFD）大致分为Ⅰ～Ⅷ型，最常见的是Ⅰ、Ⅱ型，其主要表现为：①面部畸形：眶距增宽、额结节、上唇正中假性裂、鼻短、鼻根宽阔，可能有鼻尖扁平；②皮肤及皮肤附属器的表现：面部及双耳有易消散的丘疹，通常在 3 岁前消失，皮肤干燥，头发脆而稀疏或秃顶；③骨骼畸形：手指畸形（并指、短指、第 2～5 指弯曲）及趾畸形（并趾、短趾）；④中枢神经的表现：轻度精神发育迟缓，智商在 70～90，听力下降；⑤泌尿系统畸形：双侧多囊肾；⑥口腔畸形：系带增生、上唇正中裂、腭侧向裂开、舌裂、舌腹面舌中线两侧或舌叶之间可见小而苍白的缺陷瘤团块、上颌尖牙错位、上颌乳尖牙和前磨牙多生以及埋伏很常见、牙槽嵴裂、下颌侧切牙乳尖牙和前下颌骨小或发育不全、升支短小。

【诊断】在婴儿出生时，可通过对其口腔、面部及手指畸形的检查做出确定的诊断；在其他患者中，只有在儿童期或者稍后的成年期出现多囊肾才可确诊。据目前所知，该综合征是由基因突变所致。

【鉴别诊断】与 Joubert-Bollshauser 综合征相鉴别，该病患者并发多指（趾）畸形和舌肿瘤。

拉尔森综合征

【中文名】拉尔森综合征

【英文名】Larsen syndrome

【定义】拉尔森综合征是一种常染色体隐性遗传性疾病，包括鱼鳞病、痉挛性瘫痪、色素视网膜病变和智力迟钝。

【临床表现】拉尔森综合征是一种骨软骨发育不良性疾病，特点是大关节脱位和特征性的颅面畸形，大关节脱位主要指臀部、膝盖和肘关节的脱位以及马蹄内翻足畸形，颅面异常包括眼间距增宽、额头突出、鼻扁桥和颜面中部凹陷。腭裂和身材矮小，脊柱异常通常包括脊柱侧弯和颈椎后凸畸形。

【诊断】超声检查是拉尔森综合征产前诊断的唯一有效的方法。产前诊断超声检查可以捕捉产前图像的多个关节脱位、腿和膝盖的异常定位、鼻梁塌陷、前额突出和双侧马蹄内翻足畸形，这些症状都与拉尔森综合征有关，因此，可以被用来确认胎儿是否患有该综合征。

【鉴别诊断】与 Boomerang 发育不良相鉴别。

泪管 - 耳 - 牙 - 指（趾）综合征

【中文名】泪管 - 耳 - 牙 - 指（趾）综合征

【英文名】lacrimo-auriculo-dento-digital syndrome（LADD）

【定义】泪管 - 耳 - 牙 - 指（趾）综合征是一种常染色体显性遗传的畸形疾病，主要导致颅面结构异常，包括牙齿和唾液腺的异常。

【临床表现】泪腺的特点是不发育或发育不全，鼻泪管阻塞。耳郭呈杯状，混合性听力下降。牙齿的特点包括小钉形横向上颌切牙和轻度釉质发育不良。手畸形发生率高，受影响的个人可能有异常小或丢失的大拇指；另外，拇指可能会重复或与示指并指；非正常位置生长；有 3 个指节而不是正常的两个骨头。手指的异常还包括第 2、3 个手指并指、手指增多或缺失、弯曲的小指。有时，也可累及前臂，其长度短于正常，手腕和肘关节发育异常，活动受限。

患者也可能会表现出其他的症状和体征，包括肾硬化、尿潴留、肾积水、肾功能损害、反复尿路感染、泌尿生殖系统异常；腭裂，带或不带上唇分裂（兔唇）。

【诊断】本病的诊断建立在双侧腮腺、颌下腺、舌下唾液腺和双边泪腺发育不全，轻度听力损失的基础上，大多数患者可发现具有先天缺牙和手指异常的临床特征。

本病主要为唾液腺的发育不全，双侧腮腺和颌下腺发育不全不多见，在文献回顾 44 例中仅 13 例有四大唾液腺的发育不全。

【鉴别诊断】与泪腺堵塞（blocked tear duct）相鉴别。

棱角骨折型脊椎干骺端发育不全

【中文名】棱角骨折型脊椎干骺端发育不全

【英文名】spondylometaphyseal dysplasia，corner fracture type；sutcliffe type of spondylometaphyseal dysplasia

【定义】棱角骨折型脊椎干骺端发育不全是一种罕见的骨科疾病，其特点是身材矮小、长骨短与髋内翻。

【临床表现】有进行性髋内翻、角状骨折和特征性椎体改变。髋臼正常，颈（骺）干角变小，股骨近端生长板比正常趋向垂直，股骨颈短，股骨干直，股骨颈、干骺端单发或多发骨碎片位于股骨颈的上边或下边，骨碎片的出现时间为两岁到学龄前期。干骺端其他常见的畸形是紧靠生长板的干骺端周围的薄片状或三角形骨碎片，全身骨的干骺端边缘不规则，密度不均匀。幼儿期最显著的干骺端改变常见于肱骨近端，有时累及膝、腕和踝关节，成年者不出现干骺端畸形。脊椎侧位片显示下部胸椎和上部腰椎终板比同龄正常人有明显的外凸，椎体前部的上下方骨化延迟。

【诊断】该型无家族史，无临床特征，无生化异常，只能依靠 X 线检查确诊。其特点：①双侧髋内翻；②干骺端骨密度普遍性轻度减低；③下胸和腰椎椎体呈子弹样或卵圆形改变。

颅骨骨干发育不良

【中文名】颅骨骨干发育不良

【英文名】craniodiaphyseal dysplasia（CDD）

【定义】颅骨骨干发育不良是一种严重的骨发育不良疾病，其特点是大量的广义的骨质增生与硬化，尤其是头部与面部的骨骼。硬化严重时会造成面部扭曲，称为骨性狮面，而骨沉积还会导致进行性的颅面椎间孔狭窄。

【临床表现】

（1）颅面畸形：较常见，患者会在婴儿早期出现面部发育畸形，骨增生导致鼻窦轴毂、鼻翼过大、头围增加。泪囊炎的不断复发与鼻泪管的逐步狭窄相关。该症状会不断进展，婴儿患者可能会在出现特征性的面部外观之前，由于鼻塞所致的呼吸困难前来就医。

（2）神经系统异常：颅椎间孔的骨侵蚀造成脑神经受压（尤其是第 2 和第 8 脑神经），从而导致渐进性的视觉和听觉障碍。有报道指出视觉问题包括斜视、眼球突出及失明，这都与眼间距逐渐变宽有关。也有关于癫痫发作与智力低下的报道。

（3）其他：患者生长迟缓，性成熟延迟。

【诊断】根据相应的临床症状与 X 线片的特征即可诊断，无生化指标的变化。

X 线片特征：整个头骨，包括面部和下颌骨在内，都有严重的硬化和骨质增生，并伴随有鼻塞和鼻窦堵塞，从而失去正常轮廓。肋骨、锁骨和骨盆通常有中度增厚和硬化。在某些案例中已发现了脊柱硬化症，椎弓比椎体表现更加显著。

【鉴别诊断】与进行性骨干发育不良（Camurati-Engelmann disease）相鉴别：两者在婴儿期差异较小，不易区分。包括两个主要区别点：①颅骨骨干发育不良最明显的是头骨的变化，而在进行性骨干发育不良只有轻度颅面变异，主要是长骨的病变；②进行性骨干发育不良症状一般在成年期会得到缓解，这点与颅骨骨干发育不良不同。

鲁 - 塔二氏综合征

【中文名】鲁 - 塔二氏综合征、大拇指症、巨指（趾）综合征、鲁宾斯坦综合征

【英文名】Rubinstein-Taybi syndrome Ⅰ（RSTS Ⅰ）

【定义】鲁 - 塔二氏综合征是一种遗传性疾病，其特点是面部畸形、生长发育迟缓以及智力缺陷。

【临床表现】除了身材矮小、有中度到重度的学习困难、独特的面部特征（如头部过小、眼缝向下、鹰钩鼻、脸部常给予他人一种眯眼微笑的感觉，耳朵也可能有位置、形状的异常等）及宽大的拇指（趾）外，还会有较大概率罹患良性及恶性肿瘤、淋巴瘤或白血病的风险。鲁 - 塔二氏综合征的发病率为（8～10）/10^7。

眼裂下斜，上颌骨发育不良，腭弓窄，内眦赘皮，拇指（趾）粗短、顶端膨大，双侧隐睾，动脉导管未闭，多毛，睫毛长，均为较典型的该综合征表现。

【诊断】鲁 - 塔二氏综合征的诊断主要根据临床特征，通过常规细胞遗传学检测可偶尔观察到染色体异常。*CREBBP* 和 *EP300* 基因是目前已知的唯一与鲁 - 塔二氏综合征相关的基因。*CREBBP* 基因的荧光原位杂交技术检测分析，约有 10% 的鲁 - 塔二氏综合征患者有微缺失；序列分析检测显示 30%～50% 的患者有 *CREBBP* 突变，约有 3% 的患者有 *EP300* 突变。

【鉴别诊断】由于鲁 - 塔二氏综合征有独特的面部特征和手脚畸形，鉴别诊断通常比较简单。宽大的大拇指和脚趾亦可见于 FGFR -related craniosynostosis 综合征、Saethre-Chotzen 综合

征、Greig cephalopolysyndactyly 综合征，但颅面部的差异可以将鲁 - 塔二氏综合征与这些疾病区分开。

罗伯茨综合征

【中文名】罗伯茨综合征

【英文名】Roberts syndrome（RBS），pseudothalidomide syndrome

【定义】罗伯茨综合征是一种极为罕见的遗传性疾病，其特征是轻度至重度的产前发育迟滞或细胞分裂受干扰，从而导致头部、面部、手臂和腿的骨头畸形。

【临床表现】最常见的症状是中度至重度的产前发育迟缓，出生后也可能存在中度至重度的生长迟缓，并能找出肢体与颅面畸形的关联程度。

（1）肢体畸形：上肢畸形通常比下肢畸形更严重，很多情况下只存在上肢畸形，而手部畸形中拇指最常见，其次是小指；

（2）颅面畸形：轻度患者不会出现上腭畸形，而受影响最严重的将有额 - 鼻筛窦上颌窦膨出，肢体畸形与颅面畸形的严重程度是相关的；

（3）其他：心房间隔缺损、心室中隔缺损、动脉导管未闭，多囊肾、马蹄肾，隐睾症，稀疏的头发，脑神经麻痹、烟雾病、脑卒中、精神发育迟滞。

【诊断】主要根据临床表现来确诊。

马罗塔肢端发育不全

【中文名】马罗塔肢端发育不全

【英文名】Maroteaux-Malamut syndrome，Arkless-Graham syndrome

【定义】马罗塔肢端发育不全是一种罕见的先天性畸形综合征，患者具有身材矮小、严重短指、面部发育不全及鼻发育不全等特征，受影响的人往往具有更大的骨龄和肥胖特征。实验室研究表明多种激素拮抗，包括生长激素释放激素、促甲状腺激素、降钙素、甲状旁腺素和促性腺激素。然而，并不是所有的患者都显示有内分泌异常。

【临床表现】该疾病涉及指（趾）间关节缩短，约 90% 的受影响儿童存在智力缺陷和奇特的面孔。其他常见的异常包括短头（测量前端到后端），短、宽且上翘的鼻子，扁平的鼻梁，下腭凸出，骨龄增加，胎儿宫内发育迟缓，幼年型关节炎和身材矮小。此外，可能会发生皮肤、生殖器、牙齿和骨骼的异常。

目前提出的假设认为马罗塔肢端发育不全可能是一种常染色体显性遗传疾病，且男性和女性都会受到影响。

【诊断】X 线片显示锥形骨骺，骨龄提前；智力低下，而且心理缺陷也很多见；可伴有轻度的面部发育不全。

实验室研究表明，血清甲状旁腺激素升高，血钙正常或偏低，尿 cAMP 排泄增加。有多个激素抵抗的证据，包括促甲状腺激素、降钙素、生长激素释放激素及促性腺激素。

【鉴别诊断】与肢端发育不全相鉴别。

麦 - 奥二氏综合征

【中文名】麦 - 奥二氏综合征

【英文名】McCune-Albright syndrome（MAS），Albright-McCune-Sternberg syndrome，Albright-Sternberg syndrome，Albright-McCune-Sternberg syndrome

【定义】麦 - 奥二氏综合征可以对骨骼、皮肤和一些内分泌组织产生影响，患者会在骨骼上出现一种异常的骨骼瘢痕样组织，成为多发性骨纤维异常增殖症。病变可发生在多种骨骼上，且往往局限于身体的一侧。当骨骼被纤维组织取代后可能会导致骨折、增长不平衡和畸形。病变发生在头骨和下颌骨时，会导致脸部的不对称生长；当病变发生在腿部骨骼时会导致跛行；脊柱侧弯也有可能发生。除了骨质异常，患者通常还会出现浅棕色的皮肤斑块，称为咖啡牛奶斑，伴随出生而出现。由于影响到内分泌组织，患者还有性早熟的问题。目前认为该病是由于 *GNAS* 基因突变引起的。

【临床表现】内分泌功能亢进，如性早熟、甲状腺增大（甲状腺肿大）或肿块（结节或囊肿）；多骨性纤维性结构不良，病理性骨折，双手或者双脚不等长；由于成纤维发育不良所致的面部和颅部异常；单侧咖啡牛奶斑。

【诊断】几种不同类型的医疗测试可完成麦 - 奥二氏综合征的确诊。血液检查可发现性激素（性早熟）和生长激素水平异常增高，以及甲状腺激素水平异常。X 线或骨扫描可用于寻找骨纤维异常增殖症和骨折，同时也可采取骨组织和甲状腺的任何肿块进行组织活检。

【鉴别诊断】与甲状腺肿大、内分泌紊乱相鉴别。

毛发 - 牙齿 - 骨综合征

【中文名】毛发 - 牙齿 - 骨综合征

【英文名】trichodentoosseous dysplasia，TDO

【定义】毛发 - 牙齿 - 骨综合征是一种伴随有异常的毛发、牙齿和骨头的常染色体显性遗传性疾病。

【临床表现】毛发 - 牙齿 - 骨综合征的特点是古怪或卷曲的头发、长头、牙釉质发育不良、龋齿增加、径向密质骨和偶尔的脆甲症。软骨性颅显示出一些增厚但颅盖骨密度和厚度是正常的。颅缝尤其是矢状缝的过早融合，是形成长头的原因。

患有毛发 - 牙齿 - 骨综合征的人显示出稀疏以及卷曲的头发、更显著的指甲变化与增厚和硬化的颅骨，男性则表现为耳道狭窄。

【诊断】可以通过其临床表现和放射学检查确诊。

DLX3（distal-less homeobox 3）变异检测有助于本病的确诊。

【鉴别诊断】与釉质形成缺陷症相鉴别。

纳赫尔面骨发育不全症

【中文名】纳赫尔面骨发育不全症

【英文名】acrofacial dysostosis，Nager type

【定义】纳赫尔面骨发育不全症是一种罕见的以身材轻度矮小、轴后多指（趾）、指（趾）甲发育不良、先天缺牙、口腔系带异常增多为特征的常染色体显性遗传病。

【临床表现】纳赫尔面骨发育不全症的主要特点是颅面骨和四肢畸形，主要面部特征包括下斜睑裂、面中部凹陷、小颌畸形，后者往往需要在儿童早期进行气管切开术；肢体缺损通常涉及前端的小部分上肢，表现为拇指小或缺失或者是三指节畸形。

【诊断】利用超声检查可于产前诊断该疾病；依据临床和放射学的特征，结合染色体分析可明确出生后的诊断。

【鉴别诊断】与下颌骨颜面发育不全（mndibulofacial dysostosis）相鉴别。

青少年帕哲病

【中文名】青少年帕哲病

【英文名】Paget disease，Paget disease juvenile type

【定义】青少年帕哲病是一种罕见的影响免疫系统和血管的骨科遗传疾病，可导致骨骼异常大、畸形、易折断（骨折），是由 *TNFRSF11B* 基因突变造成的。这种基因能够编码一种蛋白质，促进骨重塑，在这个过程中，旧骨被打破，产生新骨来取代。症状一般出现在婴儿期或童年早期。

【临床表现】青少年帕哲病患者会出现骨代谢改变，外在特征表现是渐进性的股骨弯曲、经常性骨折、严重驼背。患者由于脊柱畸形而导致身材矮小；由于颅骨加厚而导致听力障碍；尿中高羟脯氨酸过高；血清酸性磷酸酶升高。

青少年帕哲病通常会影响整个骨架，导致广泛的骨和关节疼痛。头盖骨往往变得异常大而厚，这可能会导致听力损失。本病也影响脊椎的骨骼（椎骨），变形的椎骨可以折叠，从而导致脊柱异常弯曲。此外，负重的股骨容易弯曲和骨折，这可能会干扰站立和行走。

随着骨骼的生长，骨骼逐渐变得虚弱和变形。在青春期生长突增时，骨骼的生长速度非常快，这些异常通常会变得更加严重。

【诊断】常用 3 种方法诊断：X 线检查、血液检查和骨扫描，X 线检查可最终确诊。在罕见的情况下，骨活检也可用于确诊。

（1）X 线检查：受青少年帕哲病影响的骨骼在 X 线下有一个特定的表现，不同于其他骨骼；

（2）血液检查：当血液中血清碱性磷酸酶（serum alkaline phosphatase，SAP）高于正常水平时，表明可能存在该疾病；

（3）骨扫描检查：骨扫描可帮助确定青少年帕哲病。

【鉴别诊断】与帕哲病、乳腺癌、直肠癌或宫颈癌相鉴别。

青少年特发性骨质疏松症

【中文名】青少年特发性骨质疏松症

【英文名】idiopathic juvenile osteoporosis（IJO）

【定义】青少年特发性骨质疏松症是只发生于儿童和青少年的骨质疏松症，该病最大的特点是大多数都能够自发得到缓解。

【临床表现】该病最大的特点是大多数都能够自发地得到缓解。通常是下背部、臀部和脚的疼痛，常伴有行走困难，也有可能是膝关节和踝关节疼痛和下肢骨折。椎体塌陷或畸形，身高变矮，胸部凹陷或跛行。这些畸形有时是可逆的，没有使用药物或手术治疗，在某些情况下症状也可自发消失。

【诊断】根据疾病自身的特点，在排除其他疾病的基础上可以确诊。

任何由于骨质疏松症而发生骨折或椎体塌陷的患者主要有两个原因需要调查：①确认存在骨质疏松症，如果可能的话，确定其原因；②最重要的是排除骨浸润，特别是白血病。

【鉴别诊断】与骨质疏松、脊柱后侧凸相鉴别。

躯干发育异常

【中文名】躯干发育异常

【英文名】campomelic dysplasia（CD）

【定义】躯干发育异常是一种遗传性疾病，由于股骨或胫骨弯曲而导致弯肢或侏儒症，通常两者都可能出现，还可严重影响生殖系统的发育。

【临床表现】具有特异的面相，伴有 Pierre Robin 序列征的腭裂、缩短且弯曲的长骨和内、外翻足；还包括喉、气管塌陷所致的呼吸代偿和性别不明确的生殖器，还有 XY 核型的女性外生殖器。许多患病婴儿在新生儿期死亡，随生存时间延长，身材矮小、脊髓压迫、颈椎失稳、渐进性脊柱侧凸、听力损伤等症状将会出现。

【诊断】躯干发育异常的诊断通常是根据临床症状、影像学检查及遗传学检测做出的。

分子遗传学检测：*SOX9*（sex determining region Y-box9）基因突变才会导致躯干发育异常，约 95% 的受影响的个人可检测到基因突变或染色体重排。

【鉴别诊断】与四肢发育异常相鉴别。

缺指（趾）畸形 - 外胚层发育不良 - 唇腭裂综合征

【中文名】缺指（趾）畸形 - 外胚层发育不良 - 唇腭裂综合征

【英文名】ectrodactyly-ectodermal dysplasia-cleft lip/palate syndrome，EEC Syndrome

【定义】缺指（趾）畸形 - 外胚层发育不良 - 唇腭裂综合征是一种罕见的常染色体显性遗传的外胚层发育不良症，症状的严重程度存在很大的个体差异。

【临床表现】患者最常见的症状是手指和（或）脚趾的丢失或畸形、毛发和腺体异常、唇裂和（或）腭裂、异常面容以及眼睛和尿路异常。

（1）认知：约 7% 的患者可能有智力残疾。

（2）耳朵：患者可能出现耳朵残疾和听力损失。这种发生在单个缺指（趾）畸形 - 外胚层发育不良 - 唇腭裂综合征患者身上的听力损失被称为传导性听力损失，它是由于结构性问题，在耳道不允许适当的声音传导引起的。

（3）眼睛：随着患者年龄的增长，眼睛的问题变得更加突出，包括角膜上的瘢痕、眼睑和眼睛里的感染，无泪管开口的问题也很普遍。

（4）面部：患者可能有异常或欠发达的面貌和异常的面部骨架结构，其他常见的面部特征有腭裂、唇裂或两者兼有。

（5）头发：正如大多数外胚层发育不良，缺指（趾）畸形 - 外胚层发育不良 - 唇腭裂综合征会对头发产生影响，患者的头发稀疏、粗糙、色浅、脆弱，此外，睫毛和眉毛也往往稀疏。

（6）手和脚：患者最常见的症状是手指和脚趾的异常或缺失，手可能出现分裂或爪状，手指和脚趾可能出现粘连。

（7）泌尿系统：包括泌尿道大小、结构或泌尿系统功能异常，如肾、膀胱、输尿管和尿道开放。

【诊断】一般可以通过观察特征性的头部、面部、头发和眼睛症状来诊断，此外，详细的家族病史和全面体检也有助于诊断。

（1）影像学检查：如 X 线可用于检查骨骼发育异常部位（如手和脚）的畸形程度和状态；超声检测可用于胎儿唇裂或腭裂，以及手指和脚趾的异常。

（2）基因检测：如果怀疑是缺指（趾）畸形 - 外胚层发育不良 - 唇腭裂综合征，可以通过基因测试进行确认。患者的血液分析中发现 *TP63*（tumor protein p63）或 *TP73L*（tumor protein p73）基因缺陷的任何一个，即可诊断。

（3）产前 DNA 检测：如果有缺指（趾）畸形 - 外胚层发育不良 - 唇腭裂综合征家族病史的，可以进行产前检查，以判断胎儿是否有障碍。

（4）羊膜穿刺术：分析流体中的细胞染色体是否正常。这个测试应在怀孕 15 周后进行。

（5）绒毛膜绒毛取样：对组织样本中的细胞进行分析，是否存在 *TP63* 或 *TP73L* 基因突变。0.5%～1% 的孕妇在接受取样过程中发生了流产。

【鉴别诊断】与手脚裂畸形（split hand-foot malformation，SHFM）、外胚层发育不良相鉴别。

生殖器 - 髌骨综合征

【中文名】生殖器 - 髌骨综合征

【英文名】genitopatellar syndrome（GPS）

【定义】生殖器 - 髌骨综合征是一种罕见的疾病，其特征有生殖器异常、膝盖骨（髌骨）缺失、智力残疾以及其他身体部位的异常，还可伴有严重的发育迟缓和智力残疾，患者可能有一个不同寻常的小头（小头畸形）和异常脑结构。生殖器 - 髌骨综合征是由 *KAT6B*（K acetyltransferase 6B）基因突变引起的。

【临床表现】男性患者的生殖器异常通常包括隐睾症和阴囊发育不全；而女性患者包括阴蒂过大和阴唇过小。髌骨缺失是生殖器 - 髌骨综合征中最常见的骨骼异常的类型。生殖器 - 髌骨综合征常伴有严重的发育迟缓和智力残疾，患者往往存在小头畸形。生殖器 - 髌骨综合征还有特殊面容，如眼睛突出、下颌畸形或下巴突出。

【诊断】基线听力测试，甲状腺功能测试，男性隐睾症评价，出现挛缩或脚踝错位的整形外科评估，髋关节影像学评估，肾超声检查肾盂积水和囊肿，超声心动图检查先天性心脏缺陷，如果呼吸道存在问题，诊断是否存在软喉症，如果怀疑肠旋转不良，需要胃肠病学家评估。

【鉴别诊断】与甲状腺功能减退症、继发性骨质疏松症相鉴别。

软骨营养不良肌强直

【中文名】软骨营养不良肌强直、施 - 詹二氏综合征、睑裂狭小 - 肌痛 - 侏儒综合征、骨 - 软骨 - 肌营养不良、Schwartz-Jampe 综合征

【英文名】Schwartz-Jampel syndrome（SJS）

【定义】软骨营养不良肌强直为罕见的常染色体隐性遗传病，临床上以特殊面容、骨骼畸形、肌强直、身材矮小为主要特征。

【临床表现】临床上以特殊面容、骨骼畸形、肌强直、身材矮小为主要特征。生长发育迟缓；典型面容（眼裂窄、小颌、下颌部皮肤皱褶、高腭弓、发际低）；肌强直（肌肉坚实、肌强直电位）；骨骼畸形（双肘关节畸形、扁平椎体、骨质疏松）；肌酶中度增高；步态费力、僵硬。女性在生长发育迟缓及骨骼畸形方面较男性更严重，出现鸡胸、脊柱侧弯畸形及双膝关节外翻畸形，充分说明软骨营养不良肌强直临床表现的异质性。

【诊断】

（1）诊断标准：出生以后出现肌强直、眼睑痉挛及面具脸，肌电图肯定的肌强直；身材矮小；X 线提示骨软骨发育不良。

（2）排除标准：新生儿起病或 10 岁后起病及 X 线未提示骨软骨发育不良。

【鉴别诊断】与 Emery-Dreifuss 肌营养不良、强直性肌营养不良及先天性肌营养不良 Ull rich 型相鉴别。

石骨症

【中文名】石骨症、大理石骨、原发性脆性骨硬化、硬化性增生性骨病、粉笔样骨、Albers-Schonberg 病

【英文名】Albers-Schonberg syndrome，Albers-Schonberg disease，Osteopetrosis

【定义】石骨症是一种少见的骨发育障碍性疾病，最早由 Albers-Schonberg（1904 年）发现，又叫 Albers-Schonberg 病。本病的特征为钙化的软骨持久存在，引起广泛的骨质硬化，重者髓腔封闭，造成严重贫血。本病常为家族性，绝大多数病例为隐性遗传。

石骨症的发病原因尚不明确，可能与骨吸收异常，致使钙盐过量沉积于骨内有关，外观呈大理石或象牙样，脆性增加。

【临床表现】石骨症可分两型，即幼儿型（恶性型）和成人型（良性型）；易发生骨折，多位于骨干部，其愈合不延迟；因骨髓腔变窄，引起进行性贫血，髓外造血器官可代偿性增大。氟中毒时病情严重者可表现出不同程度躯干关节酸痛，活动受限。氟斑牙为常见体征。

（1）良性型：多见于成年人，通常无症状或症状轻微，常因自发性骨折或体格检查时被发现。偶有肝脾大和视听障碍；当骨硬化增生引起茎乳孔缩窄时，可出现面瘫；贫血见于半数良性型患者。

（2）恶性型：主要见于婴幼儿，特点为进行性贫血、血小板减少、肝脾大、淋巴腺病、脑积水和自发性骨折；由于颅底畸形可出现颅神经压迫症状，常有失明；患者对感染的抵抗力减低；病程进展快，常因严重贫血、脑积水和反复感染等原因早期死亡，少数可生存至儿童期。患儿生长迟缓，智力和性发育不良，常伴发佝偻病、龋齿和骨髓炎。

【诊断】对重症贫血，肝脾大（尤以脾大）的患者，末梢血可见泪滴状红细胞以及各期幼红、幼稚粒细胞，骨髓穿刺不能成功的婴幼儿患者应考虑本病，经全身骨骼 X 线检查，骨质硬化、骨脆性增加易发生骨折可对石骨症确诊。

诊断主要依靠 X 线的表现，还可以通过家族史发现其他病例。有时需要通过生化和免疫学检查结合 CT、X 线片才能确定其分型。同时要和某些化学元素如磷、铅和氟中毒及成骨性骨转移相鉴别。如遇到自婴幼儿期出现贫血伴生长发育迟缓、营养差，肝、脾、淋巴结大，特别是脾大且长期抗贫血治疗效果不佳者，要考虑本病的可能性。在本病诊断中，X 线检查具有确诊意义。

（1）血液系统：多有中重度贫血，呈正细胞正色素性或小细胞低色素性。由于髓外造血，血象可见泪滴状红细胞、嗜多色性或点彩红细胞以及有核红细胞，网织红细胞可增多；白细胞数多增高，可见各期幼稚粒细胞；血小板可减少。行骨穿时感骨质坚硬，进针、拔针困难，骨髓穿刺呈“干抽”，不易成功时，更应提高警惕，及时拍摄全身骨骼 X 线片。

（2）基本 X 线表现：广泛、均匀的骨密度增高、硬化，骨小梁变粗、模糊，皮质增厚，髓腔狭窄，甚至消失。

（3）骨中骨：主要见于掌指、跖趾关节及肋骨等，骨中骨表现为边界比较明显的致密骨岛。

（4）夹心椎又名夹心蛋糕征：其形成是由于椎体上下软骨板富含血管，在钙吸收不足的情况下，该部位类骨质沉积过多。类骨质对破骨细胞具有明显的抑制作用，而椎体中部缺乏这种类骨质，故而被破骨细胞侵蚀，形成椎体上下高密度而中间低密度的三明治样。

（5）髂骨翼年轮样改变：射线可透过带是较正常骨区域，而致密带存在大量不起作用的破骨细胞。

（6）颅骨穹隆、颅底均增厚、硬化，以颅底骨质增生最明显。

（7）实验室检查：常染色体显性遗传的石骨症肌酸激酶（creatine kinase，CK）-BB 同工酶明显升高，可为石骨症的血清标志物；血磷及碱性磷酸酶正常。

【鉴别诊断】恶性型临床表现复杂，诊断较困难，注意要和地中海贫血、白血病、雅克综合征及骨髓纤维化相鉴别。

还应与重金属中毒、骨质增生症、维生素 D 过量、致密性骨发育不全、颅骨或面部骨纤维异常增生相鉴别。

手足裂畸形

【中文名】手足裂畸形

【英文名】split hand-foot malformation（SHFM）

【定义】手足裂畸形是一种严重影响患者精细活动的先天性肢端畸形，起因是四肢端骨（autopod）正中轴发育不全而剩余指（趾）呈不同模式的融合，表现为手足中央裂隙、并指（趾）、指（趾）骨及掌（跖）骨发育不全。

【临床表现】有些患者还表现为外胚层和颅面部发育不良、智力发育迟缓以及口面裂等。国外报道该病的发病率为（0.15～0.98）/10^4，我国是肢体短缩高发地区。手足裂畸形可呈不同遗传方式，有典型常染色体显性遗传、非孟德尔遗传方式不规则常染色体显性遗传［表现为外显率降低和（或）表现度变异］、常染色体隐性遗传和 X 连锁遗传等，绝大多数单独发生的非综合征型手足裂畸形表现典型的常染色体显性遗传传递。

临床上分为两型：

（1）中心型：由近中心轴线的缺陷所组成，手掌较深裂隙，相应手指缺如或与相邻指并在一起。一般在第Ⅲ列骨发育抑制最严重。分裂可能延伸至掌骨和腕关节；抓握东西时须将手的一半与另一半对合。

（2）中间偏桡侧型：它的 V 形顶点指向第一掌骨，主要累及第Ⅱ列或第Ⅰ列的骨骼结构。中心部掌骨、指骨多缺如，往往表现为拇指或小指缺如。由于残存的两指间有较宽的指蹼和力线异常，故捏握和夹持功能基本丧失。

【诊断】根据相应的手脚裂畸形的临床症状，再结合放射学检查特点即可诊断。

分子遗传学检测：人类手足裂畸形目前已定位于 6 个遗传位点。

手 - 足 - 子宫综合征

【中文名】手 - 足 - 子宫综合征

【英文名】hand-foot-uterus syndrome（HFUS）

【定义】手 - 足 - 子宫综合征的特点是肢体畸形和泌尿生殖系统缺陷。

【临床表现】

（1）肢体畸形：缩短的末节指骨和（或）第一掌骨或跖骨主要造成大拇指和大脚趾的轻度双边缩短，是最常见的肢体畸形。

（2）泌尿生殖系统异常：女性输尿管和尿道畸形以及不同程度的苗勒管融合不全，男性严重尿道下裂伴或不伴男性勃起障碍。膀胱输尿管反流、反复尿路感染、慢性肾盂肾炎，生育能力正常。

【诊断】基于手和脚的 X 线检查以及肾、膀胱和女性生殖道的影像学检查，包括 X 线片，也可用分子遗传学检测来进行诊断。

分子遗传学检测：*HOXA13*（homeobox A13）基因检测。

【鉴别诊断】应与 Nager 综合征、Holt-Oram 综合征相鉴别。

舒 - 戴二氏综合征

【中文名】舒 - 戴二氏综合征

【英文名】Shwachman-Diamond syndrome（SDS），pancreatic insufficiency and bone marrow dysfunction

【定义】舒-戴二氏综合征是一种罕见的先天性疾病，其特点是胰腺外分泌功能不全、骨髓造血功能低下、骨骼发育异常和身材矮小。除了囊性纤维化（cystic fibrosis，CF）之外，这是儿童第二常见的胰腺外分泌功能不全的原因。

【临床表现】舒-戴二氏综合征表现为多样异常和症状。该综合征的主要特点是胰腺外分泌功能不全、血液系统异常和生长发育迟缓，而只有前两个包含在临床诊断标准里。

（1）血液系统异常：中性粒细胞间歇性或持续的减少是最常见的血液系统症状，贫血（红细胞计数低）和血小板减少（血小板计数低）也可能发生。典型的骨髓低增生，可引起中性粒细胞、巨噬细胞、血小板和红细胞的髓系成熟停滞。患者也可能进一步发展为骨髓衰竭或转化为急性粒细胞性白血病。

（2）胰腺外分泌功能不全：胰腺外分泌功能不全是由于产生消化酶的腺泡细胞的缺乏引起的。胰腺消化酶主要用于脂肪的消化，而这种酶的缺乏则使患者无法消化和吸收脂肪。部分患者随着年龄的增长，胰腺状态可能会改善。

（3）生长发育迟缓：超过50%的患者身高低于第三百分位，身材矮小与营养状况无关；其他骨骼异常包括干骺端发育不全、胸萎缩症和肋软骨增厚。

（4）并发症：除上述症状外，该病同时还可引起身体其他部位的病变，包括肝、心脏、内分泌系统、眼睛、牙齿和皮肤等。

【诊断】一般根据胰腺外分泌功能不全和骨髓造血功能衰竭可以诊断。在极少数情况下，SDS可能出现骨骼缺陷，包括严重的胸廓异常导致呼吸困难。骨骼异常、身材矮小的特点可以用于支持诊断。

基因检测：约有90%的舒-戴二氏综合征患者有*SBDS*（Shwachman-Bodian- Diamond syndrome）基因突变，所以目前也可采用基因检测进行诊断。

【鉴别诊断】与囊性纤维化相鉴别：最初，手足裂畸形可能会出现类似囊性纤维化（CF）的临床表现，不过可以通过汗液氯化物试验与无原发性骨髓衰竭进行鉴别。

四肢-乳房综合征

【中文名】四肢-乳房综合征

【英文名】limb-mammary syndrome（LMS）

【定义】四肢-乳房综合征表现为严重的手和（或）脚畸形、乳腺和乳头发育不全，常发生泪小管闭锁、指甲发育不良，伴或不伴腭裂（悬雍垂裂）及先天缺牙。四肢-乳房综合征主要是由于*TP63*（tumor protein p63）基因突变引起的，该基因能够编码肿瘤蛋白质p63（简称为p63），该蛋白对于早期发育起重要作用，尤其是对于外胚层结构（如皮肤、头发、牙齿和指甲等）的发育起到至关重要的作用。

【临床表现】

（1）肌肉组织异常：手关节痉挛；

（2）头颈部异常：腭裂、悬雍垂裂、缺牙；

（3）皮肤异常：少汗、指甲发育不良；

（4）骨骼系统异常：并指、多指、拇外翻。

【诊断】根据特异性的临床症状及分子遗传学检测可以做出诊断。

分子遗传学检测：*TP63*的基因序列测定。

【鉴别诊断】主要是与*TP63*基因突变引起的其他疾病进行鉴别诊断，如ankyloblepharon-ectodermal defects-cleft lip/palate（AEC）综合征。

四肢 - 无肢畸形

【中文名】四肢 - 无肢畸形

【英文名】tetra-amelia syndrome

【定义】四肢 - 无肢畸形是非常罕见的常染色体隐性遗传的先天性疾病，其特点是患者没有四肢。这主要是由于 *WNT3*（wingless-type MMTV integration site family，member 3）基因突变造成的。

【临床表现】四肢 - 无肢畸形导致患者身体各部位严重畸形，主要特点是没有四肢，还有身体其他部位如头面部骨骼畸形（唇裂或腭裂、小颌畸形、小耳畸形、单鼻孔、鼻孔闭锁、鼻子缺失）、眼睛异常（眼球和结膜过小、白内障、眼睛组织缺失、眼睑融合）、泌尿生殖系统异常（肾发育不全、外生殖器缺失、阴道和肛门闭锁）。在许多情况下，肺部也存在发育不全，这使得患者呼吸困难或不能呼吸，因此四肢 - 无肢畸形的小儿患者多数是死胎或出生后不久死亡。

【诊断】四肢 - 无肢畸形的临床特征很明显，一般可迅速做出诊断，临床上也常采用常规产前超声检查做出诊断。

基因检测：*WNT* 基因突变是已知的唯一导致该病的原因，可进行基因序列测定以确诊。

【鉴别诊断】与 X-linked tetra-amelia（zimmer phocomelia）相鉴别。

锁骨颅骨发育不全

【中文名】锁骨颅骨发育不全、Rie-Sainton 综合征、Hulkerant 骨形成不全、Schenthaurer 综合征、骨 - 牙形成障碍

【英文名】cleidocranial dysplasia（CCD）

【定义】锁骨颅骨发育不全是一种少见的常染色体显性遗传性骨骼系统疾病，半数以上有家族史，性别间无明显差异。该病可在任何年龄发病，病变累及面较广，主要以骨缺如和膜性化骨发育障碍为特征，可单骨或多骨受累。

【临床表现】典型畸形为头大、脸小、肩下垂以及胸部狭窄。

（1）锁骨：一侧或两侧锁骨全部或部分缺如，部分缺如者常见于肩峰端，也见于中 1/3 缺如，可见假关节，一侧完全缺如者右侧多见。肩下垂且活动度大，双肩可做不同程度的并拢，肩胛骨短小或高位，喙突发育不全。

（2）颅面部：主要表现为膜内化骨发育不全、发育迟缓和软骨化骨（颅底）的骨发育停滞。短头畸形，前囟延迟闭合或不闭合，骨缝开放，有缝间骨存在，颅顶平坦，前额及枕骨突出，蝶骨短及蝶窦小，前床突发育不良。面小，面中 1/3 凹陷，呈月牙状侧貌。鞍形鼻，双眼眼距过宽，副鼻窦和颅突气化不良。

（3）颌骨及牙齿：上颌骨发育不良，下颌骨大多发育正常，赘生牙，咬合不正。乳牙滞留，恒牙萌出延迟、异位萌出或埋伏阻生，颌骨内有未萌出的多生牙和阻生牙。下颌升支变窄，前后缘平行，有时喙突与髁状突平行，喙突尖小，且常朝向后上。下颌骨骨小梁粗糙，牙槽骨致密，下颌角畸形等。

（4）胸廓：呈圆锥形，肋骨向下倾斜，可见鸡胸。少数见肋骨缺如和骨化不全，胸骨有不发育者。新生儿常因胸廓畸形而发生呼吸困难。

（5）其他骨：如骨盆、脊柱等亦被侵犯，并易引起病理性骨折、身体发育障碍。骨盆可表现为骨化不全、延迟生长、缺损或变形，耻骨联合明显增宽，少数耻骨完全未骨化，髋臼扁平，股骨颈发育不良，可有髋外翻或髋内翻，骨盆上口变形等；脊柱可见脊柱裂、椎弓发育不良及侧弯畸形

等；四肢骨可表现为长骨细短或缺如（腓骨）、两端出现骨骺、腕骨发育迟滞、踝关节畸形等表现。

【诊断】根据临床表现、多骨X线检查及产前诊断来确诊。

产前诊断：主要依赖于高风险胎儿的超声波检查（锁骨缺失或发育不全）和基因检测。超声检查应在怀孕12～14周进行，并定期检查以确定骨的发育情况。*Cbfa1*基因的突变检测可用于CCD的诊断和遗传咨询，以往研究中所检出的突变结果可用于相应家系后代的产前诊断，避免有家族史的家庭出生类似患儿。

【鉴别诊断】先天性锁骨假性关节、Crouzon综合征有上颌骨发育不全、眶间距较正常人大等特点，但无多生牙且囟门关闭早。

固缩骨发育障碍和Yunis-Varon综合征均有锁骨和颅骨发育问题，但无多生牙等。

天冬氨酰葡萄糖胺尿症

【中文名】天冬氨酰葡萄糖胺尿症

【英文名】aspartylglucosaminuria（AGU）

【定义】天冬氨酰葡萄糖胺尿症是一种罕见的进行性精神功能衰退疾病，是由于体内天冬氨酰氨基葡萄糖苷酶缺乏而引起的一种常染色体隐性遗传疾病，属于溶酶体病的一种。

【临床表现】多数患者在幼儿期即出现上呼吸道感染、皮肤感染和肠道感染并引起腹泻；智力和运动发育障碍，可导致身材矮小、运动笨拙、语言障碍、智力低下、面容粗笨，呈黏多糖贮积症Ⅰ型样特征，表现为面颊明显内陷、鼻梁塌陷和短颈；约半数病例有较大的皮肤痣、光感性色素沉着及酒糟鼻等皮损；多数病例可有精神症状，表现为攻击性和反常行为或狂躁、抑郁性精神病等；其他表现可有轻度肝大，主动脉瓣肥厚、狭窄及心脏异常。

【诊断】

（1）实验室检查：周围血液中淋巴细胞内有空泡。电子显微镜检查在白细胞、肝细胞、神经元细胞、胶质细胞及血管内皮细胞中可见粗大的包涵体，其内含有致密结构、透明脂肪小滴，此外还可见有细胞内高尔基器改变、内质网增大。尿中可排出大量天冬氨酰葡萄糖胺，故用薄层层析或其他层析技术检测尿中的葡萄糖天冬氨酰也是诊断天冬氨酰葡萄糖胺尿症常用的实验室方法。皮肤的成纤维细胞生化分析也可见天冬氨酰氨基葡萄糖苷酶缺乏。

（2）其他辅助检查：X线检查表现为颅骨、脊柱和肋骨畸形，并出现脊柱侧弯。

（3）产前诊断：天冬氨酰葡萄糖胺尿症的产前诊断可借助妊娠中期羊水标本，进行细胞培养，显示有天冬氨酰酶的缺乏；也可用脐带血淋巴细胞、皮肤活检组织及胎盘绒毛培养的细胞酶检测来鉴定产前诊断。

【鉴别诊断】主要应注意与其他类型的溶酶体异常疾病相鉴别，后者均无天冬氨酰葡萄糖胺尿。

条纹状骨病

【中文名】条纹状骨病

【英文名】osteopathiastriata

【定义】条纹状骨病是一种发病原因不明的罕见性先天性骨疾患，可能为常染色体显性遗传性疾病，多发生于儿童时期，两侧出现对称性纵行条纹状骨质密度增高影为其特点，遗传及家族因素可能对此病有影响，Voorhoeve认为可能与软骨发育障碍及骨斑症有关。

【临床表现】病变的孤立性类型往往无固定的临床表现，有时肢体、大关节等处出现轻微疼痛和肿胀，偶见听力受损，病骨处局部皮肤发育不良。条纹状骨病、颅底硬化和巨脑组成一种少见而特殊的三联症。该病为常染色体显性遗传，女孩患病概率为男孩的2倍，在典型情况下首先出现巨脑，而条纹状骨病发现于出生时或出生后不久，颅底硬化在儿童时期逐渐形成。

【诊断】 X 线检查是诊断本病的主要依据：四肢管状骨为好发部位，为对称性病变，纵行条纹状致密影以干骺端最为明显，条纹之间的骨质可有疏松现象，条纹至骨干中部逐渐变淡而消失。条纹宽度、长度不尽一致，其长度与骨骼的生长速度有直接关系。髂骨受累时，髂翼部条纹状致密影呈扇形分布；椎体受累时，条纹粗而垂直，椎体边缘密度增高；骨骼受累时，表现为致密的斑点状影；大多数患者骨皮质正常。本病的主要 X 线表现为双侧对称性纵行条状骨密度增高，四肢长骨干骺端为好发部位。

【鉴别诊断】 伴有纵行条纹的疾病有石骨症和 Ollier 病，除纵行条纹外，它们均有各自的特殊 X 线表现。本病与骨斑点症有相似之处，而后者表现为骨内弥漫性斑点状致密影，骨干无条纹状改变，且病理亦不同，二者可以鉴别。

无手足畸形

【中文名】 无手足畸形

【英文名】 acheiropodia

【定义】 无手足畸形是一种常染色体隐性遗传疾病，导致半肢畸形、四肢远端缺如，是一种先天畸形。

【临床表现】 先天性缺陷疾病，其中包括双边上肢和下肢远端的缺如，以及发育不全的手和脚。

【诊断】 根据特异的临床症状，再结合 X 线片表现即可诊断。

纤维软骨增生症

【中文名】 纤维软骨增生症

【英文名】 fibrochondrogenesis

【定义】 纤维软骨增生症是一种罕见的常染色体隐性遗传骨软骨发育障碍疾病，会造成软骨及相关组织异常的纤维增生，四肢不发达，表现为侏儒症，存在骨骼发育异常和成纤维细胞发育不良，在婴儿期常由于引发并发症而导致死亡。

【临床表现】 纤维软骨增生症是一种先天性的疾病，呈现出区别于其他软骨发育异常的特点和影像学表现，包括成纤维细胞的不典型增生和软骨细胞的纤维化以及长骨的骨干骺端的延长，其他突出的特点包括面容平坦、鼻子小、鼻孔前倾，四肢所有肢节显著短小，胸部狭小呈钟形，腹部凸起。X 线显示长骨短且干骺端宽，类似“哑铃形”；椎体扁平，侧面观察类似挤压状；肋骨短且宽，干骺端呈瓦形弯曲。

与其他致死性侏儒症的区别在于长骨干骺端宽，梨形椎体以及软骨组织的微观变化（独特的交织纤维性隔膜和软骨的成纤维细胞发育不全）。

【诊断】 这是一个常染色体隐性遗传的疾病，可以在不损失脊椎椎体高度的情况下，由正中裂利用长骨增宽的干骺端和脊柱侧位的 X 线片来区分两者。

分子遗传学检测：纤维软骨增生症可通过 *COL11A1*（collagen，type Ⅺ，alpha 1）基因突变检测进行诊断。

小髌骨综合征

【中文名】 小髌骨综合征

【英文名】 small patella syndrome（SPS），Scott-Taor syndrome，ischio-pubic-patellar syndrome，Coxo-podo Patellar syndrome，ischiopatellar dysplasia

【定义】小髌骨综合征是一种常染色体显性遗传的骨骼发育不良综合征，其特点是髌骨发育不良、骨盆和脚部畸形，还包括坐骨骨化破坏和耻骨下支异常。小髌骨综合征是由 *TBX4*（T-box 4）基因突变引起的。

【临床表现】右膝前后与侧面的 X 线片都显示小并脱位的髋关节；骨盆畸形，存在髋内翻或髋外翻的情况；髌骨发育不全，伴有坐骨、耻骨连接处的不规则骨化和红外线髋臼斧切缺口；股骨和脚部异常，包括第 1 和第 2 趾之间空隙过大，X 线下第 4 和第 5 趾过短及扁平足。

【诊断】根据临床表现、影像学检查及基因检测来确诊。

基因检测：*TBX4*（T-box 4）基因突变检测。

【鉴别诊断】与常染色体显性遗传的家族性髌骨先天性发育不全进行鉴别诊断，髌骨软化症是唯一的临床特点。

小儿系统性玻璃样变性

【中文名】小儿系统性玻璃样变性

【英文名】infantile systemic hyalinosis（ISH），juvenile systemic hyalinosis

【定义】小儿系统性玻璃样变性是一种常染色体隐性遗传性疾病，其特点是具有多个皮肤结节，透明沉积，牙龈肥大，溶骨性骨病变，关节挛缩。*ANTXR2*（anthrax toxin receptor 2）基因的突变可引起小儿系统性玻璃样变性。

【临床表现】小儿系统性玻璃样变性的主要表现是皮肤增厚、僵硬；肛周区域、耳朵、嘴唇小结节；关节挛缩和骨质疏松则导致患病婴儿出现蛙腿式，不能行走。小儿系统性玻璃样变性患者还会出现吸收不良和进展成蛋白丢失性肠病，导致腹泻和成长迟缓。口腔表现包括口腔黏膜、牙龈组织广泛增生，牙根增厚及牙周韧带的变性。

【诊断】根据相应临床症状与体征做诊断，必要时进行基因检测。

基因检测：*ANTXR2*（anthrax toxin receptor 2）基因的突变检测。

小脑发育不全伴骨内膜硬化症

【中文名】小脑发育不全伴骨内膜硬化症

【英文名】cerebeliar hypoplasia with endosteal sclerosis

【定义】小脑发育不全伴骨内膜硬化症是一种罕见的疾病，只在 4 个案例中有相关描述。

【临床表现】主要的临床症状是小脑发育不全导致共济失调、肌张力低下、轻度至中度发育迟缓、小头畸形、生长发育迟缓、内膜硬化、牙齿萌出障碍和髋关节脱位。随着时间的推移，内膜硬化症和临床神经症状没有进展，但是神经影像学却随时间慢慢进展。

【诊断】

（1）脑部 MRI：表现出严重的髓鞘发育迟缓以及小脑蚓部和半球的普遍萎缩。

（2）X 线检查：骨盆和股骨的长骨骨髓腔变窄的同时还伴随有普遍硬化，而手脚及颅骨的骨化却是正常的，早期的 X 线检查就已经可以显示此变化。

小头 - 骨发育不良 - 先天性矮小

【中文名】小头 - 骨发育不良 - 先天性矮小

【英文名】microcephalic osteodysplastic primordial dwarfism

【定义】小头 - 骨发育不良 - 先天性矮小指胎儿宫内发育迟缓导致严重的身材矮小和小头畸形。在 1976 年和 1982 年，马耶夫斯基等人将小头 - 骨发育不良 - 先天性矮小分成 3 种类型。

【临床表现】 身材矮小；小头畸形；骨发育不良，包括髋关节发育不良、脊柱侧弯等；面部特征包括鼻子突出、耳朵畸形、前额凹陷；四肢较短。

【诊断】 临床表现、X 线检查可排除 Perthes 病、先天性髋内翻、Blount 病和骨骺点状发育不良。股骨远端骨骺高度与干骺端宽度比值不良可见于多数患儿，这一指标对于早期诊断很有价值。

X 线检查：宽阔的胸膛及薄薄的肋骨、狭窄的腰椎椎管、粗大并缩短的腿部。

【鉴别诊断】

与以下疾病相鉴别：

（1）泽克综合征（Seckel syndrome）：小头 - 骨发育不良 - 先天性矮小的发育迟缓更为严重，且存在影像学异常和轻度的精神发育迟滞。

（2）幼年性变形性骨软骨炎：轻度脊柱骨骺发育不良及假性软骨发育不全，在幼童时期很少需要手术，骨切开术可以矫正成角畸形，全关节置换（术）适用于严重的骨性关节炎。

（3）股骨头缺血坏死（Perthes 病）：双侧受累、多关节受累是其主要鉴别要点。此外，还应与双侧短股骨、胫骨内翻、脊柱骨骺发育不良、假性脊柱骨骺发育不良等相鉴别。

辛 - 梅二氏综合征

【中文名】 辛 - 梅二氏综合征、辛 - 梅综合征

【英文名】 Singleton-Merten dysplasia

【定义】 辛 - 梅二氏综合征是 1973 年由 Singleton 和 Merten 发现的一种常染色体显性遗传病，主要特点是主动脉和骨质的钙化。

【临床表现】 主动脉瓣钙化；骨质疏松和肢端骨质溶解；肌肉无力，关节和肌肉韧带存在异常，一些患者出现脊柱侧凸或后凸畸形；牙齿异常，恒牙发育延迟，牙槽骨丢失，龋齿；银屑病；青光眼；异常面部：高前发际、宽阔的前额、下巴小。

【诊断】 根据 X 线片、心脏彩色超声、CT 和磁共振检查可以诊断。

血小板减少 - 桡骨缺失综合征

【中文名】 血小板减少 - 桡骨缺失综合征、骨斑点症、播散型凝集性骨病、点状骨症

【英文名】 osteopoikilosis（OPK），thrombocytopenia-absent radius syndrome（TAR），osteopathia condensans disseminata、spottedbone

【定义】 血小板减少 - 桡骨缺失综合征最好发于管状骨的骨骺、干骺端等松质骨内，还可见于某些扁骨和不规则骨内。文献报道儿童病灶可随身体的生长而渐变大。成人经随访未见病灶增加但形态可略有变化，故本病不能除外。本病可合并先天性畸形，如多指（趾）、并指、腭裂等。

【临床表现】 部分患者无自觉症状，有 20% 的患者诉关节疼痛，尤其在骶椎，但不知是骨中的斑点所致还是合并风湿痛。有时出现皮肤结节状组织增生，易形成瘢痕疙瘩。

X 线表现：可见圆形或卵圆形的致密斑点，几乎波及全身，特别是在长骨的骨骺部位及干骺端，但骨干很少有斑点。斑点的大小不一，直径 2～10mm 不等。在脊柱、肋骨及锁骨均少见，在颅骨更稀有。骨骼的轮廓改变，骨骺发育亦无影响，关节间隙正常。在成人中，斑点一般不再有明显变化，而在儿童则斑点可以增加、消失及融合。

【诊断】 本病好发于长、短管状骨的骨端骨松质内以及肩胛骨、骨盆、腕骨、足骨等扁骨和不规则骨内，很少发生于骨干，在脊柱、肋骨、锁骨、颅骨内极罕见。

据病理观察，骨松质内有多个灰白色圆形或椭圆形致密小骨块。骨岛与骨斑点症除病灶大小、多少不同外，其部位和影像学与组织学表现均相似，故推测两者的发生机制相仿，可能系

外围的层板骨与增粗的骨小梁相连，骨板和骨小梁不伴有缓慢的骨增生，而缺乏相应的骨吸收，致使骨的改建发生障碍。病灶部位存在一种不稳定因素，即潜在活跃的骨改建，是病变可消失或增大的病理学基础。本病不侵及骨膜、关节软骨，并且不发生炎症、恶性病变和病理骨折。

（1）X线检查是发现和诊断本病的主要依据。X线上病灶呈弥漫、多发的圆形、类圆形或融合成条状及团块状致密影，位于骨松质内，走向与骨长轴一致，双侧基本对称，大小在数毫米至2cm之间；越靠近关节，病灶越密集，密度也越高；绝大多数病灶中心密度高，边缘密度低，也有少数病灶中心密度偏低，但其边缘均较清楚；病灶不侵犯骨膜及关节软骨，关节间隙清晰。

（2）CT检查能更清晰地显示病灶的部位、大小、形状及与骨皮质的关系，还能发现X线平片难以显示的微小病灶。CT表现为病灶位于骨松质内，并与骨小梁分布一致，少数位于骨皮质内或骨皮质下，相应部位骨皮质增厚、密度增高；多呈圆形或卵圆形高密度结节影，边界清楚，有的呈团块状改变。

（3）MRI检查表现为病灶多发且不均匀散布于骨松质内，呈圆形、类圆形结节及不规则条状异常信号，在T_1WI与T_2WI上均为极低信号，边界清楚，多发病灶聚集成“蜂窝状”，周围软组织无异常信号。

【鉴别诊断】本病需与肢骨纹状肥大、软骨发育异常（Ollier病）、转移性癌等鉴别。

以下伴有桡骨发育不全的综合征常伴有拇指的异常或缺如。

（1）心手综合征：上肢畸形，包括桡骨、掌骨或腕骨；有先天性心脏畸形的个人和（或）家族病史，最常见的是继发孔型房间隔缺损、室间隔缺损，特别是那些发生在肌小梁间隔上的缺损和（或）心脏传导疾病，这种情况往往拇指缺如或发育不全。

（2）罗伯茨综合征：胎儿生长迟缓（从轻度到重度）和肢体畸形（包括双侧对称的短四肢畸形）；其他肢体畸形包括少指与拇指不发育或发育不全，并指，五指、肘和膝关节屈曲挛缩；颅面的畸形包括唇裂或腭裂、小颌畸形、颌骨前突、颧骨发育不良、眼距过宽、眼球突出、角膜混浊、鼻翼发育不良、喙鼻、耳朵畸形；还可见智力低下。

（3）范可尼贫血：身体异常、骨髓衰竭和恶性肿瘤风险增加，可出现听力损失、性腺功能低下和发育迟缓，在血小板减少症或白细胞减少出现后发生全血细胞减少性骨髓衰竭。

眼-牙-指发育不良

【中文名】眼-牙-指发育不良、眼齿指综合征

【英文名】oculodentodigital dysplasia（ODOD）

【定义】眼-牙-指发育不良是以隐眼或小眼球、牙釉质发育不良及并指（趾）为特征的一组综合征。

【临床表现】

（1）眼症：隐眼或小眼球，小角膜（直径6～7mm），角膜混浊，虹膜畸形，睑裂小，眶距过宽，青光眼等。

（2）口颌系统异常：小口或巨口，下颌骨偏小，牙槽嵴宽，牙釉质发育不良，呈黄色小牙，乳、恒牙均可能受累，还可能伴有唇裂、腭裂、高拱腭等，指（趾）畸形：第3、4趾或4、5指之间皮肤粘连、并指（趾）等。

（3）其他异常：手、足骨骨质疏松，股骨头发育不良；鼻翼小而薄，鼻孔前倾；中耳、外耳畸形；隐睾，小阴茎，尿道下裂；毛发不荣等。

【诊断】根据其眼睛、牙齿的特异临床表现进行诊断。

【鉴别诊断】与Patau综合征（13号染色体三体综合征）相鉴别，其有眼、耳、颌骨异常，

但还有小颅、心血管系统畸形、多指（趾）等，患儿多数在 3 岁前死亡，染色体核型为 47，XX，+13 或 47，XY，+13。

大脑 - 肋骨 - 下颌综合征

【中文名】大脑 - 肋骨 - 下颌综合征

【英文名】cerebro-costo-mandibular syndrome（CCMS）

【定义】大脑 - 肋骨 - 下颌综合征是一种非常罕见的综合征，表现为生长发育迟缓、智力低下、腭畸形，预后不良。

【临床表现】

（1）主征：出生前后生长发育迟缓，智力低下；50% 腭畸形（软腭缺如、硬腭短、有中央孔、悬雍垂缺如）；舌下垂，导致新生儿因呼吸窘迫而就诊；严重小下颌；硬肋与软肋之间（特别是第 4～10 肋骨）有裂隙，胸廓小，呈钟型。

（2）其他：皮肤松弛，脊椎畸形，肘发育不良，偶有小头畸形。

本病预后差，患儿多因呼吸窘迫等于早年夭亡，40% 患者在 1 年内死亡。

【诊断】依据病史、临床表现、多发性、对称性及 X 线检查等诊断。

显性罗比挠侏儒综合征

【中文名】显性罗比挠侏儒综合征、胎儿面容综合征

【英文名】Robinow syndrome，Robinow-Silverman-Smith syndrome，Robinow dwarfism

【定义】显性罗比挠侏儒综合征是一种极为罕见的遗传性疾病，可对身体多个部位产生影响，研究者根据症状和体征的严重程度及其遗传模式，将其分为两种类型。

【临床表现】儿童侏儒，身材矮小，异形外貌（面部）。临床特征也可能包括短而翘的鼻子、前额突出和塌鼻梁，露出拥挤的牙齿，舌打结或牙龈肥大。脊椎和肋骨异常很罕见。

【诊断】根据临床症状、再结合 X 线检查结果可以诊断。

隐性罗比挠侏儒综合征

【中文名】隐性罗比挠侏儒综合征、胎儿面容综合征

【英文名】Robinow syndrome

【定义】隐性罗比挠侏儒综合征是一种极其罕见的遗传性疾病，特点是短肢侏儒症，头、脸和外生殖器异常，以及椎体分割。该疾病在 1969 年第一次被人类遗传学家罗比挠（Robinow）提出。

【临床表现】隐性罗比挠侏儒综合征的特点：

（1）骨骼发育异常：包括手臂和腿部的长骨缩短，尤其是前臂更为明显；手指和脚趾过短；楔形脊椎骨导致脊柱异常弯曲；肋骨融合或缺失；身材矮小等。

（2）患者还有特殊的面容，包括宽阔的前额、突眼及眼间距过大、鼻子短而翘、宽鼻梁等。

（3）患者还可能存在生殖系统发育不全和牙齿问题，有的还存在肾和心脏的缺陷。显性罗比挠侏儒综合征与隐性罗比挠侏儒综合征的症状与体征很相似，只是往往发病比隐性的温和些。

【诊断】X 线检查见胸椎半椎体、肋骨融合、前臂短，结合其临床表现综合判断。

【鉴别诊断】与 Jarcho-Levin 综合征和脊椎肋骨发育不良相鉴别。

婴儿骨皮质增生症

【中文名】婴儿骨皮质增生症、Caffey 病

【英文名】Caffey disease

【定义】婴儿骨皮质增生症是一种暂时性的婴儿骨皮质增生疾病，患骨邻近的肌肉及筋膜可能亦受累。

【临床表现】常在出生后 10 周内起病，婴儿首先表现烦躁不安及发热，以后就出现受累部位的疼痛，伴局部肿胀，软组织的肿胀为弥漫性，不红不热，局部淋巴结不肿大，压之无凹陷，质硬。最易发病的部位是下颌骨，可达 75%，因此，脸部的症状最多见、最明显。如累及长骨，则肢体可因疼痛而产生假性瘫痪。部分病婴可伴有贫血。

X 线表现：先为轻度骨皮质增厚，以后逐渐出现明显的骨膜下新骨形成。全身骨骼除指及趾外，均可受累，最常见为下颌骨，其顺序为肋骨、锁骨、尺骨、桡骨、肩胛骨、胫骨及腓骨，长骨病变最明显的部位是骨干，而骨骺及干骺端常不受侵犯，骨弯曲，肢体增长。在个别病例，新骨形成过多时，可致误诊为恶性肿瘤。大多数患者在数月后可自愈，不留任何痕迹，但在少数人中可遗留轻微的病变痕迹及肢体过长。

并发症：少数出现贫血，多有白细胞增多，血沉加快，少数患者可延至数年，称之为慢性婴儿骨皮质增生症，可以遗留肢体畸形、运动障碍。

【诊断】X 线检查发现与骨病变范围一致的软组织肿胀，与脂肪层分界清楚，各种形状的骨膜增生，如线状、带状、花边状等，骨皮质多正常，增生骨膜可形成“包壳征”或“管套征”。本病的发病年龄在婴儿早期，诊断一般不难。个别病例可以复发，此时患儿年龄已大，甚至可以延至成人期且症状时发时愈，此时应详细询问婴儿期的病史。

实验室检查：贫血、白细胞增高、血沉增快以及碱性磷酸酶（alkaline phosphatase，AKP）增高。

硬化性狭窄

【中文名】硬化性狭窄、硬化性骨化病

【英文名】sclerosteosis

【定义】硬化性狭窄是常染色体隐性遗传病，是一种罕见的以进行性骨骼过度生长为特征的硬化性骨发育不良病，主要发生于南非的白种人。

【临床表现】头骨、下颌骨、肋骨、锁骨和所有长骨骨骼均过度生长，尤其是头骨和下颌骨。面部变形，身材高大，手指发生并指畸形，指骨发育不良或指甲缺如。由于颅神经孔狭窄，发生面部神经麻痹、听力损失和视神经萎缩等。另外，颅骨过度生长导致颅内压增高可引起头痛和偶尔的突然死亡。

【诊断】根据家族史及临床表现，并结合 CT 和 X 线片可见并指畸形和骨密度增加及骨骼过度生长等进行诊断。

早衰综合征

【中文名】早衰综合征、早衰症、儿童早老症

【英文名】progeria，Hutchinson-Gilford disease

【定义】早衰综合征是遗传病，患者身体衰老的过程较正常人快 5～10 倍，患者样貌像老人，器官亦很快衰退，造成生理功能下降，病征包括身材瘦小、脱发和较晚长牙。患病儿童一般只能活到 7～20 岁，大部分都会死于衰老疾病，如心血管病，现无有效的治疗方法，只靠药物针对治疗。

【临床表现】脱发、较晚长牙、身材矮小及皮下脂肪减少等，但病童的心智年龄大多与同龄儿童无异。早期症状包括发育迟缓、局部性硬皮病症状，当患者过了幼年期之后，其他的症状会

变得更明显。

独特外观：身材矮小，体重下降且和身高不成比例，性发育不成熟，皮下脂肪组织减少。头和面不成比例，头部所占面积相对较大，而面部相对较小，下颌比正常人小。头皮静脉明显，脱发呈普遍性。眼呈鸟眼样外形，牙齿发育延迟，胸呈梨形，锁骨短而发育不良，姿势呈骑马形。两脚分开的宽度大，走路时拖着两脚，髋外翻。大拇指细，关节永久性强直。最有特征性的临床表现为皮肤变薄、干燥、皱褶。

许多部位可见棕色点状色素沉着。下腹部、大腿和臀部的皮肤呈硬皮病样表现。这些部位的浅表静脉明显，出汗减少。眉毛和睫毛缺如，前囟门凸起。鼻尖呈钩状，像鸟喙。面中部和鼻唇部轻度雷诺现象，唇薄，耳尖突起而耳垂小，指甲营养不良。这种患儿在婴儿期常常是正常的，或仅有硬皮病样症状。面中部青紫和钩状鼻常提示有本病的可能性。到 1 岁左右症状愈来愈明显，直到第二年呈现各种特征性表现。本病患者一般无甲状腺、甲状旁腺、垂体和肾上腺方面的异常，但基础代谢率增加，血脂不正常。

【诊断】

（1）临床表现：早衰综合征患者的症状，外观和生长过程是相当重要的诊断依据。早衰综合征儿童除了有生长迟缓的问题外，最常见的表征为典型的鸟型头，且为秃头；身材矮小，体重不足；四肢瘦且关节变得明显；皮下脂肪减少；梨状胸，且锁骨短；青筋突出。

（2）检查方法

1）实验室检查：一般没有异常改变，有时可伴血清胆固醇增加和脂蛋白异常，餐后 2 小时查血清甘油和脂肪酸含量也是正常的。实验研究证明，脂肪组织中游离脂肪酸的释放度正常，尿中葡萄糖醛酸的排泄也正常。Villee 等认为本病的主要异常改变与某些结构蛋白质如胶原蛋白、肌动蛋白、肌凝蛋白和角蛋白的代谢和合成障碍有关。

2）临床实验室检查：尿中玻尿酸值会增加，血中脂肪值常会不正常，但这些检查对于诊断的帮助不大。

3）X 线检查：病患 1～2 岁时即会发现头颅骨、胸部、长骨及指骨发生变化，另外会有骨质疏松和软组织缺少的现象。

4）基因突变分析：早老症研究基金会已经发展出一套“diagnostic testing program”，可透过此系统来了解基因是否已发生改变或突变。

黏多糖贮积症

【中文名】黏多糖贮积症

【英文名】mucopolysaccharidosis（MPS）

【定义】黏多糖贮积症是一组溶酶体累积病，是由于溶酶体水解酶缺陷，造成酸性黏多糖（葡糖氨基聚糖）降解受阻，黏多糖在体内积聚而引起一系列临床症状。除了Ⅱ型外，均为 X 连锁的隐性遗传病。黏多糖贮积症患者由于过多的黏多糖贮积于骨、软骨等组织或器官内，从而影响到这些组织或器官的正常发育，如沉积于皮肤下的结缔组织，可致颜面粗糙、皮肤僵硬、张口受限；沉积于关节可致关节僵硬；沉积于头颅，可致交通性脑积水，智力落后；沉积于心脏瓣膜，可致心脏瓣膜病变，发生心功能不全；沉积于内脏，可致肝脾增大、腹部膨隆、腹股沟疝气、脐疝等；沉积于呼吸系统，导致扁桃体和腺样体肥大，气道狭窄，声带增厚，常有慢性复发性鼻炎，讲话声音粗，呼吸粗，睡眠打呼噜。

黏多糖贮积症属先天性或原发性代谢异常综合征。患者由于过多的黏多糖贮存于骨、软骨等组织或器官内，从而影响到这些组织或器官的正常发育，引起一系列的临床症状和影像学表现；

患者多余的黏多糖从尿中排出。

【临床表现】根据致病基因及临床表现，该病分为Ⅰ、Ⅱ、Ⅲ、Ⅳ、Ⅵ、Ⅶ、Ⅸ型等7型，其中Ⅲ型又分为ⅢA、ⅢB、ⅢC、ⅢD 4个亚型，Ⅳ型分为ⅣA和ⅣB亚型。中国人Ⅱ型最常见，其次是ⅣA型。Ⅸ型全世界范围内罕见，目前只有2例报道。

（1）黏多糖贮积症Ⅰ型：①粗糙面容：头大，舟型头，前额突出，眉毛浓密，眼睛突出，眼睑肿胀，鼻梁低平，鼻孔上翻。嘴唇大而厚；舌大，易突出口外。牙龈增生，牙齿细小且间距宽。皮肤厚，汗毛多，头发浓密、粗糙，发际线低。

② 角膜混浊：随着疾病的进展，角膜混浊逐渐严重，可致失明。

③ 关节僵硬：累及大关节，如肘关节、肩关节及膝关节，使这些关节的活动受限；手关节受累，显示出“爪形手”的特征。

④ 肝脾增大：腹部膨隆，腹腔压力大导致脐疝和腹股沟疝，手术修复后仍易复发。

⑤ 患者身材矮小：脖子短，脊柱后凸，2～3岁生长几乎停止。

⑥ 智力落后：患者在1岁左右可能就表现出智力落后，最好的智力水平只有2～4岁，智力严重障碍。

⑦ 大部分患者的心脏累及发生在疾病的后期，表现为瓣膜病，可导致淤血性心力衰竭。

⑧ 耳鼻喉部：常有慢性复发性鼻炎，呼吸粗，睡眠打呼噜，慢性阻塞性呼吸暂停，讲话声音粗，重型患者常有慢性听力缺失。

（2）黏多糖贮积症Ⅱ型：Ⅱ型典型的患者症状较Ⅰ型偏轻，该型以男性发病为主，患者的角膜也不混浊。

（3）黏多糖贮积症Ⅲ型：Ⅲ型患者以智力落后为主要的临床表现。

（4）黏多糖贮积症Ⅳ型：Ⅳ型患者腕关节松弛，胸廓向前突出，类似鸡胸；Ⅵ型患者智力是正常的，角膜混浊明显。

（5）黏多糖贮积症Ⅶ型：Ⅶ型患者临床表现差异可非常大，严重的表现为胎儿水肿，轻型的患者可只有身材矮小。

【诊断】黏多糖病的临床诊断根据其临床表现、X线骨片的特点和尿中排出不同类型的黏多糖来确定。甲苯胺蓝呈色法可作为本病的筛查试验，也可用醋酸纤维薄膜电泳法来区别尿中排出的黏多糖类型，并协助分型。各型黏多糖贮积症的确诊需测定白细胞或皮肤成纤维细胞特异酶的活性。

尿液黏多糖定量和电泳：标本最好用晨尿，可以发现黏多糖量增加，每一型对应有不同类型的黏多糖，如Ⅰ型和Ⅱ型发现硫酸皮肤素和硫酸类肝素条带，Ⅲ型患者发现硫酸类肝素条带，Ⅳ型患者发现硫酸角质素条带。Ⅲ型和Ⅳ型患者的尿液黏多糖电泳容易出现假阴性的现象。

X线片：正位胸片可发现肋骨似“飘带样”；侧位脊柱片显示胸、腰椎椎体发育不良，有“鸟嘴样”突起；左手正位片显示掌骨近端变尖，各指骨似“子弹头”样。

头颅CT或者MRI检查可发现高压性交通性脑积水导致的脑室增大。

外周血溶酶体酶活性测定：可选取的标本有外周血白细胞、皮肤成纤维细胞和血浆。黏多糖病Ⅰ型患者该酶活性明显降低。

以目前的技术手段，绝大部分患者都可检出溶酶体酶相关基因的突变。

各型黏多糖病大部分可进行羊水细胞cDNA基因分析做产前诊断。

【鉴别诊断】由于生物化学以及酶的代谢方面的不断深入研究，发现一些黏多糖病边缘性疾病，其症状与黏多糖病类似，但尿中排出的黏多糖不增加。

（1）甘露糖累积病：Kjellman等于1969年发现1例临床表现很像黏多糖病Ⅰ（H）型而X线

检查骨骼病变很轻微的病例，生化检查发现病儿肝内缺乏 α- 甘露糖酶，造成甘露糖代谢障碍以致大量沉积于中枢神经系统。男性较多见，均有骨骼变化和智力发育延迟。

（2）岩藻糖或去氧半乳糖累积病（fucosidosis）：表现为进行性智力发育障碍，脊柱变形，肌力减低，进行性痉挛和去大脑皮质性强直，消瘦，皮肤变厚，大量出汗，心脏增大以及经常发生呼吸道及中耳感染。其生化的基本变化是缺少 α-L- 去氧半乳糖酶，造成皮肤、淋巴细胞以及其他组织积累糖脂，是一种神经、内脏的累积病，为常染色体隐性遗传。

（3）粘脂质累积病 I 型（mucolipidosis I）：症状和骨病变很像 Hurler 综合征，但较轻，且进展缓慢，随后出现肌张力减低、共济失调及周围神经症状，年长儿可有惊厥，无角膜混浊，周围血淋巴细胞和骨髓细胞有空泡形成或颗粒。肝内 β- 半乳糖苷酶的活性增高，遗传方式为常染色体隐性遗传。

（4）粘脂质累积病Ⅱ型（mucolipidosis Ⅱ）：又称包涵体细胞病，Leroy 于 1969 年报道两例，他们的临床表现和 X 线所见除与黏多糖病 I（H）型相似外，还好发髋关节脱位，而尿中黏多糖的排出量是正常的。皮肤组织培养发现成纤维细胞胞质内有黑色的包涵体，因此称为包涵体细胞病，为常染色体隐性遗传。

（5）粘脂质累积病Ⅲ型（mucolipidosis Ⅲ）：又称 Pseudo-Hurler polydystrophy，临床表现和骨骼变化与黏多糖病 I（H）型或Ⅱ型相似，有些患者可见髋关节脱位，头颅表现正常，内脏和间质组织中有糖脂和黏多糖累积，尿中黏多糖的排出量正常，为常染色体隐性遗传。

肢根斑点状软骨发育异常

【中文名】肢根斑点状软骨发育异常、点状钙化性软骨营养不良

【英文名】rhizomelic chondrodysplasia punctata（RCDP）

【定义】肢根斑点状软骨发育异常主要表现为骨骺部位有分散的钙化点，并伴有短肢型侏儒、皮肤病变及先天性白内障等。

【临床表现】轻型者，常只有单肢缩短及肩、髋、膝关节挛缩，约有 1/5 发生白内障。

重型者患儿表现为短肢、扁脸、塌鼻梁，有 3/4 发生双侧性白内障，并有各种皮肤病变、智力发育延迟及先天性心脏病等其他异常。

【诊断】X 线片可见不透明、分散的或密集的斑点，占据骨骺软骨的部位，在跗骨可以完全被不透光的斑点所替代。长骨干缩短及肥厚，骨端呈八字形，骺线不规则。在重型的椎体上有垂直的透光条，但在轻型者不一定有此表现。有人报道在鼻中隔、气管及喉软骨亦可见钙化，后者可造成喉狭窄。随着年龄的增长，分散的斑点会逐渐融合，骨骺的病变亦见改善。由于关节面不规则，常出现早期骨性关节病。

【鉴别诊断】与多发性骨骺发育异常及克汀病相鉴别。

肢骨纹状肥大症

【中文名】肢骨纹状肥大症、骨熔烛样病、单肢型烛泪样骨质增生症、Leri 骨质硬化症蜡烛骨

【英文名】melorheostosis、candle bone

【定义】肢骨纹状肥大症为一种少见的形状特殊的局限性骨质增生，从 X 线片上看，犹似熔蜡沿骨干流下。

【临床表现】疼痛最常见，而且年龄越大，疼痛越明显，一般为隐痛或钝痛，活动时加重。

患肢关节活动受限，这是由于关节周围骨质增生，及软组织内骨沉积所致，很少是由关节面被破坏所致。

骨畸形：局部触诊可触知骨的表面高低不平、坚硬如石，常有足外翻、膝外翻、骨弯曲、膝

关节肿大等。

患肢可以发生肿胀、发冷、出汗及硬结，亦有合并硬皮病者，为交感神经紊乱及缺血的表现，有时可扪及增生的骨质。

并发症可出现足外翻、膝外翻 、骨弯曲、膝关节肿大等；在晚期，异位增生的骨质可突入关节甚至跨越关节形成骨桥，从而造成关节活动障碍。

【诊断】X线表现：好发于四肢长骨，以单侧多见。在骨干的一侧有不规则的骨质增生，骨干的外形被破坏，犹如燃烧中的蜡烛的熔蜡从旁边流下。增生的骨无结构，骨骺及短骨常表现为斑点状，可以越过关节侵犯远端的骨质，但不侵犯关节面。骨盆及肩胛骨亦表现为骨密度增加及有斑点，颅骨、脊柱及肋骨少见。

【鉴别诊断】根据临床表现可与下列疾病鉴别：骨硬化病（大理石骨症）、骨斑点症（脆弱性骨硬化）、骨纤维结构不良症及炎症性骨硬化等。

肢中骨发育不良 Savarirayan 型

【中文名】肢中骨发育不良 Savarirayan 型

【英文名】mesomelic dysplasia，savarirayan type

【定义】肢中骨发育不良是一组以异质性骨质增生为特征的常染色体显性遗传病，其中 Savarirayan 型表现为三角形或椭圆形的胫骨和腓骨畸形。

【临床表现】严重的面部扁平和鼻扁平、四肢短小、中等程度的肢体不全畸形、近端尺骨扩大、骨盆异常和明显的双侧颞下颌关节发育不良。

【诊断】依据临床表现和影像学检查来诊断，影像学主要表现为离散的钙化点、椎体冠状骨裂、胫骨短、第 2、3 掌骨缩短。

致密性骨发育不全症

【中文名】致密性骨发育不全症、Toul ouse-Lautree 综合征

【英文名】pycnodysorstosis

【定义】致密性骨发育不全症系较为少见的以侏儒、骨发育不全伴全身骨硬化及骨脆性增加为特征的常染色体隐性遗传性疾病，1962 年由 Marioteux 和 Famy 首先提出并命名。

【临床表现】患者颅盖骨发育相对较大，面骨发育相对较小；颅缝分离，前囟未闭；额部隆凸，眼距增宽，眼球凸出；鼻大，呈喙状；牙齿排列紊乱，可表现为乳齿和恒齿并存，呈双排排列，腭弓抬高，下颌角消失、变平或变直；指（趾）变短，手（脚）指（趾）皮肤皱起，指（趾）甲反翘呈匙状；长骨容易发生骨折和感染，若治疗不及时，常致畸形改变；患者智力一般正常，少数可有智力发育障碍；无贫血或脑神经受压症状，寿命不受影响。

【诊断】X线显示：颅骨大，面骨发育较小；颅缝未闭合，呈渠道样改变，颅底骨密度高；下颌骨较细小，下颌骨平直，下颌角消失，整个下颌骨呈“烟斗”样改变；乳突未气化，上颌窦腔小，额窦未发育；胸、腰段椎体上下缘密度增高，中间密度低。

【鉴别诊断】

与以下疾病相鉴别：

（1）石骨症：显性遗传，其特征为骨硬化、骨成型异常或骨中骨，全身或大部分骨密度增高、硬化，最终可致骨髓腔消失，下颌骨很少累及，颅盖骨亦累及较轻。石骨症以在干骺端呈横行带状、髂骨呈同心圆状为其特点，临床上有肝脾大、贫血、听力下降及神经系统症状，无本症指、趾末端溶解及下颌角消失征象，此外，石骨症可影响患者寿命，而本症不影响且无骨髓腔完全消失现象。

（2）软骨发育不全症：主要表现为短肢型侏儒，头颅增大，手指短粗，呈“三叉戟”样，无全身骨密度增加现象，不易骨折，易于鉴别。

（3）氟骨症：多见于长期居住在饮水含氟量较高的地区或有职业史者。骨致密以躯干骨为主，手足较少改变，韧带、肌腱及骨间膜骨化较常见。

窒息性胸廓发育异常

【中文名】窒息性胸廓发育异常、Jeune’s 综合征、Jeune 窒息性胸廓发育不良

【英文名】asphyxiating thoracic dysplasia（ATD）

【定义】窒息性胸廓发育异常是一种少见的常染色体隐性遗传性软骨发育不良性疾病，多见于婴儿早期，也可迟至青春期发病，临床以胸廓狭小及伴发的呼吸系统异常、肾消耗病进行性加重为主要表现，并可有其他系统并发症。

【临床表现】窒息性胸廓发育不良有特征性影像学表现，由 Jeune（1954 年）首次报道。

窒息性胸廓发育异常临床主要以胸廓小、骨盆畸形、肢体短缩、指（趾）多为特征，多见于婴儿早期，临床可表现为反复呼吸道感染。

影像学特征为胸廓狭长、骨盆畸形及肢体畸形，包括长骨短、干骺端增宽、掌指骨短粗、锥形骨骺及赘生指。

【诊断】通过患儿的影像学表现和肺功能评估等即可以确诊。

短指（趾）症 - 智力低下综合征

【中文名】短指（趾）症 - 智力低下综合征

【英文名】brachydactyly-mental retardation syndrome（BDMR）

【定义】短指（趾）症是一种常染色体显性遗传病。实际上“短指症”并不真的指手指、脚趾而是指跖骨短小甚至消失，所以此病全名为先天性第 4 跖骨短小症。A-1 型短指症发病与 2 号染色体长臂上的 *IHH* 基因有关，一般以第 4 跖骨短小者居多，也有偶发第 1 跖骨短小症等。患者以正常人姿势走路，第 4 跖骨容易受累。

【临床表现】本病主要表现为手指骨短或缺失，掌骨变短，致使手指（趾）变短。智障、发育迟缓、行为异常、睡眠智障、颅面和骨骼畸形。

A 型短指症：主要是中指节骨短，又分 6 个亚型。A1 型：又称 Farabee 型，所有中指节骨融合于末端指骨，拇指（趾）近端指骨短，身材矮小。A2 型：又称 Mohr-Wriedt 型，示指和第 2 足趾中指（趾）节骨变短。A3 型：第 5 指中指节骨变短，并向桡侧弯斜。A4 型：又称 Temtamy 型，第 2、5 指中指节骨短，足趾第 4 趾可缺中趾骨节。A5 型：中指骨节短，伴指甲发育不全，拇指末端有双指骨。A6 型：又称 Sebold remondini 型，短中指伴指中部短及腕骨、跗骨骨化障碍。

B 型：中指骨节短，伴指骨末端发育不全或缺如，指和趾均受累，拇指（趾）畸形，尚有指（趾）关节粘连，兼有并指（第 2、3 足趾并趾常见）。本型是短指型中最严重的一型。

C 型：主要是中指第 2、3 指骨异常，近端指骨分节过多。

D 型：拇指（趾）有短而宽的末端指骨。

E 型：主要由掌骨和跖骨变短形成。患者中度矮小，面圆，并可伴其他骨骼异常。El 型：第 4 掌跖骨短。E2 型：各种形式掌骨变短，伴指骨受累。E3 型：各种形式掌骨变短，伴各指骨受累。

【诊断】X 线片、CT 表现为胸廓呈钟形或桶形、肋骨短小平直、肋骨头显著膨大、锁骨高位，髂骨呈方形，髋臼呈三叉样，坐骨、耻骨短，股骨头骨骺提前骨化；四肢长骨短，骨骺端增宽；

手足短管状骨短粗，可见锥形骨骺及赘生指；脊柱椎弓根间距正常。

基因检测：检测 2 号染色体长臂上的 *IHH* 基因。

中轴骨硬化

【中文名】中轴骨硬化

【英文名】axial osteosclerosis

【定义】中轴骨硬化是一种常染色体显性遗传性疾病，具有与致密性成骨不全相似的骨硬化特征，但只局限于中轴的脊柱、骨盆以及长骨的近侧部分。Simon 等首次证实了本病是一种常染色体显性遗传性疾病，主要累及中轴骨，表现为斑状骨硬化，其血液和尿液检查均无异常发现。

【临床表现】慢性背痛，局限于中轴的脊柱、骨盆以及长骨的近侧部分。

【诊断】X 线平片显示椎体、股骨及骨盆有局限性的斑状骨密度增加，后者在中轴计算机化断层显影时清楚地显示为周界清楚的病损。骨骼检查显示硬化未波及颅骨、手骨、足骨、肋骨、颈椎以及除右侧股骨近侧部以外的管状骨。

桡尺骨融合伴低巨核细胞性血小板减少症

【中文名】桡尺骨融合伴低巨核细胞性血小板减少症

【英文名】radioulnar synostosis with amegakaryocytic thrombocytopenia

【定义】桡尺骨融合伴低巨核细胞性血小板减少症是一种较为罕见的疾病，即桡尺骨之间无活动性，发生融合，并伴有巨核细胞性血小板减少的现象。

【临床表现】桡尺骨之间无活动性，前臂固定在旋前位，旋后功能丧失，肘关节伸直活动部分受阻，腕关节可自由活动。血小板减少，自发或损伤性的皮肤、黏膜出血，可见眼底视网膜、内脏出血，一般无深部组织、关节、浆膜腔出血。

【诊断】根据 X 线片、血象检查及临床表现可以诊断。

多发性骨性联结综合征

【中文名】多发性骨性联结综合征

【英文名】multiple synostosis syndrome

【定义】多发性骨性联结综合征是一种常染色体显性遗传病，以多发指（趾）关节融合、跗骨融合、腕骨融合等为主要临床表现的全身多发骨性融合性疾病。

【临床表现】短指畸形，多处关节强直或融合。第 5 近端指间关节第一个受累，随后沿尺 - 桡、近 - 远端方向发展。手指弯曲变形，大拇指短小，第 2、3 足趾并趾，身高偏低。

【诊断】根据 X 线检查并结合临床表现做出诊断。

参 考 文 献

KANATAPUTRA P N, 2001. Laurin-Sandrow Syndrome With Additional Associated Manifestations[J]. American Journal of Medical Genetics, 98: 210-215.

PERRAULT I, SAUNIER S, HANEIN S, et al, 2012. Mainzer-Saldino Syndrome Is a CiliopathyCaused by IFT140 Mutations [J]. American Journal of Medical Genetics, 90: 864-870.

SEITZ C S LÜDECKE H J, WAGNER N, et al, 2001. Trichorhinophalangeal Syndrome Type Ⅰ: Clinical and Molecular Characterization of 3 Members of a Family and 1 Sporadic Case [J]. Arch Dermatol, 137 (11): 1437-1442.

VENDITTI C P, FARMER J, RUSSELL K L, et al, 2002.Omodysplasia: An Affected Mother and Son ［J］. American Journal of Medical Genetics, 111: 169-177.

ZANKL A, DUNCAN E L, LEO P J, et al, 2012. Duncan, EL.Multicentric Carpotarsal Osteolysis Is Caused by Mutations Clustering in the Amino-Terminal Transcriptional Activation Domain of MAFB ［J］. American Journal of Human Genetics, 90（3）: 494.

第 4 章 代谢系统罕见疾病

先天性甲状腺功能低下

【中文名】先天性甲状腺功能低下、呆小病

【英文名】congenital hypothyroidism（CH）

【定义】先天性甲状腺功能低下是儿童时期常见的智残性疾病，早期无明显表现，一旦出现症状则是不可逆的，又称呆小病，此病若未及时发现将对儿童智力发育影响很大，可导致身材矮小、智力低下。医学上一般认为如果在 2 个月内发现，及时治疗，终身服药，智力基本正常；大于 10 个月发现、治疗的，智商只能达到正常的 80%；大于 2 岁发现的，智力落后不可逆。先天性甲状腺功能低下发病率大约是 1/5000。

【临床表现】智力迟钝、生长发育迟缓及基础代谢低下。

（1）特殊面容和体态：头大，颈短，皮肤粗糙，面色苍黄，毛发稀疏、无光泽，面部黏液水肿，眼睑水肿，眼距宽，鼻梁低平，唇厚，舌大而宽厚、常伸出口外。患儿身材矮小，躯干长而四肢短小，上部量 / 下部量大于 1.5，腹部膨隆、常有脐疝。

（2）神经系统症状：智能发育低下，表情呆板、淡漠，神经反射迟钝，运动发育障碍，学会翻身、坐、立、走的时间都延迟。

（3）生理功能低下：精神差、安静少动、对周围事物反应少、嗜睡、食欲减退、声音低哑，体温低而怕冷，脉搏、呼吸缓慢，心音低钝，肌张力低，肠蠕动慢、腹胀、便秘，可伴心包积液，心电图呈低电压、P-R 间期延长、T 波平坦等改变。

【诊断】由于先天性甲状腺功能低下发病率高，在生命早期对神经系统功能损害重且其治疗容易、疗效佳，因此早期诊断、早期治疗至为重要。

（1）新生儿筛查：我国 1995 年 6 月颁布的《母婴保健法》已将该病列为筛查的疾病之一。多采用出生后 2～3 天的新生儿干血滴纸片检测血清促甲状腺激素（TSH）浓度作为初筛，结果大于 20mU/L 时，再检测血清 T4、TSH 以确诊，该法采集标本简便，假阳性和假阴性率较低，故为患儿早期确诊、避免神经精神发育严重缺陷、减轻家庭和国家负担的极佳防治措施。

（2）血清 T4、T3、TSH 测定：任何新生儿筛查结果可疑或临床可疑的小儿都应检测血清 T4、TSH 浓度，如 T4 降低且 TSH 明显升高即可确诊，血清 T3 浓度可降低或正常。

（3）TRH 刺激试验：确诊需检查 TSH、游离三碘甲状腺原氨酸（FT3）、游离甲状腺素（FT4）浓度。超声波检查、骨龄测定、甲状腺放射性核素扫描等可作为辅助手段。

血 TSH 增高，FT4 降低，可诊断为先天性甲状腺功能减低症，包括永久性甲状腺功能减低症和暂时性甲状腺功能减低症。血 TSH 增高，FT4 正常者，为代偿性甲状腺功能减低症或高 TSH 血症，应定期随访。若血清 T4、TSH 均低，则疑 TRH、TSH 分泌不足，应进一步做 TRH 刺激试验，静脉注射 TRH7μg/kg，正常者在注射 20～30 分钟内出现 TSH 峰值，90 分钟后回至基础值，若未出现高峰，应考虑垂体病变，若 TSH 峰值出现时间延长，则提示下丘脑病变。

（4）X 线检查：左手和腕部 X 线片，评定患儿的骨龄。患儿骨龄常明显落后于实际年龄。

（5）核素检查：采用静脉注射 ^{99m}Te 后以单光子发射计算机体层摄影术（SPECT），检测患儿甲状腺发育情况及甲状腺的大小、形状和位置。

先天性醛固酮增多症

【中文名】先天性醛固酮增多症、慢性特发性低钾血症、肾小球旁器增生综合征、Bartter 综合征

【英文名】congenital hyperaldosteronism，Bartter's syndrome

【定义】先天性醛固酮增多症是一种常染色体隐性遗传病，由 Bartter（1962 年）首次报道，故称为 Bartter 综合征。现认为本综合征是由离子通道基因突变引起的临床综合征。明确诊断年龄最早为孕 20 周，最晚至 50 岁。本病常见于儿童，5 岁之前出现症状者占半数以上。本病发病有明显的家族倾向，但罕见垂直遗传，遗传方式符合常染色体隐性遗传。

【临床表现】低钾症状为本病最重要和突出的表现，患者可突然或反复发作肌无力，肌无力也可为慢性持续性，但罕见肌麻痹，其次为厌食、呕吐、腹胀、便秘、多尿、烦渴。成人型最常见症状为肌无力（40%），其次为疲劳及抽搐，较少见症状有轻瘫、感觉异常、遗尿、夜间多尿、便秘、恶心、呕吐，甚至肠梗阻，有些患者还有嗜盐醋或酸味腌菜、直立性低血压、痛风以及高钙尿症、肾钙化、进行性肾衰竭、维生素 D 缺乏病、镁缺乏、红细胞增多症等。少数严重病例可出现低钾所致的心律失常，心电图显示低钾血症表现，偶尔可出现肾盂和输尿管积水、巨结肠等所谓"空腔脏器扩大症"，甚者出现急性电解质紊乱，可表现为肠痉挛、低血钙，可出现手足搐搦。

儿童型最常见症状为生长延缓、发育障碍、身材矮小、智力低下（占 51%），其次为肌乏力（41%）、消瘦（31%）、多尿（28%）、抽搐（26%）、烦渴（26%），并有特殊面貌如大头、突耳及下翻嘴等。至青春期可有突然的生长加速，使身材矮小明显减轻，机制未明。生化检查结果：低血钾、碱血症、低血钠、低血氯、尿钾高（＞30mmol/L）等症状。胎儿期的表现为间歇性发作的多尿，至孕 22～24 周出现羊水过多，需反复抽羊水，以防止早产。值得注意的是有少数患者无明显症状（10% 小儿及 37% 成人），常因其他原因就诊时发现。

并发症：电解质紊乱并发高尿酸血症、肾钙化、痛风、肾结石、肠梗阻及精神幼稚，儿童型主要并发症为发育障碍、维生素 D 缺乏病、智力低下及特殊面容，严重者可出现进行性肾衰竭等。

【诊断】可根据临床表现、实验室检查等特征进行诊断。低钾血症（1.5～2.5mmol/L）；高尿钾（＞20mmol/L）；代谢性碱中毒（血浆 HCO_3^-＞30mmol/L）；高肾素血症；高醛固酮血症；对外源性升压素不敏感；肾小球旁器增生；低氯血症（尿氯＞20mmol/L）；血压正常；肾活检符合本病特点结合本病临床表现可以做出诊断。

【鉴别诊断】

与以下疾病相鉴别：

（1）假性 Bartter 综合征：Bartter 综合征可由多种因素引起，常见的原因有利尿药的滥用、缓泻剂的应用、反复呕吐、长期低氯饮食、肾性失镁、家族性氯化物性腹泻。尿氯测定有助于鉴别，假性者尿氯多低于 10mmol/L，真性者多高于 10mmol/L。

（2）其他：需与原发性醛固酮增多、肾小管性酸中毒、Liddle 综合征、Fanconi 综合征伴失盐性肾炎等鉴别。原发性醛固酮增多症有血压增高及血管紧张素Ⅱ降低；肾小管酸中毒为高氯性酸中毒，虽有低钾血症但非碱中毒；原发性醛固酮增多症与 Liddle 综合征为先天性肾小管功能异常，无高肾素血症亦无高醛固酮血症，有低钾血症和代谢性碱中毒，有高血压与钠潴留；Fanconi 综合征伴失盐性肾炎以低钠血症、高钠尿为主，可伴低血钾。

遗传性甲状旁腺功能亢进症

【中文名】遗传性甲状旁腺功能亢进症

【英文名】hereditary primary hyperparathyroidism（HPHT）

【定义】遗传性甲状旁腺功能亢进症是由于甲状旁腺本身病变引起的甲状旁腺素（parathyroid hormone，PTH）合成、分泌过多导致的钙、磷和骨代谢紊乱的一种全身性疾病，表现为骨吸收增加的骨骼病变、泌尿系结石、高钙血症和低磷血症等。表现为有家族史或者作为某种综合征的一部分，发病年龄往往早于散发性，呈显性遗传。

【临床表现】遗传性甲状旁腺功能亢进症典型的临床表现是由原发性甲状旁腺功能亢进（primary hyperparathyroidism，PHPT）、胰腺神经内分泌肿瘤、垂体肿瘤组成的三联征，其他较少见的肿瘤包括肾上腺肿瘤、脂肪瘤、类癌、血管纤维瘤等。

遗传性甲状旁腺功能亢进症包括：多发性内分泌腺瘤病1型（multiple endocrine neonplasia typel，MEN1）、家族性低尿钙性高钙血症（familial hypocaleiuric hypercalcemia，FHH）、新生儿重症甲状旁腺功能亢进症（neonatal severe hyperparathyroidism，NSHPT）、常染色体显性甲状旁腺功能亢进症（autosomal dorainant moderate hyperparathyroidism，ADMH）、甲状旁腺功能亢进症-颌骨肿瘤综合征（hyperparathyroidism-jaw tumor syndrome，HPT-JT）、家族性孤立性原发性甲状旁腺功能亢进症（familial isolated primary hyperparathyroidism，FIHPT）。

【诊断】

（1）多发性内分泌腺瘤病1型（multiple endocrine neonplasia typel，MEN1）：MEN1是呈常染色体显性遗传的肿瘤综合征，致病基因为定位于染色体11q13上的*MEN1*基因，编码一种抑癌蛋白——Menin蛋白，近70%的遗传性甲状旁腺功能亢进症由*MEN1*基因突变引起。MEN1满足以下3项中的1项即可诊断：①临床诊断：患者有2个或2个以上MEN1相关的肿瘤；②家系诊断：具有一个MEN1相关的肿瘤，同时有一级家属为MEN1患者；③遗传诊断：携带有*MEN1*基因突变，可无临床表现或实验室依据，如*MEN1*基因突变携带者。目前大部分研究未发现MEN1的临床表型与基因型具有明显的相关性。*MEN1*基因突变分析不仅可以协助先证者的临床诊断，还有利于早期诊治突变基因携带者及避免对未携带突变的家系成员进行不必要的随访。

（2）MEN2A：MEN2A是由原癌基因*RET*基因激活性突变引起的，该基因定位于染色体10ql1.21，编码一个跨膜酪氨酸激酶受体超家族的RET蛋白，其配体为称作GDNF（glial cell line derived neurotrophie factor）的神经营养因子。MEN2A中，PHPT常在诊断甲状腺髓样癌（medullary thyroid carcinoma，MTC）多年之后被诊断，文献报道的首诊年龄中位数约38岁（1～70岁），无症状型占68%～84%，病理类型可为腺瘤或增生性，目前尚无腺癌报道，多数为单腺体受累，多腺体受累（1%～17%）不如MEN1常见。98%的MEN2A患者携带*RET*基因突变，且MEN2的表型与基因型存在相关性，因此可以根据基因型判断预后及指导治疗。85%的MEN2患者突变位点位于第11外显子（密码子634），15%的突变位于第10外显子（密码子609、611、618和620），其余突变位于第13、14、15以及16外显子，*C634R*或*C634Y*突变伴发PHPT的比例最高。*RET*基因检测对于诊断、随访意义重大，可先常规筛查以上几个外显子。

MEN4：Pellegata等发现大鼠MEN表型是由*Cdknlb*基因突变引起的，并首次在人类中报道*MEN1*基因阴性的MEN表型由*Cdknlb*基因的无义突变引起。不同于大鼠的隐性遗传方式，该表型在人类呈显性遗传，后正式将其定义为MEN4。该基因位于染色体12p13，编码196个氨基酸的细胞周期依赖性激酶抑制剂p27（cyclin dependent kinase inhibitor p27），p27主要功能是控制细胞从G1期进入S期。由于从临床表现上难以区别MEN4与MEN1，对于*MEN1*基因及*RET*

基因阴性的 MEN 患者，有必要进行 *Cdknlb* 基因筛查。

重度型新生儿甲状旁腺功能亢进

【中文名】重度型新生儿甲状旁腺功能亢进

【英文名】neonatal severe hyperparathyroidism（NSHPT）

【定义】重度型新生儿甲状旁腺功能亢进指各种原因导致甲状腺分泌过多的甲状腺素，引起代谢率增高的多系统临床表现，主要类型为自身免疫性 Graves 病、弥漫型甲状腺肿。

【临床表现】起病突然，病情急剧进展。高热，烦躁不安，心动过速、大量出汗、呕吐、腹泻、脱水，严重者可有血压下降，末梢循环障碍，出现休克，危及生命，甚至出现谵妄、昏迷。诱因多为感染、创伤、手术或术前准备不充分、劳累及精神创伤等。

眼征：眼球突出，多为轻、中度，双侧，但两侧突度有时并不一致；眼裂增宽，目光炯炯，瞬目减少；上眼睑挛缩，眼向下看时上眼睑不能随之向下移动，眼向上看时，前额皮肤不能皱起；轻闭眼时，眼睑有细微颤动；注视近距离物体时，两眼聚合困难。

甲状腺肿大：弥漫性，轻、中度，表面光滑、无结节，无压痛，质中等，重者可触及震颤且闻及血管杂音。临床常将肿大的甲状腺分成 3 度：Ⅰ度是仰头才能看到的甲状腺肿大，局限于甲状腺原来的范围；Ⅱ度是一般体位即能看到甲状腺的肿大，其边缘在胸锁乳突肌内缘；Ⅲ度是甲状腺明显肿大，其边缘超过胸锁乳突肌内缘。

心脏体征：心率快，心音亢进，脉压差大，心尖部收缩期杂音，偶有心律不齐、心房颤动甚至心力衰竭表现。

其他：部分患儿舌、手指有细颤，伸舌及手指平伸张开时更明显；腱反射亢进。

【诊断】

（1）甲状腺功能：TT4、TT3、FT4、FT3 增高，TSH 降低。多数情况 TT3 和 TT4 平行增高，但在初期和复发早期 TT3 较 TT4 上升明显，故更敏感；在 T3 型甲状腺功能亢进时 TT3 和 FT3 增高，TT4 和 FT4 正常，见于甲状腺功能亢进初期、复发早期和缺碘等情况；在 T4 型甲亢时 TT4 和 FT4 升高，TT3 和 FT3 正常，多见于甲状腺功能亢进伴有严重疾病或碘致甲状腺功能亢进。

（2）甲状腺自身免疫性抗体：即促甲状腺激素受体抗体（thyrotrophin receptor antibody，TRAb）；Graves 病时阳性率可达 70%～80%，经治疗 TRAb 逐渐下降，提示治疗有效，转为多次阴性，可考虑停药，如 TRAb 持续阳性，即使甲状腺功能正常，停药后复发的可能性仍较大。TRAb 很高且持续时间长提示 Graves 病较难控制。亚甲炎、甲状腺功能自主性结节或腺瘤多呈阴性。TRAb 可经胎盘进入胎儿体内，引起新生儿甲状腺功能亢进，TRAb 阳性不仅可作为 Graves 病的诊断依据，而且可预测 Graves 病的进展和复发。可预测 Graves 病患者的胎儿发展为 Graves 病的可能性。桥本甲状腺炎患者约 50% 阳性。

（3）抗甲状腺球蛋白抗体（thyroglobulin antibody，TGAb）、抗甲状腺过氧化物的抗体（thyroid peroxidase antibody，TPOAb）和抗微粒体抗体（thyroid microsome antibody，TMAb）：50%～90% 的 Graves 病患者有低水平的 TGAb 和 TPOAb，具有较高水平 TPOAb 的 Graves 病患者，以后发生甲状腺功能减退的可能性较大；约 10% 的正常人有低水平的 TGAb 和 TPOAb。

（4）吸 ^{131}I 试验：可见高峰前移。

（5）促甲状腺素释放激素（thyrotropin-releasing hormone，TRH）兴奋试验：本病促甲状腺激素（thyroid stimulating hormone，TSH）分泌无反应或减低。

（6）甲状腺 B 超和扫描：观察甲状腺大小、结节大小及多少、肿瘤或囊肿等，有利于鉴别诊断；对囊肿诊断更好；B 超引导下活检可鉴别 Graves 病与桥本病。

（7）甲状腺 MRI：对判断胸骨后甲状腺肿、微小结节、巨大甲状腺肿时的气管受压情况有重要意义。

【鉴别诊断】

与以下疾病相鉴别：

（1）Graves 病：甲状腺功能亢进合并 TRAb 阳性可确诊；TGAb 与 TMAb 阳性提示自身免疫性甲状腺病。

（2）桥本病：早期可表现为甲状腺功能亢进，甲状腺质地较硬，表面可有结节，TGAb 与 TMAb 滴度高，持续时间长。

（3）其他疾病：突眼应与眼部本身的肿瘤、感染、球后出血相鉴别，多为单侧眼病变；绿色瘤眼球突出，常有白血病过程，如高热、骨痛、白细胞增高、早幼细胞、骨髓象以原始细胞为主，甲状腺功能正常。

假性甲状旁腺功能减退症

【中文名】假性甲状旁腺功能减退症

【英文名】pseudo-hypoparathyroidism（PHP）

【定义】假性甲状旁腺功能减退症是一组以 PTH 抵抗为特征的异质性疾病，是由 *GNAS* 基因或其上游的分子异常所导致的一种罕见的遗传病，一般为 K 染色体伴性显性遗传，也可以是常染色体显性或隐性遗传，平均在 8～9 岁发病。

【临床表现】假性甲状旁腺功能减退症除了有手足抽搐及血钙、磷变化的特点外，常伴一些先天性畸形，而且其甲状旁腺激素分泌正常或高于正常。由于受累的靶器官不同，假性甲状旁腺功能减退症临床表现多种多样，但共同特征为有甲状旁腺功能减退的特征（低血钙、高血磷、尿钙、磷降低，手足抽搐等），血清 PTH 水平高于正常，靶组织对生物活性 PTH 无反应，常伴有先天性发育畸形，甲状旁腺本身无病变。

反复"癫痫"样发作；特殊体型（如体态矮胖，脸圆，可见掌骨、跗骨缩短，特别是第 4、5 掌骨缩短最为典型，常为对称性），尤其是幼儿；血钙降低，血磷升高，血 PTH 升高；头颅 CT 检查显示的基底节钙化，壳核典型"倒八字"征钙化及大脑皮质下对称性钙化意义更大。

有假性甲状旁腺功能减退症家族史。

【诊断】PHP 诊断要点一般有：反复癫痫样发作病史；特殊体型，尤其是幼儿；低血钙、高血磷，高 PTH；颅脑 CT 检查提示：基底核钙化，壳核典型"倒八字"征钙化及大脑皮质下对称性钙化意义更大；有 PHP 家族史。

总之，将临床分析与遗传学资料、实验室检查、影像学资料相结合，对于 PHP 的诊断有非常重要的帮助。

【鉴别诊断】临床上易误诊为癫痫，可结合实验室检查结果或相关家族史，尤其是脑内钙化阳性率，对诊断有重要意义。

家族性假性甲状旁腺功能减退

【中文名】家族性假性甲状旁腺功能减退、Martin-Alright 综合征

【英文名】Martin-Alright syndrome

【定义】家族性假性甲状旁腺功能减退是一种具有甲状旁腺功能减退症的症状和体征的遗传性疾病。自腺体至靶组织细胞之间任何环节的缺陷均可引起甲状旁腺功能减退，是一种少见的家族性疾病。由于 PTH 受体突变，患者对 PTH 反应减低或不反应，可表现为细胞膜表面 *Gsa* 基因

缺陷，腺苷酸环化酶 -cAMP 系统对 PTH 不反应或者靶细胞对 cAMP 无反应，这些因素使得临床表现为甲状旁腺功能减退。

【临床表现】主要由于长期血钙过低伴阵发性加剧引起下列症状：

（1）神经肌肉症状：由于神经肌肉应激性增加所致。轻症仅有感觉异常，四肢刺痛、发麻，手足痉挛、僵直，易被忽视或误诊。当血钙降低至 80mg/L 以下水平时，常出现手足搐搦发作，呈双侧对称性腕及手掌指关节屈曲，指间关节伸直，大拇指内收，形成鹰爪状；此时双足常呈强直性伸展，膝关节及髋关节伸展；严重病例全身骨骼肌及平滑肌痉挛，可发生喉头和支气管痉挛、窒息等危象危及生命；心肌被累及时呈心动过速；膈肌痉挛时有呃逆；小儿惊厥大多系全身性，出现原因不明性癫痫大发作而可无昏迷、大小便失禁等表现。上述症状均可由于感染、过劳和情绪等因素诱发。

女性在经期前后更易发作。血钙在 70～80mg/L，临床上可无明显搐搦，称为隐性搐搦症，若诱发血清游离钙降低或神经肌肉应激性增高时可发作，下列试验可使隐性者显示其病情：①面神经叩击试验（Chvostek 征）：以手指弹击耳前面神经外表皮肤，可引起同侧口角或鼻翼抽搐，重者同侧面部肌肉亦有抽搐；②束臂加压试验（Trousseau 征）：将血压计橡皮袋包绕于上臂，袋内打气以维持血压在收缩压之上，停止上臂静脉回流 2～3 分钟，可引起局部手臂的抽搐，类似"助产士手"（拇指内收）。

（2）精神症状：发作时常伴不安、焦虑、抑郁、幻觉、定向失常、记忆减退等症状，但除在惊厥时，少有神志丧失。精神症状可能和脑基底核功能障碍有关。

（3）外胚层组织营养变性及异常钙化症群：常发现皮肤粗糙、色素沉着；毛发脱落；指（趾）甲脆、软、萎缩，甚而脱落；眼内晶状体可发生白内障；病起于儿童期者，牙齿钙化不全，齿釉质发育障碍，呈黄点、横纹、小孔等病变。患儿智力多减退。

（4）特征性体征：典型患者常常有先天性发育缺陷，包括身材矮粗、体型胖、脸圆、颈短、第 4 掌骨和（或）跖骨短。

（5）并发症：由于低血钙和高血磷，体内易出现异位钙化，最常见的部位为颅脑的基底节钙化和晶状体钙化（白内障），个别患者出现肾钙化，严重者引起肾功能减退。

【诊断】依据实验室检查及家族史诊断。

（1）血液检查：血清钙常降低至 80mg/L 以下，严重者可低至 40mg/L，主要是钙离子浓度的降低。血钙过低者宜同时测定血浆蛋白，以排除因血浆蛋白浓度低下而引起的钙总量减低。成年患者血清无机磷上升，常在 60mg/L 左右，幼年患者中，浓度更高。血清碱性磷酸酶常正常或稍低。血清免疫活性甲状旁腺素（iPTH）水平在不同类型中可降低或增高。

（2）尿液检查：当血钙浓度低于 70mg/L 时，尿钙浓度显著降低或消失，草酸铵盐溶液定性试验呈阴性反应。

（3）生化检查：低血钙，高血磷，高 PTH，碱性磷酸酶正常。

（4）X 线检查：骨密度正常，脑基底节异常钙化，或多处异位钙化。

（5）体态畸形：如身材较矮、颈短、第 4 掌骨和（或）趾骨短而畸形、软骨发育障碍等。

【鉴别诊断】

（1）甲状旁腺功能减退症（HP）：临床表现为低钙、高磷、异位钙化以及精神异常，但 PTH 水平较低，且无体格发育畸形。

（2）假性甲状旁腺功能减退症：仅有体态异常，如矮小、肥胖、圆脸、指（趾）粗短畸形，但无生化检测的异常，分子遗传学提示为父子遗传。

家族性周期性麻痹

【中文名】家族性周期性麻痹、Gabare 病

【英文名】familial periodic paralysis（FPP）

【定义】家族性周期性麻痹约占全部Gabare病的10%，男女患病机会一致，属于常染色体显性遗传疾病。根据血清钾的高低分为低钾型、高钾型和正钾型周期性麻痹。低钾性周期性麻痹为常染色体显性遗传，致病基因位于1q31～32，与二氢吡啶受体基因相连，可能由基因突变致病；高血钾性（高钾型）周期性麻痹又称遗传性发作性肌无力症、强直性周期性麻痹，为一种常染色体显性遗传性肌病。近年来发现，位于17q23.1～25.3上的骨骼肌钠通道α亚单位基因（*SCN4A*）存在错义突变，高钾型和正钾型周期性麻痹与这种基因突变相关，因而被认为是一种骨骼肌钠通道病。

【临床表现】

（1）低钾型：最为常见的类型，可发生于任何年龄，以20～40岁多见，男性多于女性。国内多为散发，少数有家族遗传史，呈常染色体显性遗传。有的发作前可有暴食、酗酒、高糖饮食、疲劳、剧烈活动、情绪紧张、应用肾上腺皮质激素和寒冷等诱因，大多在夜间睡眠或清晨睡醒时发病，也有的在午睡时发病，醒时发现四肢软瘫、麻木、酸痛、无力，严重者可有呼吸肌麻痹，出现呼吸困难。

肢体双侧对称性瘫痪，近端为重，亦可波及双下肢，波及四肢时一般以下肢为重。有时颈肌无力，抬头困难。肢体瘫痪程度不等，可由轻瘫至全瘫。肌无力一般于数小时内达高峰，检查时发现肌张力降低，腱反射降低或消失。患者无感觉障碍，无锥体束征，脑神经支配的肌肉一般不受累及。

部分患者出现少尿或尿潴留。心脏听诊可发现心音低钝，心动过速，心律不齐；重症者可有血压下降，严重的心律不齐，若治疗不及时，可能发生心搏骤停或因呼吸肌麻痹而死亡。

发作一般持续数小时至数天，通常在1周内完全恢复。发作频率因人而异，多者可每天发作，少者终生仅发作1次，伴有甲状腺功能亢进者发作较频繁。病程长和发作频繁者，在发作后可有持久性的肢体力弱。

发作时的血清钾降低（$<$3.5mmol/L），尿钾排出量减少。心电图示低钾性改变，如Q-T间期延长、ST段下降、T波降低、出现u波且常与T波融合。

（2）高钾型：较少见，为常染色体显性遗传病，多在10岁以前起病和白天发病，常因寒冷或口服钾诱发。瘫痪也以下肢近端为重，可波及上肢及躯干呼吸肌。瘫痪持续时间不等，自几分钟至几小时，一般在1小时左右。部分患者可伴有肌强直现象，多累及颜面和手部肌肉，寒冷时加剧。发作时的血清钾升高，可达6～8mmol/L。心电图呈高钾性改变，T波高耸、Q-T间期缩短。

（3）正钾型：很少见，也为常染色体显性遗传病，多在10岁前起病。发作前常有嗜盐及烦渴等表现，多在睡后或清晨发现肢体无力，其症状类似低钾型，但无力持续的时间大都在10天以上，减少食盐摄入或补钾均可诱发。发作时，血清钾正常。

【诊断】

（1）低钾型：根据突发于睡眠中的四肢弛缓性肌无力，而无脑神经损害、感觉障碍和锥体束征，及时做心电图和血清钾检查，结合以往发作史，不难诊断。

（2）高钾型：根据临床症状及发作时血清钾升高，心电图呈高血钾性改变即可诊断。诊断有困难者可行钾负荷试验，一次口服氯化钾4～5g，或每次口服氯化钾2g，每4小时1次，连服3次，严密观察，前者需30～90分钟，出现肌无力、血钾升高、心电图变化，此时应立即停止试验，并给予适当处理。

（3）正钾型：发作前常有嗜盐、烦渴等表现，发作时血清钾正常，其症状类似低钾型，但无力持续时间大都在10天以上，减少食盐摄入或补钾可诱发。

先天性磷酸酶缺乏症

【中文名】先天性磷酸酶缺乏症、Rathbun 综合征、磷酸酶过少症、低磷酸脂酶症、低磷酸酶症、家族性磷酸酶过少症

【英文名】hypophosphatasia

【定义】先天性磷酸酶缺乏症是一种少见的常染色体隐性遗传性疾病，少数为显性遗传。本综合征由 Rathbun 于 1948 年详细综述命名，又称 Rathbun 综合征，多发生于小儿，其特点是血液、肝、骨骼和肾等组织中的碱性磷酸酶活性低下或消失，骨化不全、易骨折和尿液中磷酰乙醇氨（phosphorylthanolamine）排出量增加。

【临床表现】根据临床症状出现的早晚分为新生儿型（先天性致死型，congenital lethal hypophosphatasia）、婴儿型、儿童型和青少年型。

（1）新生儿型于出生后即出现颅骨软化、肢体短粗、弯曲畸形及骨折，常伴有肢体表面皮肤的环形深凹切迹，有些病例可见蓝巩膜、惊厥、青紫等症状，严重者出生时即为死胎，因胸廓软弱无力和呼吸困难易致死亡。

（2）婴儿型常于生后 1～6 个月发病，表现为体重不增、生长缓慢及头围增长亦缓慢、颅骨软化、颅缝增宽、囟门突出、头皮静脉怒张、胸廓畸形和四肢弯曲。当高钙血症和肾功能损伤时，可出现厌食、呕吐、便秘、发热、多饮多尿、肌张力低下、惊厥、蛋白尿或脓尿，有些患儿可见皮肤色素沉着。当病变自然好转，延续到 2 岁以后，可见儿童型症状，如走路较晚，步态不稳，肢体疼痛、弯曲畸形，牙齿发育不良等，龋齿和乳牙早脱亦属常见。因颅缝早闭，常发生继发性颅压增高或神经系统症状。

（3）发病年龄越大，临床症状越不典型，病变越轻，成人型常只诉骨疼、容易发生骨折以及小儿时期病变所遗留的轻重不等的骨畸形；少数患者在关节、肌腱和椎间韧带周围发生钙化；个别患儿仅表现为乳牙早脱，但骨骼病变不明显。

（4）并发症：继发高钙血症者，易出现肾损伤致肾功能不全、多饮多尿；由于颅缝早期愈合，常发生继发性颅压增高或神经系统症状；少数可发生关节、肌腱和椎间韧带周围钙化，肢体短粗、弯曲畸形及骨折；因胸廓畸形、软弱无力和呼吸困难，易致死亡。

【诊断】临床表现特点，血、尿生化检查和 X 线片是诊断本症的主要依据。

【鉴别诊断】

（1）出生后表现为肢体短小、弯曲和颅骨软化的病例需与成骨不全、颅锁骨发育不全或软骨发育障碍等疾病鉴别；

（2）乳牙早脱尚需与组织细胞增生症、颌骨感染及发生于齿、颌骨的肿瘤等疾病相鉴别；

（3）尿中排出大量的磷酰乙醇氨，可与其他磷酸酶低下的疾病相区分；

（4）有高钙血症的病例主要依据 X 线检查与其他各种原因造成的高钙血症如甲状旁腺功能亢进、婴儿特发性高钙血症或维生素 D 中毒等相鉴别。本症的骨骼 X 线表现虽与佝偻病相似，但其血清钙磷均正常，而碱性磷酸酶降低，经维生素 D 治疗无效，故不难鉴别。

先天性高尿酸血症综合征

【中文名】先天性高尿酸血症综合征、Lesch-Nyhan 综合征、嘌呤代谢障碍遗传病、次黄嘌呤 - 鸟嘌呤磷酸核糖转移酶缺乏症

【英文名】congenital high blood urea syndrome

【定义】先天性高尿酸血症综合征是一种先天性嘌呤代谢异常症，Lesch-Nyhan 于 1964 年首

先报道本征，其遗传规律是按常染色体隐性的方式传递，伴性隐性遗传，其母亲为杂合子基因携带者，病态基因附着于X染色体上，因而患者均为男孩。

【临床表现】患儿均为男性，出生时一般尚正常，在婴儿期则表现为易被激惹、异常哭闹，有时可有不明原因发热、呕吐等，运动功能发育迟缓，普遍性肌肉无力。到牙齿萌出时，开始出现强迫性自残行为是本症的特征，表现为反复咬啮自己的口唇、舌、颊黏膜、拇指、手腕、足部等处，至2～3岁自伤行为更加明显，常搔抓自己的面部，将头撞墙、床等处。到幼年期开始出现手足徐动或舞蹈样动作，躯干伸肌张力增高，肢体强直、痉挛，并可出现剪刀样交叉姿势，但于安静时则肌张力减退、痉挛性大脑麻痹、腱反射亢进、踝痉挛，部分患者病理反射阳性，无感觉障碍。

在婴儿期即可见尿布及龟头处有赤褐色的尿酸盐结晶，但在10岁前一般不出现结石及痛风发作，多数病例有尿路结石、血尿、尿路感染、痛风性关节炎；尿中尿酸盐可高于正常4～6倍，甚至20倍，以致尿酸性肾病，最后可引起肾衰竭，常为早期死亡的原因。另可有巨细胞性贫血，血中嗜酸细胞增多，营养不良，常伴双侧髋关节脱臼、畸形足、巨结肠、肛门闭锁、隐睾症等先天性畸形。

辅助检查：X线检查往往呈阴性，年龄较大的儿童偶尔可见溶骨性关节变化；肾区平片不能发现结石而需做肾盂造影才能看到；脑充气造影可见到脑室扩大，皮质萎缩。

实验室检查：血及尿中尿酸增高，脑脊液尿酸正常，皮肤成纤维细胞和红细胞中缺少次黄嘌呤-鸟嘌呤磷酸核糖转移酶（hypoxanthine-guanine phosphoribosyl transferase，HGPRT）。

【诊断】根据男性患者有上述神经系统表现，强迫性自伤行为，高尿酸血症引起的痛风性关节痛、痛风性肾病、结石、血尿甚至肾功能不全、血及尿中尿酸增高等即可诊断。

遗传性淀粉样肾病综合征

【中文名】遗传性淀粉样肾病综合征、Ostertag综合征

【英文名】ostertag syndrome

【定义】遗传性淀粉样肾病综合征是淀粉样物质沉积在肾组织所导致的肾病变，其淀粉样蛋白由淀粉样蛋白A（amyloid A，AA）组成，前体蛋白为血清淀粉样A蛋白，受累组织为肾、肝、胃肠道、脾、自主神经系统、甲状腺。

【临床表现】

（1）临床前期（Ⅰ期）：无任何自觉症状及体征，实验室检查亦无异常，仅肾活检方可做出诊断。此期可长达5～6年之久。

（2）蛋白尿期（Ⅱ期）：见于76%患者。蛋白尿为最早表现，半数以上主要为大平均分子质量、低选择性蛋白尿，程度不等。蛋白尿的程度与淀粉样蛋白在肾小球的沉积部位及程度有关，可表现为无症状性蛋白尿，持续数年之久；镜下血尿和细胞管型少见；伴高血压者占20%～50%，直立性低血压是自主神经病变的特征表现。

（3）肾病综合征期（Ⅲ期）：大量蛋白尿、低白蛋白血症及水肿，高脂血症较少见，少数仅有长期少量蛋白尿。肾静脉血栓是肾病综合征的最常见并发症，大多起病隐匿，表现为难治性肾病综合征，少数病例急性起病，有腹痛、血尿加重、蛋白尿增多及肾功能恶化，腹平片或B超检查发现肾较前明显增大。肾病综合征由AA蛋白所致者占30%～40%。一旦肾病综合征出现，病情进展迅速，预后差，存活3年者不超过10%。

（4）尿毒症期（Ⅳ期）：继肾病综合征之后，出现进行性肾功能减退，多达半数患者有氮质血症，重症者死于尿毒症。肾小管及肾间质偶可受累，后者表现为多尿，甚至呈尿崩症表现，

少数病例有肾性糖尿、肾小管酸中毒及低钾血症等电解质紊乱。由肾病综合征发展到尿毒症需1～3 年不等。肾小球的淀粉样沉积的程度与肾功能的相关性很差。

（5）其他器官临床表现：①心力衰竭、心律失常；②消化道出血、肠梗阻；③肢端感觉异常、肌张力下降、腕管综合征；④直立性低血压。另外，还有骨髓、平滑肌、骨和关节受累的相应表现。

【诊断】

（1）实验室检查

1）尿本周蛋白阳性；

2）电泳法测定单株峰球蛋白的阳性率在原发性淀粉样变性病例中几乎为 100%，而继发性病例的阳性率为 53%；

3）血生化检查示红细胞沉降率增快、纤维蛋白原减少、纤溶亢进；

4）肾功能晚期，则血尿素氮（blood urea nitrogen，BUN）、血肌酐（serum creatinine，Scr）升高。

（2）特殊检查

1）B 超、肾 - 输尿管 - 膀胱摄影（kidney-ureter-bladder，KUB）、静脉肾盂造影（intravenous pyelography，IVP）检查示双肾体积增大，尤其在发生肾衰竭时亦不缩小；

2）活体组织检查示皮肤、黏膜、肾组织活检是确诊的最可靠方法，阳性率为 75%～85%。

（3）诊断标准

1）慢性化脓性炎症、结核病或类风湿关节炎合并肾病综合征；

2）肾病合并心肌病、神经病、巨舌；

3）发生肾衰竭时肾体积不缩小；

4）尿本周蛋白阳性；

5）活体组织检查阳性。

老年肾病综合征（或蛋白尿）、Fanconi 综合征合并尿本周蛋白阳性者，应怀疑此病。

X- 连锁肾上腺脑白质营养不良

【中文名】X- 连锁肾上腺脑白质营养不良

【英文名】X-linked adrenoleukodystrophy（ALD）

【定义】X 连锁肾上腺脑白质营养不良的致病基因在 X 染色体上，位于 Xq28。本病的酶异常是二十四酰辅酶 A 连接酶的缺陷，生化特点是极长链脂肪酸（very long chain fatty acids，VLCFA）分解障碍，病理改变见于神经系统和肾上腺，神经系统有广泛的中枢性和周围性白质脱髓鞘，肾上腺皮质有萎缩和发育不良，神经系统和肾上腺的病变部位有巨噬细胞浸润，胞质内有特异的板层状包涵体，是胆固醇酯化的 VLCFA 的沉积。

【临床表现】本病起病的年龄不一，可见于儿童和成人；临床症状轻重不等，有的可能长期不出现症状；在儿童型和成人型之间还有介于二者之间的过渡类型。

儿童起病的 X- 连锁肾上腺脑白质营养不良（adrenoleukodystrophy，ALD）：多在 4～10 岁间的男孩起病。临床特点是神经、心理、行为异常，神经症状和肾上腺症状可同时出现，或相继出现，亦可能单独存在。神经系统症状可见多动、攻击性行为、智力低下、学习困难、记忆障碍或退缩等，运动障碍有步态不稳、痉挛性瘫痪，末梢神经受累不明显。此外，可见全身性或局限性癫痫发作，视、听障碍，视神经萎缩等。肾上腺皮质功能不全时，表现为轻重不等的皮肤和黏膜色素增加、变黑，以及失盐综合征。病程为进行性，多在 15 岁以内死亡。

成人起病的 X- 连锁肾上腺脊髓神经病（adrenomyeloneuropathy，AMN）：发生于 20 岁以后的男性，主要表现为进行性脊髓病，有痉挛性截瘫、括约肌功能障碍；末梢神经受累，下肢感觉异常；肾上腺皮质功能不全的症状较重，可出现于早期，并可有性腺功能减退，血中睾酮减低；晚期可有小脑性共济失调、精神行为异常、智力倒退。寿命一般不受影响。

儿童型和成人型之间的过渡类型的临床症状和起病年龄介于二者之间，有中等程度的肾上腺功能不全。女性杂合子一般无症状，但可能在 30 岁以后出现痉挛性轻瘫。

【诊断】

（1）实验室检查：CT 和 MRI 检查可查出大脑白质病变。CT 显示在儿童起病的 ALD 于侧脑室三角区有对称性低密度影，其周围有加强的边缘；MRI 显示在顶叶深部白质和相邻的中脑部位有 T2 长信号。成人患 AMN 时，脑白质改变不明显，CT 结果可能为正常。儿童 ALD 早期诱发电位和神经传导速度正常；成人 AMN 时神经传导速度减慢，脑干听觉诱发电位有异常。脑脊液在 X- 连锁 ALD 可有蛋白和细胞数稍增高，局部有 γ 球蛋白产生。

（2）实验室诊断：血浆和皮肤成纤维细胞中 VLCFA 增高，特别是 C26 脂肪酸增高，C26/C22 比值增加。在发生肾上腺皮质功能不全的阿狄森危象时，血中皮质醇减低，在不发生危象时，需用促肾上腺皮质激素（adrenocorticotropic hormone，ACTH）刺激试验才能发现肾上腺储备减少。血浆和成纤维细胞中 VLCFA 可用做杂合子检出，产前诊断可测出羊水细胞中 VLCFA 含量。对于男性阿狄森病，即使未见神经系统症状，也应检测 VLCFA，以免漏诊。

（3）分子遗传学检测：在 X 染色体上，位于 Xq28 的基因检测。

典型性黄嘌呤尿症

【中文名】典型性黄嘌呤尿症

【英文名】classic xanthinuria

【定义】典型性黄嘌呤尿症是罕见的关于嘌呤代谢的最终反应代谢缺陷，有两种类型的障碍，Ⅰ型有黄嘌呤脱氢酶（xanthine dehydrogenase，XDH）的不足，而Ⅱ型的特点是黄嘌呤脱氢酶和醛氧化酶缺乏。这两种类型的相似的临床特点是体液中黄嘌呤浓度升高，从尿中排泄增加，遂出现黄嘌呤尿，而血尿酸浓度则甚低，最常见的表现为肾结石。

【临床表现】患者可有尿道结石、肾衰竭；次黄嘌呤和黄嘌呤沉积于肌肉，引起肌炎，表现为患儿运动后肌肉痛等；也有些个体可无临床表现；服用无嘌呤饮食时，尿中尿酸值可降至零。

【诊断】通过酶活性测定、实验室筛查及高效液相色谱法测定血浆和尿液中次黄嘌呤和黄嘌呤浓度诊断。

联合垂体激素缺乏症

【中文名】联合垂体激素缺乏症、多种垂体激素缺乏症、全垂体功能减低症

【英文名】combined pituitary hormone deficiency（CPHD）

【定义】联合垂体激素缺乏症是一类以生长激素（growth hormone，GH）缺乏伴随一至多种垂体前叶激素缺乏为特征的疾病。联合垂体激素缺乏症（combined pituitary hormone deficiency，CPHD）可由下丘脑 - 垂体区获得性病变如肿瘤、创伤等引起，也可以是原发性的，如由基因突变引起。近年研究发现，垂体转录因子 1（POU domain，class 1 transcription factor 1，POUlF1，PIT-1）的祖先蛋白 PROP1（ptophet of Pit-1）是基因突变性 CPHD 最常见的病因之一，CPHD 患者中超过 50% 的病例由 *PROP1* 基因突变引起。

【临床表现】身材矮小、外阴发育不良（小阴茎、隐睾、小睾丸或阴囊发育不良）、继发性甲

状腺功能低下、肾上腺功能不全等，甚至在应激态时会发生惊厥、危象等。

【诊断】根据临床表现、基因突变检测及内分泌检查诊断本病。

内分泌检查：可选择测定 TSH、T4 或促甲状腺素释放激素（TRH）刺激试验和促黄体素释放激素（luteinizing hormone-releasing hormone，LHRH）体外试验以判断下丘脑 - 垂体、甲状腺轴和性腺轴的功能。

先天性中枢性尿崩症

【中文名】先天性中枢性尿崩症

【英文名】congenital central diabetes insipidus（CCDI）

【定义】先天性中枢性尿崩症主要有家族性中枢性尿崩症、家族性垂体功能减退症以及先天性巨细胞病毒感染引起的尿崩症，占尿崩症的 50%～60%。

【临床表现】先天性中枢性尿崩症（congenital central diabetes insipidus，CCDI）的发病年龄多在 6 个月～15 岁，而在成人则多在 25～40 岁之间。

因抗利尿激素（antidiuretic hormone，ADH）不足引起的多饮多尿、烦渴；大多数患者初期排尿次数增加，尿量增多，之后出现烦渴多饮。儿童期起病的患者可因长期多尿引起膀胱、输尿管和肾盂扩张，损害肾功能，也可能合并骨质疏松。儿童可出现尿床。如果患者不能饮水或得不到饮水，可出现低血容量的表现，如心悸、心慌、血压下降、四肢冰冷、休克以及肾前性的氮质血症，此时及时补充血容量可迅速纠正。如果低血容量状态不能及时纠正，则会出现头痛、烦躁、谵妄和昏迷。

CCDI 患者有垂体前叶功能低减者，其垂体激素缺乏的发生率由高至低排列为生长激素缺乏、糖皮质激素缺乏、性腺激素缺乏、泌乳素缺乏和甲状腺激素缺乏，其中有器质性病变者比特发性尿崩合并垂体激素功能低减的情况更为常见。

根据尿崩症发生和持续的时间，分为暂时性、持续性和三相性尿崩。暂时性尿崩症是由于外伤和手术等原因损伤了下丘脑、垂体柄或神经垂体所致，常在术后或伤后突然发生，几天内恢复。持续性尿崩症是产生 ADH 的神经元永久性损伤的结果，常在 1～3 天内发生，数天后好转，但未恢复到正常，常合并水、电解质紊乱。三相性尿崩症包括急性期、中间期和持续期。

根据患者 24 小时尿量可分为轻、中、重 3 型，轻度型尿量为 3000～4000mL，中度型尿量为 4000～6000mL，重度型尿量为 6000mL 以上。

【诊断】

（1）多饮多尿，尿量＞4000mL（或 200mL/h 或 6mL/（kg·h）），持续 24 小时以上；

（2）尿比重≤1.005，尿渗透压≤200mOsm/（kg·H_2O）；血浆渗透压≥300mOsm/（kg·H_2O）；尿渗透压 / 血渗透压＜1；

（3）禁水试验：禁水 4～6 小时后出现脱水症状，尿量恒定，尿比重不超过 1.015，尿渗透压不超过血浆渗透压；

（4）垂体加压素试验：尿比重迅速上升≥1.018，尿渗透压＞9%，尿渗透压 / 血浆渗透压＞1；

（5）血钠浓度≥150mmol/L；

（6）血浆血管升压素测定：ADH 值低于正常值（正常人为 1～1.5ng/L）；

（7）MRI 检查：垂体后叶高信号消失；

（8）肾功能正常；

（9）影像学检查：对怀疑先天性中枢性尿崩症的患者应该做颅脑 / 鞍区增强磁共振。

先天性垂体功能减退

【中文名】先天性垂体功能减退

【英文名】congenital hypopituitarism

【定义】先天性垂体功能减退症是一种比较罕见的内分泌疾病，多由于垂体本身基因突变、围生期损伤或者缺氧所致。

【临床表现】主要累及的腺体为性腺、甲状腺和肾上腺，临床表现为3个腺体功能低下。

（1）促性腺激素不足：因席汉综合征所致女性患者出现产后闭经、性欲减退、阴毛脱落、乳房萎缩及内外生殖器萎缩；男性表现为性欲减退、阴毛脱落、不育；合并泌乳素（prolactin，PRL）缺乏的女性出现产后无乳、乳房不胀。

（2）促甲状腺激素分泌不足：表现为表情淡漠、反应迟钝、怕冷、健忘、面色苍白、眉毛和头发稀少、心率慢，可有或无黏液性水肿。

（3）促肾上腺皮质激素分泌不足：无力、食欲不振、不耐饥饿、体重减轻、心界缩小、心音低、血压低、抵抗力差。

（4）部分患者合并生长激素（GH）缺乏，可出现体力差、肌力下降，甚至血糖低等。

【诊断】

（1）垂体激素测定

1）基础激素水平测定：甲状腺激素、性腺激素、促肾上腺皮质激素（ACTH）和肾上腺皮质激素（血皮质醇（F））节律、生长激素（GH）。

2）激发试验：通常垂体基础激素水平测定不能反映垂体储备功能状态，要行激发试验，如LHRH兴奋LH、FSH，TRH兴奋TSH，低血糖兴奋ACTH、F、GH等试验。

（2）血生化测定：测定血糖、电解质、肾功能等血生化指标，患者可出现低血糖，可低至1.12mmol/L（20mg/dL），50%有低血钠，少数有低血钾，50%以上BUN升高。

【鉴别诊断】

与以下疾病相鉴别：

（1）胰岛细胞瘤：表现为空腹低血糖，低血糖可致昏迷；昏迷前无恶心、厌食，往往有多食史；生化结果显示胰岛素增高，通常胰岛素 / 血糖≥0.3；影像学检查常可发现胰腺病变。

（2）肝病：可有食欲减退、乏力、恶心等症状，患者多有肝病史，化验肝功能异常。

（3）原发肾上腺皮质功能低减：有典型皮肤色素沉着，化验血皮质醇低、ACTH高，影像学检查可发现肾上腺病变。

岩藻糖苷累积病

【中文名】岩藻糖苷累积病、岩藻糖苷贮积症

【英文名】fucosidosis

【定义】岩藻糖苷累积病是由体内岩藻糖苷酶基因缺陷，使得溶酶体中降解糖蛋白和糖脂中岩藻糖苷键的酶缺失，生物分子不能顺利完成降解而导致的疾病，可表现为生长停滞、心理障碍等严重症状。

【临床表现】根据症状出现的年龄将该病分为Ⅰ、Ⅱ、Ⅲ型。Ⅰ、Ⅱ型多于婴幼儿期发病症状重，故也称幼儿型；Ⅲ型在成人发病，症状轻，又称成人型。

幼儿型：在一岁左右就可出现明显的临床特征，常见表现有反复发作的呼吸道感染、全身肌张力低下、出汗过多和体态短小，进行性智力和运动发育迟缓可以是最早的表现。自2岁开始，

患儿神经症状进行性加重，伴以频发的抽搐。有些患儿呈现轻度黏多糖贮积症 I 型面容，肝脾大，心脏扩大，皮肤增厚，腰背侧弯；另一些患儿的面容更像黏多糖贮积症 I 型，表现有前额突出、眼间距过宽、鼻梁塌陷、厚嘴唇和伸舌等丑陋面容。神经症状不明显者，角膜一般清晰。患儿神经系统症状恶化始于出生后 6 个月，多死于 10 岁以内。

成人型：临床表现与幼儿型相似但也有所不同。成人型除可出现进行性智力和运动发育障碍、生长迟缓、肌无力和肌张力低下、面容粗笨、无肝脾大、无角膜混浊之外，其最特征性表现为皮肤有弥漫性血管角质瘤，表现为针尖大小蓝褐色隆起的皮损，起初分布于腹、背部，以后可扩展至上、下肢。有时可出现皮肤无汗症，一旦感染，即可出现高热和抽搐。

并发症：可并发神经系统症状、呼吸道感染、全身肌张力低下，成人型还可并发进行性智力和运动发育障碍。

【诊断】根据临床特征、弥漫性血管角质瘤皮损、实验室检查及特异性酶测定，可以获得诊断。

先天性甲状腺功能减退

【中文名】先天性甲状腺功能减低症

【英文名】congential hypothyroidism

【定义】先天性甲状腺功能减低症是由于患儿甲状腺先天性缺陷或因母孕期饮食中缺碘所致，前者称散发性甲状腺功能减低症，后者称地方性甲状腺功能减低症，其主要临床表现为体格和智能发育障碍，是小儿常见的内分泌疾病。

【临床表现】

（1）新生儿期的症状：多数先天性甲状腺功能减退症患儿，在出生时并无症状，因为母体甲状腺素（T4）可通过胎盘，维持胎儿出生时正常 T4 浓度中的 25%～75%。新生儿期症状出现的早晚及轻重与甲状腺功能减退的强度和持续时间有关，约有 1/3 的患儿出生时大于胎龄儿、头围大、囟门及颅缝明显增宽；可有暂时性低体温、低心率、极少哭、少动、喂养困难、易呕吐和呛咳、睡多、淡漠、哭声嘶哑、胎便排出延迟、顽固性便秘、生理性黄疸期延长、体重不增或增长缓慢、腹大、常有脐疝、肌张力减低；由于周围组织灌注不良，四肢凉、苍白、常有花纹；额部皱纹多，似老人状，面容呈臃肿状，鼻根平，眼距宽、眼睑增厚、睑裂小，头发干枯、发际低，唇厚、舌大，常伸出口外，重者可致呼吸困难。

（2）儿童期典型表现：①特殊面容表现为塌鼻，眼距宽，舌厚大并常伸出口外，表情呆滞，面容水肿，皮肤粗糙、干燥，贫血貌，面色苍黄，鼻唇增厚，头发稀疏、干脆，眉毛脱落。②智力发育迟缓，神经反射迟钝，言语缓慢，发音不清，声音低哑，多睡多动，表情呆滞，视力、听力、嗅觉及味觉迟钝。有幻觉、妄想、抑郁、木僵、昏睡，严重者可精神失常。③生长发育落后，骨龄落后，身材矮小，四肢短，身体上部量大于下部量；行动迟缓，行走姿态如鸭步；牙齿发育不全；性发育迟缓，青春期延迟。④可有便秘，全身黏液性水肿状，心脏可扩大，可有心包积液。⑤可有骨痛和肌肉酸痛，肌张力减弱。

（3）地方性甲状腺功能减低症：因胎儿期缺碘而不能合成足量的甲状腺激素，严重地影响到中枢神经系统的发育。临床表现有两种，一种以神经系统症状为主，出现共济失调、痉挛性瘫痪、聋哑和智力低下，而甲状腺功能减低的其他表现不明显；另一种以黏液性水肿为主，有特殊的面容和体态，智力发育落后而神经系统检查正常。

【诊断】根据典型的临床症状和甲状腺功能测定，诊断不甚困难；但在新生儿期不易确诊，应对新生儿进行群体筛查。

【鉴别诊断】年长儿应与下列疾病鉴别：

（1）先天性巨结肠：患儿出生后即开始出现便秘、腹胀，常有脐疝，但其面容、精神反应及哭声等均正常，钡灌肠可见结肠痉挛段与扩张段。

（2）唐氏综合征：患儿智能及动作发育落后，但有特殊面容：眼距宽、外眼角上斜、鼻梁低、舌伸出口外，皮肤及毛发正常，无黏液性水肿，常伴有其他先天畸形。染色体核型分析可鉴别。

（3）佝偻病：患儿有动作发育迟缓、生长落后等表现，但智能正常，皮肤正常，有佝偻病的体征，血生化检查和X线片可鉴别。

（4）骨骼发育障碍的疾病：如软骨发育不良、黏多糖病等都有生长迟缓症状，骨骼X线片和尿中代谢物检查可鉴别。

家族性先天性垂体功能减退症

【中文名】家族性先天性垂体功能减退症

【英文名】familial congenital hypopituitarism

【定义】家族性先天性垂体功能减退症是一种内分泌疾病，多与垂体发育过程中的遗传基因突变、围生期损伤和缺血有关，影像学上通常有垂体发育和形态学异常表现。基因定点突变等技术发现很多与先天性垂体功能减退症有关的基因。本病发病罕见，发病率1：（3000～4000）。

【临床表现】家族性先天性垂体功能减退症临床按发病时间分为新生儿期发病型和晚发型。

（1）新生儿期发病型：黄疸、代谢性酸中毒、肝功能异常、肾上腺和甲状腺功能不全、抽搐和低血糖。

（2）晚发型：除垂体激素缺陷导致内分泌功能低下外，经常伴有正中前脑和颅面部结构畸形，临床发病较晚；往往由于缺乏生长激素（GH）而出现矮小，最常见为垂体性侏儒。患者除身材矮小外，还会出现性发育延迟，男孩表现为小阴茎、第二性征发育延迟、无胡须等，女孩主要为第二性征延迟或者不发育、无月经、部分不孕等。另外有甲状腺功能减退或者皮质功能减退等表现，可伴有神经垂体功能改变，如尿崩症等。

【诊断】患者的临床表现、激素检测和MRI检查，是目前诊断本病的主要手段。

葡萄糖脑苷脂酶缺陷

【中文名】葡萄糖脑苷脂酶缺陷、戈谢病

【英文名】Gaucher disease

【定义】葡萄糖脑苷脂酶缺陷是溶酶体糖脂贮积症中较常见的一种，为常染色体隐性遗传。法国皮肤科医生Gaucher P于1882年首先报道，戈谢病是因溶酶体内的酸性β-葡萄糖苷酶（Acidβ-glucosidase），又称葡萄糖脑苷脂酶（glucocerebrosidase，GC）缺陷致病，使葡萄糖脑苷脂贮积在各器官的单核巨噬细胞系统中，形成戈谢细胞（Gaucher cell），常表现为多系统的脂质沉积，累及骨髓、肝、脾、骨骼及神经系统。

【临床表现】发病在婴儿时，表现为出生后即可有肝脾大，3～6个月时已很明显；有吸吮、吞咽困难及生长发育落后的表现；神经系统症状突出，颈强直、头后仰、肌张力增高、角弓反张、腱反射亢进，最后变为软瘫，无反应，脑神经受累时可有内斜面瘫等症状；易并发感染。由于病程短暂，多于婴儿期死亡，因此肝脾大不如成人型明显，无皮肤色素沉着，骨骼改变不显著。

儿童期表现为生长发育落后，甚至倒退。肝脾进行性增大，尤以脾大更为明显。肝功能异常，可继发门静脉高压。脾功能亢进，可导致全血细胞减少，还可有淋巴结肿大。骨和关节受累，可见病理性骨折。骨 X 线片显示骨质疏松、局限性骨破坏、股骨远端膨大呈烧瓶样，是典型的骨 X 线征象。有些患儿合并股骨颈骨折或脊柱压缩性骨折。骨化中心愈合较晚。

肺受累可表现为咳嗽、呼吸困难、发绀、肺动脉高压，胸 X 线片显示有肺浸润性病变。眼部表现可有眼球运动失调、斜视、水平注视困难；球结膜对称性棕黄色楔型斑块，基底在角膜边缘，尖端指向眼眦，先见于鼻侧，后见于颞侧。皮肤可出现鱼鳞病，暴露部位皮肤可见棕黄色斑。

中枢神经系统受累，可有意识障碍、语言障碍、颈强直、角弓反张、四肢强直、剪刀腿、行走困难、全身肌肉萎缩、牙关紧闭、吞咽困难、喉痉挛、惊厥发作以及脑电图异常等。

【诊断】根据肝大、脾大或有中枢神经系统症状，骨髓检查见有典型戈谢细胞，血清酸性磷酸酶增高可做出初步诊断，进一步确诊应做白细胞或皮肤成纤维细胞 GC 活性测定。

脑电图检查：可在神经系统症状出现前及早发现神经系统浸润，Ⅲ型患者在未出现神经系统症状前很难与 I 型鉴别；通过脑电图检查，可预测患者将来是否有可能出现神经系统症状。

产前诊断：患者的母亲再次妊娠时，可取绒毛或羊水细胞，经酶活性测定做产前诊断，若患者的基因型已确定，可做产前基因诊断。

【鉴别诊断】

（1）尼曼 - 皮克病（鞘磷脂贮积症）：见于婴儿且肝脾大，但此病肝大比脾大明显；中枢神经系统症状不如葡萄糖脑苷脂酶缺陷显著。主要鉴别点为此病黄斑部有樱桃红色斑点；骨髓中所见特殊细胞与葡萄糖脑苷脂酶缺陷显著不同；血细胞化学染色检查时，葡萄糖脑苷脂酶缺陷病例过碘酸雪夫反应为强阳性，尼曼 - 匹克病为弱阳性。

（2）某些代谢性疾病如脂质贮积病中的 GM1 神经节苷脂贮积症、岩藻糖苷贮积症及黏多糖贮积症 I 型（Hurler 综合征），均有肝大、脾大及神经系统表现，但 GM1 神经节苷脂贮积症中约 50% 病例眼疾有樱桃红玫瑰淋巴细胞浆有气泡，三者均有丑陋面容、舌大、心脏肥大，X 线片均有多发性骨发育不良改变，岩藻糖苷贮积症尚有皮肤增厚及呼吸困难等。

（3）具有肝脾大的疾病，如血液病中的白血病、霍奇金病、汉 - 许 - 克病（Hand-Schüller-Christian disease）、重型珠蛋白生成障碍性贫血，鉴别一般不困难。汉 - 许 - 克病除肝大、脾大外，尚有骨骼缺损、突眼和（或）尿崩症，尚应与黑热病及血吸虫病鉴别。

（4）具有戈谢细胞的疾病：戈谢细胞可见于慢性粒细胞白血病、重型珠蛋白生成障碍性贫血、慢性淋巴细胞白血病，此类患者中，β- 葡糖糖脑苷脂酶正常，但由于白细胞太多，如慢性粒细胞白血病中神经鞘脂的日转换率为正常的 5～10 倍；重型珠蛋白生成障碍性贫血时，红细胞的神经鞘脂转换率也增加并超越巨噬系统的分解代谢能力，而出现葡糖脑苷脂沉积形成戈谢细胞。艾滋病患者出现分枝杆菌感染及霍奇金病时，也可有戈谢细胞。鉴别有赖于临床、辅助检查及 β- 葡糖脑苷脂酶的测定。

（5）有时可在骨髓中看到一种与戈谢细胞很相似的假戈谢细胞，它可出现在慢性粒细胞白血病、地中海贫血、多发性骨髓瘤、霍奇金淋巴瘤、浆细胞样淋巴瘤（plasmacytoid lymphoma）及慢性髓性白血病，它与戈谢细胞的不同点是胞质中无典型的管样结构。

低磷酸酯酶症

【中文名】低磷酸酯酶症、碱性磷酸酯酶症、低磷酸酶血症

【英文名】hypophosphatasia

【定义】低磷酸酯酶症是一种罕见的遗传性全身系统疾病，主要特征为骨骼和牙齿的矿化不全、血清及骨组织中碱性磷酸酶活性降低。低磷酸酯酶症是因为基因编码紊乱，造成组织非特异

性碱性磷酸酶功能异常，从而减少钙、磷向硬组织中的沉积。

【临床表现】有的仅表现为恒上前牙过早脱落，有的会出现严重的全身性骨骼形成不良，甚至导致新生儿死亡。

【诊断】依靠碱性磷酸酶的测定和碱性磷酸酯酶（alkaline phosphatase，ALP）基因的分子检测做出诊断。

遗传性雌激素相关性血管神经性水肿

【中文名】遗传性雌激素相关性血管神经性水肿

【英文名】inherited estrogen-associated angioneurotic edema

【定义】遗传性雌激素相关性血管神经性水肿是与雌激素相关的具有家族史的C1抑制物（C1 inhibitor，C1INH）缺陷所导致的遗传性血管神经性水肿。85%的患者C1INH浓度降低至正常的5%～30%，另有15%的患者血浆中存在正常或增高水平的C1INH免疫交叉反应蛋白，但无功能。

【临床表现】发作性皮下组织、胃肠道及上呼吸道局限性非凹陷性水肿，受影响的部位迅速肿胀；无荨麻疹、瘙痒、皮肤发红，一般无疼痛；水肿也可发生在剧烈运动后的损伤部位；因肠壁肿胀而产生肠痉挛、呕吐或腹泻，皮下水肿较少见。发病持续2～3天，之后逐渐消退。可在出生后前2年发病，但通常在大龄儿童或青春期才严重。

并发症：可并发肠痉挛，也可发生致命性的喉水肿。

【诊断】根据临床表现特点和实验室检查特点可确诊，C1INH缺陷为特异性诊断指标。

【鉴别诊断】有些系统性红斑狼疮（systemic lupus erythematosus，SLE）患者伴有遗传性血管神经性水肿，应注意鉴别；喉水肿时与急性喉炎相鉴别；肠痉挛时与急腹症相鉴别。

遗传性雌激素依赖性血管性水肿

【中文名】遗传性雌激素依赖性血管性水肿、遗传性雌激素依赖性血管神经性水肿

【英文名】inherited estrogen-dependent angioedema

【定义】遗传性雌激素依赖性血管性水肿是一种反复发生软组织急性、局限性水肿的有家族史的疾病，属常染色体显性遗传，其发作与轻微外伤、情绪波动、感染、气温骤变以及月经、雌激素型避孕药等有关，是一种新型的遗传性血管性水肿，为遗传性血管性水肿3型。与凝血因子Ⅻ（Hageman因子）突变有关，血浆中C1INH水平及活性正常，C4水平正常，目前患者仅见于女性，可能为X-连锁遗传。

【临床表现】反复发作的面、颈、躯干及四肢局限性皮下水肿，往往在局部受到轻微外伤时发生；起病突然，局部不痛、不痒，亦无明显潮红，一般在持续48～72小时后自然缓解；可发生喉头、呼吸道、消化道黏膜水肿，出现呼吸困难、声嘶、窒息、腹痛、腹泻、恶心、呕吐等症状；有些患者在肿胀发作消退时出现腹泻，多无发热及黄疸；体检时一般可发现中度或强烈的触痛，但无真正的肌强直和反跳痛，触痛一般几天内逐渐消失。

【诊断】

（1）血清C1脂酶物测定：含量低下，少数（10%～20%）亦可正常偏高，但电泳移动性减慢。

（2）C4及C2测定：发病时C4及C2均明显降低；非发病时，C2正常而C4仍低。50%补体溶血单位（CH50）降低。

【鉴别诊断】根据皮肤深在性水肿性斑块、无发热、局部淋巴结不肿大、皮损局部无热感或压痛、发病突然等特点与荨麻疹鉴别，并能与丹毒或蜂窝织炎相鉴别。

先天性无痛无汗症

【中文名】先天性无痛无汗症、遗传性感觉和自主神经功能障碍Ⅳ型

【英文名】congenital insensitivity to pain with anhidrosis

【定义】先天性无痛无汗症为常染色体隐性遗传病，是一种罕见病，国外首先由 Dcarbom 于 1932 年报道，国内可能由顾立达等于 1984 年首先报道。

【临床表现】

（1）无痛觉：为全身性，80% 的患者痛觉完全丧失，温度觉减低或消失，易发生烫伤，触觉尚好。婴幼儿萌牙后有自残行为。

（2）无汗：全身无汗，皮肤干燥，手背及指（趾）端有细小皲裂，冬季为重，个别患者夏季仅鼻部两侧或后背有汗。

（3）发热：因为排汗功能障碍，患者出生后即有反复高热，表现为弛张热或不规则热，体温受环境温度的影响。约 20% 患儿在 3 岁前因高热死亡。

（4）智力迟缓：精神运动发育落后，部分患儿视神经萎缩，双目不能视物。

（5）多发性骨折：因缺乏对疼痛的防卫反应，易发生骨折。

（6）关节囊松弛：全身关节囊松弛，各关节活动度超过正常范围，常发生关节脱位、浅表关节囊肿胀等。

（7）感染：因经常咬伤手指、舌、唇等，易引起感染，与患者免疫功能低下可能也有一定关系。

【诊断】痛觉、温度觉试验以及碘淀粉法发汗定性试验是本病的诊断依据。应用毛果芸香碱、新斯的明等药物刺激发汗试验，皮肤活检辅助诊断，如皮肤组织结构及汗腺形态正常或萎缩，周围神经无髓鞘及细小有髓鞘纤维丢失等。

【鉴别诊断】先天性无痛无汗症需与无汗性外胚叶发育不良等鉴别。无汗性外胚叶发育不良患者临床主要症状为无汗、脱发、缺牙三联症，部分患者仅表现全身出汗不畅或部分肢体无汗，牙齿、头发、眼睛、智力等均可正常，痛觉无异常，其遗传类型大多为性联隐性遗传，少数为常染色体显性遗传，可以此与先天性无汗无痛症鉴别。

鞘磷脂沉积病

【中文名】鞘磷脂沉积病、尼曼 - 匹克病 C 型

【英文名】Niemann-Pick disease type C

【定义】鞘磷脂沉积病是全身单核巨噬细胞和神经系统有大量的含神经鞘磷脂的泡沫细胞的一种疾病，临床以肝、脾大和中枢神经系统受累为主要特点。较戈谢病少见，为常染色体隐性遗传，以犹太人发病较多，其发病率高达 1/25 000，为尼曼 - 匹克病 5 种类型中的 C 型，属先天性糖脂代谢性疾病。

【临床表现】多见于儿童，少数在幼儿或少年时发病；出生后发育多正常，少数有早期黄疸；常首发肝脾大，多数在 5～7 岁出现神经系统症状（亦可更早或推迟到青年期）；智力减退，语言障碍，学习困难，感情易变，步态不稳，共济失调，震颤，肌张力及腱反射亢进，惊厥，痴呆，眼底可见樱桃红斑，核上性垂直性眼肌瘫痪；可活至 5～20 岁，个别可活到 30 岁；血清黏蛋白（seromucoid）累积量为正常的 8 倍，酶活性最高为正常的 50%，亦可接近正常或正常。

【诊断】可根据临床症状、X 线检查及实验室检查来确诊。

（1）临床症状：肝脾大，有或无神经系统损害或眼底樱桃红斑，外周血淋巴细胞和单核细胞

质有空泡，骨髓可找到泡沫细胞。

（2）X 线片：肺部呈粟粒样或网状浸润。

（3）实验室检查：有条件可做神经鞘磷脂酶活性测定，可依靠鞘神经鞘磷脂排泄量以及肝、脾或淋巴结活检证实。

【鉴别诊断】

与以下疾病相鉴别：

（1）戈谢病婴儿型：以肝大为主，肌张力亢进、痉挛，无眼底樱桃红斑，淋巴细胞浆无空泡，血清酸性磷酸酶升高，骨髓中找到戈谢细胞。

（2）Wolman 病：无眼底樱桃红斑；X 线腹部平片可见双肾上腺肿大，外形不变，有弥漫性点状钙化阴影；淋巴细胞胞质有空泡。

（3）GM 神经节苷酶脂病 I 型：出生即有严重容貌特征，前额高、鼻梁低、皮肤粗；50% 病例眼底有樱桃红斑、淋巴细胞胞质有空泡；X 线可见多发性骨发育不全，特别是椎骨。

（4）Hurler 病（黏多糖 I 型）：肝脾大，智力差，淋巴细胞胞浆有空泡，骨髓有泡沫细胞等，似尼曼 - 匹克病。心脏缺损，多发性骨发育不全，无肺浸润。尿黏多糖排出增多，中性粒细胞有特殊颗粒。6 个月后外形、骨骼变化明显，视力减退，角膜混浊。

眼 - 皮肤白化病

【中文名】眼 - 皮肤白化病

【英文名】oculocutaneous albinism（OCA）

【定义】白化病是一种较常见的皮肤及其附属器官黑色素缺乏所引起的疾病，是由于先天性缺乏酪氨酸酶或酪氨酸酶功能减退，黑色素合成发生障碍所导致的遗传性白斑病。眼 - 皮肤白化病是白化病的一种类型，除眼色素缺乏和视力低下、畏光等症状外，患者皮肤和毛发均有明显色素缺乏，国外报道发病率为 1/20 000～1/10 000，眼 - 皮肤白化病又可以根据致病基因的不同分为 4 型（OCA1～OCA4），在我国，OCA1 和 OCA2 较为常见。

【临床表现】全身皮肤缺乏黑色素而呈乳白或粉红色，柔嫩、发干，毛发变为淡白或淡黄。由于缺乏黑色素的保护，患者皮肤对光线高度敏感，日晒后易发生晒斑和各种光感性皮炎但不变黑；也常发生光照性唇炎、毛细血管扩张，有的发生日光性角化，并可发生基底细胞癌或鳞状细胞癌。眼部由于色素缺乏，虹膜为粉红或淡蓝色，常有畏光、流泪、眼球震颤及散光等症状。大多数白化病患者体力及智力发育较差。

【诊断】根据先天性发病和临床表现可诊断。出生即有纯白或粉红色斑，日晒后易发生皮炎，局部边界明显；组织病理为基底层有透明细胞，数量及外观正常；银染色证明表皮内黑色素缺乏；毛发变白或淡黄；虹膜粉红色，瞳孔发红，畏光。

实验室检查：基因检查、肿瘤标志物检查。

其他辅助检查：组织病理检查。

X- 连锁发育不良巨人症综合征

【中文名】X- 连锁发育不良巨人症综合征

【英文名】X-linked dysplasia gigantism syndrome

【定义】X- 连锁发育不良巨人症综合征为 X- 性染色体遗传性疾病，由于生长激素（GH）持久过度分泌所引起的内分泌代谢疾病。

【临床表现】起病缓慢，早期可无症状，而后逐渐出现面增长变阔，眉及双颧隆突，巨鼻大耳，唇舌肥厚，下颌渐突出，牙齿稀疏，鼻翼与喉头增大，语言钝浊，容貌趋丑陋；指趾粗短、掌跖肥厚，全身皮肤粗厚、多汗、多脂；少数甲状腺肿大，基础代谢率增高，甲状腺功能大多正常，少数亢进。

内脏普遍肥大，胸廓增大；男子性欲亢进，女子多数月经紊乱、闭经、不育；半数伴糖耐量损害，多饮多尿，伴高催乳素血症者可乳溢；晚期出现肿瘤压迫症状，可有头痛、视野缺损和高血压；也可出现继发性甲状腺功能减退症、继发性肾上腺皮质功能减退、性腺萎缩和性功能减退症、骨质疏松、脊柱活动受限等。X- 连锁发育不良巨人症综合征表现为儿童期过度生长，身材高大，四肢生长尤速，食欲亢进，臂力过人，晚期（衰退期）体力日渐衰弱。

【诊断】

（1）GH 测定：基础值＞15μg/L，活动期高达 100μg/L 以上（正常＜ 5μg/L）。

（2）生长激素明显升高（正常值 75～200μg/L）。

（3）血糖增高，糖耐量减低；葡萄糖抑制试验：口服葡萄糖 100g，服糖前及服糖后 1/2、1、2、3 及 4 小时分别抽血测 GH。正常服糖后 1 小时 GH 降至 1μg/L 以下，2 小时降至 5μg/L 以下，4 小时后回升至 5μg/L 以上。本病 GH 呈自主性分泌不受抑制。

（4）钙、磷测定：少数血清钙、磷增高，尿钙增高，尿磷降低。如持续或明显高血钙可能合并甲状旁腺功能亢进等其他多发性内分泌腺瘤病。

（5）X 线检查：头颅增大，颅骨板增厚；多数蝶鞍扩大、前后床突破坏；鼻窦增大，枕骨粗隆明显突出；四肢长骨末端骨质增生，指骨顶部呈丛毛状增生。CT 检查有助于发现微腺瘤患者。

黏多糖病

【中文名】黏多糖病、承溜病

【英文名】mucopolysaccharidosis

【定义】黏多糖病是因蛋白聚糖降解酶先天性缺陷而引起蛋白聚糖分解代谢障碍的疾病，其特征是过多的寡聚糖堆积与排泄。黏多糖病Ⅰ（H）型患者面容丑陋，形似中国古建筑屋檐下天沟（承溜）上的怪物，故也有承溜病之称。患者中男性多于女性，多见于近亲结婚者的后代，多有家族史，无特效治疗，只有对症和支持疗法。因酶缺陷的类型不同预后不一，一般情况下，患儿多于出生 1 年后发病，10 岁左右死亡，但有的患者可存活到 50 多岁。

【临床表现】严重的骨骼畸形、肝脾大、智力障碍以及其他畸形。

【诊断】根据其临床表现、X 线片的特点和尿中排出的黏多糖增多来确诊。

甲苯胺蓝呈色法可作为本病的筛查试验，也可用醋酸纤维薄膜电泳来区别尿中排出的黏多糖类型，并协助分型。各型黏多糖病的确切诊断需测定白细胞或皮肤成纤维细胞特异酶的活性。各型黏多糖病大部分可进行羊水细胞 cDNA 基因分析做产前诊断。

【鉴别诊断】由于对生物化学以及酶的代谢方面的不断深入研究，发现一些黏多糖病边缘性疾病，其症状与黏多糖病类似，但尿中排出黏多糖不增加。

（1）甘露糖累积病：Kjellman 等于 1969 年发现 1 例，其临床表现很像黏多糖病Ⅰ（H）型而 X 线骨骼病变很轻微，生化检查发现病儿肝内缺乏 α- 甘露糖酶，造成甘露糖代谢障碍以致大量沉积于中枢神经系统。该病男性发病较多见，均有骨骼变化和智力发育延迟。

（2）岩藻糖或去氧半乳糖累积病（fucosidosis）：Durand 等于 1966 年报道两例同胞兄妹（年龄为 3 岁和 4 岁）表现为进行性智力发育障碍、脊柱变形、肌力减低、进行性痉挛和去大脑皮质性强直、消瘦、皮肤变厚、大量出汗、心脏增大以及经常发生呼吸道及中耳感染。其生化的基本变化是缺少 α-L- 去氧半乳糖酶，造成皮肤、淋巴细胞以及其他组织积累糖脂，是一种神经内脏的累积病，为常染色体隐性遗传。

（3）黏脂质累积病Ⅰ型（mucolipidosis Ⅰ）：症状和骨病变很像Hurler综合征，但较轻，且进展缓慢，以后出现肌张力减低、共济失调及周围神经症状，年长儿可有惊厥，无角膜混浊，周围血淋巴细胞和骨髓细胞有空泡形成或颗粒，肝内β-半乳糖苷酶的活性增高，遗传方式为常染色体隐性遗传。

（4）黏脂质累积病Ⅱ型（mucolipidosis Ⅱ）：又称包涵体细胞病，Leroy于1969年报道两例，他们的临床表现和X线检查所见与黏多糖病Ⅰ（H）型相似外，还好发髋关节脱位，而尿中黏多糖的排出量是正常的，皮肤组织培养发现成纤维细胞胞质内有黑色的包涵体，因此称为包涵体细胞病，为常染色体隐性遗传。

（5）黏脂质累积病Ⅲ型（mucolipidosis Ⅲ）：又称Pseudo-Hurler polydystrophy，临床表现和骨骼变化与黏多糖病Ⅰ（H）型或Ⅱ型相似，有些患者可见髋关节脱位，头颅表现正常，内脏和间质组织中有糖脂和黏多糖累积，尿中黏多糖的排出量正常，为常染色体隐性遗传。

脆性型糖尿病

【中文名】脆性型糖尿病、不稳定型糖尿病、Hirschfeld病

【英文名】Hirschfeld disease

【定义】脆性型糖尿病又称不稳定型糖尿病，是1型糖尿病中的特殊类型，属1型糖尿病中病情最不稳定和最严重者，血糖昼夜波动大，病情极不稳定、不易控制，容易发生酮症酸中毒和低血糖两极分化现象，其发生机制尚难完全确定，是糖尿病处理的一大难题。

【临床表现】对胰岛素异常敏感，胰岛素剂量的微小变化可以引起血糖剧烈波动。在饮食量、运动量和胰岛素剂量恒定的情况下，病情也极不稳定，出现低血糖-高血糖-酮症酸中毒-昏迷的反复变化。脆性型糖尿病约占1型糖尿病患者的5%，患者多消瘦、营养不良。

【诊断】在连续数月保持进食量、运动量及胰岛素用量恒定的情况下，注射方式不变，仍出现以下情况：

（1）每日空腹血糖波动在5.55mmol/L以上；

（2）每日尿糖排出3.0g以上；

（3）不能预期的低血糖发作；

（4）频繁出现尿酮体阳性；

（5）日内血糖变动幅度达11.10mmol/L以上，无明确诱因（须除外Somogyi效应及黎明现象）。

特发性血色病

【中文名】特发性血色病、Troisier综合征

【英文名】idiopathic hemochromatosis

【定义】特发性血色病是由于铁吸收调节缺陷，实质性铁过荷，最后导致脏器损害及功能障碍的一种遗传性疾病，有明显的家族史。肝、胰腺的铁沉积最明显，其次是内分泌腺、皮肤及心肌等部位。

【临床表现】皮肤色素沉着、肝大、糖尿病及心力衰竭四联症。

【诊断】当检出肝铁沉着和铁含量增高（平均肝铁指数＞2、平均肝铁浓度＞250ng/ml）时，即可确诊。

鱼臭综合征

【中文名】鱼臭综合征、Humbert综合征

【英文名】Humbert syndrome

【定义】鱼臭综合征是一种先天性隐性遗传病，由于人体肝缺乏三甲基胺氧化酶，致使三甲基胺在体内不能被肝代谢，大量蓄积，患者的汗液、尿液、呼出气体中排出大量具有鱼腥臭味的三甲基胺。

【临床表现】患者躯体常有强烈的鱼臭味，腋臭、多汗、流质耵聍伴随存在，在月经、发热和紧张过度等时还可加重，常引起个人与社会的心理反感，且有下列精神反应：过分羞怯、窘迫、自卑、孤独、挫折、焦虑、抑郁、固执、自杀个性、难以接受正规教育、不与异性交往和嗜好烟酒与药物等。

【诊断】临床表现结合血液学检查和生化分析即可诊断。

汗足臭综合征

【中文名】汗足臭综合征

【英文名】odor of sweaty feet syndrome

【定义】汗足臭综合征是一种常染色体隐性遗传病。由于短链脂肪酸的代谢异常，体内异戊酰辅酶 A 脱氢酶的活性消失，异戊酰辅酶 A 不能进一步氧化，致使异戊酸及其衍生物蓄积在体内而引起。

【临床表现】特殊脚汗气味、智力低下和共济失调等症状；患者的呕吐物、呼气、尿液、皮肤乃至血液均散发出一股特殊气味，为一种乳酪气味或者汗足的强烈臭味。

【诊断】根据临床表现和生化检查诊断。

异戊酸血症

【中文名】异戊酸血症、异戊酸辅酶 A 脱氢酶缺乏症

【英文名】isovaleric acidemia

【定义】异戊酸血症是由于先天缺乏亮氨酸代谢酶（异戊酸辅酶，aiso-valeril CoA）致血中异戊酸量增加或从尿中经常大量排出异戊酸甘氨酸（异戊酸甘氨酸复合物）。患者剧烈呕吐，严重者有酮体酸中毒并伴有间歇性嗜眠昏睡的发作，并由于异戊酸蓄积，呼气及体表均有恶臭。利用降糖氨酸 A（hypoglycin A）阻碍可以实验性地引起异戊酸血症。

【临床表现】急性型婴儿在出生时正常，数天内（通常 3～4 天，但可早至出生后第 1 天或迟至第 14 天）出现拒奶、呕吐，继而表现为脱水、倦怠和嗜睡，多有体温低下、震颤或颤搐、惊厥，常伴有因异戊酸增高引起的难闻的“汗脚”气味，代谢性酸中毒伴轻至中度酮尿、乳酸血症、显著高氨血症（200～1200μmol/L）以及低钙血症均较常见。典型病程为迅速出现青紫，继而昏迷、死亡。死亡原因可能是严重代谢性酸中毒、脑水肿、出血或继发性感染。已报道的急性型病例半数以上已死亡，随着诊断技术提高和治疗手段改善，如甘氨酸和肉碱的使用等，预后好转。如患者在新生儿期存活，随后病程可转为慢性间歇型，其后发育可能正常。慢性间歇型患者第一次临床发作通常在一岁以内，一般在上呼吸道感染或高蛋白饮食后发生。反复发作的症状包括呕吐、嗜睡，进展为昏迷，有酸中毒伴酮尿以及特殊的“汗脚”气味等，限制蛋白质摄入和输注葡萄糖可缓解症状。其他伴随症状包括腹泻、血小板减少、中性白细胞减少和全血细胞减少，部分病例有脱发、高血糖。许多异戊酸血症病例可伴有高血糖症，且同一病例在不同次发作时可有或无高血糖，可能与疾病本身性质无关，而是由于应激性激素反应所致。本型在婴儿期发作最为频繁，随年龄增长、感染机会减低、蛋白质摄入减少而发作减少。多数慢性间歇型病例精神运动发育正常，但部分病例可有轻度甚或重度智能落后。许多患者对高蛋白食物产生自然厌恶。目前已能在第一次发作时进行生化诊断，

早期诊断结合限制蛋白质摄入，以及使用甘氨酸和肉碱等，可使患者正常发育的可能性大大提高。

【诊断】急性发作期的“汗脚”气味可能提示本病，新生儿或年长婴儿同时出现多种症状如拒奶、呕吐、嗜睡、昏迷、代谢性酸中毒、酮症、高氨血症、低钙血症、血小板减少、中性粒细胞和全血细胞减少等，均应考虑到本病。在缓解期唯一具有诊断意义的为异戊酰甘氨酸增高。高场质子磁共振（high field proton magnetic resonance，HPMR）可直接检测少量尿样中的异戊酰甘氨酸，是一种颇有应用前景的快速诊断异戊酸血症的新方法。尿中肉碱酯分析可作为异戊酸血症的辅助诊断，用荧光法测定异戊酰辅酶 A 脱氢酶活性、培养羊水细胞中［1-14C］异戊酸大分子标记或用稳定放射性核素稀释法测定羊水中异戊酰甘氨酸含量可对异戊酸血症进行产前诊断。

黑酸尿综合征

【中文名】黑酸尿综合征、Garrod 综合征、褐黄病综合征（内源性褐黄病）

【英文名】alkaptonuria，Garrod syndrome

【定义】黑酸尿综合征常于出生后数天内发病，临床上以尿色变黑、巩膜和耳郭软骨有黑色素沉着、多关节炎及耻骨联合处剧痛为特征，是一种先天性尿黑酸氧化酶代谢缺乏引起的代谢遗传病。

【临床表现】小儿临床上以尿色变黑为特征，常以男性表现较严重。

黑色尿：常于出生后数天内发病，病儿出生后一旦摄取奶，尿中便会排出尿黑酸，排出量与摄入的酪氨酸和苯丙氨酸量成正比。新鲜尿液颜色正常，静置或碱化后变成黑色，洗涤尿布时水变黑。

黑色汗：黑色素随汗液排出，可使汗变黑；随着年龄增长，可出现黑色素沉着，检查发现巩膜和耳郭软骨有黑色素沉着，尿黑酸长期沉积于结缔组织中，至青少年期可出现巩膜和耳郭软骨有蓝黑色色素沉着，耳郭变硬，其他组织也可出现相同的色素沉着；年长后出现关节病变，疼痛、僵直、耻骨联合处剧痛等。

【诊断】根据临床表现及尿中测出尿黑酸即可确诊。

胱氨酸尿症

【中文名】胱氨酸尿症、Field 综合征、亚硫酸盐氧化酶缺乏

【英文名】sulfocysteinuria，sulfite oxidase deficiency

【定义】胱氨酸尿症是由于亚硫酸盐氧化酶（sulphite oxidase）缺乏，造成体内黄嘌呤（xanthine）代谢成尿酸（uric acid）、亚硫酸盐（sulfite）转变成硫酸盐（sulfate）以及其他的代谢过程受阻所致的，是一种肾小管的遗传性缺陷。由于肾小管重吸收胱氨酸减少，尿中胱氨酸含量增加，尿路中常有胱氨酸结石形成，系常染色体隐性遗传，杂合子者尿中胱氨酸分泌也可增加，但很少形成结石。

【临床表现】肾绞痛，通常发生在 10～30 岁间；由于尿路梗阻可引起泌尿系统感染和肾衰竭。

【诊断】不透光的胱氨酸结石发生于肾盂或膀胱，常见鹿角状结石；胱氨酸在尿中形成黄褐色、六角形的晶体；尿中过量胱氨酸可通过硝普盐氰化物试验检出，色谱法和电泳可进一步明确诊断。

淀粉样变性综合征

【中文名】淀粉样变性综合征、淀粉样变、类淀粉沉积症

【英文名】amyloidosis syndrome

【定义】淀粉样变性综合征指淀粉样蛋白在身体器官或组织内异常沉积，是一群罕见疾病的总称。淀粉样蛋白是由于其二级结构出现变化而变成一种与 β- 折叠类似的不溶解聚合形式，淀粉样变性综合征的症状可因淀粉样蛋白沉积的部位不同而有所不同，这些病的成因既可能是后天的，亦可能是遗传的。

【临床表现】症状和体征是非特异性的，由受累的器官和系统所决定。肾的表现最突出，早期仅有轻度的蛋白尿，可发展至全身水肿、低蛋白血症和大量的蛋白尿。肝淀粉样变性有肝大（肝重量>7kg），但少有黄疸；尽管磺溴酞钠（很少呈持久性）及碱性磷酸酶排出增加，肝功能常正常；偶有门静脉高压存在，出现食管静脉曲张和腹水。皮损可引起蜡状或半透明改变；小血管淀粉样变性可引起紫癜；心脏受累很常见，出现心脏扩大、难治性心力衰竭及常见的心律失常，在几个有血缘的家系中发现心房停搏。

【诊断】根据上述描述的症状、体征可以对淀粉样变性进行初诊，只有依靠活检才能确诊，腹部皮下脂肪垫抽吸术和直肠黏膜活检是最常用的筛查方法，其他有用的活检部位是牙龈、皮肤、神经、肾和肝，刚果红染色的组织在可极化显微镜下可观察到淀粉样变性的绿色双折射特征，用放射性核素标记血清 AP 的闪烁试验可以确诊淀粉样变性。

唾液酸贮积病

【中文名】唾液酸贮积病、樱桃红斑肌阵挛

【英文名】sialic acid storage disease（SIASD）

【定义】唾液酸贮积是染色体隐性遗传病，由于体内缺乏唾液酸酶，导致低聚糖在体细胞中贮积，发病年龄为 8～15 岁。

【临床表现】自发性肌阵挛、进行性视力损害、全身性癫痫发作、共济失调和眼底有特征性樱桃红斑。肌阵挛通常严重，常发生在面部，对刺激不敏感，睡眠时仍可持续。其他症状有手、足烧灼样疼痛和晶体混浊等，一般智力损害较轻。

【诊断】患者尿中唾液酸低聚糖增高，确诊需采用酶学活性检测，进行外周血白细胞中唾液酸酶活性的测定。

系统性淀粉样变性

【中文名】系统性淀粉样变性、Lubarsch-Pick 综合征

【英文名】systematic amyloidosis

【定义】系统性淀粉样变性是由于淀粉样蛋白在全身细胞外组织间隙中沉积，从而破坏细胞和器官功能的疾病。Picken 等提出该病的最新定义是淀粉样变性是一组由遗传、变性和感染等不同因素引起的，因蛋白质分子折叠异常所致的淀粉样物质的沉积综合征。

【临床表现】此病多发生于 40 岁以上的中老年人，临床表现极不均一，与类型、淀粉样蛋白沉积的部位、淀粉样蛋白特性和受累器官受损的程度有关，常见受累器官和组织为肝、肾、心脏、血管、皮肤和骨髓。

一般临床表现：临床症状无特异性，主要有体重减轻、易疲倦，以体重减轻最为明显，但原因不清楚；比较特殊的体征为眼周紫癜。

循环系统可表现为心律失常、心绞痛、充血性心力衰竭和猝死，原发性、系统性、老年性和转甲状腺蛋白（transthyretin，TTR）第 122 位有异亮氨酸突变者常有心脏受累，心电图上可出现假性心肌梗死图像。巨舌是系统性淀粉样变的临床特点之一，常为正确诊断的线索。舌由于大量淀粉样蛋白的沉积而增大，因而舌常伸于上下牙齿之间，并有吐字不清，睡觉时舌往后掉，堵塞

气道而发出鼾声和呼吸困难；唇和牙龈增厚。

食管常有餐后反流、吞咽不畅和困难，这些症状是由于食管平滑肌中有淀粉样蛋白沉着而使食管的蠕动功能发生障碍所引起。胃的症状有恶心、呕吐和上腹部痛，胃蠕动功能有严重障碍，加之胃张力减低，甚至发生胃瘫（自主神经受累），从而使胃排空延迟，食物潴留而使患者常感上腹饱胀和食欲减退；有些患者有胃溃疡、呕血和胃出口阻塞。大、小肠肠壁肌肉中均有淀粉样蛋白沉着，加之神经和血管壁受累而引起便秘、腹泻、严重吸收不良，甚至导致脂肪下痢；小肠缺血可引起肠坏死和缺血性结肠炎；肠黏膜常因溃疡而有慢性渗血；极少数患者可发生肠穿孔；横结肠淀粉样蛋白沉积而形成的假性肿瘤可引起肠阻塞。肝因大量淀粉样蛋白沉积而变大，但除血清碱性磷酸酶增高外，其他肝功能很少受损，其他慢性肝病的表现，如蜘蛛痣、脾大、食管静脉曲张和门静脉高压均不常见；约有 5% 的患者有肝内胆汁潴留，其发生机制不明，这种患者预后不良。胰腺腺泡由于大量淀粉样蛋白沉积而被破坏，导致胰腺功能不全而影响食物消化，引起脂肪下痢。

肾也是淀粉样蛋白最易沉积的器官，临床表现主要是蛋白尿和水肿，最后发展为肾衰竭。特别是透析相关性淀粉样变性（AH 型），本来就有肾衰竭，如果再发生 AH 型淀粉样变，则使病情更为恶化，预后不良。

神经系统症状常见于家族性多神经性淀粉样变型（FA 型），主要是脑、脊髓和周围神经营养的血管壁有淀粉样蛋白沉积，导致缺血和缺氧，引起神经细胞和神经纤维的破坏，也可由于血脑屏障破坏而使脑组织中有淀粉样蛋白沉着，根据受累神经的不同而有不同的临床表现。由于交感神经节和交感神经链有淀粉样蛋白沉积，故临床上有自主神经功能障碍，常见者为瞳孔异常：①小瞳孔，光反应减弱，黑暗中无瞳孔扩大；②霍纳（Horner）综合征；③张力性瞳孔，无光反应。

淀粉样蛋白在肺部广泛沉积可引起气体弥散障碍，患者活动时呼吸困难；胸膜淀粉样变可引起胸腔积液，甚至呈顽固性，也是引起呼吸困难的因素。除了淀粉样蛋白在肺部弥漫性浸润外，也可呈结节样病变，在 X 线照片上呈现肺纹理增多增粗、散在性肺部结节状阴影、肺门淋巴结肿大。有的患者只有肺部淀粉样蛋白沉积而无系统性淀粉样变。淀粉样变性所产生的单克隆蛋白存在于血循环中而保持安静状态，其意义未定，但也可引起临床综合征，如血液高黏滞性、肢端发绀、冷凝集、溶血和出血性表现；轻链型淀粉样变性（AL 型）患者多有贫血，晚期有全血细胞减少。

【诊断】除详细询问现病史外，应着重询问既往史与家族史。

既往史中应询问过去有无类风湿关节炎、炎症性肠病结核、化脓性骨髓炎和脓胸、肾透析治疗病史等。巨舌、眼眶周围皮肤紫癜、不明原因的心脏扩大、心力衰竭、肝大、蛋白尿、全身淋巴结肿大、顽固性胸腔积液和全血细胞减少等应考虑有系统性淀粉样变性存在的可能性。对系统性淀粉样变性诊断有帮助的实验室检查：①尿中本周蛋白检查；②骨髓穿刺涂片检查，系统性淀粉样变性 AL 型骨髓中未成熟及成熟浆细胞所占比例超过 15%，同时可看到骨髓瘤细胞；③ AF 型测定血浆中相关的变异性蛋白。确诊就是要证实在组织间隙中有淀粉样蛋白的沉积，最可靠的方法是从病变组织做活检和病理切片检查。

【其他辅助检查】

（1）X 线检查：X 线片在 AL 型淀粉样变中的最典型表现为大小不等、多发性溶骨性病变，常见于颅骨、盆骨、脊柱、肱骨，呈圆形，边缘清楚，其他尚有骨质疏松和病理性骨折；食管钡餐检查可见反流、蠕动缓慢；胃肠钡餐和钡灌肠检查可见胃肠蠕动缓慢、胃扩张、褶皱减少和胃壁僵硬，十二指肠黏膜呈颗粒状外观，颗粒呈白色，直径 1～3mm，少数患者在小肠和大肠内有多发性息肉突起，呈黄色；肺部可见肺纹理增粗或多结节性病变，肺门和纵隔淋巴结可肿大。

（2）内镜检查：食管、胃、十二指肠、结肠和直肠黏膜表面呈细颗粒状外观，有时也可见腐蚀、息肉样隆起和溃疡形成，溃疡边缘突起，其中可见食物残留，有淀粉样蛋白沉积的组织脆而易出血。前述消化道内镜所见均为非系统性淀粉样变所特有。

（3）心电图检查：心脏有淀粉样蛋白沉积而影响心肌功能，在心电图上与其他心脏病心电图改变相似，无特异性，应当注意的是有时在心电图上可出现假性心肌梗死图像。

广泛性淀粉样变

【中文名】广泛性淀粉样变、Van Allen 综合征、遗传性神经淀粉样变性 Lowa 型

【英文名】Van Allen syndrome，generalized amyloidosis

【定义】广泛性淀粉样变是由淀粉样物质（糖蛋白复合体）在各脏器、组织中逐渐沉积，引起脏器功能障碍及组织萎缩而产生的各种病变和症状。原发性（遗传性）淀粉样变性病因不明，多呈常染色体显性遗传，淀粉样蛋白多沉积在间质组织，每个器官都可能被累及，神经系统亦常受侵犯，直肠黏膜、齿龈、皮肤以及皮下脂肪活检均可检得淀粉样病变存在。

【临床表现】发病开始常出现明显的周围神经病变的症状，其特点为四肢皆受累，但很少有下肢溃疡，通常伴听力丧失和视力障碍（白内障）、阳痿、括约肌障碍以及合并严重消化性溃疡，很少累及心脏，最后常因肾淀粉样变性导致肾衰竭而死亡，发病后平均存活 12 年。

【诊断】本型多见于英国苏格兰 - 爱尔兰人的后裔，两性均可罹患，发病年龄在 26～44 岁；淀粉样物质（糖蛋白复合体）在各脏器、组织中沉积，可进行直肠黏膜、齿龈、皮肤以及皮下脂肪活检鉴别。

【鉴别诊断】

与以下疾病相鉴别：

（1）遗传性神经淀粉样变性 Andrade 型（葡萄牙型）：淀粉样物质主要沉积在自主神经及其神经节和脊神经内，脑和脊髓无受累；男女均可发生，多于 20～40 岁发病；开始多表现为直立性低血压（交感神经节受累），继而逐渐出现对称性下肢远端感觉障碍、麻木与感觉分离现象，浅感觉受累重，深感觉受累轻，双下肢无力，腱反射减低或消失，小腿营养型溃疡，最后可波及上肢和躯干，通常感觉障碍重，运动受损轻；自主神经受损症状表现有阳痿、大小便失禁、瞳孔异常以及周期性腹泻、便秘等胃肠道症状；巨舌与心脏受累亦常见；脑脊液中，蛋白轻度增加。多数患者于发病后 10 年左右可因恶病质、复发感染或心力衰竭而死亡。

（2）遗传性神经淀粉样变性 Rukavinas 型（印地安型）：淀粉样物质可弥漫性浸润于实质器官，男女均可罹患，发病年龄在 30～40 岁。本型周围神经损害症状以感觉障碍为主，以上肢突出，并可出现腕管综合征，有时于两上肢皮肤出现硬皮病样改变；胃肠道症状较少。本型进展甚缓，多数患者死于发病后 10～40 年。

（3）非遗传性神经淀粉样变性综合征：常继发于慢性炎症疾病，一般多认为是由于长期抗原刺激作用而出现的一种异常反应，主要表现为内脏广泛淀粉样变性，周围神经及自主神经损害比遗传性神经淀粉样变性少见；多见于 40～60 岁的男性患者；周围神经损害以上肢明显，亦可出现腕管综合征；常有声音嘶哑；部分患者有肝脾大、心脏扩大和巨舌；多数患者于发病后 10 年死亡。

矮小化综合征

【中文名】矮小化综合征、矮小症、矮身材、Runting 综合征

【英文名】Runting syndrome，short stature

【定义】矮小化综合征指在相似环境下身高较同种族、同性别、同年龄健康儿童身高均值低2个标准差（-2SD）以上或处于第3百分位数以下，其中部分属正常生理变异。

【临床表现】身材矮小，小儿生长发育过程具有连续和不均衡特征，一般小于2岁时，每年生长速率小于7cm，4、5岁至青春期生长速率小于每年5cm，青春期生长速率小于每年6cm均提示存在生长障碍，应及时查找原因。

【诊断】X线检查：矮小儿童需摄左手正位X线片，判断骨龄。正常情况下，骨龄与实际年龄的差别应在±1岁之间，落后或超前过多均为异常。如患者体格不匀称，怀疑有骨骼病变时，则应进一步检查骨X线片，包括脊柱、骨盆、胸廓，必要时包括上肢或（和）下肢，同时观察骨骼的生长、骨质的密度可初步明确骨病的诊断。

导致身材矮小的病因甚多，因此对矮小儿童必须进行全面检查（包括详细的病史询问、全面的体格检查及实验室检查），明确原因，以便治疗。

胸腺发育不全

【中文名】胸腺发育不全、胸腺发育不良、Di George综合征

【英文名】thymus aplasia，Di George syndrome

【定义】胸腺发育不全是以T细胞缺陷为主的疾病，单纯T细胞免疫缺陷较为少见，一般常同时伴有不同程度的体液免疫缺陷，这是由于正常抗体的形成需要T细胞、B细胞的协作。T细胞免疫缺陷病的发生与胸腺发育不良有关，故又称胸腺发育不良或Di George综合征。

【临床表现】周围血液循环中，T细胞减少或缺乏；淋巴组织中，浆细胞数量正常，但皮质旁胸腺依赖区及脾细动脉鞘周围淋巴细胞明显减少；常在出生后即发病，主要表现为各种严重的病毒或真菌感染，呈反复、慢性发作；本病与胚胎期第Ⅲ、Ⅳ对咽囊发育缺陷有关，因此，患者常同时有胸腺和甲状旁腺缺如或发育不全、先天性心血管异常（主动脉缩窄、主动脉弓右位畸形等）和其他脸、耳畸形。

【诊断】可根据临床表现、实验室检查及影像学检查来确诊。

【鉴别诊断】

与以下疾病相鉴别：

（1）原发性丙种球蛋白缺乏症：Bruton型，较常见，为婴儿性联丙种球蛋白缺乏病，与X染色体隐性遗传有关，仅发生于男孩，于出生半年后开始发病；常染色体隐性遗传型，男女均可受累，也可见于成年人。该病的特点在于：血中B细胞明显减少甚至缺如，血清免疫球蛋白（IgM、IgG、IgA）减少或缺乏，骨髓中前B细胞发育停滞；全身淋巴结、扁桃体等淋巴组织生发中心发育不全或呈原始状态；脾和淋巴结的非胸腺依赖区淋巴细胞稀少；全身各处浆细胞缺如；T细胞系统及细胞免疫反应正常。由于免疫缺陷，患儿常发生反复细菌感染，特别易受流感嗜血杆菌、酿脓链球菌、金黄色葡萄球菌、肺炎球菌等感染，可引起中耳炎、鼻窦炎、支气管炎、肺炎、脑膜炎或败血症而致死。注射丙种球蛋白，能控制感染，但由于无法提高呼吸道等黏膜处的SlgA，因此鼻部、肺部的感染极易复发。

（2）重症联合性免疫缺陷病：该病是一种体液免疫、细胞免疫同时严重缺陷的疾病，一般T细胞免疫缺陷更为突出。患者血液循环中淋巴细胞数明显减少，成熟的T细胞缺如，可出现少数表达CD2抗原的幼稚的T细胞，免疫功能缺如，无同种异体排斥反应和迟发型过敏反应，也无抗体形成。

短肢体侏儒免疫缺陷症

【中文名】短肢体侏儒免疫缺陷症、Gatti-Lux综合征

【英文名】short limb gnome immunodeficiency syndrome，Gatti-Lux syndrome

【定义】短肢体侏儒免疫缺陷症为常染色体隐性遗传病，伴软骨发育不良。

【临床表现】具有短肢性侏儒症的免疫缺陷存有 3 种类型：①伴有混合型免疫缺陷：感染症状类似于严重的混合型免疫缺陷症，易罹患病毒、细菌、真菌和原生动物性感染病，患者通常于一岁内死亡；②伴有 T 细胞性免疫缺陷：较易遭受再发性化脓性感染性疾病，如肺炎、脓毒病、中耳炎和脑膜炎；③伴有 B 细胞性免疫缺陷：容易罹患复发性窦肺感染病、致命性水痘，并可能发展出类似吸收不良的症状。这些患者的特征是手脚肥短，头部大小则正常。婴儿期间，头部和四肢大关节处常可见到甚多的皮肤皱褶。T 细胞性免疫缺陷的短肢体侏儒免疫缺陷症患者可能会有软骨 - 毛发的发育不全，毛发轻淡、细疏，软骨发育不良；反复呼吸道感染；淋巴细胞减少，延迟性过敏反应降低，慢性中性粒细胞减少，免疫球蛋白正常或升高，并能产生针对各种病毒及细菌等抗原的抗体。

【诊断】根据临床及实验室检查即可诊断。

获得性缓激肽介导的血管性水肿

【中文名】获得性缓激肽介导的血管性水肿、获得性 C1-INH 缺乏症

【英文名】acquired bradykinine-induced angioedema，acquired angioedema（AAE）

【定义】获得性缓激肽介导的血管性水肿是由于免疫等原因造成补体 1 抑制因子（C1-inhibitor，C1-INH）过度消耗而引起的，其发病率远低于遗传性血管性水肿（hereditary angioedema，HAE）。

【临床表现】反复发作的皮肤及黏膜水肿，主要累及肢体、颜面、上呼吸道及胃肠道，如不能及时诊治，30% 的患者将因喉头水肿而窒息死亡。

【诊断】免疫学检查：C1-INH 检测可用于诊断。

【鉴别诊断】

与以下疾病相鉴别：

（1）急腹症：经常被误诊为急腹症，误行手术，需加强鉴别诊断。

（2）遗传性血管性水肿：皮肤、黏膜反复发作自限性、局限性、非凹陷性水肿，一般无痒痛，也不伴有荨麻疹；水肿在 12～18 小时内逐渐加重，经 48～72 小时又逐渐消退，有明显的自限性。水肿可发生在身体的任何部位，但最常累及四肢末端、面部的皮肤和上呼吸道、胃肠道的黏膜，累及胃肠道时往往先出现腹痛，继而出现腹胀、恶心、呕吐等。

肾上腺脊髓神经病

【中文名】肾上腺脊髓神经病

【英文名】adrenomyeloneuropathy

【定义】肾上腺脊髓神经病是肾上腺脑白质营养不良（adrenoleukodystrophy ALD）的一种亚型，为遗传代谢性疾病，具有肾上腺和神经系统两方面的损害。

【临床表现】

肾上腺脊髓神经病发病年龄是 20～40 岁，主要影响脊髓，表现为缓慢进展的腿部僵硬和乏力、振动觉受损、括约肌功能失调和阳痿；2/3 的患者存在肾上腺功能不全。约一半患者出现脑部症状，其进展过程与其他类型脑型 ALD 脑部症状的进展过程类似，晚期可见进行性脑萎缩。

【诊断】MRI 检查：两侧脑室三角区及后角周围脑白质内大片异常信号，多为对称性分布，呈蝶翼状，周边区 T_1WI 呈低信号，T_2WI 呈高信号，中央区 T_1WI 呈更低信号，T_2WI 呈更高信号，胼胝体压部受累将两侧病灶连成一片；增强检查可见中间区花边状强化条带，将病灶分隔成

大片的中央区和外侧的周边区；晚期可见进行性脑萎缩。

【鉴别诊断】典型儿童大脑型：多见于男孩，3～10岁；青春期型；成人大脑型；Addison型；无症状型。

中枢性尿崩症

【中文名】中枢性尿崩症

【英文名】central diabetes insipidus（CDI）

【定义】中枢性尿崩症可分为先天性、获得性和遗传性3种类型。

【临床表现】

（1）先天性中枢性尿崩症：主要有家族性中枢性尿崩症、家族性垂体功能减退症以及先天性巨细胞病毒感染引起的尿崩症，占尿崩症的50%～60%。

（2）获得性中枢性尿崩症：常见于：①头颅外伤及垂体下丘脑手术：是CDI的常见病因，以脑垂体术后一过性CDI最常见。如手术造成正中隆突以上的垂体柄受损，则可导致永久性CDI。②肿瘤：颅咽管瘤、垂体转移癌、垂体肉瘤、淋巴瘤等。③肉芽肿：结节病、组织细胞增多症、类肉瘤、黄色瘤等。④感染性疾病：脑炎、脑膜炎、结核、梅毒、弓形体病等。⑤血管病变：动脉瘤、主动脉冠状动脉搭桥。⑥炎症性：淋巴细胞性漏斗部神经垂体炎、肉芽肿病、红斑狼疮、硬皮病等。⑦化学毒物。⑧特发性。⑨其他：自身免疫性病变也可引起CDI，血清中存在抗精氨酸升压素（arginine vasopressin，AVP）细胞抗体。

（3）遗传性中枢性尿崩症：可为X-连锁隐性、常染色体显性或常染色体隐性遗传。

先天性中枢性尿崩症、特发性中枢性尿崩症以及自身免疫性中枢性尿崩症都是因为神经垂体系统本身病变所致，也称为原发性中枢性尿崩症。外伤、肿瘤、手术、感染、肉芽肿和血管病变所致的尿崩症也称为继发性中枢性尿崩症。

中枢性尿崩症的临床表现为两方面：因抗利尿激素（antidiuretic hormone，ADH）不足引起的多饮、多尿、烦渴。与病因有关的表现，如占位病变引起的头痛等症状。大多数患者初期排尿次数增加，尿量增多，之后出现烦渴、多饮。儿童期起病的患者可因长期多尿引起膀胱、输尿管和肾盂扩张，损害肾功能，也可能合并骨质疏松，还可能出现尿床。如果患者不能饮水或得不到饮水，可出现低血容量的表现，如心悸、血压下降、四肢冰冷、休克以及肾前性的氮质血症，此时若及时补充血容量可迅速纠正，如果低血容量状态不能及时纠正，则会出现头痛、烦躁、谵妄和昏迷。

【诊断】

（1）确诊实验：禁水试验（禁水4～6小时后出现脱水症状，尿量恒定，尿比重不超过1.015，尿渗透压不超过血浆渗透压），禁水-AVP试验（精氨酸升压素试验，尿比重迅速上升≥1.018，尿渗透压>9%，尿渗透压/血浆渗透压>1）。

（2）多饮、多尿：尿量>4000mL（或200mL/h或6mL/kg/h），持续达24小时以上；尿比重≤1.005，尿渗透压≤200mOsm/（kg·H_2O）；血浆渗透压≥300mOsm/（kg·H_2O）；尿渗透压/血渗透压<1；血钠浓度≥150mmol/L；血浆血管升压素测定：AVP值低于正常（正常人1～1.5ng/L）。

（3）MRI检查：垂体后叶高信号消失，肾功能正常。

脑肌酸缺乏

【中文名】脑肌酸缺乏、大脑肌酸缺乏综合征

【英文名】cerebral creatine deficiency，creatine deficiency syndromes

【定义】脑肌酸缺乏是因肌酸合成酶或转运载体的缺乏而引起大脑肌酸严重下降，并导致一系列严重的神经紊乱疾病。肌酸缺陷综合征（creatine deficiency syndromes）包括甲基转移酶缺乏症（GAMT）、精氨酸甘氨酸缺乏症（AGAT）和肌酸转运缺乏症（CRTR）。肌酸缺陷综合征是一组天生的由肌酸代谢紊乱引起的疾病。GAMT 和 AGAT 是常染色体隐性遗传，而 CRTR 是 X- 连锁遗传。

【临床表现】精神发育迟滞，语言表达发育迟缓，有类似自闭症的行为，多动症，癫痫和运动障碍。

【诊断】在大脑中的肌酸 / 磷酸肌酸的严重消耗。

脑性巨人症

【中文名】脑性巨人症、巨脑症

【英文名】cerebral gigantism

【定义】脑性巨人症是一种罕见的遗传性疾病，巨脑症大脑最重者可达 2850g，脑回巨大，但大脑重量也可在正常范围内。患儿可见脑回结构复杂，神经元数目和大小均有增加，脑室正常，胶质细胞增生、结节性硬化、脑脂质沉积病、白质海绵状变性及 Alexander 病等改变均可见到，常并发神经系统其他畸形。由于这些病儿体格和头围都增大，所以称之为脑性巨人症。

【临床表现】多同时伴有头围增大，有时亦可见于正常人或精神缺陷的患者；新生儿表现为体重、身长和头围都增大；还可伴有前额前突、腭嵴突起、眼眶增宽、长头畸形、手足巨大和尖下额。大多数患儿在新生儿期并无神经系统异常表现，偶尔有发生呼吸暂停的报道。在婴儿期，80%～90% 患儿出现轻度发育落后及精神动作控制功能差。

【诊断】CT 表现：头大，脑室正常或轻度扩大，脑实质增大但密度正常，可有脑髓质营养不良。另一种少见的类型为一侧大脑半球巨大伴偏身肢体肥大，也有智能发育障碍。

【鉴别诊断】头围的增长速度和颅骨外形很像先天性脑积水，但无眼球下斜现象，叩诊无破壶音，多无神经系统症状，X 线检查无颅内压增高征象。

中枢性青少年成人型 Gaucher 病

【中文名】中枢性青少年成人型 Gaucher 病

【英文名】cerebral juvenile and adult form of Gaucher disease

【定义】Gaucher 病是由于溶酶体内 β- 葡萄糖苷酶缺乏导致葡萄糖苷脂代谢障碍而引起的临床病症。正常情况下，红细胞、白细胞细胞膜上的降解产物红细胞糖苷脂、红细胞兰糖苷脂、乳糖基酰基鞘氨醇等被巨噬细胞吞噬后，在溶酶体内 β- 葡萄糖苷酶的催化下转变为葡萄糖及神经酰胺。由于缺乏葡萄糖苷酶，巨噬细胞摄取的过量的葡糖酰鞘氨醇无法代谢而堆集在体内，导致溶酶体酶释放白介素及多种细胞因子，从而改变巨噬细胞的功能，造成局部及邻近组织细胞的损害。这些富含葡萄糖苷脂的巨噬细胞称为 Gaucher 细胞，当它们成堆聚集时可造成局部浸润部位血流障碍，多发生在肝、脾、骨、中枢神经系统。Gaucher 病是常染色体遗传的等位基因性疾病，已发现 Gaucher 病有至少 40 多个基因的突变，基因突变型与表现型关系还不清楚。青年型在青年期发病，可累及内脏器官、骨及中枢神经系统，但神经病变出现较晚、较轻，呈亚急性发病。成人型为 Gaucher 病最常见型，可自童年起发病，呈慢性病变过程，由于不累及神经系统，故生存期较长，主要累及肝、脾、肺。

【临床表现】

（1）血液系统：表现为无痛性肝脾增大，常有脾栓塞，罕见脾破裂，由于脾功能亢进可导致全血细胞减少，但多数患者呈渐进性发展，早期常不易诊断，晚期有肝功能障碍、肝酶升高，但肝功能衰退少见。

（2）骨骼：Gaucher 细胞成堆聚集在骨髓可引起骨坏死、纤维化，导致骨小梁减少，骨皮质下吸收，临床可出现骨质疏松、骨折。在成人型 Gaucher 病中有 50%～75% 的人都有骨受累，特别在长骨、髋、肩、脊柱等处，最常见的是椎骨变平、椎间盘移位、压缩性骨折，肋骨与长骨骨折也较常见。部分患者由于 Gaucher 细胞急性浸润、骨局部栓塞、急性缺血，引起骨局部坏死与骨髓炎，临床上可出现急性骨疼、发热等类似化脓性关节炎表现，也可伴有游走性多关节炎、骶髂关节炎、趾骨联合骨炎，常有高球蛋白血症或 B 型淋巴细胞病。

【诊断】

（1）生化检查：Gaucher 病时酸性磷酸酶、血管紧张素转化酶、溶酶体水解酶、溶菌酶、凝血酶原激酶均升高，出血时间延长，血浆葡糖苷脂酰鞘氨醇升高、壳三糖酶明显增高，具有很高的敏感性与特异性。

（2）影像学检查：① X 线检查：可见广泛的多样骨改变。骨质疏松、骨皮质变薄，股骨近端呈烧瓶样变形，长骨扭曲性增大、变形；在骨栓塞部位可见典型的缺血性改变，常呈多发性，可影响到股骨头、肱骨头；股骨骨干骨栓塞由骨硬化区及溶解区组成；有皮质骨膜炎反应，新骨形成的内层不与皮质骨重叠，形成“皮质分裂”的“骨内骨”现象；骨盆骨及骶髂关节融合性改变，与骶髂关节炎相似。② MRI 检查：可早期发现骨髓特别是缺血性骨病变化，在 T_1、T_2 均可见到骨髓象低密度信号，^{99m}Tc- 亚甲二磷酸盐骨扫描有助于鉴别骨坏死与骨髓炎。

（3）骨活检：在骨髓中发现大的单核或多核样细胞（有典型的皱纹纸样胞质）——Gaucher 细胞，骨组织学检查显示骨周转率可能多种多样，但多数是增高的。

高胱氨酸尿症

【中文名】高胱氨酸尿症、胱硫醚合成酶缺乏型、假性马凡综合征

【英文名】classical homocystinuria

【定义】高胱氨酸尿症是在甲硫氨酸的异化过程中缺乏胱硫醚合成酶而产生的一种常染色体遗传性含硫氨基酸代谢性疾病，伴有智力障碍、发育障碍、晶状体位置异常、四肢强直、头发稀疏、心血管系统异常等症状，个体往往由于形成血栓而死亡。高胱氨酸是甲硫氨酸的中间代谢产物，它与丝氨酸一起在胱硫醚酶催化下可经胱硫醚而形成胱氨酸。

【临床表现】患者典型的骨骼表现是高个的纤弱体型、肢体细长、蜘蛛样细长指趾、肌肉细弱、弓形足、脊柱侧凸及后凸等；毛发淡黄、稀少和质脆；皮肤常见面颊发红，有网状青斑；可出现一侧或双侧眼球晶状体移位，通常为向下移位；智力发育迟滞；轻度精神衰退是唯一的神经系统异常，是本病与马凡综合征的鉴别点，后者智力不受损害；可因血小板异常促进凝血及脑动脉血栓形成而导致脑梗死，显然与血栓形成和栓塞性动脉闭塞有关，疾病晚期可出现冠状动脉、脑动脉及肾动脉增厚和纤维变性，有的患者青春期可死于冠状动脉闭塞，心肌病变可成为脑动脉的栓子来源，引起偏瘫和失语等；血液、脑脊液和尿液中高胱氨酸（homocystine）增高是由于遗传性胱硫醚合成酶缺乏导致胱硫醚合成不足，血浆蛋氨酸水平升高引起的。

【诊断】根据临床症状如典型骨骼发育畸形、晶状体移位等眼症状、智力发育迟滞及精神衰退、伴血栓形成性或栓塞性血管闭塞病变以及血浆高胱氨酸、蛋氨酸增高等可做出诊断。

【鉴别诊断】儿童脑卒中应排除本病的可能，其他需鉴别的疾病包括胱硫醚尿症

（cystathioninuria）、高蛋氨酸血症（hypermethioninemia）、蛋氨酸吸收不良综合征也称干蛇麻尿症（osthouse disease）、胱甘肽尿症、半胱氨酸肽尿症、β- 巯基乳酸 - 二硫化物半胱氨酸尿症（β-mercaptolactate-disulfide-cysteinuria）。

皮质类固醇敏感性无菌性脓肿

【中文名】皮质类固醇敏感性无菌性脓肿、皮质类固醇激素依赖性皮炎

【英文名】corticosteroid-sensitive aseptic abscesses

【定义】由于长期外用皮质类固醇激素（以下简称“激素”）制剂，患处皮肤对该药产生依赖性，这种由激素外用导致的皮肤非化脓性炎症，称之为皮质类固醇敏感性无菌性脓肿（以下简称“激素性皮炎”）。

【临床表现】

（1）体征：面部皮肤发生程度不同的萎缩、变薄、发亮、弥漫性潮红或皮肤红斑，或毛细血管扩张、局部肿胀、干裂脱屑，或痤疮样皮疹、酒渣样皮炎、皮肤萎缩纹、毛囊炎性脓疱。

症状：自觉局部瘙痒、烧灼样疼痛、紧绷感或干燥不适，上述症状遇热加重（如日晒、热浴、热蒸气熏蒸），遇冷减轻。

（2）停用激素外用制剂后原发病加重，同时有明显的激素依赖性症状，即局部应用激素后病情迅速改善，一旦停药，少则 1～2 天，多则 3～5 天，发生比以前更严重的激素反跳性皮炎，甚至诱发细菌、真菌感染。

【诊断】

（1）接触史：半个月以上的固定部位外用激素制剂史，特别是强效制剂，并形成依赖性；

（2）激素依赖性症状及反跳现象：停药后发病，反跳加重，皮肤发红、灼热、瘙痒，严重者出现水肿，重复用药后症状减轻；

（3）典型的皮肤损害：以红斑、丘疹、干燥及脱屑为基本损害的多样性皮损，难以用其他皮肤病解释者。

【鉴别诊断】需和皮质类固醇痤疮、寻常痤疮、过敏性皮炎、脂溢性皮炎、酒渣鼻等皮肤病鉴别。

异位库欣综合征

【中文名】异位库欣综合征、异位皮质醇增多症

【英文名】ectopic Cushing syndrome（ECS），hvpercortisolism

【定义】异位库欣综合征系垂体以外肿瘤分泌大量垂体促肾上腺皮质激素（ACTH），伴肾上腺皮质增生而引起的一系列症状。

【临床表现】

表 4-1　异位库欣综合征的临床表现

症状	体征	易重叠的临床特征
乏力	皮肤瘀斑	肾上腺意外瘤
体重增加	多血质貌	脊椎骨质疏松
背痛	近端肌无力	多囊卵巢综合征
食欲改变	皮纹（特别是紫红色并且宽于 1cm）	2 型糖尿病
注意力不集中	儿童体重增加伴生长减缓	低钾血症
性欲下降	满月脸	肾结石

续表

症状	体征	易重叠的临床特征
记忆力下降	肥胖	异常感染
失眠	锁骨上脂肪垫	
易激惹	皮肤变薄	
月经失调	肢端水肿	
儿童生长迟缓	痤疮	
	多毛或女性脱发	
	皮肤伤口不愈合	
	儿童不正常的生殖器男性化	
	儿童身材矮小	
	儿童假性性早熟或青春期延迟	

【诊断】

（1）胸部影像学检查：约90%的异位ACTH肿瘤在肺或纵隔内，因此胸部X线片、薄层CT检查等影像学检查有助于发现临床疑诊异位库欣综合征的胸部原发肿瘤。

（2）生长抑素受体扫描：异位库欣综合征肿瘤有表达丰富的生长抑素受体，故生长抑素受体显像可用于异位库欣综合征的肿瘤定位，但奥曲肽生长抑素受体显像对异位库欣综合征肿瘤定位的敏感性为30%～80%。

（3）正电子发射体层扫描（position emission tomography，PET）：PET用于CS的研究较少，尚存在争议。一项17例患者中进行［18F］-FDG-PET检查的研究并未显示其优于其他常规检查，应用［11C］5-HTP、［11C］2-DOPA标记可能会提高PET的诊断准确性的设想也未被证实。

【鉴别诊断】与库欣综合征相鉴别。

家族性非免疫性甲状腺功能亢进

【中文名】家族性非免疫性甲状腺功能亢进、非自身免疫性家族性毒性甲状腺肿、遗传性青春期甲状腺肿

【英文名】familial non-immune hyperthyroidism

【定义】家族性非免疫性甲状腺功能亢进是由于甲状腺激素合成过程中有关酶的遗传性缺乏，如过氧化物酶、去卤化酶的缺陷及碘酪氨酸偶联缺陷等而导致的一种遗传性疾病。

【临床表现】高代谢综合征：疲乏无力，怕热多汗，皮肤温暖、潮湿，体重锐减和低热，糖耐量减低，胆固醇降低，负氮平衡。精神神经症状：手、舌震颤，腱反射亢进。心血管系统：S1亢进，Ⅰ～Ⅱ收缩期杂音，房性期前收缩，心脏增大，收缩压上升，舒张压下降。消化系统：食欲亢进，多食消瘦。肌肉骨骼系统：甲状腺功能亢进性肌病、肌无力、肌萎缩，周期性瘫痪，增生性骨膜下骨炎。生殖系统：月经减少或闭经，阳痿。内分泌系统：皮质醇早期升高后下降。造血系统：淋巴细胞绝对值和百分数增多，白细胞总数偏低，血容量增大。甲状腺肿：一系列压迫症状。眼征：前突，瞬目减少，上睑挛缩，上睑不随眼球下落，上视前额皮肤不皱起，看近物辐辏不良。

【诊断】

（1）血清甲状腺激素测定：血清游离甲状腺素（FT4）敏感性和特异性较高，血清总甲状

腺激素（TT4）、甲状腺素结合球蛋白（TBG）受妊娠、雌激素、肝病影响而升高，受雄激素、低蛋白血症影响而下降；总三碘甲状腺原氨酸（TT3）在甲状腺功能亢进初期与复发早期上升很快。

（2）促甲状腺激素释放激素（TRH）兴奋试验：静脉注射 TRH 后促甲状腺激素（TSH）无升高则支持甲状腺功能亢进。

（3）甲状腺摄碘率：增高且高峰前移。

（4）T3 抑制试验：鉴别甲状腺肿伴摄碘增高由甲状腺功能亢进或单纯性甲状腺肿所致。

【鉴别诊断】与自身免疫性甲状腺功能亢进相鉴别。

肾上腺皮质功能亢进

【中文名】肾上腺皮质功能亢进

【英文名】hyperadrenocorticism

【定义】肾上腺皮质功能亢进是由一种或一种以上肾上腺皮质激素分泌过多而产生的不同临床综合征，雄激素产生过度导致肾上腺雄性化，糖皮质激素过高分泌产生库欣综合征，醛固酮产生过量导致醛固酮增多症，这些综合征常常有重叠表现。肾上腺功能亢进可以是代偿性的，如先天性肾上腺皮质增生，或者是由于获得性增生、腺瘤或肾上腺癌而引起的。

【临床表现】肾上腺雄性化（肾上腺性综合征）症状和体征依赖于疾病开始时患者性别和年龄而有不同，女性较男性明显。成年女性肾上腺雄性化可以由于肾上腺增生和肾上腺肿瘤引起，这两种疾病的症状和体征均包括多毛、脱发、痤疮、声音低钝、闭经、子宫萎缩、阴蒂肥大、乳房缩小和肌肉增加，性欲可增高。多毛症可以是轻型病例的唯一体征。

另外还有库欣综合征、醛固酮增多症症状。

【诊断】

（1）肾上腺雄性化（肾上腺性综合征）：肾上腺 CT 和 MRI 检查用于排除作为雄性化原因的肿瘤。假如肿瘤被发现，那么借助 X 线或超声波定位做小针穿刺吸取生物活检可获取大量资料。尿中脱氢异雄酮（dehydroepiandrosterone，DHEA）及其硫酸盐脱氢异雄酮硫酸盐（DHEA-S）增高；孕烷三醇排泄常增加，尿游离皮质醇减少。血浆 DHEA、DHEAS、17- 羟孕酮、睾酮和雄烯二酮增高。 地塞米松 0.5mg 每 6 小时 1 次口服，如果 DHEA 和孕烷三醇抑制则可肯定诊断。

（2）库欣综合征传统地塞米松试验：地塞米松 1mg，晚上 11～12 点口服，次晨 7～8 点测定血浆皮质醇，这一方法可用于库欣综合征筛选。

【鉴别诊断】与肾上腺增生相鉴别。

去甲肾上腺素缺乏症

【中文名】去甲肾上腺素缺乏症、多巴胺 β- 羟化酶缺乏症

【英文名】norepinephrine deficiency，dopamine-β-hydroxylase deficiency（DBH deficiency）

【定义】多巴胺 β- 羟化酶的主要功能是促使多巴胺转变为去甲肾上腺素（norepinephrine，NE），去甲肾上腺素缺乏症是部分患者体内完全缺乏 NE，同时伴多巴胺 -β- 羟化酶活性不足的一种儿茶酚胺代谢异常疾病。

【临床表现】以严重的直立性低血压，男性射精无能，血浆去甲肾上腺素（NE）缺乏，同时伴血浆和尿中的多巴胺显著增高，上睑下垂为特征；其母亲常有不正常生产或死产史；婴儿期可有延迟张眼、低血压、低血糖、低体温；儿童时期，去甲肾上腺素缺乏症患者常在疲劳时出现低

血压，使其活动能力和耐量明显受限，随着年龄的增长，劳力性低血压所致头晕或直立性低血压所致晕厥的症状可能进一步加剧；性成熟正常。

【诊断】

（1）实验室检查：检测血浆 NE、肾上腺素、多巴胺水平；计算多巴胺与 NE 的比值；测定血浆和尿液中的 NE 与多巴胺代谢产物，可发现前者缺乏而后者显著升高。

（2）自主神经功能测定：冷加压试验、等长握力试验等。

【鉴别诊断】出汗正常，与其他自主神经失调综合征相鉴别。

非获得性孤立性中枢性尿崩症

【中文名】非获得性孤立性中枢性尿崩症

【英文名】non-acquired isolated central diabetes insipidus

【定义】非获得性孤立性中枢性尿崩症多数自幼起病，1 岁以后多尿更趋明显，少部分 7～8 岁才出现症状，到青春期更为明显，有些人将此型归于肾性尿崩症之内，也与遗传有关，由一单纯显性基因所决定，发病原理为渗透压受体的缺陷，而不是产生 ADH 的缺陷。一旦出现尿崩症，可与垂体腺瘤相鉴别，因为即使较大的垂体腺瘤也极少引起尿崩症。

【临床表现】非获得性孤立性中枢性尿崩症的临床表现为两方面：因抗利尿激素（ADH）不足引起多饮多尿、烦渴；与病因有关的表现，如占位病变引起的头痛等症状。大多数患者初期排尿次数增加，尿量增多，之后出现烦渴、多饮。

【诊断】基因诊断。

【鉴别诊断】漏斗部神经垂体炎、肉芽肿性垂体炎、朗格罕组织细胞增多症及胚组织瘤也易侵犯垂体柄，导致尿崩症，应注意鉴别。

促甲状腺激素抵抗

【中文名】促甲状腺激素抵抗、甲状腺激素抵抗综合征、甲状腺激素不应症、甲状腺激素不敏感综合征

【英文名】resistance to thyroid stimulating hormone

【定义】促甲状腺激素抵抗是一种患者经给予超生理剂量甲状腺激素后，仍不能抑制升高的 TSH 下降到正常水平，同时也没有外周组织对过量甲状腺激素的反应的疾病。临床表现分为 3 种类型。

【临床表现】临床可表现为甲状腺功能亢进（甲亢）、甲状腺功能正常或甲状腺功能低减（甲减）3 种类型。如果垂体和周围组织对甲状腺激素的抵抗是相似的，患者表现为甲状腺功能正常；如果垂体抵抗低于周围抵抗，患者表现为甲减；如果垂体抵抗高于周围抵抗，患者表现甲亢。

甲状腺激素抵抗患者常常被偶然发现，可被不恰当地处理，如甲状腺切除、核素治疗或硫脲类药物治疗，虽然部分患者血清 TSH 正常，但由于同时血清甲状腺激素升高而导致 TSH 仍然为不恰当升高。

【诊断】

（1）实验室检查

1）放射免疫检测甲状腺功能：T3、T4、FT3、FT4、TSH、TBG、TRH 兴奋试验等，T3、T4 可结构正常，有免疫活性但其值常常超过正常的 3 倍多。

2）蛋白结合碘（protein-bound iodine, PBI）值升高，基础代谢率（basal metabolic rate，BMR）正常，过氯酸盐试验阴性，^{131}I 吸碘率正常或升高。

3）血中长效甲状腺刺激物（long-acting thyroid stimulator，LATS）阴性，甲状腺球蛋白抗体（TGA）(−)、甲状腺微粒体抗体（TMA）(−)。

（2）分子遗传学检测：染色体测定可发现异常；DNA、核 T3 受体（TRs）、基因 TRβ、TRα 检测，TRβ 基因发生点突变，碱基替换多出现在 TRβ 的 T3 结合区的中部及羟基端即外显子 6、7、8。

【鉴别诊断】与以下疾病相鉴别：甲亢，垂体性甲亢，遗传性或获得性甲状腺结合蛋白增多症，甲状腺肿 - 耳聋综合征，Graves 病，结节性甲肿伴甲亢，垂体瘤 TSH 分泌异常综合征、克汀病和某些 Pendred 综合征等。其他还必须证明没有 T4 向 T3 转化障碍，因为一些非甲状腺疾病病态综合征患者的 T4 向 T3 转换减少，使血清 TT4 或者 FT4 升高，但 T3 是低下的，一些药物也会产生这种情况。也有报道家族性遗传性血清白蛋白和 T4 结合升高，导致 T4 升高但 T3 正常。罕见的还有产生内源性血清 T4 或 T3 抗体，干扰 T4 或 T3 测定，引起 T4 或 T3 假性升高。

肌氨酸血症

【中文名】肌氨酸血症、高肌氨酸血症、肌氨酸尿症

【英文名】sarcosinemia

【定义】肌氨酸是双甲基甘氨酸转化成甘氨酸过程中的中间产物，正常情况下其含量很少，一般的氨基酸分析中也很难检出，当肌氨酸脱氢酶的活性受损时，血中肌氨酸大量蓄积，称为肌氨酸血症，属常染色体隐性遗传疾病。

【临床表现】临床表现比较缓和，有的无症状，也可有轻度的神经发育落后，肌张力亢进等表现。

【诊断】主要靠尿中、血中肌氨酸浓度增高来确诊。

婴儿骨皮质增生病

【中文名】婴儿骨皮质增生病、Caffey 病

【英文名】Caffey disease

【定义】婴儿骨皮质增生病是一种暂时性的婴儿骨皮质增生的疾病，在患骨邻近的肌肉及筋膜可能亦受累。

【临床表现】常在 10 周内起病，婴儿首先表现出烦躁不安及发热，以后渐出现受累部位的疼痛，伴局部肿胀，软组织的肿胀为弥漫性，不红不热，局部淋巴结不肿大，压之无凹陷、质硬。最易发病的部位是下颌骨，可达 75%，因此，脸部的症状最多见、最明显。如累及长骨，则肢体可因疼痛而产生假性瘫痪。部分病婴可伴有贫血。

X 线表现：先为轻度骨皮质增厚，以后逐渐出现明显的骨膜下新骨形成。全身骨骼，除指及趾外，均可受累，最常见为下颌骨，其次顺序为肋骨、锁骨、尺骨、桡骨、肩胛骨、胫骨及腓骨，长骨病变最明显的部位是骨干，而骨骺及干骺端常不受侵犯，骨弯曲，肢体增长。在个别病例，新骨形成过多时，可致误诊为恶性肿瘤。大多数患者在数月后可自愈，不留任何痕迹，但在少数人可遗留轻微的病变痕迹及肢体过长。

辅助检查：贫血、白细胞增高、血沉增快及 AKP 增高。

【诊断】主要根据临床表现、X 线表现及其他辅助检查来确诊。

幼年发作性低磷酸酯酶症

【中文名】幼年发作性低磷酸酯酶症、低碱性磷酸酯酶症

【英文名】childhood-onset hypophosphatasia

【定义】幼年发作性低磷酸酯酶症是一种罕见的遗传性全身系统疾病，主要特征为骨骼和牙齿的矿化不全，血清及骨组织中碱性磷酸酶活性降低。因为基因编码紊乱，造成组织非特异碱性磷酸酶（tissue nonspecific alkaline phosphatasia，TNSALP）功能异常，从而减少钙、磷向硬组织中的沉积。

【临床表现】该病有很大的变异性，有的仅表现为恒前牙过早脱落，有的会出现严重的全身性骨骼形成不良，甚至导致新生儿死亡。此型的异型性最多，颅内高压和生长发育不良是其典型的临床症状。骨骼畸形则表现为长颅骨和骨连接扩大、行走延迟、身材矮小和蹒跚步态，且常伴有骨折和骨痛史。另外，最近又发现可能存在慢性非细菌性的骨髓炎以及钙化所致的肾损害。普遍有牙齿的早脱落，切牙常首先受累。儿童期骨病可自发缓解，但在中老年有复发的可能。

【诊断】依靠碱性磷酸酶的测定及碱性磷酸酯酶（alkaline phosphatase，ALP）基因的分子检测可确诊。

腭裂 - 心脏缺损 - 生殖器畸形 - 缺指（趾）畸形

【中文名】腭裂 - 心脏缺损 - 生殖器畸形 - 缺指（趾）畸形、DeLange 综合征、CorneliadeLange 综合征、Brachmann-deLange 综合征

【英文名】cleft palate-cardiac defect-genital anomalies-ectrodactyly

【定义】腭裂 - 心脏缺损 - 生殖器畸形 - 缺指（趾）畸形是以腭裂、心脏缺损、生殖器畸形、缺指（趾）畸形为主的遗传病，对人类免疫球蛋白基因假设起始区的 333 个免疫球蛋白基因启动子区域进行分析，发现其 2p11.2 位置 k 轻链缺乏。预后多数不佳，常因反复感染而死亡。

【临床表现】

（1）主征：出生前后生长发育迟缓，出生体重低，四肢短型，矮小，小头，大多数为严重智力低下。婴儿期哭声弱、音调低，似隆隆雷声。婴儿期肌张力高。全身多毛，骨骼成熟延迟。先天性心脏病（多数为室间隔缺损），易发生感染。手足小，肘屈曲挛缩，缺指，第 5 指弯曲。外生殖器发育不良，男性隐睾等。

（2）其他：一字眉（连眉）、弓形眉，眉毛浓，睫毛长而弯曲。鼻小、塌鼻梁，鼻孔朝天。人中长，上唇薄，口角下垂，腭弓高，耳低位。少数生长、发育正常，头围正常。

多数为散发，群体发病率约 1/10 000，致病基因定位于染色体 3p26.3。

【诊断】结合临床表现进行诊断。

胱氨酸病

【中文名】胱氨酸病

【英文名】cystinosis

【定义】胱氨酸病是一种溶小体贮积症，起因于胱氨酸无法被携带通过溶小体膜，所以胱氨酸堆积在溶小体而造成很多器官的细胞功能不良，最严重的是肾的受损，可分为 3 型：肾病变型（幼儿型）、中间型（少年发病型）、良性型（成人型），均为常染色体隐性遗传疾病，其中以肾病变型（幼儿型）最为常见。

【临床表现】

（1）肝及脾的损害 / 伤：有 1/3 到 1/2 的患者在 15 岁以后会肝脾大，肝大是因为胱氨酸结晶

进入库普弗细胞（Kupffer’s cells），使得此细胞形成泡沫样细胞（foam cells）。这种肿大可能造成门静脉高压，而致食管、胃的静脉曲张出血。脾大与脾红髓泡沫细胞的生成有关，可通过脾功能亢进的血液学症状做出诊断。

（2）肌肉：有些报道指出某些患者会有全面性的四肢肌肉萎缩现象，尤其是骨间肌肉（interosseous muscles）和鱼际肌（muscles of the thenar eminence）的萎缩最严重。

（3）中枢神经系统：胱氨酸病患者的各种神经并发症都曾被报道过，抽搐可能出现在任何年龄，但很难去分辨是因为胱氨酸病还是由于尿毒症、电解质不平衡或药物毒性而导致的神经性并发症。个案会有视觉受损及因视觉记忆减退而至认知能力较低。更严重的中枢神经损伤症状包括肌肉低张力、吞咽困难、说话困难、两侧锥体症状、行走困难、脑部症状及渐进式的智力减退。部分患者于急性缺血期会并发半身瘫痪或失语症。这类胱氨酸性脑病变只于 19 岁以上发病而且至今仍无法了解它的发生率。

通常被分为三种类型：

（1）幼儿型胱氨酸病 / 肾病变型：

第一期：通常在出生后 3～6 个月无症状，一岁前会出现临床症状，包括厌食、呕吐、多尿及早夭。如果未及时诊断，没有补充维生素 D，在 18 个月大时会呈现佝偻症。如果尿中同时发现葡萄糖及蛋白质，即需怀疑患者是否罹患胱氨酸病。当疾病的症状出现时，通常在初诊时会完全表现出范可尼综合征（Franconi’s syndrome）的症状，包括血糖正常性糖尿（normoglycemic glycosuria），氨基酸尿（generalized aminoaciduria），有 β_2 微蛋白、溶酶体大量分泌的肾小管性尿蛋白（tubular proteinuria），合并低磷酸盐血症的磷酸尿（phosphaturia with hypophosphatemia）以及因钾及碳酸氢钠大量流失而导致的低血钾、低血钠和酸中毒，也常合并大量的高钙尿和血液尿素过少。肉毒碱（carnitine）会从肾小管流失而致其不足，且同时可并发严重的尿液浓缩异常而导致多尿，每天可排出 2～5L 的尿。胱氨酸病患者尿液的典型特征为白色、混浊且具特殊味道，这种味道可能是因氨基酸尿而致。

生物学症状和近端肾小管重吸收功能缺损有关，导致严重的水、电解质不平衡，甚至威胁生命。发热也常发生，其原因可能是脱水。会发生结石的个案则较少，结石主要是与尿液中过度排出尿酸盐、钙和有机酸有关。患胱氨酸病的白种人小孩的头发会呈现金黄色而皮肤则较难晒黑。

胱氨酸病患者最主要的受侵犯部位是眼睛，刚开始是畏光，通常在 2～3 岁时或多或少都会出现畏光的症状，眼科的分束光及显微镜检查可看到胱氨酸结晶贮积，同时合并视网膜病变的眼底异常等。

末期肾衰竭（ESRF）：出现严重的生长不良及肾小球滤过率的逐渐降低，于 6～12 岁时会发生肾衰竭。用半胱氨酸（cystiamine）治疗则可延缓肾衰竭的发生，如果在出生后一个月内即开始治疗，其效果更佳，同时也有助于提高生长速度。这样的治疗在肾小球滤过率减低的过程中，也可增加尿液排泄及改善范可尼综合征。在末期肾衰竭期间，会发展成严重的肾性高血压，病患也可能在进行血液透析时出现反复流鼻血现象。肾移植后，即使是胱氨酸结晶沉积在移植物上，仍不会产生范可尼综合征，移植后患者出现肾小管性症状则多源于排斥作用。

晚期症状：随着肾的替代治疗和移植，发现肾以外的器官仍会持续贮积胱氨酸，所以胱氨酸除了侵犯肾之外，也会侵犯眼睛、甲状腺、肝、脾、胰、肌肉及中枢神经系统。

晚期眼睛并发症：眼睛并发症的严重程度因人而异，角膜沉淀物逐渐贮积在所有患者的角膜基质、虹膜基质以及胱氨酸前水晶体的表面，此外有一些人的视网膜也会贮积沉淀物。畏光、流泪及眼睑内翻可能会导致视力障碍，这些症状可能起因于角膜的表皮组织细胞糜烂而最终导致角膜病变。肾移植可改善畏光。患者视力会渐渐减退，某些年轻时即发生眼睛症状的患者甚至会失明。

内分泌失调：甲状腺功能低下、脑下垂体性腺功能及胰岛素分泌失调。

（2）青少年型胱氨酸病 / 中间型：症状较轻微的一型，临床症状和末期肾衰竭（ESRF）均较晚发生，通常在 6～8 岁时才会出现第一次症状。蛋白尿有时会被误以为是在正常的肾功能范围内，而范可尼综合征的症状也会较轻微且肾小管的流失物质也会较婴儿型的胱氨酸病轻微，其他症状也都较轻微。大多数青少年型的患者在 15 岁以后才会发展为末期肾衰竭（end-stage rend failure，ESRF）。青少年型的胱氨酸病的诊断可由检查白细胞中的胱氨酸浓度来确定。

（3）成人型良性胱氨酸病 / 非肾病变型：成人型或良性胱氨酸病最早的报道是由 Cogan 于 1957 年所提出的，这种常染色体隐性遗传性疾病的特征为眼睛及骨髓上有胱氨酸的结晶体，角膜上的结晶体通常是随机被检查到，白细胞内的胱氨酸浓度是介于纯合子（homozygotes）肾病变型胱氨酸症及杂合子（heterozygotes）肾病变型胱氨酸症之间。

【诊断】胱氨酸的诊断可通过检查白细胞内的游离胱氨酸浓度来确定，合并神经病变的胱氨酸病患者的白细胞之胱氨酸浓度为正常人的 50～100 倍。运用蛋白质结合技术检查多形核白细胞中胱氨酸的浓度，非常敏感，甚至也能检测出杂合子基因的携带者（heterozygous carriers）。这种检验技术也可用于纤维组织、结膜组织及肌肉等。

胱氨酸尿病

【中文名】胱氨酸尿病、小儿胱氨酸病、小儿胱氨酸尿、小儿胱氨酸尿症

【英文名】cystinuria

【定义】胱氨酸尿病是一种家族性遗传性疾病，为常染色体隐性遗传，是由近端肾小管上皮细胞及空肠黏膜对二碱基氨基酸（包括赖氨酸、精氨酸、鸟氨酸）及胱氨酸等的转运障碍所致。

【临床表现】本病临床罕见，主要发生在儿童和婴儿。胱氨酸局限在细胞的溶酶体中，其结晶沉积在角膜、结膜、骨髓、淋巴结、白细胞、肾等处，可致肾小管和肾小球功能损伤，最后发展成尿毒症，多于青春期前死亡。患者多表现为烦渴、多尿及生长缓慢。

【诊断】主要根据尿胱氨酸的检测、肾切片及肾超声检查诊断。

早发型扭转痉挛症

【中文名】早发型扭转痉挛症、原发性扭转痉挛、变形性肌张力障碍

【英文名】early-onset torsion dystonia

【定义】早发型扭转痉挛症在临床上以肌张力障碍和四肢、躯干甚至全身的剧烈而不随意的扭转为特征，病因不明，多为散发，但少数病例有家族遗传史，呈常染色体显性或隐性遗传。

【临床表现】最多见于 7～15 岁儿童或少年。

（1）症状性扭转痉挛往往见于脑炎后、铜盐或铁盐沉积于基底节而致的肝豆状核变性及 hallervorden-Spatz 病、胆汁色素沉着于基底节而致的核黄疸以及某些中毒情况（特别是一氧化碳中毒及左旋多巴、酚噻嗪类或丁酰苯类过量）。

（2）代谢障碍如基底节钙化、大脑类脂质沉积病，亦可出现扭转性不随意运动；基底节肿瘤、颅脑外伤或产伤而引起本病者很少见；婴儿的扭转痉挛常因脑缺氧后其基底节呈大理石样变。

通常在儿童期起病，表现为一侧或两侧下肢的轻度运动障碍，足呈内翻跖曲，行走时足跟不能着地，随后躯干和四肢发生不自主的扭转运动。颈肌受侵时则出现痉挛性斜颈。躯干及脊旁肌的受累则引起全身的扭转或做螺旋形运动，是本病的特征性表现，常引起脊柱前凸、侧凸和盆骨倾斜。面肌受累时则出现挤眉弄眼、牵嘴歪唇等动作。舌肌与咽喉肌受侵，则呈现舌头时而伸出时而缩回或时而在口内扭动等不自主动作，并有构语与吞咽障碍。扭转痉挛于自主运动或精神紧

张时加重，入睡后完全消失。肌张力在扭转运动时增高，扭转运动停止后则转为正常或减低，变形性肌张力障碍即由此得名。严重的患者可因不自主运动而不能从事正常的活动。肌力、反射及深、浅感觉和智力一般皆无改变，但亦可能有智能减退者。

病程进展多很缓慢，晚期病例可因骨骼畸形、肌肉挛缩而发生严重残疾。常染色体显性遗传型及散发型的起病年龄较迟且外显率多不完全。

早发性扭转痉挛的转归差异很大，轻者病情长期不进展，生活可自理，重者则症状严重，卧床不起，出现固定的肌张力障碍性姿势。起病年龄和起病部位是影响预后的两个主要因素。起病年龄早（15 岁以前）及自下肢起病者病情一般都要不断进展，最后几乎都发展成全身型，预后不良，多于起病后若干年死亡，但也有少数病例可长期不进展，甚至可自行缓解。成年期起病，且症状自上肢开始者，预后较好，不自主运动趋向于长期局限于起病部位。常染色体显性遗传型或散发型的预后较隐性遗传型好，因前者起病年龄较晚，且症状多自上肢开始，后者则恰恰相反。

【诊断】早发型扭转痉挛症的诊断并不困难，因颈部、躯干、四肢及骨盆等奇异的扭转运动为本病所特有。

【鉴别诊断】本病必须与由各种原因引起的症状性肌张力障碍相鉴别；在本病早期往往易被误诊为癔病；扭转痉挛的不自主扭转运动的性质与手足徐动症相同，但前者主要侵犯颈肌、躯干肌及四肢的近端肌，而面肌与手肌或全部受累或仅轻度受累，手足徐动症者受侵的部位则恰相反。

脐膨出 - 巨舌 - 巨大畸形

【中文名】脐膨出 - 巨舌 - 巨大畸形、Beckwith-Wiedemann 综合征

【英文名】exomphalos-macroglossia-gigantism

【定义】脐膨出 - 巨舌 - 巨大畸形是以巨大舌、脐膨出和生长过剩为三大主要特征的先天性疾病。

【临床表现】特征性症状是脐膨出、巨大舌和身体的一侧生长过剩。本病可伴多发性畸形，组织病理显示巨舌以肌肉肥厚为主，肌纤维数量增多，发育正常，生长较缓慢。胰腺胰岛的结构基本正常，但数目增多、体积增大，胰腺腺泡和胰管增生使血糖降低，患儿出现低血糖。肾皮质内肾小球形成过程持续，集合管扩大和形成不良，肾髓质锥体部结构不良。有睾丸间质细胞增生、卵巢滤泡囊肿、垂体中性粒细胞增生、肝脾大，有大量髓外造血灶和髓样化细胞增生，偶见肝脂肪浸润、羊水过多和早产。

并发症：低血糖可在出生后 24～48 小时出现，表现为呼吸困难或暂停、眼球震颤、抽搐、昏厥、肌张力低下等，可导致患儿死亡或永久性脑损害。部分患儿会罹患肾母细胞瘤（Wilms 瘤）等胚胎肿瘤，其症状为腹部摸到肿块或腹大、腹痛、呕吐、血尿等，若有上述症状，应速就医。

【诊断】根据临床表现如脐膨出、巨大舌和身体的一侧生长过剩等确诊。

外翻 - 尿道上裂综合体

【中文名】外翻 - 尿道上裂综合体、膀胱外翻合并尿道上裂

【英文名】exstrophy-epispadias complex

【定义】膀胱外翻是一种罕见的先天性畸形，典型表现是腹壁部分缺损，膀胱后壁前凸，黏膜外露，输尿管口直接暴露于体表并间断有尿液排出，耻骨联合分离，多数患者还伴有尿道上裂。该疾病除对患者生活上造成极大的痛苦外，还可反复发生泌尿系上行感染、慢性肾功能不

全，并可恶变而致死亡，只有通过手术治疗才能改善。尿道上裂指尿道背侧壁部分或完全缺如，尿道开口于阴茎背侧，尿道口的远端呈沟状，是极为少见的一种先天性尿道畸形，常作为膀胱和泄殖腔外翻的一部分出现。

【临床表现】膀胱外翻通常属于一系列异常（包括尿路、生殖道、肌肉骨骼系统异常，有时还有肠道异常）的一部分。典型的膀胱外翻通常表现为腹壁、膀胱、外生殖器、骨盆骨骼、直肠和肛门的缺陷。男性生殖道缺陷很严重，可能是手术重建中最麻烦的问题。膀胱外翻患者前段海绵体长度比正常对照组几乎缩短了 50%。阴茎短的原因不仅是因为耻骨联合分开，还因前端海绵体组织的先天缺陷。

【诊断】产前超声检查有以下征象提示膀胱外翻可能：①缺乏膀胱的充盈；②脐位置较低；③耻骨支宽；④外生殖器较小；⑤下腹部团块随孕期进展而增大且和腹腔内器官一起增长。

家族性地中海热

【中文名】家族性地中海热

【英文名】familial mediterranean fever（FMF）

【定义】家族性地中海热是遗传性疾病，相关的基因因地中海热（mediterranean fever）而得名，被称作 *MEFV* 基因，它编码一种蛋白，该蛋白的作用是能够下调炎症反应。如果该基因发生突变，就不能发挥这一调节作用，患者则表现为发热。现在正在研究该病所涉及的其他基因以及该病的治疗。

【临床表现】发热一般持续 1～3 天，可有腹膜炎表现，且便秘多于腹泻，胸膜炎常见，如果不及时诊断，家族性地中海热的腹膜炎常常导致不必要的急腹症外科手术；关节痛是家族性地中海热的常见症状，关节炎通常累及单个大关节伴随急性疼痛和肿胀，通常 2～3 天后消退，虽然也有持续时间长的，尤其如果累及髋关节，肿胀是轻微的但疼痛可以很严重，与其他大多数周期性关节炎综合征不同，永久性关节损害不发生；心包炎少见；3% 青春期男孩有阴囊痛；皮肤表现偶见，主要为丹毒样红斑，直径 10～25cm，多在腰部以下部位，表现为分散的压痛性紫斑；10%～50% 有脾大；AA 型（蛋白源性淀粉样物质）淀粉样变多见，以犹太人中发生率最高，达 2%，可出现蛋白尿、肾病综合征等。

【诊断】根据临床表现、实验室检查及单克隆抗体染色诊断。

【鉴别诊断】其他很多疾病也伴有周期性发热、腹痛和关节痛，这些病中大多数也是遗传性的，如高 IgD 综合征 HIDS、TRAPS（TNF receptor-associated periodic syndrome）、PFAPA（periodic fever，aphthous stomatitis，pharyngitis and adenitis）、白切赫综合征、Muckle-Wells 病及慢性婴儿神经皮肤关节综合征（CINCA），它们与家族性地中海热在临床特点上有一些共同之处，但是每种疾病都有其显著的临床和实验室特征。

胎儿戈谢病

【中文名】胎儿戈谢病

【英文名】fetal Gaucher disease

【定义】戈谢病是溶酶体贮积病（lysosomal storage disease，LSD）中最常见的一种，为常染色体隐性遗传病，引起葡萄糖脑苷脂（glucocerebroside，GC）在网状内皮细胞内不正常的积聚。

【临床表现】患儿自生后即可有肝脾大，3～6 个月时已很明显；有吸吮、吞咽困难，生长发育落后；神经系统症状突出，颈强直、头后仰、肌张力增高、角弓反张、腱反射亢进，最后变为软瘫、无反应；脑神经受累时可有内斜、面瘫等症状；易并发感染。由于病程短暂，多于婴儿期死亡，因此肝脾大不如成人型明显，无皮肤色素沉着，骨骼改变不明显。

【诊断】

（1）血常规：可正常，脾功能亢进者可见白细胞系、红细胞系和血小板系三系减少或仅血小板减少。

（2）骨髓涂片：在骨髓涂片的尾部可找到戈谢细胞，这种细胞体积大，直径 20～80μm，有丰富的胞质，充满交织成网状或洋葱皮样的条纹结构，有一个或数个偏心核，有糖原和酸性磷酸酶经染色呈强阳性的苷脂包涵体。此外，在肝、脾、淋巴结中也可见到。

（3）酶学检查：GC 是一种外周膜蛋白，在人类细胞中常与激活蛋白 Saposin C 聚集在一起。当检测酶的活性时，需加牛磺胆酸钠将其溶解。检测患者的白细胞或皮肤成纤维细胞中 GC 活性可做出诊断，此法也用于产前诊断，通过检测绒毛和羊水细胞中的酶活性，判断胎儿是否正常。

皮肤成纤维细胞中的 GC 与半乳糖脑苷脂的比值正常值为 0.16±0.08。Ⅰ型患者的比值降至 0.04±0.02。

（4）基因诊断：优于酶学诊断，它是定性诊断而酶学诊断是定量诊断，而且标本稳定。通过突变型的分析可推测疾病的预后，如筛查 *L444P* 可确诊该病，*N370S* 基因型患者，既是纯合子，预后也好，一般无神经系统症状。患儿基因型确定后，其母再次妊娠时可做产前基因诊断，也可于杂合子检出。

基因诊断可用两步 PCR 法。基因型与临床表现之间没有确定的联系。

（5）生化检查：应做肝功能及凝血功能检查等。

（6）X 线检查：广泛性骨质疏松影响股骨、肱骨、腓骨等，表现为海绵样多孔透明区改变、虫蚀样骨质破坏、骨干扩宽或在股骨下端可见扩宽的“三角烧瓶样”畸形；骨皮质变薄，并有化骨核愈合较晚等发育障碍现象。

（7）脑电图检查：可早期发现神经系统浸润。

（8）B 超检查：可提示肝脾大。

【鉴别诊断】

与以下疾病相鉴别：

（1）尼曼 - 皮克病（鞘磷脂贮积症）：见于婴儿，有肝脾大，但肝大比脾大明显；中枢神经系统症状不如戈谢病明显；主要鉴别点为此病黄斑部有樱桃红色斑点，骨髓中所见特殊细胞与戈谢病显著不同，且酸性磷酸酶反应为阴性，结合其他组织化学染色可鉴别。

（2）某些代谢性疾病：如脂质贮积病中的 GM1 神经节苷脂贮积症、岩藻糖苷贮积症及黏多糖贮积症 IH 型（Hurler 综合征），均有肝大、脾大及神经系统表现，但 GM1 神经节苷脂贮积症 50% 有黄斑部樱桃红色斑，骨髓中有泡沫细胞，三者均有丑陋面容、舌大、心脏肥大，X 线片均有多发性骨发育不良改变，岩藻糖苷贮积症尚有皮肤增厚及呼吸困难等。

（3）具有肝脾大的疾病：如血液病中的白血病、霍奇金病、汉 - 许 - 克病（hand-schuller-christian disease）、重型珠蛋白生成障碍性贫血，鉴别一般不困难。汉 - 许 - 克病除肝大、脾大外，尚有骨骼缺损及（或）突眼及（或）尿崩症。另外，尚应与黑热病及血吸虫病鉴别。

（4）具有戈谢细胞的疾病：戈谢细胞可见于慢性粒细胞白血病、重型珠蛋白生成障碍性贫血、慢性淋巴细胞白血病，此类患者中 β- 葡萄糖脑苷脂酶正常，但由于白细胞太多，如慢性粒细胞白血病中神经鞘脂的日转换率为正常的 5～10 倍，重型珠蛋白生成障碍性贫血时，红细胞的神经鞘脂转换率也增加，超越组织巨噬系统的分解代谢能力，而出现葡萄糖脑苷脂的沉积，形成戈谢细胞。艾滋病、分枝杆菌属感染及霍奇金病时也可有戈谢细胞。鉴别有赖于临床、辅助检查及 β- 葡糖脑苷脂酶的测定。

（3）脾淋巴瘤或白血病：镜下脾内为弥漫一致的淋巴瘤细胞或白血病细胞浸润，免疫表型可见异型瘤细胞克隆性生长。对无法解释的肝脾大和轻度贫血或伴有进行性发育迟钝、智力减退、病理性骨折者应想到该病的可能，骨髓穿刺涂片、切除标本病理切片查到 Gaucher 细胞有助于该病诊断，确诊依赖血白细胞及皮肤成纤维细胞培养，以放射性核素标记的葡萄糖苷脂做底物，行 β- 葡萄糖苷脂酶活力测定，葡萄糖苷酶活力＜20%（携带者为 60% 以下），而血清酸性磷酸酶活力高则可确诊。

骨纤维异常增殖症

【中文名】骨纤维异常增殖症

【英文名】fibrous dysplasia of bone, fibrousdysplasia

【定义】骨纤维异常增殖症是一种病因不明、缓慢进展的自限性良性骨纤维组织疾病，正常骨组织被吸收，而代之以均质梭形细胞的纤维组织和发育不良的网状骨骨小梁，可能系网状骨未成熟期骨成熟停滞，出生后网状骨支持紊乱，或构成骨的间质分化不良所致。

【临床表现】本病约 60% 发生于 20 岁以前，偶见于婴儿和 70 岁以上老年人，男女发病为 1∶2。80% 以上表现为病骨区畸形、肿胀，发生于面部者表现为两侧不对称，眼球移位、突出，鼻腔狭窄，牙齿松动，齿槽嵴畸形，流泪，腭部隆起，随着病变发展可出现头痛和偶尔发生鼻出血。由于原发部位和累及的范围不同，可表现出相应的临床症状。如发生于颞骨，常表现颞骨体积膨大、变形，外耳道狭窄，传导性耳聋。有外耳道狭窄者，约 16% 并发胆脂瘤。有胆脂瘤者，常导致颞颌关节炎、面瘫、迷路炎或颅内并发症，病变累及耳蜗及内听道者，可产生感音性耳聋。岩骨受侵，易出现颅中窝或颅后窝受累症状。此病可广泛侵入鼻窦、眼眶及颅前窝底，临床呈恶性生长倾向，表现为鼻塞，嗅觉减退，面部不对称，眼球突出、移位，复视，视力障碍和张口困难等。蝶骨和蝶窦区骨纤维异常增殖，多有较严重的额顶或枕区疼痛。由于蝶窦壁菲薄，病损易向周围结构扩展，累及Ⅱ、Ⅲ、Ⅳ、Ⅴ、Ⅵ等脑神经而产生脑神经受损症状与体征。病变较大者可致脑萎缩或产生高颅压症。

【诊断】本病除单骨型早期不易发现外，一般结合病史、病变部位、体征及影像学检查，多无须组织学证据即可确诊。

【鉴别诊断】

与以下疾病相鉴别：

（1）骨化纤维瘤：近年已明确该病与骨纤维异常增殖症是两个完全不同的疾病，前者临床呈缓慢生长，为孤立的损害，侵犯下颌骨多于上颌骨，偶见于额骨和筛骨，女多于男，好发于 15～26 岁，X 线片呈轮廓清晰而膨大、透明的外观，其中心部呈斑点状或不透明，镜下以纤维骨的纤维成分为主，不规则的骨小梁杂乱地分布于纤维基质中，并构成网状骨的中心，但在板状骨的外围与咬合缘有成骨细胞。

（2）嗜酸性肉芽肿：为一良性孤立的非肿瘤性溶骨损害，起源于网状内皮系统，常见于额骨、顶骨和下颌骨，多发于 30 岁以前，男性居多；在组织学上，由浓密的泡沫组织细胞组成，伴有不同数量的嗜伊红细胞和多核巨细胞，组织细胞核含有小囊，嗜伊红细胞含有细小的空泡，巨细胞为朗汉型和异物型，这些细胞呈灶性集聚。

（3）Gardner 综合征：此综合征为侵犯上、下颌骨，颅骨和偶见于长骨的多发性骨瘤，伴有肠息肉、皮样囊肿、纤维瘤和长骨局灶性波纹状骨皮质增厚。

（4）巨型牙骨质瘤：通常累及下颌骨全部，可致骨皮质膨大，X 线检查表现为浓密的块状堆积体，常起于遗传，在组织学上未发现感染源。

（5）外生性骨瘤：副鼻窦恶性肿瘤及囊肿等，均应注意鉴别，以防误诊。

多骨型骨纤维异常增殖症还应与甲状腺功能亢进、Paget 病、神经纤维瘤病及颌骨肥大症等相鉴别。

6- 磷酸葡萄糖去氢酵素缺乏症

【中文名】6- 磷酸葡萄糖去氢酵素缺乏症、蚕豆病

【英文名】glucose-6-phosphate deficiency, G6P deficiency

【定义】6- 磷酸葡萄糖去氢酵素缺乏症是遗传性葡萄糖 -6- 磷酸盐去氢酵素缺乏，此种疾病是人类最常见的一种遗传性酶缺乏病，俗称蚕豆病。发病原因是 *G6PD* 基因突变，导致该酶活性降低，红细胞不能抵抗氧化损伤而遭受破坏，引起溶血性贫血。G6PD 缺乏症属 X 连锁不完全显性遗传，酶缺乏的表现程度不一，一些女性杂合子酶活性可能正常，男性患者多于女性。

【临床表现】与一般溶血性贫血大致相同，分新生儿黄疸、蚕豆病、药物性溶血、感染性溶血、非球形细胞溶血性贫血等临床类型。本病临床表现的轻重程度不同，多数患者，特别是女性杂合子，平时不发病，无自觉症状，部分患者可表现为慢性溶血性贫血症状，常因食用蚕豆、服用或接触某些药物、感染等诱发血红蛋白尿、黄疸、贫血等急性溶血反应。因 G6PD 缺乏诱发的严重的急性溶血性贫血可导致红细胞破坏过多，如不及时处理，可引起肝、肾或心脏衰竭，甚至死亡。20 世纪 60 年代，广东兴宁地区在蚕豆收获季节曾出现 G6PD 缺乏症的流行，导致许多患者的死亡。G6PD 缺乏症又是新生儿病理性黄疸的主要原因。据中山医大的一项统计表明，患 G6PD 缺乏症的新生儿中，约 50% 的患儿会出现新生儿黄疸，其中约 12% 可发展为核黄疸，导致脑部损害，引起智力低下。

【诊断】G6PD 缺乏症在无诱因时不发病，与正常人一样，无须特殊处理。

（1）血象：①血红蛋白急剧下降，重者降至 10g/L 以下；②红细胞最低降至 0.5×10^{12}/L 以下；③网织红细胞明显增高＞0.20U/L ④外周血涂片可见有核红细胞增多；⑤白细胞升高，可达（10～20）$\times10^{9}$/L，甚至呈类白血病反应；⑥血小板计数正常或增高。

（2）骨髓象：①红细胞系、粒细胞系均明显增生，年龄越小粒细胞系增生愈明显；②红细胞系以中、晚幼红细胞增生为主。

（3）尿检查：①尿呈酱油色、浓茶色、红葡萄酒色、洗肉水色、黄色等；②尿潜血试验阳性率可达 60%～70%；③尿检验可见蛋白、红细胞及管型，尿胆原及尿胆素均阳性；④血清游离血红蛋白增高，结合珠蛋白减低；⑤葡萄糖 -6- 磷酸脱氢酶活性测定减低。

妊娠性类天疱疮

【中文名】妊娠性类天疱疮、妊娠疱疹

【英文名】gestationis pemphigoid, herpes gestationis

【定义】妊娠性类天疱疮主要发生在妊娠晚期或初产后，分娩后缓解，于产褥期消失者居多，最晚于产后 8 个月消失，再次妊娠复发。

【临床表现】本病主要发生于妊娠后期和产褥期；初起为瘙痒性红斑、丘疹、风团和肿块，数天至数周后发展为泛发性、张力性、浆液性大疱及糜烂；多分布于腹部，特别是脐周，全身皮肤均可发疹，但一般不累及面部、黏膜以及掌、跖等部位。

【诊断】多见于妊娠晚期腹部的大疱、糜烂。组织病理显示表皮下水疱及血管周围淋巴细胞和嗜酸粒细胞浸润或非特异性含嗜酸粒细胞的混合细胞浸润；直接免疫荧光（direct immunofluorescence，DIF）显示皮损周围 C3 沉积，伴或不伴基底膜带 IgG 沉积；间接免疫荧光

（indirect immunofluorescence，IIF）一般为阴性。

耳聋-甲状腺肿综合征

【中文名】耳聋-甲状腺肿综合征、Pendred 综合征

【英文名】pendred syndrome, goiter-deafness

【定义】耳聋-甲状腺肿综合征指甲状腺肿伴有先天性耳聋，为常染色体隐性遗传病。

【临床表现】甲状腺肿在儿童早期或青春期才出现，耳聋一般生后即有。甲状腺呈柔软的弥漫性肿大，至成人时可出现结节。多数患者甲状腺功能正常，少数可有甲状腺功能低下。

【诊断】先天性耳聋可伴语言障碍；甲状腺功能正常或低下；体格发育多数正常；耳蜗用 CT 或 MRI 检查有发育不良；家族史阳性或有近亲结婚史；过氯酸盐排泄试验阳性；吸 ^{131}I 后口服氯酸钾 10mg/kg，1 小时后复查 ^{131}I，如果吸 ^{131}I 率下降超过 10% 则为阳性。

分子遗传学检测：染色体 7q31 基因突变或缺失。

【鉴别诊断】应与地方性甲状腺肿及地方性克汀病相鉴别，患者来自地方性甲状腺肿流行区者，尚应与慢性淋巴细胞性甲状腺炎（桥本甲状腺炎）或腺肿型先天性甲状腺功能低下区别，后两者均无耳聋。

肝豆状核变性

【中文名】肝豆状核变性、Wilson 病

【英文名】hepatolenticular degeneration, Wilson disease（WD）

【定义】肝豆状核变性是一种常染色体隐性遗传的铜代谢障碍性疾病，以铜代谢障碍引起的肝硬化、基底节损害为主的脑变性疾病为特点，对肝豆状核变性发病机制的认识已深入到分子水平。本病在中国较多见，好发于青少年，男性比女性稍多，如不恰当治疗将会致残甚至死亡。肝豆状核变性也是至今少数几种可治的神经遗传病之一，关键是早发现、早诊断、早治疗。

【临床表现】

（1）神经和精神症状：神经症状以锥体外系损害为突出表现，以舞蹈样动作、手足徐动和肌张力障碍为主，并有面部怪容、张口流涎、吞咽困难、构音障碍、运动迟缓、震颤、肌强直等。震颤可以表现为静止或姿势性的，但不像帕金森病的震颤那样缓慢而有节律性。疾病进展还可有广泛的神经系统损害，出现小脑性共济失调、病理征、腱反射亢进、假性延髓麻痹、癫痫发作，以及大脑皮质、下丘脑损害体征。精神症状表现为注意力和记忆力减退、智能障碍、反应迟钝、情绪不稳，常伴有强笑、傻笑，也可伴有冲动行为或人格改变。

（2）肝异常：肝受累时一部分病例发生急性、亚急性或慢性肝炎，大部分病例肝损害症状隐匿、进展缓慢，就诊时才发现肝硬化、脾大甚至腹水。重症肝损害可发生急性肝衰竭，死亡率高。脾大可引起溶血性贫血和血小板减少。

（3）角膜 K-F 环：角膜色素环是本病的重要体征，出现率达 95% 以上。K-F 环位于巩膜与角膜交界处，呈绿褐色或暗棕色，宽约 1.3mm，是铜在后弹力膜沉积而成。

（4）其他：肾受损时可出现肾功能改变，如肾性糖尿、微量蛋白尿和氨基酸尿。钙、磷代谢异常易引起骨折、骨质疏松。铜在皮下的沉积可致皮肤色素沉着、变黑。

【诊断】根据青少年起病、典型的锥体外系症状、肝病体征、角膜 K-F 环和阳性家族史等可做出诊断。如果 CT 及 MRI 检查有双侧豆状核区对称性影像改变，血清铜蓝蛋白显著降低和尿铜排出量增高则更支持本病。对于诊断困难者，应争取肝穿刺做肝铜检测。

【鉴别诊断】本病临床表现复杂，应注意和小舞蹈病、青少年性亨廷顿舞蹈病、肌张力障碍、原发性震荡、帕金森病和精神病等鉴别；此外，还应与急、慢性肝炎，肝硬化，血小板减少性紫癜，溶血性贫血，类风湿关节炎，肾炎及甲状腺功能亢进等相鉴别。

肝肾型糖原病

【中文名】肝肾型糖原病、Ⅰ型糖原贮积病、Van Gierke 病

【英文名】hepatorenal glycogenosis, Van Gierke disease

【定义】肝肾型糖原病是因肝、肌肉和脑组织的糖原代谢中某些酶的缺乏，使糖原不能正常分解或合成，在组织中沉积结构和数量异常的糖原的一组隐性遗传性代谢紊乱疾病，又叫糖原病。

【临床表现】空腹诱发严重低血糖，患儿出生后即出现低血糖、惊厥以至昏迷；长期低血糖影响脑细胞发育，智力低下，多于 2 岁内死亡；伴酮症和乳酸性酸中毒；高脂血症，臀和四肢伸面有黄色瘤；向心性肥胖，腹部膨隆，体型呈“娃娃”状；高尿酸血症；肝细胞和肾小管上皮细胞大量糖原沉积；新生儿期即出现肝大、肾增大，成人期可出现单发或多发肝腺瘤、进行性肾小球硬化、肾衰竭；生长迟缓，出现侏儒状态。

【诊断】

（1）临床表现：肝大、空腹低血糖、身材矮小、肥胖等。

（2）血液生化检查：空腹血糖低，血三酰甘油及胆固醇升高，血乳酸、尿酸升高。

（3）高血糖素试验：高血糖素 0.5mg 肌内注射，每 15 分钟测血糖，持续 2 小时，正常人 10～20 分钟后空腹血糖可上升 3～4mmol/L，本病患者上升＜0.1mmol/L，2 小时内血糖仍不升高，乳酸上升 3～6mmol/L，并加重已有的乳酸性酸中毒，血 pH 值降低。

（4）肝穿刺活检：是本病的确诊依据。测定患者肝糖原超过正常值的 6%，葡萄糖 -6- 磷酸酶活性降低以至缺失，细胞核内有大量糖原沉积。

（5）果糖或半乳糖转变为葡萄糖试验：迅速静脉输注果糖（0.5g/kg）或半乳糖（1g/kg）配制的 25% 溶液，每 10 分钟取血 1 次，共 1 小时，测定血葡萄糖、乳糖、果糖、半乳糖含量，患者血葡萄糖不升高，而乳酸明显上升。

（6）骨骼 X 线检查：可见骨骺出现延迟及骨质疏松。

前脑无裂畸形

【中文名】前脑无裂畸形、全前脑畸形

【英文名】holoprosencephaly

【定义】前脑无裂畸形是前脑发育障碍引起的一组复杂的颅面畸形，病变几乎累及幕上所有结构。全前脑畸形是一种神经系统和面部多发性的畸形，该畸形发生率约 1/8000，86% 的病例可由产前超声检出，此类畸形患者的中枢神经系统功能预后很差，故加强对此类畸形的认识和早期发现；及时终止妊娠是十分必要的，对优生优育的意义很大。

【临床表现】无脑叶型常造成流产、死产或 1 岁内死亡，临床罕见。中国有报道 7 个月和 4 个月的无脑叶型患儿，表现为智力低下和脑瘫。半脑叶型症状较轻，头小、精神呆滞、脑瘫。全脑叶型和视隔发育不全可活至成年，常表现为各种神经精神症状，如运动迟缓、智力低下等，后者癫痫发作常见。其他表现有视力障碍、视盘发育不良、粗大眼球震颤及下丘脑垂体功能障碍导致的尿崩、侏儒等。各型均有不同程度的面部中线结构畸形，如独眼、唇裂、胼胝体发育不良等。

【诊断】该病临床表现无特异性，CT 和 MRI 检查准确、可靠，可确诊。

吉福德综合征

【中文名】吉福德综合征、早年衰老综合征、早衰症

【英文名】Hutchinson-Gifford syndrome

【定义】早年衰老综合征是一种极端罕见的先天性遗传性疾病，患者身体的老化过程十分快速。罹患此病孩童的年龄很少超过 13 岁，大约每 800 万个新生儿之中就有一位得此疾病。虽然吉福德综合征是一种遗传性疾病，但是发生的概率很低且很少在家族之中遗传下来。

【临床表现】吉福德综合征孩童除了有生长迟缓的问题外，最常见的表征如下：典型的鸟型头，且为秃头；身材矮小，体重不足；四肢瘦且关节变得明显；皮下脂肪减少；梨状胸，且锁骨短；青筋突出。

吉福德综合征的早期症状包括了发育迟缓、局部性硬皮病症状。当患者过了幼年期之后，其他的症状会变得更明显，例如发育受限、头发稀少以及狭小的脸部、口部与鼻子，都是早衰症患者的独特外观。吉福德综合征患者通常具有小而虚弱的身体，就像老人一样，接下来症状将发展成为起皱纹的皮肤、动脉硬化、心血管疾病等。除此之外，吉福德综合征患者通常对阳光敏感，这是因为此病患者的身体无法进行正常人的 DNA 修复工作，而丧失细胞复制及蛋白质制造的功能。

【诊断】患者的外观和生长过程是相当重要的诊断依据。

（1）临床实验室检查：尿中玻尿酸值会增加，血中脂肪值常会不正常，但此些检查对于诊断的帮助不大。

（2）X 线检查：病患 1～2 岁时即发现头颅骨、胸部、长骨及指骨会发生变化，另外会有骨质疏松和软组织缺少的现象。

（3）基因突变分析：早老症研究基金会已经发展出一套“diagnostic testing program”，可通过此系统来了解基因是否已发生改变或突变。

脑水肿 - 无脑回 - 视网膜发育不良

【中文名】脑水肿 - 无脑回 - 视网膜发育不良、Ⅰ型光滑脑，Miller-Dieker 综合征

【英文名】hydrocephalus-agyria-retinal dysplasia, Miller-Dieker syndrome

【定义】脑水肿 - 无脑回 - 视网膜发育不良是由于基因表达异常等多种原因，在脑发育过程中成神经细胞从生发层基质向大脑表面移行出现异常，导致脑组织结构、形态出现严重畸形，并伴有癫痫、智力低下、运动障碍及其他神经系统异常表现的一种疾病。

【临床表现】

（1）一般临床表现：精神发育迟滞，运动功能障碍，癫痫，小头畸形，肌张力低下，面部畸形，肌营养不良，眼发育异常，共济失调。

（2）脑和行为表现：常见巨脑回区，大脑发育不全，常伴随表面光滑，脑错位，额部和颞部发育不全，造成较宽的大脑外侧裂，在 CT 上呈“8”字形，胼胝体缺如或发育不全和巨大的透明隔腔，第三脑室区中线部位钙化，脑干和小脑正常，严重的精神障碍伴原发性肌张力过低，角弓反张，痉挛状态，生长发育差，癫痫发作，脑电图显示偶发的高度节律失常。

（3）颅面：小头伴有双颞部狭窄，前额突出且高低不平，前额中心呈现垂直的脊纹和沟纹，哭闹时更明显；小鼻伴有鼻孔前倾；外眼角上斜；上唇突出，上唇有细小的朱红色边线；小颌，耳郭低位和（或）向后位倾斜，宽而继发的牙槽残嵴，乳牙出牙延迟。

（4）其他：隐睾，藏毛窦，第 5 指弯曲，通贯手，羊水过多。

【诊断】本病根据典型的影像学检查如头颅 CT 或 MRI 检查、智商测定和异常面容等临床表现

不难确诊。患者的父母应行染色体检测以明确是否为平衡异位者，在生育下一胎时进行产前诊断。

婴儿肥大性神经病

【中文名】婴儿肥大性神经病、Dejerin-Sotta 综合征

【英文名】hypertrophic neuropathy of infancy, Dejerin-Sotta syndrome

【定义】婴儿肥大性神经病为早期神经元变性，发病严重时可侵犯脊髓前角细胞、脑干神经核以及大脑运动皮质锥体细胞；有 5%～7% 的患者由基因、免疫异常或病毒感染所致，其余患者病因不明，也有学者认为发病与化学中毒以及周围环境有关。

【临床表现】发病早（婴儿或儿童期），病情重，神经髓鞘脱失与再生肥大型神经改变，预后不良。

【诊断】神经系统检查：为了判断神经系统有无损害及损害的部位和程度，即解决病变的“定位”诊断，检查应按一定顺序，并注意和一般体检结合进行。通常先查脑神经，包括运动、感觉、反射和自主神经各个功能；然后依次查上肢和下肢的运动系统和反射，最后查感觉和自主神经系统。检查亦应根据病史和初步观察所见有所侧重，尤其在危重伤病员的检查时，更为重要。此外，意识、失语、失用、失认等大脑皮质功能障碍也属于神经系统检查的范畴。

家族性呆小聋哑症

【中文名】家族性呆小聋哑症、彭德莱综合征

【英文名】Pendred syndrome

【定义】家族性呆小聋哑症是造成 10% 的遗传性耳聋的一种遗传性疾病，表现为先天性双侧神经性聋，伴甲状腺肿形成，而无甲状腺功能减退。

【临床表现】先天性双侧神经性聋，伴甲状腺肿形成，而无甲状腺功能减退。

【诊断】先天性双侧神经性聋，伴甲状腺肿形成，而无甲状腺功能减退。

【鉴别诊断】应根据有无甲状腺功能减退与耳聋 - 甲状腺肿综合征相鉴别。

围生期致死性戈谢病

【中文名】围生期致死性戈谢病

【英文名】perinatal-lethal Gaucher disease

【定义】围生期致死性戈谢病十分罕见，被认为是发生在新生儿期的 2 型戈谢病的变种。

【临床表现】最鲜明的特点是无免疫力的围生期致命戈谢病胎儿水肿，在子宫内胎儿死亡或新生儿死亡。不常见的症状是肝脾大、鱼鳞病、关节弯曲等。

【诊断】产前诊断：患者的母亲再次妊娠时可取绒毛或羊水细胞经酶活性测定做产前诊断，若患者的基因型已确定也可做产前基因诊断。对有该病家族史的孕妇，可测定培养羊水细胞或绒毛细胞中的 β- 葡糖脑苷脂酶活性，进行产前诊断。近来，亦已开始借助 PCR 方法进行 DNA 分析，诊断更为容易。如已有一孩为该病患者，则以后的胎儿中有 50% 可能患有本病，故应对胎儿进行产前酶活力检测，必要时进行人工流产。

围生期致死性碱性磷酸酶过少症

【中文名】围生期致死性碱性磷酸酶过少症

【英文名】perinatal lethal hypophosphatasia

【定义】围生期致死性碱性磷酸酶过少症是一种罕见的常染色体隐性遗传的组织非特异性碱性磷酸酶（tissue nonspectific alkaline phosphatase，TNSALP）障碍所致的组织缺陷，以骨矿化缺陷为特征，在围生期以佝偻病、胸廓畸形所致的呼吸道症状和肺发育不全等形式致命。这是由于肝、骨、肾碱性磷酸酶同工酶的编码基因的组织特异性而致碱性磷酸酶（alkaline phosphatase，ALP）突变，它显示许多等位基因的异构性问题，导致不同的临床表现。

【临床表现】骨矿化缺陷和碱性磷酸酶活性不足。患者显示短期侏儒症和鞠躬状的下肢；颅盖是柔软的，外表像一个袋状流体；羊水过多，可能看到蓝巩膜；有佝偻病、胸廓畸形所致的呼吸道症状和肺发育不全；其他症状包括高音哭、周期性呼吸暂停、发绀、心动过缓、贫血和特发性癫痫。

【诊断】如果确诊磷脂酶过少时，应建议父母终止妊娠。

苯丙酮尿症

【中文名】苯丙酮尿症

【英文名】phenylketonuria（PKU）

【定义】苯丙酮尿症患者是由于缺乏苯丙氨酸羟化酶不能生成酪氨酸，大量苯丙氨酸脱氨后生成苯丙酮酸，随尿排出而患病。儿童患者可出现先天性痴呆，是一种遗传代谢病，是由于体内苯丙氨酸羟化酶活性降低或其辅酶四氢生物蝶呤缺乏，导致苯丙氨酸向酪氨酸代谢受阻，血液和组织中苯丙氨酸浓度增高，尿中苯丙酮酸、苯乙酸和苯乳酸显著增加。

【临床表现】苯丙酮尿症患儿出生时大多表现正常，新生儿期无明显特殊的临床症状。未经治疗的患儿 3～4 个月后逐渐表现出智力、运动发育落后，头发由黑变黄，皮肤白，全身和尿液有特殊鼠臭味，常有湿疹。随着年龄增长，患儿智力低下越来越明显，年长儿约 60% 有严重的智能障碍。2/3 患儿有轻微的神经系统体征，例如，肌张力增高、腱反射亢进、小头畸形等，严重者可有脑性瘫痪。约 1/4 患儿有癫痫发作，常在 18 个月以前出现，可表现为婴儿痉挛性发作、点头样发作或其他形式。约 80% 患儿有脑电图异常，异常表现以癫痫样放电为主，少数为背景活动异常；经治疗后血苯丙氨酸浓度下降，脑电图亦明显改善。

【诊断】苯丙酮尿症的诊断依据是患儿有智力低下、头发黄、肤色白及运动、语言发育落后的症状，化验血苯丙氨酸增高，排除其他疾病引起的苯丙氨酸增高即可诊断。目前开展的新生儿疾病筛查，可使苯丙酮尿症在发病前即得到诊断，及早进行治疗，故发病的苯丙酮尿症患儿较以往少见。

多小脑回畸形

【中文名】多小脑回畸形

【英文名】polymicrogyria

【定义】多小脑回畸形指脑回迂曲多合并灰质增厚、脑回小而且数目过多的疾病，胚胎 5～6 个月神经元移行皮质，病变引起细胞排列紊乱，导致癫痫、智力障碍等。

【临床表现】癫痫；智力障碍等脑发育不全表现。

【诊断】影像学检查：皮质正常或增厚、脑沟浅、脑回扁宽、灰白质交界清楚、下方胶质增生。

脑穿通畸形

【中文名】脑穿通畸形、脑穿通性囊肿、孔洞脑

【英文名】porencephaly

【定义】脑穿通畸形是一种特殊类型的脑积水，临床分为先天性和后天性两类。先天性脑穿通畸形多见于婴幼儿，尤其是早产儿、难产儿和过期产儿；后天性脑穿通畸形可见于任何年龄，外伤性多见儿童和青壮年，脑血管性多见于老年人。临床表现多种多样，主要取决于病变部位、囊肿大小及脑脊液循环是否通畅等，最有效的治疗方法仍是手术治疗。

【临床表现】一般有脑组织局部缺失相应的神经系统症状和体征，以癫痫发作多见。如脑脊液通路无阻塞，可没有颅内压增高的表现。先天性脑穿通畸形主要表现为颅骨局限性隆起、颅骨变薄及单侧颅骨透光阳性、脑电图明显病侧低电压三大特征；婴幼儿多表现为头围增大、颅骨畸形、癫痫、肢体瘫痪等；儿童、青少年可见智力低下、脑性瘫痪、癫痫、脑内高压、脑积水、视力减退或失明、脑神经麻痹、共济失调等症状。

【诊断】脑穿通畸形临床表现复杂多样，单凭症状和体征难以准确判断，除了详细询问家族史、妊娠史、生产史、外伤史之外，尚需借助影像学检查加以明确。

【鉴别诊断】与其他类型的脑积水相鉴别。

原发性常染色体隐性遗传小头畸形

【中文名】原发性常染色体隐性遗传小头畸形、真性小头畸形

【英文名】primary autosomal recessive microcephaly

【定义】原发性常染色体隐性遗传小头畸形是一种常染色体畸变，表现为脑回过小或无脑回，脑发育明显延缓，常在胎儿第 3～5 月即停止进展，患者头顶部小而尖，扁额，头围比胸围小，脑重量在 900g 以下，额与枕部常平坦，前囟闭合早，骨缝全部或部分闭合过早，身体及智力发育落后，语言及行为发育障碍，有的患者有惊厥、肌张力增加，甚至有痉挛性瘫痪，其预后依脑发育不全程度而异，用针灸治疗可收到一定的疗效。

【临床表现】本病的主要表现是在脑发育完成后其重量明显轻于正常、脑回过小或根本无脑回；大脑发育明显迟缓，甚至在婴儿第 3～5 个月时就停止发育；结果使患儿的头顶变得小而尖、鼻梁凹陷、耳大、下颌后缩、前额狭小而头围特小，最大不足 42cm；病儿的前额与枕部平坦，囟门及骨缝提早闭合；体格发育明显异常，智力发育显著迟缓；有的患儿甚至出现抽搐、四肢僵硬或手足徐动及瘫痪。

【诊断】诊断本病可根据头颅 X 线片、CT 检查和临床表现等确诊。

原发性无眼畸形

【中文名】原发性无眼畸形

【英文名】primitive anophthalmia

【定义】无眼畸形指眶内的眼组织缺失，完全没有眼球、眼睑、结膜、睫毛和泪器，完全无视力，可单一发病也可以是人类某个综合征的一部分。

【临床表现】无眼畸形主要特征是眼球缺如、眼眶缩小或缺如、眼睑闭锁、眼区下陷。

【诊断】正常新生儿和成人的眼球平均长度分别约是 17mm 和 23.8mm，小眼和无眼畸形的诊断标准是指眼球的全轴长小于该年龄段正常均值的两个标准差。

声像图特点：①双眼水平横切面上，一侧或双侧眼眶及眼球不能显示，在相当于眼眶部位，仅显示一浅凹状弧形强回声；②有时超声能显示一小的无回声区，无晶状体显示。可与小眼畸形区别。

【鉴别诊断】与小眼畸形、隐眼畸形和囊状眼相鉴别。

先天性腭咽闭合功能不全

【中文名】先天性腭咽闭合功能不全、sedlackova 综合征

【英文名】sedlackova syndrome

【定义】先天性腭咽闭合功能不全是由软腭麻痹（部分或完全麻痹），中央或周围神经系统损伤，重症肌无力，中央神经系统退行性变或肿瘤，延髓、脊髓灰白质等脑损伤史所致的发音时软腭与咽壁不能形成闭合，遗留下不同大小、形状的各种间隙，造成发音时口、鼻咽腔相通，不能获得正常的语音。

【临床表现】发音时口、鼻咽腔相通，不能获得正常的语音。

【诊断】

（1）主观评价：腭裂术后，腭咽闭合不全的主观评价主要有下列几种：耳听评价、冷镜鼻孔漏气试验、鼻孔阻放试验、鼻孔听管评价和吹水泡试验等。

（2）客观评价：可分为直接客观评价（形态学评价，包括鼻咽纤维镜和影像学评价）和间接客观评价（根据空气动力学规律评价，包括鼻音计、鼻气流仪、语图仪；根据肌肉运动生理学评价的腭电图）。

半叶前脑无裂畸形

【中文名】半叶前脑无裂畸形、半脑叶型前脑无裂畸形

【英文名】semilobar holoprosencephaly

【定义】半叶前脑无裂畸形是前脑完全不能或部分不能形成两侧半球和各个脑叶，而成前脑无裂畸形。这种畸形在纵向上不能形成纵裂，因而不能形成两侧半球，在横向或水平方向上不能划分端脑和间脑。前脑畸形直接关系到脊索前中胚层的间充质组织，这些间充质组织又与端脑的脑裂以及中线面部结构的发育有关，因此大多数重度或者中度前脑无裂畸形的患儿同时有面部的畸形，故而从面部畸形可以推测脑发育畸形。前脑无裂畸形常见的原因有染色体异常（13、15、18 号染色体），宫内感染，妊娠早期出血，母体有糖尿病、严重酒精中毒和可卡因中毒等。

【临床表现】面部畸形、发育迟缓及癫痫发作。单脑室呈“H”形，部分形成枕角和颞角，可有原始的大脑镰，但不能完全形成两侧半球，两侧基底神经节部分或完全融合。例如两眼间距过近和唇裂。视力障碍、视盘发育不良、粗大眼球震颤及下丘脑垂体功能障碍导致尿崩、侏儒症等。有不同程度面部中线结构畸形，如独眼、唇裂、胼胝体发育不良等。

【诊断】该病临床表现无特异性，CT 和 MRI 检查准确、可靠，可确诊。

半脑叶型：CT 和 MRI 检查可见大脑后部半球间裂、大脑镰及有关硬膜已部分形成，胼胝体仅具雏形或未发育，侧脑室颞角、枕角部分可辨，第三脑室已初步形成。

分子遗传学检测：13、15、18 号染色体异常。

【鉴别诊断】与全脑叶型、无脑叶型相鉴别。

X- 连锁无汗性外胚层发育不良

【中文名】X- 连锁无汗性外胚层发育不良

【英文名】X-linked anhidrotic ectodermal dysplasia

【定义】X- 连锁无汗型外胚层发育不良是一种皮肤结构异常的遗传性综合性疾病，多以 X 染色体连锁隐性方式遗传，该病的发病率不到十万分之一，是一种较为罕见和严重的基因病，多见于男性。如果患上这种病，其乳牙或恒牙先天性缺失，还可能伴随泪腺发育障碍、视光敏感、视

力下降、听力障碍、唇腭裂、发音困难、身材矮小、乳房发育不良等症状。

【临床表现】闭汗（汗腺缺如）、毛发稀黄、牙齿发育不全。

【诊断】根据闭汗（汗腺缺如）、毛发稀黄、牙齿发育不全等体征诊断，产前基因诊断。

分子遗传学检测：致病基因定位于X染色体 q12～q13.1 的检测。

【鉴别诊断】与 X 连锁少汗性外胚层发育不良相鉴别。

X- 连锁少汗性外胚层发育不良

【中文名】X- 连锁少汗性外胚层发育不良、Christ-Siemens-Touraine 综合征

【英文名】X-linked hypohidrotic ectodermal dysplasia, Christ-Siemens-Touraine syndrome

【定义】少汗性外胚层发育不良是一类相对常见的遗传性综合性疾病，此类患者汗腺缺少，皮肤干燥、少汗，体温调节障碍，不能耐受高温，机体易发热。发病率为 1∶100 000，男性高发，原因在于该病多以 X 染色体连锁隐性方式遗传，虽然也存在常染色体显性或隐性遗传，但较为罕见。

【临床表现】

（1）皮肤及附件：少汗性外胚层发育不良患者皮肤干燥、皱纹多，头发干枯、稀少，眉毛、睫毛稀疏，指（趾）甲发育不良（钙化不良、不完整或缺失），掌跖过度角化。

（2）面型特征：少汗性外胚层发育不良患者前额突出，鼻梁塌陷（俗称“鞍鼻”），嘴唇外翻，眼周、口周色素沉积，面下 1/3 短，面貌苍老。

（3）口腔情况：少汗性外胚层发育不良患者乳牙或恒牙先天性缺失，可分为单个牙缺失、多个牙缺失和全部牙缺失；缺牙区牙槽嵴常常发育不良，表现为低平、尖锐；余留牙多为锥形牙，牙间隙大；唾液腺可同样由于发育不良致唾液减少、黏膜干燥。先天性牙缺失根据是否伴随全身症状分为综合征型和非综合征型。

（4）少汗性外胚层发育不良患者可伴随其他症状，例如泪腺发育障碍、视光敏感、视力下降、听力障碍、慢性鼻炎、鼻咽横纹肌肉瘤、唇腭裂、吞咽困难、发音困难、免疫功能下降、呼吸道感染、身材矮小、乳房发育不良等。

【诊断】结合产前基因诊断、产后体征检查诊断。

分子遗传学基因检测：第 7 号外显子第 895 位鸟嘌呤 G 突变成腺嘌呤 A，使 *EDA* 编码的蛋白第 299 位氨基酸密码子 GGC 变成 AGC，导致正常的甘氨酸被丝氨酸所代替的检测。

低血磷性佝偻病

【中文名】低血磷症性佝偻病、低血磷性抗维生素 D 佝偻病、家族性低磷血症

【英文名】hypophosphatemic rickets，hypophosphatemic vitamin D-resistant rickets, familiar hypophosphatemia

【定义】低血磷性佝偻病是家族性的或罕见的单基因疾病，其特征包括低磷酸盐血症、肠道钙吸收功能障碍、对维生素 D 无反应的佝偻病或骨质疏松。女性患者骨骼疾病较男性为轻，可仅表现为低磷酸盐血症。散发的获得性病例常与良性间质性肿瘤有关（癌基因性佝偻病）。

【临床表现】血磷低下，对一般剂量维生素 D 没有反应；尿磷增加；钙从肠道吸收不良；佝偻病症状发生在一周岁以后；生长缓慢，但年长儿发病者生长正常。

【诊断】

（1）实验室检查：主要的生化异常是低血磷，但应注意不同性别、年龄与血清之间的关系。血清磷值下降 0.48～0.97mmol/L（1.5～3.0mg/dL），多在 0.65mmol/L（2mg/dL）左右，血钙值

正常或稍降低，血清碱性磷酸酶活性增高，虽然存在低磷血症，但尿磷排出仍增加。

（2）X线骨片检查：可见轻重不等的佝偻病变化，活动期与恢复期病变同时存在，在股骨、胫骨最易查出。有骨龄落后；膝外翻或内翻；干骺端增宽，呈碎片状；骨小梁粗大；在胫骨近端、远端以及股骨、桡骨、尺骨远端干骺端皆可出现杯口状改变。

【鉴别诊断】应注意与维生素D缺乏性佝偻病、范可尼综合征和肾小管酸中毒相鉴别。

α-甘露糖苷贮积症

【中文名】α-甘露糖苷贮积症

【英文名】α-mannosidosis

【定义】甘露糖苷贮积症（mannosidosis）是一种因α-甘露糖苷酶缺乏所引起的全身性疾病，临床特征类似Hurler综合征，无黏多糖尿，但组织中含甘露糖的成分增加。

【临床表现】按起病年龄，可将甘露糖苷贮积症病情严重且在婴儿期发病者称为Ⅰ型或婴儿型，病情轻且在少年发病者称为Ⅱ型或少年型。前者出生时多发育正常，1岁左右可出现进行性面容丑陋、巨舌、扁鼻、大耳、牙缝宽，头大，手足大，四肢肌张力低下合并运动迟钝，但其程度不及Hurler综合征，胸骨隆凸，胸腰驼背，颅盖骨增厚，角膜一般清晰，但也有的患者出现晶状体混浊，部分患者出生时就有耳聋或语言障碍，智力低下。Ⅱ型多于2岁后发病，体格与精神运动发育正常，2岁后开始出现进行性大脑发育迟缓，频繁的呼吸道感染，面容丑陋、眉粗厚、门齿间距增宽、凸颌、前发际低，有轻度双侧耳聋（多为感觉性），部分患者可有全血细胞减少。

【诊断】根据临床症状、X线表现、反复感染、智力低下、运动迟钝及组织活检可确诊。

肝及其他组织活检显示酸性型α-甘露糖苷酶缺乏和尿中无过多黏多糖排出等。

【鉴别诊断】与Hurler综合征相鉴别。

β-甘露糖苷贮积症

【中文名】β-甘露糖苷贮积症

【英文名】β-mannosidosis

【定义】β-甘露糖苷贮积症基本的生化异常是β-甘露糖苷酶贮积、溶酶体酶缺陷，作为一种极其罕见的疾病，人类第一个病例在1986年被首次记录。由于该病的罕见性，目前唯一被确定的表现形式是延迟发育。

【临床表现】新生儿出现难控制的癫痫发作，伴有严重的发育延迟及脑积水。

【诊断】基因诊断和体格检查。

基因检测：*MAN2B1*（mannosidase，alpha，class 2B，member 1）基因突变检测。

半乳糖唾液酸苷贮积症

【中文名】半乳糖唾液酸苷贮积症、半乳糖唾液酸代谢病

【英文名】galactosialidosis

【定义】半乳糖唾液酸苷贮积症是由于溶酶体中唾液酸酶和半乳糖苷酶同时发生缺失，阻塞糖蛋白和糖脂糖链的分解代谢而引起的疾病，表现为骨骼发育不良、面部粗糙等症状。缺乏组织蛋白酶A的*CTSA*（cathepsin A）基因和很多形式的半乳糖唾液酸苷贮积症有关系。这个基因编辑的糖蛋白是溶酶体β-半乳糖苷酶和神经氨酸酶一起形成的高分子量的多聚复合物，这种化合物的结构保护了β-半乳糖苷酶和神经氨酸酶的稳定性和活性。

【临床表现】骨骼发育不良、面部粗糙等症状。

【诊断】基因诊断、体征检查。

基因检测：组织蛋白酶 A 的 *CTSA* 基因缺乏检测。

多发性硫酸酯酶缺乏症

【中文名】多发性硫酸酯酶缺乏症

【英文名】multiple sulfatase deficiency（MSD），mucosulfatidosis sulfatidosis

【定义】多发性硫酸酯酶缺乏症是一种罕见的常染色体隐性遗传病，生化检测发现患者不仅芳基硫酸酯酶 A（aryl sulfatase A，ARSA）降低，同时还有芳基硫酸酯酶 B（aryl sulfatase B，ARSB）、芳基硫酸酯酶 C（aryl sulfatase C，ARSC）的降低，尿中出现黏多糖和脂类。

【临床表现】新生儿期起病的多发性硫酸酯酶缺乏症患者较少，但症状重，主要表现为生后多发畸形，包括颈短、前额突出、肝大、脊柱后突和（或）侧突、先天性软骨钙化、多发性脊柱骨骺发育不良、心脏异常、喉部发育异常；1～2 个月后可出现脑积水，也可逐渐出现角膜混浊和皮肤鱼鳞癣；病情重的可在数月内死亡。

婴儿晚期起病的大多数多发性硫酸酯酶缺乏症患者出生后都有一段生长发育正常时期，常在 12～24 个月时发病，起病时的临床表现以类似异染性脑白质营养不良或黏多糖贮积症较多见。

儿童期起病通常在 3～5 岁发病，患儿的面容和身体改变类似黏多糖贮积症（MPS）Ⅳ型和 MPS Ⅵ型，有角膜混浊、大头、重度的多发性骨发育不良、脊柱侧突或脊柱后突、因枢椎异常出现的神经系统病变、尿中黏多糖增多等，但皮肤鱼鳞癣、重度耳聋和重度智力低下很少见。虽然神经系统也有白质的改变，但异染性脑白质退化症（metachromatic leukodystrophy，MLD）的症状并不明显。

【诊断】这种疾病的诊断依赖于检测尿液中黏多糖以及硫酸化多糖的水平；通过脑 MRI 检查，某些特定的变化也可能帮助诊断。

明确诊断需通过血液检查、皮肤成纤维细胞活检，或者通过基因的遗传分析获得的白细胞中发现多种硫酸酯酶的缺乏而确定。

【鉴别诊断】与异染性脑白质退化症（MLD）或黏多糖贮积症（MPS）等某种单个硫酸酶缺乏的症状相鉴别。

参 考 文 献

栾佐，2015. 细胞移植治疗小儿严重脑损伤及神经残疾专家共识［J］. 中华细胞与干细胞杂志. 4.

史珊珊，闫瑞玲，王雪勤，等，2016. 胎儿前脑无裂畸形的超声异常特点及其与染色体异常的关系［J］. 中国妇幼保健. 6.

温玉琴，2017. 研究发现治疗戈谢病的新方法［J］. 广东药科大学学报，1.

徐德永，曹来宾，1993. 粘多糖病［J］. 医师进修杂志，4.

易招师，钟建民，2012. 假性甲状旁腺功能减退症分子遗传学研究进展［J］. 中国优生与遗传杂志，4.

钟建秋，张金赫，尹吉林，2017. 骨纤维异常增殖症及其影像学诊断的研究进展［J］. 中国中西医结合影像学杂志，2.

第 5 章 神经系统罕见疾病

一侧大脑半球发育不全

【中文名】一侧大脑半球发育不全

【英文名】on one side of the brain dysplasia

【定义】一侧大脑半球发育不全表现为一侧脑组织含量减少，临床表现为头颅不对称、病侧颅腔发育较小并伴有对侧肢体瘫痪。

【临床表现】病侧颅脑小，头颅外形不对称，并伴有病侧脑对侧肢体的抽搐或瘫痪，严重者可出现智力低下；优势半球发育不全者会出现语言障碍。

【诊断】本病通过病侧和正常侧对比很易诊断，但因正常人两侧大脑半球也可不完全对称，故轻度的一侧大脑半球发育不全因其改变轻微而较难确诊，此外，横断面扫描平面倾斜时，亦可出现两侧半球和颅腔不对称的假象。

积水型无脑畸形

【中文名】积水型无脑畸形、水脑畸形

【英文名】hydranencephaly

【定义】积水型无脑畸形又称水脑畸形，是一种先天性前脑发育畸形，多见于婴幼儿，其发生率在新生儿中占 0.2%。

【临床表现】本病的临床特点为患儿出生后头颅逐渐增大，常伴颅缝裂开，前囟门饱满、扩大；逐渐出现运动功能障碍、表情呆滞、不会注视，常有眼球不规则运动、斜视、肌张力增高、腱反射亢进，偶有惊厥或抽搐，并常残存紧张性颈反射、把握反射等原始反射；严重者自主神经的调节如体温、呼吸、循环、睡眠、觉醒等以及吸吮、下咽功能都有障碍，运动功能亦异常，这类患儿常在出生后 3 个月内死亡。

【诊断】临床表现无特异性，主要靠影像学检查，MRI 优于 CT 检查，显示双侧或单侧额、颞、顶叶大范围囊性病灶。

【鉴别诊断】本病需与前脑无裂畸形、脑穿通畸形、巨大蛛网膜囊肿及重度脑积水相鉴别，根据其各自的 CT 检查特征一般不难鉴别。

（1）前脑无裂畸形：MRI 检查显示半球间裂及大脑镰完全缺如；单一脑球围绕单一脑室，无半球间裂及大脑镰。

（2）脑穿通畸形为局限性脑缺损，并与脑室或（和）蛛网膜下隙相通。

（3）巨大蛛网膜囊肿为脑外病变，常单发，局限性水样密度区并有明显的占位效应及相应的骨质改变，脑室系统存在并受压变形。重度脑积水可显示变薄的脑实质影像，脑室系统存在并显著扩大。

大脑灰质异位症

【中文名】大脑灰质异位症

【英文名】heterotopia gray matter

【定义】大脑灰质异位症是一组复杂的先天性神经元移行异常，是在胚胎发育过程中，增殖的神经母细胞不能及时地从脑室周围转移到灰质而导致的一种皮质发育畸形疾病。典型的灰质小岛位于脑室周围，可悬在室管膜上并突入侧脑室；大的灶性灰质异位，位于半卵圆中心，可有占位效应；小的灶性灰质异位一般无症状，典型症状常有精神呆滞、癫痫发作及脑发育异常。

【临床表现】小的灶性灰质异位一般无症状，典型症状常有精神呆滞、癫痫发作及脑发育异常，神经功能障碍如偏瘫、偏盲等。目前，国际上根据 MRI 检查特点、临床表现将灰质异位症分为 3 型：室管膜型异位（subependymal heterotopia，SHE），也叫结节型异位（periventricular heterotopia，PH）；皮质下型异位（subcortical heterotopia，SCH）；带型异位（band heterotopia，BH），亦称为双皮质综合征（double cortex syndrome）。

（1）结节型异位：结节型异位可单独发生，也可合并中枢神经系统畸形，如 Chiari Ⅱ畸形、颅底脑膨出、胼胝体发育不良或者代谢性疾病（如 Zellweger 综合征）、新生儿肾上腺脑白质营养不良等。约 90% 结节型异位患者临床表现为癫痫发作，发作类型多样，最常见的为全面强直 - 阵挛和复杂部分发作，程度从轻到重，甚至出现难治性癫痫。首次发作年龄可为几岁，但更常见于青少年时期，20 岁后发作多见。此型灰质异位多见于女性，男性则多胎死宫内。男性脑室周围灰质异位常合并畸形，包括小脑发育不良、并趾畸形、短肠综合征、先天性肾病、额鼻发育异常等，所有这些男性患者均表现为双侧广泛性脑室周围灰质异位，并有严重智力低下。大多数该型患者智力正常，但 Chang 等发现部分患者有阅读困难，异位结节局限分布，较广泛分布于侧脑室边缘，患者智力和阅读能力更高。

（2）皮质下型异位：皮质下型异位在临床少见，局灶性皮质下型异位出现各种运动和智力障碍，程度与受损皮质范围一致。双侧、巨大且厚的皮质下型异位患者表现为中到重度的精神发育延迟和运动障碍，而广泛的单侧异位仅出现偏瘫和轻度精神发育迟缓，小或很薄的皮质下型异位运动发育可完全正常。Consalvo 等研究发现皮质下型异位癫痫发作与结节型异位无明显差别，它们仅在影像学表现上有区别。

（3）带型异位：通常人们认为带型异位为无脑回畸形的一个亚型。*DCX* 突变在女性患者中表现为典型的双皮质综合征，在男性患者中则为无脑回畸形，因此目前报道的病例中几乎均为女性患者，但是 Poolos 等发现两例 *DCX* 突变伴嵌合现象的男性患者，临床症状与女性典型双皮质综合征几乎一样。几乎所有患者均在 10 岁以内出现癫痫发作。患者存在与异位神经元层的厚度相关的认知和神经残疾，异位神经元带越厚，认知和神经残疾越重。癫痫以部分发作或全面发作开始，伴有不典型的失神发作，最终进展为全面强直 - 阵挛和无张力发作伴跌倒。

【诊断】

（1）CT 表现

1）异位的灰质位于半卵圆中心或脑室旁白质区，呈相对稍高密度，与正常脑皮质密度相等；

2）增强扫描显示病灶与正常脑皮质的强化一致；

3）灶周围无水肿；

4）可伴发小头畸形、小脑发育不全等。

（2）MRI 表现：MRI 能够清晰地显示灰质异位的形态及位置，故 MRI 是确诊大脑灰质异位症的首选影像学检查。不同类型的灰质异位在 MRI 上有不同的表现：

1）结节型：异位灶呈结节状，大小不等，紧贴侧脑室表面或突入侧脑室；这些异位灶可单发亦可多发，分布在一侧或两侧侧脑室周围。

2）皮质下型：表现为异位灰质与皮质相连且向白质区过度延伸，呈不规则形团块状，少数呈孤立的结节，位于白质区，称为灰质小岛。皮质下边缘不规则、形态各异的灰质信号，周围白质信号正常，受累皮质变薄，脑沟减少或消失，病变侧大脑半球可因白质减少而体积变小，常伴有胼胝体、脑干发育不良。

3）带型：可见宽的环绕皮质呈带状的异位灰质，与皮质之间被一层薄的白质相隔，受累的皮质轻度增厚或正常，既往也称为“双皮质”，绝大多数是弥漫分布，但也有局限于额叶或顶叶区域。

（3）基因检测：*ARFGEF2*（ADP-ribosylation factor guanine nucleotide-exchange factor 2）和 *FLNA*（filamin A，alpha）基因突变可引起结节型异位，*FLNA* 基因突变表现为双侧脑室周围连续结节型异位，伴有胼胝体变小和后颅窝畸形，而 *ARFGEF2* 突变引起的结节型异位伴小头畸形、轻微脑室扩大和髓鞘形成延迟。

【鉴别诊断】

与以下疾病相鉴别：

（1）胶质增生：CT 平扫常与脑皮质呈等密度，但多有轻度强化，部分周围有水肿，有的可见钙化。

（2）低度恶性星形胶质细胞瘤：CT 平扫常与脑白质呈等密度或稍低密度，当与皮质呈等密度且增强扫描不强化时，两者较难鉴别，但星形细胞瘤有占位效应及瘤周水肿。

（3）淋巴瘤：好发于脑室旁，CT 平扫常呈等密度或稍高密度，但瘤周有水肿，增强扫描病变强化。

第四脑室孔闭塞综合征

【中文名】第四脑室孔闭塞综合征、非交通性脑积水、Dandy-Walker 畸形、Dandy-Walker 综合征

【英文名】the fourth ventricle hole block syndrome, Dandy-Walker syndrome

【定义】第四脑室中间孔或侧孔为先天性纤维网、纤维带或囊肿所闭塞，枕大池被先天性脑脊膜膨出、小脑异位或脑膜感染粘连所阻塞，以及颅后窝中线肿瘤可造成程度不同的脑积水。

【临床表现】第四脑室孔闭塞综合征多于生后 6 个月内出现脑积水和颅压增高，亦可伴有小脑性共济失调和脑神经麻痹。后天性梗阻多见于颅后窝肿瘤，表现为进行性颅压增高、小脑性共济失调和脑神经损害症状。

【诊断】诊断较为困难，可根据临床表现、CT 检查及其他检查来确诊。

CT 可见第四脑室以上脑室系统对称性扩大、脑水肿和颅后窝占位征象。

【鉴别诊断】主要与其他非交通性脑积水鉴别。

（1）第四脑室囊虫闭塞：多发脑囊虫病易于诊断，脑室型单发者诊断困难。第四脑室囊虫多呈囊状，其与第四脑室先天囊肿形成鉴别困难，但前者多有“米猪肉”食用史和绦虫节片排出史，抗囊虫治疗后脑积水可缓解或消失。

（2）颅后窝肿瘤（tumour of posterior cranial fossa）：中线肿瘤脑积水发生较早，以髓母细胞瘤、血管网状细胞瘤及室管膜乳头状瘤多见。小脑半球及桥小脑角肿瘤脑积水于晚期出现。除有脑水肿表现外，尚有小脑症状和脑神经麻痹症状，第四脑室受压移位或闭塞。

（3）其他：中脑导水管畸形或炎性粘连引起的脑积水仅见第三脑室和侧脑室扩大，而第四脑室正常；交通性脑积水脑室、基底池和蛛网膜下隙均扩大。

中脑导水管狭窄及闭塞

【中文名】中脑导水管狭窄及闭塞、导水管先天性闭塞与狭窄

【英文名】congenital aqueductal stenosis

【定义】导水管狭窄是梗阻性脑积水（非交通性）的常见原因。中脑导水管是通过中脑连接两个脑室（大脑内填充流体的腔室）的一个狭窄通道，正常脑脊液动力学需要一个开放的管道，使流体可以自由流动，如果导水管被堵塞或封闭，就被称为导水管狭窄，可导致脑积水症状。

【临床表现】先天性导水管闭塞与狭窄是其中的一种类型，通常表现为小儿脑积水，如果是轻微的狭窄或闭塞，患者可能无症状或直到后期才出现症状。导水管堵塞可表现为导水管一般狭窄或管道周围网状或环状结构。导水管狭窄症状的发作取决于阻塞的原因和类型。一般来说，与其他原因引起的脑积水的症状是类似的，如头痛、恶心或呕吐，如果病情严重或未及时治疗，最终可能会意识不清，导致昏迷和死亡。有些患者还可能出现视觉症状，如不良共轭凝视，慢性脑积水还会导致视力恶化。

【诊断】可根据脑部 CT、MRI 检查及临床表现来确诊。

【鉴别诊断】其他原因引起的脑积水。

先天性透明隔缺如

【中文名】先天性透明隔缺如

【英文名】congenital absence of septum pellucidum

【定义】透明隔是两侧侧脑室间的间隔，透明隔缺如可为先天性缺如，也可继发于脑积水，因其压力高使透明隔变薄而不能显示。一般没有临床意义，但可并发于其他畸形。

【临床表现】有病例报道显示患者自幼双手不能做精细动作，双下肢笨，行走时易摔倒；患者舌头不灵，说话费力，吐字不清；双眼视物不清，右眼看不到右边物体；经常失眠，记忆力减退，有欣快感，多幻觉；双咽反射迟钝；四肢肌力降低，四肢肌张力增强。

【诊断】根据超声检查、临床表现及 CT 表现诊断。

【鉴别诊断】需与小脑肿瘤及脑干肿瘤相鉴别。

脊髓纵裂畸形

【中文名】脊髓纵裂畸形、脊髓纵裂

【英文名】diastematomyelia

【定义】脊髓纵裂指脊髓圆锥和（或）马尾被纤维组织、骨或软骨呈纵向分开，为十分罕见的先天性发育畸形，多见于腰椎，3/4 的病例伴有脊髓积水和（或）脊髓低位，也常合并椎骨发育异常，如椎骨分节异常、脊柱裂和脊膜膨出等。

【临床表现】与一般隐性脊柱纵裂相似，70%～80% 患者局部皮肤异常，如毛发、脂肪瘤、毛细血管瘤、皮肤小凹陷等；部分患者有小腿或足趾等变形；神经系统损害多为下肢运动、感觉、反射异常，伴有直肠、膀胱功能障碍；少数病例伴有神经系统等其他类型的畸形，如小脑扁桃体下疝畸形等。

【诊断】学龄前小儿下肢乏力、步态不稳，膀胱功能障碍，下段脊柱区皮肤也有异常时，要考虑到脊柱纵裂的可能性，脊柱 X 线平片有上述改变时则可确诊。

【鉴别诊断】临床有时需与椎管内先天性肿瘤鉴别，后者脊柱平片椎弓根常有变扁，腰椎穿刺可显示蛛网膜下隙梗阻情况。

先天性脑结节性硬化症

【中文名】先天性脑结节性硬化症、Bourneville 病、结节性硬化症

【英文名】tuberous sclerosis complex（TSC）, Bourneville disease

【定义】先天性脑结节性硬化症是一种常染色体显性遗传的神经皮肤综合征，也有散发病例，多由外胚层组织的器官发育异常导致，可出现脑、皮肤、周围神经、肾等多器官受累，临床特征是面部皮脂腺瘤、癫痫发作和智能减退。发病率约为 1/6000 活婴，男女之比为 2∶1。本病有阳性家族史者占 20%～30%。

【临床表现】根据受累部位不同，可有不同表现，典型表现为面部皮脂腺瘤、癫痫发作和智能减退。多于儿童期发病，男性多于女性。

（1）皮肤损害：特征是口鼻三角区皮脂腺瘤，对称蝶形分布，呈淡红色或红褐色，为针尖至蚕豆大小的坚硬蜡样丘疹，按之稍褪色，90% 的患者在 4 岁前出现，随年龄增长而增大，很少累及上唇。85% 患者出生后就有 3 个以上直径 1mm 的树叶形、卵圆形或不规则形色素脱失斑，在紫外灯下观察尤为明显，见于四肢及躯干。20% 可在 10 岁以后出现腰骶区的鲨鱼皮斑，略高出正常皮肤，局部皮肤增厚、粗糙，呈灰褐色或微棕色斑块。13% 患者可表现出甲床下纤维瘤，又称 Koenen 肿瘤，自指（趾）甲沟处长出，趾甲常见，多见于青春期，可为本病唯一的皮损。其中 3 个以上的色素脱失斑和甲床下纤维瘤是本病最特征性的皮损，其他如咖啡牛奶斑、皮肤纤维瘤等均可见。

（2）神经系统损害：①癫痫：为本病的主要神经症状，发病率为 70%～90%，自婴幼儿期开始，发作形式多样，可自婴儿痉挛症开始，至局灶性或复杂性发作、全面性大发作，频繁而持续的癫痫发作后可继发违拗、固执等癫痫性人格障碍。若伴有皮肤色素脱失，可诊断为结节性硬化症，以后转化为全面性、简单部分性和复杂部分性发作，频繁发作者多有性格改变。②智能减退：多进行性加重，伴有情绪不稳、行为幼稚、易冲动和思维紊乱等精神症状，智能减退者几乎都有癫痫发作，早发癫痫者易出现智能减退，癫痫发作伴高峰节律异常脑电图者常有严重的智能障碍，部分患者可表现为孤独症。③少数可有神经系统阳性体征，如锥体外系体征或单瘫、偏瘫、截瘫、腱反射亢进等，如室管膜下结节阻塞脑脊液循环通路或局部巨大结节、并发肿瘤等可引起颅内压增高表现。

（3）眼部症状：50% 患者有视网膜胶质瘤，称为晶体瘤。眼底检查在眼球后极视乳头或附近可见多个虫卵样或桑葚样钙化结节或在视网膜周边有黄白色环状损害。此外，尚可出现小眼球、突眼、青光眼、晶体混浊、白内障、玻璃体出血、色素性视网膜炎、视网膜出血和原发性视神经萎缩。

（4）肾病变：肾血管平滑肌脂肪瘤（angiomyolipoma，AML）和肾囊肿最常见，表现为无痛性血尿、蛋白尿、高血压或腹部肿块等；在先天性脑结节性硬化症死亡者中因肾疾病而夭折者约占 27.5%，是该病死亡的第二大原因。

（5）心脏病变：47%～67% 患者可出现心脏横纹肌瘤，该肿瘤一般在新生儿期最大，随年龄增大而缩小直至消失，可引起心力衰竭，是本病婴儿期最重要的死亡原因，产前超声最早能在妊娠 22 周时发现肿瘤，提示患先天性脑结节性硬化症的可能性为 50%。

（6）肺部病变：肺淋巴管肌瘤病（lymphangioleiomyomatosis，LAM）累及肺部，常见于育龄女性，是结缔组织、平滑肌及血管过度生长形成的网状结节与多发性小囊性变，可出现气短、咳嗽等肺心病、自发性气胸的表现。

（7）骨骼病变：骨质硬化、颅骨硬化症最为常见，亦好发于指（趾）骨，为骨小梁增生所

致；囊性病变，全身骨骼均可受累，X 线可发现；脊柱裂和多趾（指）畸形。

（8）其他脏器：包括消化道、甲状腺、甲状旁腺、子宫、膀胱、肾上腺、乳腺、胸腺等均可能有受累，目前认为先天性脑结节性硬化症可累及除骨骼肌、松果体外的所有组织、器官。

【诊断】

（1）诊断方法

1）头颅平片：脑内结节性钙化和巨脑回压迹。

2）头颅 CT 或 MRI 检查：平扫可见室管膜下脑室边缘及大脑皮质表面多个结节状稍低或等密度的病灶，部分结节可显示高密度钙化，为双侧多发性，呈普遍增强，结节更清晰，可发现平扫不能显示的结节。皮质和小脑的结节有确诊意义。

3）脑电图：可见高幅失律和各种癫痫波。

4）脑脊液：正常。

5）腹部超声：可见肾血管平滑肌脂肪瘤、肾囊肿、多囊肾。

6）超声心动图：新生儿及婴幼儿易发现心脏横纹肌瘤，肿瘤在最初 3 年内逐渐变小的过程显著，成年逐步消失，故大龄儿童及成人检测阳性率低。

7）心电图：可发现心律失常，常见预激综合征。

8）胸部 X 线：可发现肺部错构瘤、气胸等。

（2）诊断标准：①确诊的先天性脑结节性硬化症：2 个主要指征或 1 个主要指征加上 2 个次要指征；②拟诊的先天性脑结节性硬化症：1 个主要指征加上 1 个次要指征；③可能的先天性脑结节性硬化症：1 个主要指征或 2 个及以上次要指征。

1）主要指征：①面部血管纤维瘤或前额斑块；②非外伤性指（趾）甲或甲周纤维瘤；③色素减退斑（≥3 个）；④鲨革样皮疹（结缔组织痣）；⑤多发性视网膜错构瘤结节；⑥皮质结节；⑦室管膜下结节；⑧室管膜下巨细胞星形细胞瘤；⑨单个或多发的心脏横纹肌瘤；⑩肺淋巴管性肌瘤病；⑪肾血管平滑肌瘤。

2）次要指征：①多发性、随机分布的牙釉质凹陷；②错构瘤性直肠息肉（组织学证实）；③骨囊肿（放射学证实）；④脑白质放射状移行束（放射学证实）；⑤牙龈纤维瘤；⑥非肾性错构瘤（组织学证实）；⑦视网膜色素缺失斑；⑧ Confetti 皮损；⑨多发性肾囊肿（组织学证实）。

3）其他：①若脑内皮质发育异常与脑白质移形束同时存在，只能算一个指征；②若肺淋巴管性肌瘤病与肾血管平滑肌瘤共存，则需有其他指征才能确诊；③脑白质移形束与局灶皮质发育异常，常见于先天性脑结节性硬化症患者，但因其常单独出现且不具特异性，故只作为次要指征。

基因检测：是一种常染色体显性遗传病，外显率可变。

【鉴别诊断】根据其多系统、多器官受累特点，需与其他累及皮肤、神经系统和眼的疾病鉴别，如神经纤维瘤病和脑血管瘤病；在 0.8% 的新生儿中可发现色素减退斑，大多数并无医学意义，其他一些疾病如白癜风、色素缺失痣、部分白斑病及 Vogt-Koyanagi-Harade 综合征也可有色素减退斑，需与先天性脑结节性硬化症鉴别；有癫痫表现的患者需与原发或继发性癫痫鉴别；影像学上需与脑囊虫病鉴别。

终丝牵拉综合征

【中文名】终丝牵拉综合征、脊髓栓系综合征

【英文名】tethered cord syndrome（TCS）

【定义】终丝牵拉综合征指由于先天或后天的因素使脊髓受牵拉、圆锥低位，造成脊髓出现缺血、缺氧、神经组织变性等病理改变，临床上出现下肢感觉、运动功能障碍或畸形，大小便障

碍等神经损害的综合征。终丝牵拉综合征可于任何年龄段发病，由于病理类型及年龄的不同，其临床表现各异，多见于新生儿和儿童，成人少见，女性多于男性。

【临床表现】终丝牵拉综合征的临床表现较复杂。由于终丝牵拉综合征患者出现症状的时间不同、各种症状的组合不同以及合并的先天畸形不同，使得其临床表现复杂，但这些临床表现都可归结为在不同的病因和诱因的作用下，脊髓圆锥受牵拉的时间和程度不同而出现的不同的神经功能障碍。

常见临床症状和体征有：

（1）疼痛：是最常见的症状，表现为难以描述的疼痛或不适，可放射，但常无皮肤节段分布特点。儿童患者的疼痛部位常难以定位或位于腰骶区，可向下肢放射；成人则分布广泛，可位于肛门直肠深部、臀中部、尾部、会阴部、下肢和腰背部，可单侧或双侧。疼痛性质多为扩散痛、放射痛和触电样痛，少有隐痛。疼痛常因久坐和躯体向前屈曲而加重，很少因咳嗽、喷嚏和扭曲而加重。直腿抬高试验阳性，可能与椎间盘突出症的疼痛相混淆。腰骶部受到打击，可引起剧烈的放电样疼痛，伴短暂下肢无力。

（2）运动障碍：主要是下肢进行性无力和行走困难，可累及单侧或双侧，但以后者多见，有时患者主诉单侧受累，但检查发现双侧均有改变；下肢可同时有上运动神经元和下运动神经元损伤表现，即失用性肌萎缩伴肌张力升高和腱反射亢进；在儿童患者早期多无或仅有下肢运动障碍，随年龄增长而出现症状，且进行性加重，可表现为下肢长短和粗细不对称，呈外翻畸形；皮肤萎缩性溃疡等。

（3）感觉障碍：主要是鞍区皮肤感觉麻木或感觉减退。

（4）膀胱和直肠功能障碍常同时出现，前者包括遗尿、尿频、尿急、尿失禁和尿潴留，后者包括便秘或大便失禁。儿童以遗尿或尿失禁最多见，根据膀胱功能测定，可分为痉挛性小膀胱和低张性大膀胱。前者常合并痉挛步态、尿频、尿急、压力性尿失禁和便秘，系上运动神经元受损的表现；后者表现为低流性尿失禁、残余尿量增多和大便失禁等，系下运动神经元受损的表现。

（5）腰骶部皮肤异常：儿童患者 90% 有皮下肿块，50% 有皮肤窦道、脊膜膨出、血管瘤和多毛症。1/3 病儿皮下脂肪瘤偏侧生长，另一侧为脊膜膨出。腰骶部皮下肿块可很大，因美观问题而引起家长重视。个别病儿骶部可有皮赘，形成尾巴。上述皮肤改变在成人中不到半数。

（6）促发和加重因素：①儿童的生长发育期；②成人见于突然牵拉脊髓的活动，如向上猛踢腿、向前弯腰、分娩、运动或交通事故中髋关节被迫向前屈曲；③椎管狭窄；④外伤，如背部外伤或跌倒时臀部着地等。

【诊断】根据典型病史、临床表现和辅助检查，诊断终丝牵拉综合征并不困难。由于本病早期常无症状或症状发展隐匿，少数患者急性发病，虽经治疗亦不能改善神经功能障碍，因此，提高对本病的认识，做到早期诊断和及时治疗至关重要。对有下列临床表现者，特别是儿童，应警惕本病可能：①腰骶部皮肤多毛、异常色素沉着、血管瘤、皮赘、皮窦道或皮下肿块；②足和腿不对称、无力；③隐性脊柱裂；④原因不明的尿失禁或反复尿路感染。

终丝牵拉综合征的诊断依据：①疼痛范围广泛，不能用单一神经损害来解释；②成人在出现症状前有明显的诱因；③膀胱和直肠功能障碍，经常出现尿路感染；④感觉运动障碍进行性加重；⑤有不同的先天畸形，或曾有腰骶部手术史；⑥ MRI 和（或）CT 椎管造影发现脊髓圆锥位置异常和（或）终丝增粗。

其他辅助检查：

（1）MRI：是诊断终丝牵拉综合征最佳和首选的检查手段，不仅能发现低位的脊髓圆锥，而且能明确引起终丝牵拉综合征的病因。

（2）CT 椎管造影：CT 脊髓造影能显示脂肪瘤、脊髓圆锥、马尾神经和硬脊膜之间的关系，对制订手术入路有指导作用。另外，CT 能显示骨骼畸形、脊柱裂、椎管内肿瘤等。但是 CT 诊断终丝牵拉综合征的敏感性和可靠性不如 MRI，CT 椎管造影又属于有创性检查，因此，对典型终丝牵拉综合征患者，MRI 诊断已足够。由于 MRI 和 CT 各有其优缺点，对复杂终丝牵拉综合征或 MRI 诊断可疑者，还需联合应用 MRI 和 CT 椎管造影。

（3）X 线平片：由于 MRI 和 CT 椎管造影已成为本病的主要诊断方法，X 线平片和常规椎管造影已很少应用，X 线平片检查仅用于了解是否存在脊柱侧弯畸形和术前椎体定位。

（4）其他检查

1）神经电生理检查：可作为诊断终丝牵拉综合征和判断术后神经功能恢复的一种手段。Hanson 等测定终丝牵拉综合征患者骶反射的电生理情况，发现骶反射潜伏期的缩短是终丝牵拉综合征的电生理特征之一。boor 测定继发性终丝牵拉综合征患者的胫后神经 SSEPs，发现 SSEPs 降低或阴性，再次手术松解后，胫后神经的 SSEPs 升高，证实终丝松解术后神经功能的恢复。

2）B 超：对年龄小于 1 岁的患者因椎管后部结构尚未完全成熟和骨化，B 超可显示脊髓圆锥，并且可根据脊髓搏动情况来判断术后是否还有栓系。

3）膀胱功能检查：包括膀胱内压测定、膀胱镜检查和尿道括约肌肌电图检查。终丝牵拉综合征患者可出现括约肌 - 逼尿肌共济失调、膀胱内压升高（痉挛性）或降低（低张性）以及膀胱残余尿量改变等异常，术前、术后分别进行膀胱功能检查有助于判定手术疗效。

【鉴别诊断】可进行相关辅助检查如 CT 或 MRI 以进一步明确诊断。

（1）腰椎间盘突出：椎间盘纤维环破裂后，髓核突出压迫神经根或脊髓，造成疼痛和神经功能障碍。

（2）椎管狭窄：一般分为先天发育性（原发性）和后天继发性椎管狭窄症两大类；按狭窄部位可分为颈椎椎管狭窄、腰椎管狭窄和胸椎管狭窄，最常见的为腰椎管狭窄，颈椎椎管狭窄常归于脊髓型颈椎病，胸椎管狭窄较少见。颈椎椎管狭窄按解剖部位分为中央型（主椎管）狭窄、侧隐窝狭窄和神经根孔狭窄。

（3）腰肌劳损：又称“功能性腰痛”或“腰背肌筋膜炎”等，主要指腰骶部肌肉、筋膜等软组织慢性损伤。在慢性腰痛中本病占的比例最大，多由急性腰扭伤后失治、误治，反复多次损伤；或由于劳动中长期维持某种不平衡体位，如长期从事弯腰工作；或由于习惯性姿势不良等引起。

（4）脊髓肿瘤：发生于椎管内各种组织如脊髓、神经根、硬脊膜、血管和脂肪组织的原发性或继发性肿瘤。根据肿瘤和脊髓的关系，分为髓外肿瘤和髓内肿瘤两大类。

无嗅脑畸形综合征

【中文名】无嗅脑畸形综合征、全端脑病、Kundrat 综合征、假三体型 D1 综合征、猴头畸形综合征

【英文名】arhinencephalia syndrome, Kundrat syndrome

【定义】无嗅脑畸形综合征又称全端脑病，由 Kundrat 最早报道，其特征为智能发育低下、头面部畸形等；病因不清，可能与遗传或环境因素有关；病理可见无嗅脑、嗅球缺如、额极融合，偶见胼胝体发育不全和小脑缺损。

【临床表现】特殊面容和多种畸形：受累胎儿的身长相对较短；多有眼裂短小、内眦皱褶，明显斜视、近视，上睑下垂；鞍鼻、鼻孔朝天或鼻孔前倾；上唇变薄、人中圆凸、过长或缺如；面中部扁平发育不全，耳轮后旋或发育不全、下颌后缩（婴儿期）、下颌或上颌突出（成年期）；唇裂和腭裂较一般人群多见；手掌呈现纵向掌纹、手指屈曲畸形及（或）其他关节运动受限；也

可有心脏畸形（一般为室间隔缺损）、外生殖器异常；随年龄增长可有小头畸形或脑干畸形引起的脑积水、脑脊膜膨出和腰骶部脂肪瘤；也有文献报道无胼胝体、无嗅脑、脑穿通畸形、丘脑和下丘脑发育不良和海绵样改变，以及脊髓空洞症等；度过新生儿期的患儿即使有理想的生长环境，也有一半患儿体重、身高和头围达不到正常标准。

【诊断】可根据临床表现及病理检查来确诊。

新生儿常表现吸吮和睡眠障碍，多数患儿有易激惹、多动和震颤等症状，除持续存在外，与酒精戒断综合征相似。

患儿常有不同程度的智力落后，表现为注意力分散、粗心大意、多动和精细运动不协调，这些是患儿在儿童早期的突出症状，这种患儿也常被诊断为注意力缺陷综合征。80% 胎儿酒精综合征患儿可有语言障碍，主要表现为发单音字或说整句话有困难。

【鉴别诊断】与注意力缺陷综合征及其他类型的脑积水等相鉴别。

先天性阅读障碍综合征

【中文名】先天性阅读障碍综合征、原发性阅读障碍症、先天性字盲症、Critchley 发育性阅读障碍综合征、Critchley 综合征、进展性失读症、先天性失读综合征

【英文名】congenital dyslexia syndrome, critchley syndrome

【定义】阅读障碍一般指不能进行正常阅读的现象。由于阅读障碍的表现形式多种多样，其实质和成因也极为复杂，阅读障碍人群总体显示出极大的异质性，所以，对阅读障碍进行定义是一件很困难的事情。迄今为止没有一个关于阅读障碍的统一概念，研究者们试图从各自的专业领域对阅读障碍进行界定。以下几种有代表性的定义被较多地使用：

（1）世界卫生组织国际疾病分类标准编码（ICD-10，1993）将阅读障碍分为获得性阅读障碍（acquired dyslexia）和发展性阅读障碍（developmental dyslexia）。前者指由于后天脑损伤或疾病引起的阅读困难；后者指个体在一般智力、动机、生活环境和教育条件等方面与其他个体没有差异，也没有明显的视力、听力、神经系统障碍，但其阅读成绩明显低于相应年龄的应有水平，处于阅读困难的状态中。一般说的阅读障碍概念指后者，即发展性阅读障碍。

（2）美国精神障碍诊断与分类手册第 3 版修订本（DSM-Ⅲ-R）将阅读困难定义为：显著的识字及阅读理解缺陷，该缺陷不能用精神发育迟滞或不充分的学校教育来解释，也不是视觉或听觉缺陷或者存在着神经系统疾病所致；其口头阅读的特点是省略、歪曲及替代或阅读速度慢而不连贯，其阅读理解也受到损害。

（3）DSM-Ⅲ-R 共有 A、B、C 3 项诊断标准，其核心为标准 A。标准 A 规定必须进行个别实施的智力及阅读测验，只有两者间差别明显，即实际的阅读成绩低于其智力预期的阅读成绩才能诊断为阅读障碍。标准 B 为严重程度标准，指出只有当其影响学习成绩或日常生活才能诊断为阅读障碍。标准 C 为排除标准，排除感觉缺陷和神经系统疾病。

（4）朱智贤主编的《心理学大辞典》对阅读困难定义如下："一种以不能理解所读材料为特点的阅读障碍。其表现形式有：词汇识别不正确，难以辨别音同、音近或形近的字词，或难以辨别拼音字母，不能把字母与发音相联系；逐字阅读，不能正确停顿，或嘴唇蠕动，发嘘嘘声、喃喃声；缺少理解，难以获取意义，厌恶阅读等。基本上是一种不会阅读的表现。心理学家、教育家和医生对造成此种障碍的原因看法不一，对如何准确归类也没有一致意见。典型的是将它视为一种学习功能的缺失，即儿童阅读水平明显低于同年级水平，但无心智落后、严重的情感问题等失常现象以及文化因素的影响等。为了避免用法混乱，许多研究者采用'特殊发展阅读困难'一词来描绘儿童时期的这种征兆。"

（5）中国精神障碍分类与诊断标准第 3 版（CCMD-3）将阅读障碍归类为学校技能障碍，特指儿童在学龄早期的同等教育条件下，出现学习技能的获得与发展障碍。这类障碍不是由于智力发育迟缓、中枢神经系统疾病以及视觉、听觉障碍，或者情绪障碍所致。多起源于认知功能缺陷，并以神经发育过程的生物学因素为基础，可继发或伴发行为或情绪障碍，但不是其直接后果。

（6）临床上可分为以下 3 个类型：

1）表层阅读障碍症：病患可以按照语音学的发音来读词，但是却不能阅读不规则拼写的词。

2）拼音性阅读障碍症：病患可以阅读曾经认识的词，但是却不能阅读不熟悉的词，或者无法通过语言学发音的词。

3）直接性阅读障碍症：病患因为脑部损伤导致无法理解词语，但是却可以大声读出来。

【临床表现】发生于儿童，多见于男性，为先天性病变。患儿显得笨拙，轻度顶叶功能低下，空间、时间及左右定向障碍，举止改变，缺乏听觉与视觉的结合能力，阅读困难的患儿常有辐辏力弱、屈光不正及肌肉不平衡，可有视运动性眼震、深度感差、视觉变形及色觉障碍等。

（1）字母书写系统

1）阅读障碍早期阶段可能表现为背诵字母，说出字母的正确名称、词的分节、读音的分析或分类等障碍。

2）在口语阅读方面显示出不足：朗读时遗漏字、加字、念错字、写错字、替换字，将句中的词或词中的字母念反，朗读速度慢，长时间的停顿或不能正确地分节。

3）阅读理解方面存在缺陷，不能回忆起所读的内容，不能从所读的资料中得出结论或推理，能用一般常识回答所读特殊故事里的问题，而不能利用故事里的信息。

（2）中文系统：音调念错、念相似结构的音、多音字读错、读错两个字组成的词中的一个字、不能区分同音字等。

（3）认知功能障碍：有的阅读障碍儿童在学前可表现出一定的语言缺陷、认知功能障碍，在临摹图画时，他们往往分不清主体与背景的关系，不能分析图形的组合，也不能将图形中各部分综合成整体。左利手者多，神经系统软体征阳性率高。

【诊断】

（1）临床表现

1）标准化个体测验所获得的阅读成绩，明显低于其智力和受教育所决定的预期水平；

2）首次发现于婴幼期或童年期，病程持续，阅读能力的降低影响了其日常生活；

3）排除儿童精神分裂症、儿童孤独症、精神发育迟滞及其他疾病引起的障碍。由于视觉或听觉缺陷或神经系统疾病所致障碍也除外。

（2）实验室检查：一般无特殊发现，染色体基因连锁分析可出现异常。

（3）其他辅助检查：脑 CT、脑电图检查，双耳分听技术，电生理方法，皮质血流分析，透示器半边视野等方法，可发现患儿脑结构侧化异常，脑电图可有非特异性异常改变。

遗传性舞蹈病

【中文名】遗传性舞蹈病、亨廷顿舞蹈症、亨廷顿病

【英文名】Huntington’s disease（HD）, Huntington’s chorea

【定义】遗传性舞蹈病是一种家族性显性遗传型疾病。患者由于基因突变或者第 4 对染色体内 DNA（脱氧核糖核酸）基质 CAG 三核苷酸重复序列过度扩张，造成脑部神经细胞持续退化，机体细胞错误地制造一种名为“亨廷顿蛋白质”的有害物质。这些异常蛋白质积聚成块，损坏部

分脑细胞，特别是那些与肌肉控制有关的细胞，导致患者神经系统逐渐退化，神经冲动弥散，动作失调，出现不可控制的颤搐，并能发展成痴呆，甚至死亡。

【临床表现】

早期：精神易激动、易怒、情感淡漠、焦虑、眼运动异常、抑郁等。

中期：肌肉延长收缩引起的面部、颈部和背部的异常动作；不自主地运动，走路、平衡出现障碍；舞蹈样动作、扭体动作、抽搐、摇摆不稳不连贯的步态。做需要手灵巧度的活动困难，不能控制动作的速度和力量，反应迟钝，全身无力。体重减轻，语言障碍、脾气倔强。

晚期：身体僵直，运动徐缓，迟发持续性运动困难，剧烈的舞蹈样动作，体重严重下降，不能行走，不能说话，吞咽困难，有气梗的危险，生活完全不能自理。

【诊断】遗传性舞蹈病是一种显性遗传的神经系统退行性疾病，临床根据阳性家族史、典型的舞蹈样运动、精神障碍和进行性痴呆以及基因检测阳性结果而加以诊断。

影像学检查：发现对称性尾状核萎缩，可以进一步支持遗传性舞蹈病的诊断。在有症状的遗传性舞蹈病患者中，左旋多巴可以使舞蹈样动作加重。左旋多巴还可以诱发处于亚临床状态的患者出现舞蹈样动作，因此，可用于早期诊断，但该试验存在一定的假阴性反应，阴性结果不能完全排除发病的可能性。PET 检查发现亚临床状态的患者，尾状核部位的葡萄糖代谢减低，可用作超早期诊断。

基因检测：在亚临床患者，如果基因检查发现亨廷顿基因（*TT15*）三核苷酸串联重复序列异常、扩展超过 40，可以进一步确定诊断。

由于遗传性舞蹈病具有完全外显的常染色体显性遗传特点，因此遗传性舞蹈病的基因诊断可以为产前诊断和遗传咨询提供可靠的依据。但是，应注意伦理学问题。因为遗传性舞蹈病致病基因的阳性诊断会给尚无临床症状的致病基因携带者带来心理负担和社会压力，甚至影响到以后的就业、婚姻和生活等。因此，强调任何对遗传性舞蹈病家庭成员进行的基因检测都应在受检者充分知道检查结果的意义和局限性，在完全自愿的条件下进行，并且，在检查前后给予充分的心理咨询和帮助。

早老性痴呆 - 皮质盲综合征

【中文名】早老性痴呆 - 皮质盲综合征、海登汉综合征、Heidenhain 综合征

【英文名】Heidenhain syndrome

【定义】早老性痴呆 - 皮质盲综合征是脑退化所造成的过早痴呆症的一种形式，通常认为它是克雅病的一个变种，早老性痴呆 - 皮质盲综合征的主要特点是眼睛疾患，而克雅病的主要特征是共济失调。皮质盲是大脑枕叶皮质因毒素影响或血管痉挛缺血而引起的一种中枢性视功能障碍，以血管痉挛性损害最为常见。

【临床表现】临床表现为双眼视觉完全丧失，瞳孔光反射正常，眼底正常，可有偏瘫等。本病常见于 2～6 岁小儿。有报道的临床症状主要有以下 13 种：失明、共济失调、构音障碍、手足徐动症、手脚僵硬、痴呆、幻视、颜色感知异常、结构感知异常、视力逐渐减退、视力模糊、视野受限、皮质盲等。

皮质盲为晚期肝硬化的一种特殊表现，具体症状和体征：有肝硬化临床表现；有肝性脑病；双眼视力完全丧失，瞳孔对光反射存在及眼底正常；无后遗症。

【诊断】主要根据临床症状、体征及病史进行诊断。

病史：目前多认为其发病与氨中毒、病毒感染和自身免疫反应有关。

【鉴别诊断】克雅病。

人类新型克雅病

【中文名】人类新型克雅病、人类传染性海绵状脑病

【英文名】new variat Creatzfeldt-Jakob disease（nvCJD）

【定义】克雅病 85% 为散发型；5%～15% 为与遗传有关的家族型（该型可以垂直传播）；1% 为医源型，此型实质为人与人之间的传播，主要是患者用了含有朊毒体的器官（如硬脑膜，日本报道 43 例由硬脑膜移植引起的 CJD，其中 41 例是用了 LYODURA 商标的单条硬脑膜所致）或通过深脑部电极治疗而传播，也有因服用了含有病原的人脑垂体生长激素制备的药物而感染，少数外科及病理医生因直接接触患者脑脊髓而致病。从流行病学接触史有食用牛肉（牛脑、脊髓）经历、病理、临床、分子生物学、转基因动物实验等各个方面得到证实，这种新型克雅病与疯牛病是同一病原株引起的。

【诊断】按 WHO 1998 年 2 月人类传染性海绵状脑病全球监测、诊断及治疗顾问组意见提出的规定如下：

（1）如有下列 6 个症状中的 5 个则可考虑为可疑 nvCJD 的可能性：①早期精神症状；②早期感觉异常或感觉迟钝；③共济失调；④舞蹈症或张力障碍或肌阵挛；⑤痴呆；⑥无动性缄默。

（2）新型 CJD 可疑患者判定标准：①缺乏可能的医源接触史；②病期超过 6 个月；③年龄小于 50 岁；④没有 *PrP* 基因突变；⑤脑电波不显示典型的周期波；⑥常规检查不支持其他诊断；⑦磁共振显示 T2 轴丘脑后结节有异常双侧对称高信号。

专家组认为最后确诊必须对可疑患者进行脑穿刺活检，进行神经病理检查，不可能或不允许时也必须进行死后脑检。

家族性帕金森痴呆综合征

【中文名】家族性帕金森痴呆综合征、原发性震颤麻痹

【英文名】familial Parkinson-dementia syndrome

【定义】帕金森综合征是以某些运动障碍（静止性震颤、肌强直、运动迟缓和姿势反射丧失）为临床特征的一组疾病，绝大多数患者病因不明。

【临床表现】帕金森病起病缓慢，是一种缓慢的、进展性的发展过程。患者最突出的就是如下症状：

（1）运动障碍：①运动不能：进行随意运动的启动困难。②运动减少：自发、自动运动减少，运动幅度减小。③运动徐缓：随意运动执行缓慢。患者运动迟缓，随意动作减少，尤其是开始活动时，动作表现困难、吃力、缓慢。做重复动作时，幅度和速度均逐渐减弱。有的患者书写时，字越写越小，称为“小写症”。有些会出现语言困难，声音变小，音域变窄；吞咽困难，进食饮水时可出现呛咳。有的患者起身时全身不动，持续数秒至数十分钟，叫作“冻结发作”。

（2）震颤：表现为缓慢的节律性震颤，往往是从一侧手指开始，波及整个上肢、下肢、下颌、口唇和头部。典型的震颤表现为静止性震颤，指患者在静止的状况下出现不自主的颤抖，主要累及上肢，两手像搓丸子那样颤动着，有时下肢也有震颤，个别患者可累及下颌、唇、舌和颈部等；每秒钟 4～6 次震颤，幅度不定，精神紧张时会加剧；不少患者还伴有 5～8 次 / 秒的体位性震颤。部分患者没有震颤，尤其是发病年龄在 70 岁以上者。

（3）强直：就是肌肉僵直，致使四肢、颈部、面部的肌肉发硬，肢体活动时有费力、沉重和无力感，可出现面部表情僵硬和眨眼动作减少，造成“面具脸”，身体向前弯曲，走路、转颈、转身动作特别缓慢、困难。行走时上肢协同摆动动作消失，步幅缩短，结合屈曲体态，可使患者

以碎步、前冲动作行走，我们把它称为“慌张步态”。

（4）姿势与步态：面容呆板，形若假面具；头部前倾，躯干向前倾，屈曲，肘关节、膝关节微屈；走路步距小，初行缓慢，越走越快，呈慌张步态，两上肢不做前后摆动。

（5）其他：易激动，偶有阵发性冲动行为，汗液、唾液、皮脂腺液等分泌增多，脑脊液、尿中多巴胺及其代谢产物降低。

随着病情的发展，穿衣、洗脸、刷牙等日常生活活动都出现困难。另外，有的患者还可出现自主神经功能紊乱，如油脂脸、多汗、垂涎、大小便困难和直立性低血压，也可出现忧郁和痴呆的症状。

【诊断】

（1）临床表现：大部分帕金森病患者在60岁后发病，偶有20多岁发病者；起病多较隐匿，呈缓慢发展，逐渐加重；主要表现为震颤（常为首发症状），肌强直，运动迟缓，姿势、步态异常，口、咽、腭肌运动障碍。

（2）辅助检查：采用高效液相色谱可检测到脑脊液和尿中高香草酸含量降低；颅脑CT可有脑沟增宽、脑室扩大。

【鉴别诊断】与脑炎、脑血管病、中毒、外伤等引发的帕金森综合征以及癔病性、紧张性、老年性震颤相鉴别，主要根据典型的症状来做出诊断，有时鉴别困难要借助辅助检查。

阿尔茨海默病

【中文名】阿尔茨海默病、老年性痴呆、Alzheimer 综合征

【英文名】Alzheimer disease（AD）, Alzheimer syndrome

【定义】阿尔茨海默病是一种中枢神经系统变性病，起病隐匿，病程呈渐进性、进行性，是老年期痴呆最常见的一种类型。主要表现为渐进性记忆障碍、认知功能障碍、人格改变及语言障碍等神经精神症状，严重影响社交、职业与生活功能。阿尔茨海默病的病因及发病机制尚未阐明，特征性病理改变为β-淀粉样蛋白沉积形成的细胞外老年斑和tau蛋白过度磷酸化形成的神经细胞内神经原纤维缠结以及神经元丢失伴胶质细胞增生等。

【临床表现】阿尔茨海默病一般在老年前期和老年期起病，起病隐匿，早期不易被发现，病情逐渐进展。核心症状为ABC三部分，即日常生活能力降低（activities of daily living）、精神行为异常（behavior）、认知能力下降（cognition）。

（1）认知功能下降：典型的首发征象为记忆障碍，早期以近记忆力受损为主，远记忆力受损相对较轻，表现为对刚发生的事、刚说过的话不能记忆，忘记熟悉的人名，而对年代久远的事情记忆相对清楚。早期常被忽略，被认为是老年人爱忘事，但逐渐会影响患者日常生活。同时语言功能逐渐受损，出现找词、找名字困难的现象，可出现计算困难、时间地点定向障碍、执行功能下降等。

（2）精神症状和行为障碍（behavioral and psychological symptoms of dementia，BPSD）：抑郁、焦虑不安、幻觉、妄想和失眠等心理症状；踱步、攻击行为、无目的徘徊、坐立不安、行为举止不得体、尖叫等行为症状。多数痴呆患者在疾病发展过程中都会出现，发生率为70%～90%，影响患者与照料者生活质量，容易成为痴呆患者住院的主要原因。

（3）日常生活能力的逐渐下降：表现为完成日常生活和工作越来越困难，吃饭、穿衣、上厕所也需要帮助，简单的财务问题也不能处理，日常生活需要他人照顾，最后完全不能自理。通常患者从轻度至重度进展需要8～10年。

阿尔茨海默病的临床过程大致分为3个阶段。

（1）第一阶段（1～3 年）：为轻度痴呆期。表现为记忆减退，对近事遗忘突出；判断能力下降，患者不能对事件进行分析、思考、判断，难以处理复杂的问题；工作或家务劳动漫不经心，不能独立进行购物、处理经济事务等，社交困难；尽管仍能做些已熟悉的日常工作，但对新的事物却表现出茫然难解；情感淡漠，偶尔激惹，常有多疑；出现时间定向障碍，对所处的场所和人物能做出定向，对所处地理位置定向困难，复杂结构的视空间能力差；言语词汇少，命名困难。

（2）第二阶段（2～10 年）：为中度痴呆期。表现为远近记忆严重受损，简单结构的视空间能力下降，时间、地点定向障碍；在处理问题、辨别事物的相似点和差异点方面有严重损害；不能独立进行室外活动，在穿衣、个人卫生以及保持个人仪表方面需要帮助；不能计算；出现各种神经症状，可见失语、失用和失认；情感由淡漠变为急躁不安，常走动不停，可见尿失禁。

（3）第三阶段（8～12 年）：为重度痴呆期。严重者记忆力丧失，仅存片段的记忆；日常生活不能自理，大小便失禁，呈现缄默、肢体僵直，查体可见锥体束征阳性，有强握、摸索和吸吮等原始反射。最终昏迷，一般死于感染等并发症。

【诊断】阿尔茨海默病的临床诊断是根据患者及家属提供的详细病史、神经科查体和神经心理功能检查而做出的，应进行其他检查（包括血液学、CT 和 MRI 等检查）以排除痴呆的其他病因。临床诊断的准确性可达 85%～90%。最后确诊依赖于病理检查。

常用的诊断标准包括：世界卫生组织的国际疾病分类第 10 版（ICD-10）、美国精神病诊断和统计手册修订第 4 版（DSM-Ⅳ-R）、美国国立神经病语言障碍卒中研究所和阿尔茨海默病及相关疾病协会（NINCDS-ADRDA）等标准及中国精神疾病分类与诊断标准第 3 版（CCMD-3）等。下面主要介绍广泛使用、并在最近进行修订的 NINCDS-ADRDA 标准。

（1）NINCDS-ADRDA 阿尔茨海默病诊断标准：该标准经过多年临床实践，与病理结果有很好的一致性。但该标准强调“认知功能损害程度一定要影响患者日常生活能力和社会活动功能，阿尔茨海默病的诊断才能成立”，给阿尔茨海默病患者的早识别、早诊断带来困难。（NINCDS-ADRDA 阿尔茨海默病诊断标准见表 5-1）。

表 5-1 NINCDS-ADRDA 阿尔茨海默病诊断标准

诊断标准	1）痴呆：临床检查和认知量表测查确定有痴呆 2）两个或两个以上认知功能缺损，且进行性恶化 3）无意识障碍 4）40～90 岁起病，多见于 65 岁以后 5）排除其他引起进行性记忆和认知功能损害的系统性疾病和脑部疾病
支持标准	1）特殊性认知功能如言语（失语症）、运动技能（失用症）、知觉（失认症）的进行性损害 2）日常生活功能损害或行为方式的改变 3）家庭中有类似疾病史，特别是有神经病理学或实验室证据者 4）实验室检查腰穿压力正常 脑电图正常或无特异性的改变如慢波增加 CT 或 MRI 证实有脑萎缩，且随诊检查有进行性加重
排除标准	1）突然起病或卒中样发作 2）早期有局灶性神经系统体征，如偏瘫、感觉丧失、视野缺损、共济失调 3）起病或疾病早期有癫痫发作或步态异常

（2）2007 年修订的 NINCDS-ADRDA，供临床研究使用，首次纳入了客观标志物如 MRI、脑脊液、PET 等检查结果，此诊断标准提高了阿尔茨海默病诊断的特异性和敏感性，对早期诊断帮助较大。2007 年修订的 NINCDS-ADRDA“临床很可能阿尔茨海默病”的标准见表 5-2。

表 5-2 2007 年修订的 NINCDS-ADRDA“临床很可能阿尔茨海默病”的标准

<table>
<tr><th colspan="3">“临床很可能阿尔茨海默病”的诊断标准：符合核心标准，并满足一项以上支持表现</th></tr>
<tr><td>核心标准</td><td colspan="2">早期、显著的情景记忆障碍</td></tr>
<tr><td rowspan="4">支持表现</td><td colspan="2">内颞叶萎缩：MRI 显示海马、内嗅皮质、杏仁核体积缩小（与同年龄人群比较）</td></tr>
<tr><td colspan="2">脑脊液生物标记异常：Aβ42 降低、总 tau 或磷酸化 tau 蛋白增高，或三者同时存在</td></tr>
<tr><td colspan="2">PET 特殊表现：双侧颞叶糖代谢减低，显像剂 18F-FDDNP* 显示阿尔茨海默病病理的改变等</td></tr>
<tr><td colspan="2">直系亲属中有已证实的常染色体显性遗传导致的阿尔茨海默病</td></tr>
<tr><td rowspan="3">排除标准</td><td>病史</td><td>突然起病；早期出现下列症状：步态不稳、癫痫、行为异常</td></tr>
<tr><td>临床特点</td><td>局灶性神经系统症状、体征：偏瘫、感觉缺失、视野损害；早期锥体外系体征</td></tr>
<tr><td>其他疾病状态严重到足以解释记忆和相关症状</td><td>非阿尔茨海默病痴呆；严重的抑郁；脑血管病；中毒或代谢异常（要求特殊检查证实）；MRI 的 FLAIR 或 T_2 加权相内颞叶信号异常与感染或血管损害一致</td></tr>
</table>

注：*FDDNP：非甾体类抗炎药物甲氧萘普酸的类似物，在体外证实其与老年斑有很强的亲和力。

（3）2011 年美国国家衰老研究所（National Institute on Aging，NIA）和阿尔茨海默病学会（the alzheimer's association AA）发布了阿尔茨海默病最新诊断标准，简称为 NIA-AA 诊断标准。新标准保留了“NINCDS-ADRDA 标准”“临床很可能阿尔茨海默病”的大体框架，吸收了过去的临床应用经验，其最大亮点是将阿尔茨海默病视为一个包括轻度认知损害（mild cognitive impairment，MCI）在内的连续的疾病过程，并将生物标志纳入到阿尔茨海默病痴呆的诊断标准中。本诊断旨在早期识别、诊断和干预，推荐了阿尔茨海默病型痴呆 - 阿尔茨海默病型 MCI- 临床前期阿尔茨海默病的研究转向。

【鉴别诊断】

与以下疾病相鉴别：

（1）谵妄：起病较急，常由系统性疾病引起；表现为注意力不集中，意识水平波动，定向力障碍常见，可有幻觉；病程波动，夜间加重；可能存在可逆的病因，应予以纠正。

（2）抑郁：典型症状为抑郁情绪和对日常活动的兴趣丧失；抑郁可迅速出现，记忆力下降不是主要或常见症状；认知量表、抑郁量表的检测可能有助于鉴别。MRI 扫描无改变或者较少改变。

（3）其他病因所致痴呆

1）血管性痴呆：常发病急，症状有波动性，既往可有高血压、动脉硬化、脑卒中史，出现记忆下降、情感不稳以及与卒中部位一致的局灶性神经功能缺损，CT 和 MRI 检查可以发现局部病灶。Hachinski 缺血指数量表评分＞7 分。

2）额颞叶痴呆：较少见，起病隐匿，比阿尔茨海默病进展快。表现为情感失控、冲动行为或退缩，不适当的待人接物和礼仪举止，不停地把能拿到的可吃或不可吃的东西放入口中试探，食欲亢进，模仿行为等，记忆力减退较轻。CT 或脑部 MRI 显示额叶结构萎缩，PET 或 SPECT 扫描显示额、颞叶大脑活性降低。Pick 病是额颞叶痴呆的一种类型，病理可见新皮质或海马神经元胞质内出现银染包涵体 Pick 小体。

3）路易体痴呆：表现为帕金森病症状、视幻觉、波动性认知功能障碍，伴注意力、警觉异常，运动症状通常出现于精神障碍后 1 年以上，患者易跌倒，对精神病药物敏感。

4）帕金森病痴呆：帕金森病患者的痴呆发病率可高达 30%，常见于帕金森病后期，表现为近事记忆稍好，执行功能差，但不具有特异性，神经影像学无鉴别价值。

5）正常颅压脑积水：多发生于脑部疾病如蛛网膜下隙出血、头颅外伤和脑感染后；或为特发性，出现痴呆、步态障碍和排尿障碍等典型三联症。痴呆表现以皮质下型为主，轻度认知功能减退、自发性活动减少、后期情感反应迟钝、记忆障碍、虚构和定向力障碍等，可出现焦虑、攻击行为和妄想；早期尿失禁、尿频，后期排尿不完全，尿后滴尿现象。CT 可见脑室扩大，脑脊液压力正常。

6）阿尔茨海默病尚需与酒精性痴呆、颅内肿瘤、慢性药物中毒、肝衰竭、恶性贫血、甲状腺功能减低或亢进、遗传性舞蹈病、肌萎缩侧索硬化症、神经梅毒、朊蛋白病、艾滋病等引起的痴呆综合征鉴别。

早发性家族性小脑变性综合征

【中文名】早发性家族性小脑变性综合征、杰维斯综合征、Jervis 综合征

【英文名】Jervis syndrome, cerebelloparenchymal disorder

【定义】早发性家族性小脑变性综合征是一种以智力缺陷、语言和运动功能发展迟缓为特征的罕见疾病，该病是由小脑退变引起的非进行性疾病。

【临床表现】病因不明，带有家族倾向，也有散发病例，两性无差别。出生后即有不易被发现的非进行性小脑症状和体征：小脑性共济失调、眼震、肌张力减低等，有智能发育不全。患儿常于 1 年内死亡，轻型者行走和语言能力逐渐好转。

【诊断】

病理改变：可见小脑各部分均皱缩，最先侵犯皮质颗粒细胞，其后 Puekinje 细胞受累，其轴突呈鱼雷状，其树突呈“仙人掌样”，可出现数个“篮细胞”。

根据临床表现、脑 CT 及 MRI 检查可确诊。

小脑发育不全综合征

【中文名】小脑发育不全综合征、小脑发育不良或缺如综合征、小脑认知情感综合征、Combettes 综合征

【英文名】Combettes syndrome, the cerebellar cognitive affective syndrome（CCAS）, cerebellar agenesis

【定义】小脑发育不全表现为对称或不对称的小脑皮质结构异常、小脑半球部分或全部缺如，也可与颅后窝其他畸形如 Dandy-Walker 畸形同时并存。轻者无特殊症状，重者则随畸形发生部位而有相应的小脑症状。无特殊疗法。小脑发育不良按其发育不良部位可分为旧小脑发育不良、桥新小脑发育不良、小脑脑回畸形。

【临床表现】Schmahmann 于 1998 年提出小脑发育不全综合征的特点：执行功能障碍，包括缺乏规划、设计以及抽象推理、工作记忆及言语流畅性下降；空间认知障碍，包括视觉空间混乱和视觉空间记忆障碍；人格改变，包括情感淡漠、有时亢奋或发生不恰当行为；言语困难，包括言语声律障碍、语法障碍和轻度命名不能。

症状差异较大，男女发病机会相等。小脑症状通常当患儿伸手取物时出现共济失调而被发现，呈意向性震颤；常有头部颤动，坐、站、行走均迟缓，步态蹒跚；语言发育迟缓，呈间断或爆发状；躯干与下肢有明显的共济失调、肌无力、肌张力减退；常有眼震，感觉正常，多数患者智力不全、生长发育迟缓或有癫痫发作；部分病例症状可局限于一侧，并可伴舞蹈症等表现。

【诊断】根据临床表现及脑 CT、MRI 检查可确诊。

小脑扁桃体下疝畸形

【中文名】小脑扁桃体下疝畸形、阿诺德 - 奇阿畸形、Arnold-Chiari 二氏畸形、基底压迹综合征、Arnold-Chiari 综合征、Arnold–Chiari 畸形、先天性小脑扁桃体核延髓下疝综合征

【英文名】Arnold-Chiari syndrome, cerebellomedullary malformation

【定义】小脑扁桃体下疝畸形为常见的先天性发育异常，是由于胚胎发育异常使小脑扁桃体下部下降至枕骨大孔以下、颈椎管内，严重者至部分延髓下段、第四脑室下部下蚓部也下疝入椎管内，常合并有脊髓空洞，也可引起脑脊液循环受阻造成脑积水。小脑扁桃体下疝畸形常伴其他颅颈区畸形，如脊髓脊膜膨出、颈椎裂和小脑发育不全等，可表现为头痛、头面部及上肢力弱、肩臂部痛温觉减退、吞咽困难、眩晕、恶心、共济失调、瘫痪等症状。

【临床表现】小脑扁桃体下疝畸形首先由奥地利病理学家 Hans Chiari 在 19 世纪末提出，后由其他学者补充，共分为 4 型，多数为Ⅰ型或Ⅱ型。

Ⅰ型是临床表现最轻的一型，又称原发性小脑异位，表现为小脑扁桃体下疝至枕骨大孔水平以下，进入椎管内，延髓轻度向前下移位，第四脑室位置正常，常伴颈段脊髓空洞症、颅颈部骨畸形。

Ⅱ型不仅有小脑扁桃体（伴或不伴蚓部）疝入椎管内，脑桥、延髓、第四脑室下移，正常的延颈交界处呈“扭结样屈曲变形”，某些结构如颅骨、硬膜中脑、小脑等发育不全，90% 有脑积水，常合并脊髓空洞症、神经元移行异常、脊髓脊膜膨出等。

Ⅲ型为最严重的一型，罕见。表现为延髓、小脑蚓部、第四脑室及部分小脑半球疝入椎管上段，合并枕骨发育异常、枕部脑膜脑膨出、脊髓空洞及栓系，并有明显头颈部畸形、小脑畸形等。

Ⅳ型，伴有明显的小脑、脑干发育不全，但不疝入椎管内，常在新生儿时期死亡。

小脑扁桃体下疝畸形起病缓慢，女性多于男性；年龄 13～68 岁，平均 38 岁。Ⅰ型多见于儿童及成人，Ⅱ型多见于婴儿，Ⅲ型多见于新生儿期，Ⅳ型常于婴儿期发病。

畸形最常见的症状为疼痛，一般为枕部、颈部和臂部疼痛，呈烧灼样放射性疼痛，少数为局部性疼痛，通常呈持续性疼痛，颈部活动时疼痛加重。

其他症状有眩晕、耳鸣、复视、走路不稳及肌无力。Ⅰ型临床可无症状，或有轻度后组脑神经及脊神经症状。Ⅱ型临床上常有下肢运动、感觉障碍和小脑症状。Ⅲ型多见于婴儿和新生儿，临床上常有下肢运动、感觉障碍、脑积水、脑干和脊髓受压症状、小脑症状。

常见的体征有下肢反射亢进、上肢肌肉萎缩；多数患者有感觉障碍，上肢常有痛温觉减退，而下肢则为本体感觉减退；眼球震颤常见，出现率为 43%；常见软腭无力伴呛咳；视盘水肿罕见，而有视盘水肿者多伴有小脑或脑桥肿瘤。

【诊断】根据发病年龄、临床表现以及辅助检查，小脑扁桃体下疝畸形诊断一般不难，头颈部 MRI 检查，尤其矢状位像可清晰显示小脑扁桃体下疝程度以及继发脑积水、脊髓空洞症等，是诊断的重要依据。

（1）颅底平片：颅骨及颅底平面可显示其合并的骨质畸形，如基底凹陷症、寰枕融合、脊柱裂、Klippel-Feil 综合征。

（2）CT 检查：主要通过椎管和脑池造影并结合冠状扫描和矢状重建技术来显示各种病理改变。

1）Ⅰ型：CT 表现为①小脑扁桃体向下移位，程度不等地疝入椎管内，轴位像，椎管上端脊髓背外侧有两个卵圆形软组织块影，向上与小脑相延续，脑池造影与冠状位显示更清楚。但应注意，小脑扁桃体低于枕骨大孔 3mm 以内仍属正常范围，介于 3～5mm 为界限性异常，5mm 以上则为病理状态。②延髓与第四脑室位置正常，但第四脑室可延长。③可伴脑积水（0%～40%）。

④常合并脊髓空洞症等，1/3～1/2 患者有颅骨脊椎融合畸形。

2）Ⅱ型：CT 表现除有Ⅰ型的表现外尚有颅骨、硬膜、脑质、脑室等的改变。出生时可见颅盖骨缺裂，出生后 2～4 周或数月内渐消失。小脑在狭小的颅后窝内生长，以至压迫、侵蚀斜坡与颞骨岩部，轻者岩部后缘变平或凹陷，内耳道变短，严重者两岩部与斜坡形成一前凸的扇形改变，枕骨大孔增大。大脑镰发育不良或穿孔，以前中 2/3 最易受累。轴位及冠状位增强扫描见不到完整线状强化的大脑镰或线状强化中断。小脑幕附着于枕骨大孔附近，使颅后窝更为狭小。小脑幕孔扩大失去正常的 V 形而形成 U 形。

【鉴别诊断】与颅内占位性病变致小脑扁桃体枕骨大孔疝鉴别：小脑扁桃体下疝畸形扁桃体多呈舌状，并常合并其他畸形；而颅内占位性病变致小脑扁桃体枕骨大孔疝扁桃体多呈锥形，并可同时合并有颅内占位性病变的征象。

先天性脑积水伴软骨发育障碍综合征

【中文名】先天性脑积水伴软骨发育障碍综合征、先天性胎儿颅骨冠状和人字形缝骨性结合 - 脑积水综合征、Holt-Mueller-Wiedemann 综合征、Kleeblatt-Schadel 综合征

【英文名】Holt-Mueller-Wiedemann syndrome, Kleeblatt-Schadel syndrome

【定义】先天性脑积水伴软骨发育障碍综合征又称先天性胎儿颅骨冠状和人字形缝骨性结合 - 脑积水综合征、苜蓿叶形头颅（cloverleaf skull）、先天性脑积水伴宫内冠状和人字缝骨性融合（congenital hydrocephalus associated with intrauterine synostosis of coronal and lambdoid sutures）、三叶草形头颅（trefoil skull）、极重型脑积水综合征、Kleeblatt Schadel 综合征，于 1960 年由 Holt 和 Wiedemann 命名为 Kleeblatt-Schadel 综合征。

【临床表现】出生时即可发现患儿的躯干与四肢不成比例，头颅大而四肢短小，躯干长度正常。胎儿颅骨冠状和人字形缝骨性结合，脑积水；肢体近端受累甚于远端，如股骨较胫、腓骨，肱骨较尺骨、桡骨更为短缩，这一特征随年龄增长更加明显，逐渐形成侏儒畸形。面部特征为鼻梁塌陷、下颌突出及前额宽大。

中指与环指不能并拢，称三叉戟手；可有肘关节屈曲挛缩及桡骨头脱位，下肢短而弯曲呈弓形，肌肉尤显臃肿；脊柱长度正常，但在婴儿期即可有胸椎后凸畸形；婴儿期枕骨大孔狭窄在患儿中也比较常见，主要症状为腰腿痛及间歇性跛行；智力一般不受影响。

【诊断】根据患者的典型身材、面貌，肢体缩小，以及手指呈三叉戟状，不难做出诊断。

影像学检查主要表现：①颅盖大，前额突出，顶骨及枕骨亦较隆突，但颅底短小，枕骨大孔变小而呈漏斗型，其直径可能只有正常人的 1/2；如伴发脑积水侧脑室扩张。②长骨变短，骨干厚，髓腔变小，骨骺可呈碎裂或不齐整。在膝关节部位，常见骨端呈 V 形分开，而骨骺的骨化中心正好嵌入这 V 形切迹之中。由于骨化中心靠近骨干，使关节间隙有增宽的感觉。下肢弓形，腓骨长于胫骨，上肢尺骨长于桡骨。③椎体厚度减少，但脊柱全长的减少要比四肢长度的减少相对少很多。自第 1 腰椎至第 5 腰椎，椎弓间距离逐渐变小。脊髓造影可见椎管狭小，有多处椎间盘后突。④骨盆狭窄，髂骨扁而圆，各个径均小，髋臼向后移，接近坐骨切迹，有髋内翻，髋臼与股骨头大小不对称。肋骨短，胸骨宽而厚。肩胛角不锐利，肩胛盂浅而小。

产前超声检查监测股骨发育有一定意义。

先天性痉挛性肢体僵硬

【中文名】先天性痉挛性肢体僵硬、李特尔病、痉挛性脑瘫、痉挛性双侧瘫痪、痉挛性大脑性两侧瘫、痉挛性双瘫、Little 病

【英文名】Little's Disease, spastic diplegia, spastic cerebral palsy

【定义】先天性痉挛性肢体僵硬是脑性瘫痪的一种形式，指在各种原因作用下的大脑发育不全而致的非进行性损伤所引起的运动和姿势紊乱。有些发生于锥体交叉以下的上颈椎病变，不符合此病的定义，但仍可按脑瘫来治疗。

【临床表现】脑部病损的位置决定脑瘫的临床类型，如大脑皮质损伤一般可引起痉挛或缺乏随意起始运动；多数损害并不限于脑部支配的某一块肌肉的区域，受累范围比较广，大脑所支配的整个身体部分都会受累，这就是为何整个肢体都有不同程度受累，而不像脊髓灰质炎只有一块肌肉受累。若有一块肌肉明显受累，要考虑到这一区域内其他肌肉也会有程度不同的痉挛。

（1）按临床表现分型

1）痉挛型脑瘫：最常见，约占55%。脑部的Brodman Ⅳ区与Ⅵ区是锥体束起始的部位，此两区的病损通称为锥体束疾病，通常引起痉挛。痉挛状态是当肌肉受到被动牵伸时，肌肉内张力增加的一种状态。这是由于正常的肌肉牵张反射加强，使肌肉突然被动活动时感到阻力，随后到某一程度时肌肉松弛。当牵伸肌肉时，痉挛状态的增加将引起肌肉的过度收缩。痉挛肌肉的腱反射亢进，可出现肌阵挛，这提示对牵伸的反应增加。

2）手足徐动型：约占25%，是运动障碍性脑瘫的最常见形式。其引起运动障碍的病损是在大脑基底或中脑，常累及整个身体，极少看到一个肢体的运动紊乱。患者经常伴有面肌和控制语言的肌肉病变，表现为持续痛苦的面部表情、流口水、说话困难，导致人们误认为这些人反应迟钝，而事实上很多患者具有正常智力。

3）僵硬型：占3%～5%，是脑部广泛损伤的一种表现。脑瘫僵硬型的临床表现为肌肉弹性丧失，企图牵伸肌肉时，检查者从关节被动活动开始到结束均发觉患者肌肉僵硬，被动活动关节可加重牵张反射；患者的肌肉强直可以间断或持续存在；由于脑部组织弥散性损害，精神障碍的发生率相当高。

4）共济失调型：约占5%，是小脑损伤的一种临床表现。小脑病变所致损害多数为先天性，偶尔亦可因分娩时出血所致，因运动觉、空间定位觉损害，不能辨别传入冲动而致共济失调。共济失调主要是位置觉、姿势和平衡觉丧失，患儿可有习惯用手侧不完全固定。典型的共济失调患者较其他类型的脑瘫患者预后好，随着时间延长，其症状有自发改善趋势。

5）混合型：约占10%，源于大脑几个区域的损害同时存在，但不是弥散性损害。患者表现为几种类型症状混合，如痉挛型和共济失调型相混合等。

（2）按发病部位分型

1）单瘫：仅是上肢或者下肢一个肢体受到影响，是少见的类型，在做出诊断前，检查者必须仔细评定其他肢体的情况。

2）偏瘫：同侧肢体受累。这些患者的瘫痪通常是痉挛性的，上肢通常比下肢严重。

3）截瘫：常伴有早产。截瘫多为痉挛型，表现为剪刀步态（或称交叉步态）。

4）三肢瘫：4个肢体中3个受累。最常见的为痉挛性瘫痪，是较为少见的运动障碍。在确定3个肢体瘫痪之前，需仔细地评估不受累的一个肢体。

5）四肢瘫：脑部损害侵及四肢，肢体可呈现痉挛状态、运动障碍或混合型。

（3）按肌张力高低分型：脑瘫可根据其肌肉张力和损害严重程度分类。肌肉张力可呈现高张力、低张力或正常张力。肌张力可以是变化的，可随着时间而改变。有手足徐动症的脑瘫儿童诞生时为低张力，但随着年龄增长，逐渐变为高张力。共济失调儿童诞生时为低张力，并保持不变。损害的严重性可以是轻度、中度或重度，轻度受影响患者能够起床行走，并能独立进行日常活动，约 25% 不需任何手术治疗，保守治疗如精细动作的训练、职业训练、特殊教育和说话训练等是必要的；中度损害占 50%，起床行走和日常生活均需要给予帮助；严重损害患者是完全没有生活能力的，通常卧床不起或依赖轮椅，由于不可能改善患者的活动能力，所以治疗的目的是改善其活动功能，而不是起床行走。

【诊断】根据产妇怀孕前几个月是否患风疹或其他病毒感染疾病，是否早产难产，胎儿出生后是否患脑炎、脑膜炎、创伤缺氧，结合临床表现可诊断。

结合临床症状进行诊断：

（1）运动功能障碍：运动自我控制能力差，严重者双手不会抓东西，双脚不会行走，有的甚至不会翻身、坐起，不会站立，不会正常地咀嚼和吞咽。

（2）姿势障碍：各种姿势异常，姿势的稳定性差。如 3 个月仍不能头部竖直，习惯于偏向一侧，左右前后摇晃等；洗手时不易将拳头掰开等。

（3）智力障碍：智力正常的孩子约占 1/4，智力轻度、中度不足的约占 1/2，重度智力不足的约占 1/4。

（4）语言障碍：语言表达困难，发音不清或口吃等症状。

（5）视听觉障碍：以内斜视及对声音的节奏辨别困难最为多见。

（6）牙齿发育障碍：牙齿质地疏松、易折。

（7）口面功能障碍：脸部肌肉和舌部肌肉有时痉挛或不协调收缩，咀嚼和吞咽困难，口腔闭合困难以及流口水等。

【鉴别诊断】注意与先天性手足徐动症相鉴别。

家族性先天性双侧手足徐动症

【中文名】家族性先天性双侧手足徐动症、先天性双侧手足徐动症、Vogt 综合征

【英文名】double congenital athetosis, Anton-Vogt syndrome

【定义】手足徐动症又称指划运动，或易变性痉挛，特点为肢体远端游走性肌张力增高与减低，出现缓慢的如蚯蚓爬行的扭转样蠕动。与肌张力障碍类似，并非一个独立的疾病单元，是手指、足趾、舌或身体其他部位相对缓慢的、无目的、连续不自主运动的临床综合征。

【临床表现】家族性先天性双侧手足徐动症患者通常在出生后即出现不自主运动，但亦可于生后数月症状才变得明显；发育迟缓，开始起坐、行走或说话的时间均延迟；不自主运动开始较早，但起初皆不明显，直至患儿能做随意运动时才能显著被发觉。

特有的手足徐动性运动，手足不断做出缓慢的、弯弯曲曲的或蚯蚓爬行样的奇形怪状的强制运动，四肢的远端较近端显著。下肢受累时，拇趾常自发地背屈，造成假性的巴宾斯基征。有时面部亦可受累，患者常弄眉挤眼，扮成各种鬼脸。咽喉肌和舌肌受累时，则言语不清、构音困难，舌头时而伸出时而缩回，吞咽亦发生障碍，可伴有扭转痉挛或痉挛性斜颈。这种不自主运动在情绪紧张、精神受刺激时、做随意运动中加重，完全安静时减轻，入睡时停止。

肌张力时高时低，变动无常，肌痉挛时肌张力增高，肌松弛时正常，故本病又称易变性痉挛。约有半数患者因锥体束受累可出现双侧轻瘫或痉挛，特别是下肢；半数以上有智力缺陷；全身感觉正常。

一般为慢性疾病，病程可长达几年或几十年之久，少数患者病情可长期停顿而不进展，手足徐动性运动严重，且伴有咽喉肌受累者，早期可死于并发症。

【诊断】手足徐动症有手足特殊姿势的不自主运动，故诊断并不困难。

（1）血、尿、粪常规及电解质检查，依病因不同可有不同结果。

（2）脑脊液检查，有鉴别诊断意义。

（3）脑瘫患儿 MRI 检查，T_2WI 多可见双侧下丘脑、壳核对称性高信号，部分可见侧脑室周围高信号。

（4）家族性发作性肌张力障碍性舞蹈手足徐动症的脑电图及头部 MRI 检查多无异常；发作性运动源性舞蹈手足徐动症脑电图及头部 MRI 检查也多无异常，但单光子发射计算机断层成像术（single-photon emission computed tomography，SPECT）检查显示发作时对侧基底核区脑血流量降低。

（5）其他脑部疾病导致的症状性手足徐动症，CT、MRI 检查可有相关表现。

（6）基因检测有原发病因鉴别诊断的意义。

【鉴别诊断】

（1）与假性手足徐动症区别：假性手足徐动症因肢体丧失位置觉造成伴有额叶、后柱和侧柱合并的损害或周围神经损害。

（2）极缓慢的手足徐动导致姿势异常与扭转痉挛相似，后者主要侵犯肢体近端、颈肌和躯干肌，典型表现以躯干为轴扭转。

（3）应注意与舞蹈 - 手足徐动症等鉴别：舞蹈 - 手足徐动症患者肢体、躯干及面部出现范围广泛的不自主运动，呈粗大、多变和迅速跳动样。舞蹈病的舞蹈样动作出现于肢体、躯干及头面部，范围广泛，且比不自主动作更迅速，呈跳动样，而本症的不自主动作主要局限于手足。但本症有时与舞蹈病并存称为舞蹈 - 手足徐动症（chorea-athetosis）。

良性先天性肌弛缓综合征

【中文名】先天性肌弛缓综合征、良性先天性肌弛缓综合征、先天性肌张力不全症、Oppenheim 综合征、良性先天性肌病综合征

【英文名】benign congenital amyotonia syndrome, Oppenheim’s syndrome, benign congenital atonic pseudoparalysis, benign myatonia congenita, Oppenheim’s disease, benign congenital myodystony

【定义】本病属先天性肌弛缓症中的一种较为良性的类型，以婴儿期即有明显的肌肉张力减弱、肌无力为特征，包括一组原因不同的先天性神经肌肉疾病。早在 1900 年，奥本海姆报道了一种先天性疾病，患者出生时大多数肌肉的张力低下、腱反射消失，但无电流变性反应，当时认为是一个独立的病种。

【临床表现】大多数自婴儿期即发现全身肌肉松弛、无力，近端肌肉受累重于远端，下肢重于上肢。不能抬头是最早引起家长和医生重视的表现，其运动发育较迟缓，有些大运动发育缓慢，有些肌群仍可有较强的动作，腱反射正常或欠活跃。延迟到 2～5 岁才开始站立走路，半数在 8～9 岁时才能正常活动，智力与正常儿童相仿。正常肌肉活检、肌电图及脑影像均正常，预后良好，无须特殊治疗。

患儿的智力大多正常，肌无力大多呈非进行性，多数随年龄增长，肌弛缓表现渐渐改善，无明显肌萎缩感觉。

【诊断】根据出生后大多数婴儿即有肌张力减弱、肌无力表现，无明显肌萎缩，腱反射消失或减低，病情无进展，且多能随年龄增长逐渐改善等特征做出诊断。

（1）血清酶谱检查：磷酸肌酸激酶、醛缩酶、乳酸脱氢酶、谷草转氨酶等均无异常。

（2）常规检查：血、尿、粪常规检查多正常。

（3）肌电图检查：肌电图正常或呈轻度肌病改变，脑影像检查均正常。

先天性肌强直

【中文名】先天性肌强直、Thomsen 病、强直性肌营养不良综合征、Thomsen 综合征

【英文名】congenital myotonia, Thomsen syndrome

【定义】肌强直是随意活动导致的肌肉持续性收缩，特别是放松延迟，可以通过机械性叩击肌肉以及直接或间接电刺激而诱发，肌电图特点是高频不随意性放电。显性和隐性遗传性先天性肌强直的发病，均和骨骼肌的氯离子通道基因 *CLCN1*（chloride channel 1）突变有关。

【临床表现】显性遗传性先天性肌强直称 Thomsen 型，多数患者在婴儿期发病，10% 的患者发病年龄在 10～20 岁，男女均可被累及，男性患者临床表现较重。多数患儿存在运动发育迟缓症状，出现广泛性肌强直，下肢受累最明显，由于肌肉收缩明显延长，精细运动和行走受到干扰，运动显得缓慢和没有限制，特别是运动开始阶段，突然的屈曲运动不能迅速完成，手和足不能充分背伸，坐位不能马上站立，对外来刺激反应慢，有时惊吓声音可以导致患者突然出现肌强直而摔倒，平卧在地，处于几秒到几分钟时间的肌强直状态。咀嚼肌被累及后出现用力咀嚼时口不能迅速张开。一般重复运动后肌强直反应减轻，休息几分钟后又出现。可以出现肌肉肥大，类似健美运动员，个别患者出现胸锁乳突肌、前臂和手部肌肉的萎缩。肌力一般正常或比正常大，在一些不要求速度的体育运动，可以获得比较好的成绩。肌强直的严重程度在患者一生中保持稳定，在寒冷、饥饿、疲劳和紧张状态下可短期内加重。腱反射正常。无感觉障碍。同一个家系中不同患者肌强直的程度存在很大差异，不是所有的患者均呈现全身性肌强直反应，也不是所有患者均出现肌肉肥大。

隐性遗传性先天性肌强直称 Becker 型，临床症状和 Thomsen 型相似，但更常见，男性比女性多见，发病年龄在 4～12 岁。临床症状从下肢开始，几年后累及上肢和咀嚼肌，最后累及所有骨骼肌，肌强直反应也随病情的发展而加强，一般在 20～30 岁后不加重。和 Thomsen 型相比，隐性遗传性先天性肌强直临床症状严重，常有运动功能障碍。下肢肌肉常变得非常强大，少数患者出现肌萎缩，有时患者出现一过性的上肢和手肌无力，在用力抓重物时突然松手。

【诊断】患者出现肌强直而肌力和血清磷酸肌酸激酶（creatin phosphate kinase，CPK）正常，诊断该病不困难，特别是患者的亲属也出现类似的临床症状，结合电生理检查结果基本可以明确诊断。

（1）血、尿、粪常规检查正常。

（2）血清肌酶检查正常。

（3）血清电解质检查正常。

（4）肌活检：肌纤维肥大，含较多正常结构的肌原纤维；受累肌易发生中央成核作用。

（5）肌电图：呈典型的肌强直电位，停电后徐徐缓解，出现肌强直放电。

（6）基因检测：骨骼肌的氯离子通道基因 *CLCN1* 突变检测。

【鉴别诊断】应注意与强直性肌营养不良相鉴别，强直性肌营养不良以四肢远端肌肉受累为主，肌强直比较轻，并伴随其他非肌肉系统损害的表现，最终需依靠基因诊断进行鉴别。

强直性肌营养不良

【中文名】强直性肌营养不良

【英文名】myotoruc dystrophy（MD）

【定义】强直性肌营养不良是一种多系统受累的常染色体显性遗传病，外显率高，发病率为

1/8000～1/7000，由 Delege（1890 年）首先描述。肌强直表现为受累的骨骼肌收缩后松弛显著延迟，导致明显的肌肉僵硬，肌电图出现特征性连续高频电位放电现象。

【临床表现】本病可发生于任何年龄，但多见于青春期后，男性多于女性。主要症状为肌无力、肌萎缩和肌强直。萎缩和无力表现为四肢不灵活，前臂及手部肌肉萎缩，下肢有足下垂及跨阈步态；萎缩还可发展至面肌、咬肌、颞肌和胸锁乳突肌，故患者面容瘦长，颧骨隆起，呈斧状脸，颈消瘦而稍前屈；部分患者可有讲话及吞咽困难；肌强直分布不如先天性肌强直那样广泛。多限于上肢肌肉和舌肌；肌萎缩与肌强直之间并无明显的关系；大部分患者有白内障、多汗、秃发、基础代谢率下降、肺活量减少、消瘦、月经不调、阳痿、性欲下降和不孕等；可有胃肠道平滑肌功能障碍；部分患者智力衰退甚至痴呆。

临床分型：

（1）强直性肌营养不良症 1 型（myotoruc dystrophy 1，MD1）：通常在 30～40 岁时显现症状，尽管儿童早期也可出现；男性多于女性，且症状较重。主要症状是肌无力、肌萎缩和肌强直，前两种症状更突出。肌无力见于全身骨骼肌，前臂肌和手肌无力伴肌萎缩和肌强直，有足下垂及跨阈步态，行走困难，易跌跤；部分患者构音障碍和吞咽困难。肌萎缩常累及面肌、咬肌、颞肌和胸锁乳突肌，患者面容瘦长，颧骨隆起，呈斧状脸，颈部瘦长稍前屈。肌强直常在肌萎缩前数年或同时发生，分布不如先天性肌强直广泛，仅限于上肢肌、面肌和舌肌。检查可证明肌强直存在，如患者持续握拳后不能立即将手松开，需重复数次后才能放松；用力闭眼后不能立即睁眼；咀嚼时不能张口等。用诊锤叩击肌肉呈持续收缩，局部有肌球形成，多见于前臂和手部伸肌，持续数秒后恢复原状，此体征对诊断本病有重要价值。

（2）强直性肌营养不良症 2 型（MD2）：偶有患者临床表现与强直性肌营养不良症类似，但无肌强直性蛋白激酶基因重复性扩增。临床特征与 MD1 相似，表现显著的肢体远端肌、面肌、胸锁乳突肌的肌无力和肌萎缩，伴肌强直，也可有白内障、额秃、睾丸萎缩、糖尿病、心脏异常和智力异常等。

（3）近端肌强直性肌病：表现为肌强直、近端为主肌无力和白内障，病程不如 MD1 严重，也曾报道肌肉严重受累并有听力丧失的变异型。许多患者伴白内障、视网膜变性、眼球内陷、眼睑下垂、多汗、消瘦、心脏传导阻滞、心律失常和基础代谢率下降等，约半数伴智能低下，男性常见睾丸萎缩，但生育力很少下降，因此本病能在家族中传播。玻璃体红晕为早期特征性表现。本病进展缓慢，部分患者因肌萎缩及心、肺等并发症在 40 岁左右丧失工作能力，常因继发感染和心力衰竭死亡；轻症者病情可长期稳定。

【诊断】根据中青年起病的特征性肌无力、肌萎缩和肌强直症状，主要累及四肢远端肌、头面部肌和胸锁乳突肌；体检可见肌强直，叩击出现肌球；典型肌强直放电肌电图，以及 DNA 分析出现异常重复扩增等诊断。

【鉴别诊断】临床需要与其他类型肌强直鉴别。

（1）先天性肌强直（congenital myotonia）：通常自出生就存在全身性肌强直，不伴肌无力和肌萎缩，但至儿童早期症状才进展，成年期趋于稳定。肌强直表现与强直性肌肉营养不良相似，寒冷和静止不动时肌肉僵硬可加重，活动可缓解；肌肉假肥大是很突出的征象，全身肌肉肥大似运动员，叩击肌肉出现局部凹陷或呈肌球症；有时可出现精神症状，如易激动、情绪低落、孤僻、抑郁及强迫观念等；肌电图呈典型肌强直电位。一种晚发的常染色体隐性遗传型疾病（Becker 病），伴远端轻度肌无力和肌萎缩，也定位于 7q35 染色体。

（2）先天性副肌强直：幼年起病，肌强直较轻，无肌萎缩，肌肥大不明显。

假肥大型肌营养不良

【中文名】假肥大型肌营养不良、Duchenne 肌营养不良、BECKER 肌营养不良

【英文名】Duchenne myotoruc dystrophy（DMD），BECKER myotoruc dystrophy（BMD）

【定义】假肥大型肌营养不良是由遗传因素所致的，以进行性骨骼肌无力为特征的一组原发性骨骼肌坏死性疾病，临床上主要表现为不同程度和分布的进行性加重的骨骼肌萎缩和无力，可累及心肌。假肥大型肌营养不良是由于 Xp21 编码抗肌萎缩蛋白的基因突变所致，属 X- 连锁隐性遗传病，一般是男性患病、女性携带突变基因。然而，实际上仅 2/3 患者的病变基因来自母亲，另 1/3 患者是由于自身抗肌萎缩蛋白基因的突变，此类患儿的母亲不携带该突变基因，与患儿的发病无关。

【临床表现】假肥大型肌营养不良是小儿时期的遗传性肌病，无种族或地区差异。DMD 与 BMD 代表本病的不同类型，其临床表现相似，但轻重明显差异，后者症状较轻。DMD 发病率为男婴 1/3600，BMD 仅为其 1/10，一般为男孩患病，但个别女孩除携带突变基因外，由于另一 X 染色体功能失活也可发病。本病主要表现：

（1）进行性肌无力和运动功能倒退：患儿出生时或婴儿早期运动发育基本正常，少数有轻度运动发育延迟，或独立行走后步态不稳，易跌倒。一般 5 岁后症状开始明显，髋带肌无力日益严重，行走摇摆如鸭步态，跌倒更频繁，不能上楼和跳跃，肩带和全身肌力随之进行性减退，大多数 10 岁后丧失独立行走能力，20 岁前大多出现咽喉肌肉和呼吸肌无力，声音低微，吞咽和呼吸困难，很易发生吸入性肺炎等继发感染而死亡，BMD 症状较轻，可能存活至 40 岁左右。

（2）Gower 征：由于髋带肌肉早期无力，一般 3 岁后患儿即不能从仰卧位直接站起，必须先翻身成俯卧位，然后两脚分开，双手先支撑于地面，继而一只手支撑到同侧小腿，并与另一手交替移位支撑于膝部和大腿上，使躯干从深鞠躬位逐渐竖直，最后成腰部前凸的站立姿势。

（3）假性肌肥大和广泛肌萎缩：早期即有骨盆和大腿进行性肌肉萎缩，但腓肠肌因脂肪和胶原组织增生而假性肥大，与其他部位肌萎缩对比鲜明，当肩带肌肉萎缩后，举臂时肩胛骨内侧远离胸壁，形成“翼状肩胛”。自腋下抬举患儿躯体时，患儿两臂向上，有从检查者手中滑脱之势。脊柱肌肉萎缩可导致脊柱弯曲畸形，疾病后期发生肌肉挛缩，引起膝、腕关节或上臂屈曲畸形。

【诊断】血清 CK 显著增高是诊断本病重要依据，再结合男性患病、腓肠肌假性肥大等典型临床表现即可做出判断。个别诊断仍困难者，可考虑肌电图、神经传导速度或肌肉活检协助诊断。

（1）血清肌酸激酶显著增高，可高出正常数十甚至数百倍，这在其他肌病均很少见，其增高在症状出现以前就已存在，当疾病晚期，几乎所有肌纤维已经变性时，血清 CK 含量反可下降。

（2）肌电图呈典型肌病表现，周围神经传导速度正常。

（3）肌肉活检：显微镜下见肌纤维轻重不等地广泛变性、坏死，间有深染肌纤维。束内纤维组织增生或脂肪充填，并见针对坏死肌纤维的反应性、灶性单核细胞浸润。

4、遗传学诊断：对活检肌肉组织进行抗肌萎缩蛋白的细胞免疫化学诊断，或采血分析 DNA 序列可证实抗肌萎缩蛋白基因突变或缺失。

先天性睑裂狭小 - 肌病综合征

【中文名】先天性睑裂狭小 - 肌病综合征、软骨营养障碍性肌强直、Schwartz-Jampel 综合征、软骨萎缩性肌强直

【英文名】chondrodystrophic myotonia, Schwartz-Jampel syndrome（SJS），aberfeld syndrome

【定义】先天性睑裂狭小 - 肌病综合征是一种常染色体隐性遗传疾病，其特点是身材矮小、

骨骼发育异常、全身肌肉僵直、眼部异常和特殊面容。本病无特异的生化、细胞遗传学、肌电图异常或组织病理学异常。

【临床表现】

（1）临床特征：睑裂缩小、特异面貌、躯干短、骨及关节异常以及肌强直等。出生1个月内发病；肌强直有叩击性肌强直和紧握性肌强直两种，持续时间长，肌电图呈持续性电活动，睑肌痉挛使睑裂缩小；可见躯干小，相应的长骨短小，骨化程度较年轻，全身骨质疏松、颅骨不发育以及颅底陷入症等异常，胸廓变化、脊柱侧弯、椎体扁平、髋外翻以及肩、肘、膝等关节挛缩；尿中硫酸软骨素-4增多；肌活检见肌肉弥漫性萎缩。

（2）临床主要特点：出生不久后关节挛缩，肌张力增高，小口畸形伴喂养困难，肌肉强直和睑裂狭小；身高通常低于所在年龄组平均身高的10个百分位数水平，但也有发育成正常体格的患者。

（3）肌肉骨骼特点：主要关节运动受限范围是渐进的，依次为臀部、膝盖、肩膀和肘关节；挛缩在青春期中期定型，之后保持静态；鸡胸、脊柱后侧凸、腰椎前凸、弯曲的长骨、扁平足、踝关节外翻畸形均是该病的特征；长骨的干骺端增宽明显，但是临床上的数据通常是正常的；虽然肌张力增加，但腱反射一般都减低。

（4）其他临床表现：通常包括全身多毛症，眼睑痉挛，50%患者发生近视，脐疝和腹股沟，睾丸小，肌强直可能会导致流涎和口齿模糊。

【诊断】可根据临床表现、影像学检查、肌电图检查及肌活检来确诊。

肌活检：可见肌肉弥漫性萎缩。

【鉴别诊断】

与以下疾病相鉴别：

（1）Morquio 综合征：两者在骨骼系统的改变相似。Morquio 综合征是一种遗传性黏多糖代谢异常疾病，智力发育正常，以全身骨骼广泛改变为其特征，主要影响脊椎及关节软骨，以颈、胸、脊柱畸形为主，头颅及面部骨骼多不受影响。患者3～4岁后即出现明显的躯体及骨骼异常，表现为头部正常、短颈、侏儒体型、四肢相对较长、髋关节脱位或内翻、脊柱后凸畸形、鸡胸；椎体X线检查可见椎体普遍平坦、上下缘不规则；尿中排出多量黏多糖。

（2）强直性肌营养不良（myotonic muscular dystrophy）：是一组多系统受累的常染色体显性遗传性疾病。先天性婴儿型生后即可发病，特征为受累骨骼肌萎缩、无力、强直，早期出现面部肌无力是重要表现，有“斧头状面容”和“鹅颈”，肌强直影响平滑肌、内分泌和神经系统等；头颅X线片见颅骨增厚、蝶鞍较小。

（3）Freeman-Sheldon 和 Marden-Walker 综合征：大脑半球和脑干发育不良，严重生长发育迟缓，智力低下，面容呆板。小头、前额隆凸，睑裂狭小、斜视；脊柱后凸，多发性关节挛缩，鸡胸，指屈曲、细长；其他还可有唇裂、马蹄内翻足、肾囊肿。

（4）各种先天性挛缩疾病及关节挛缩。

遗传性感觉神经病

【中文名】遗传性感觉神经病、遗传性感觉和自主神经病、Biemond Ⅰ型综合征

【英文名】Biemond syndrome type Ⅰ

【定义】遗传性感觉神经病归类于遗传性周围神经病，是一组由遗传因素引起的以周围神经受损为主的疾病。遗传性感觉神经病多呈显性遗传，典型表现为皮肤因感觉缺失而致四肢末端反复发作性无痛性溃疡及由于深感觉缺失所致的步态不稳，运动障碍不明显。本病多为常染色体显性遗传，多为近亲结婚所致。发病机制尚不清楚，主要病理变化为脊髓后根和脊神经节萎缩、变

细，以腰髓段脊神经为明显。

【临床表现】遗传性感觉神经病属于遗传性周围神经病，自幼儿期至成年期（30～40 岁）均可发病。初发症状常为足部的溃疡，溃疡为无痛性和顽固性，易发生在持重足处及足底部，可反复发作，若为深部穿透性溃疡，则可使受累局部骨骼裸露；趾骨、胫骨和肋骨可发生骨膜炎与骨髓炎，由此可致趾间关节、踝关节疼痛、活动受限；部分患者可有足趾变形、缩短，甚至可出现足趾脱落；足背动脉搏动正常；感觉障碍的范围较广，一般下肢较上肢，常有麻木、蚁走感；有时可表现胫前部、腹部的疼痛。神经系统检查可见感觉障碍的分布呈手套、袜子型，以痛温觉受损为重，位置觉、震动觉受损相对较轻，有时可表现为浅深感觉分离性感觉障碍。一般无明显运动障碍，但可有踝反射、肱桡反射减弱或消失，自主神经障碍一般不明显，有时可出现手掌与足部泌汗异常。脑神经受累常表现为耳聋或视神经萎缩，其他脑神经一般不受影响。

根据其遗传形式、发病年龄与感觉障碍的不同点，本病可分为 4 种类型：

Ⅰ型：为常染色体显性遗传病，儿童期至成年期均可发病，主要表现为四肢远端的感觉缺失，以双下肢明显，痛觉和温度觉障碍较触、压觉为重，无感觉性共济失调，有些患者可表现为撕裂性疼痛；受累肢体汗液减少或无汗。

Ⅱ型：为常染色体隐性遗传性疾病，于婴幼儿期发病，故又称为先天性感觉神经病。主要表现为肢体皮肤各种感觉的消失，以四肢远端为著；常有甲沟炎手指和趾部溃疡等；多数肢体亦有出汗减少或无汗。

Ⅲ型：为婴儿和儿童中的一种隐性遗传病，临床特点为婴儿期有喂养不良史，常有呕吐和肺部感染发生；患儿对痛觉不敏感，自主神经功能紊乱，包括泪液分泌缺陷、体温控制不良出汗过多、高血压和直立性低血压等；部分患儿表现为角膜反射迟钝，舌面蕈状乳头消失。

Ⅳ型：为一种隐性遗传性感觉神经病，被认为是由于神经嵴分化异常所致。主要表现为对疼痛不敏感，汗腺分泌减少或无汗，伴有智力迟钝是本型的特点。

并发症：随病情发展，可以出现多样的症状、体征。

【诊断】诊断主要依靠特征的临床表现、家族遗传史、基因缺陷分析、周围感觉神经电生理检查及周围神经活检。

（1）血液检查：包括血糖、肝功能、肾功能、血沉、风湿系列、免疫球蛋白电泳等与自身免疫有关的血清学检查，血清重金属（铅、汞、砷、铊等）浓度检测，对鉴别诊断有意义。血清多巴胺羟化酶减少常作为本病诊断的一项重要的生化指标。

（2）基因缺陷分析：常染色体隐性遗传，基因缺陷定位于 1q，靠近 CMT1B 型的基因位点，该基因编码神经生长因子受体蛋白。

（3）其他检查

1）肌电图检查多数正常，部分患者表现为感觉神经传导速度变慢，以下肢较明显。

2）X 线检查可发现趾骨、跖骨破坏，骨质溶解或增生，骨膜增厚。

3）肌肉活检正常或呈失神经性改变，横纹消失，有散在的变性的肌纤维；周围神经活检，发现细小无髓纤维几乎完全消失，有髓纤维脱髓鞘。

【鉴别诊断】

与以下疾病相鉴别：

（1）脊髓空洞症：多为一侧或两侧上肢的分离性感觉障碍，呈马褂或半马褂样分布，表现为痛温觉障碍而触觉及深感觉正常。受累肢体可有肌肉萎缩、皮肤干燥无汗、指甲变脆、夏科关节等自主神经功能障碍等的表现，与本病的感觉障碍不同，易于鉴别。

（2）麻风病：有典型的皮肤损害，周围神经（尺神经、桡神经、耳大神经等）肥大，受损皮肤的痛觉、温度觉受累，严重损害区不规则，查麻风杆菌阳性可与本病区别。

（3）淀粉样变性：具有腹泻、便秘等消化系统症状；阳痿、泌汗异常及直立性低血压等自主神经症状；足尖与下肢异常，感觉、痛温觉障碍等特点；直肠黏膜及周围神经活检在组织内有淀粉样沉积物可与本病区别。

青年发病型帕金森病

【中文名】青年发病型帕金森病、青少年帕金森病、早发型帕金森病

【英文名】early-onset Parkinson disease, juvenile-onset Parkinson disease

【定义】青年发病型帕金森病的不少青少年患者在临床上都出现了静止性震颤、肌肉僵直、动作迟缓等表现。40 岁以下人群患帕金森病临床上称“青少年型帕金森病”，该群体人数占帕金森总患者的 10%。

【临床表现】患帕金森病的青少年往往有帕金森病家族遗传史，他们早发病是因为基因突变，而不只是单纯缺乏多巴胺而导致脑组织逐渐被破坏。其临床特点：

（1）发病年龄多在 10～25 岁之间，多有家族性发病倾向或明显遗传史。

（2）病程短，进展快，容易伴有智力障碍。

（3）以肌张力高、动作迟缓多见，常伴有锥体束征和其他系统损害，但静止性震颤相对少见。

（4）容易发生动眼危象（表现为两眼球发作性向上窜动、眼肌的不自主运动）。

（5）青少年帕金森综合征患者，多由于病毒性脑炎、脑外伤、一氧化碳中毒或服用药物所致。帕金森综合征在脑电图、脑 CT 或 MRI 常有阳性征象。

帕金森综合征因为继发性病变广泛，不但黑质受损害，多巴胺的生成减少，而且损害了多巴胺的转运系统和受体系统，因为已经失去发挥作用的神经基础，即使补充多巴胺后效果也不佳。

【诊断】同帕金森病。

巨轴索神经病

【中文名】巨轴索神经病、巨轴突神经病

【英文名】giant axonal neuropathy（GAN）

【定义】巨轴索神经病是一种罕见的常染色体隐性遗传性疾病，可导致神经渐进性死亡，一般出现在儿童早期，病情缓慢进展，且神经损伤逐渐加重，影响外围及周边神经系统，伴随典型的卷发及特殊的腿姿势。致病基因 *GAN*（gigaxonin）在 1997 年被克隆出来，位于 16q24.1，编码一种广泛表达的巨轴突蛋白。*GAN* 基因突变引起巨轴突蛋白结构和功能改变，从而导致该疾病的发生。

【临床表现】巨轴索神经病通常出现在婴儿期或幼儿期，病情缓慢进展，且神经损伤逐渐加重。早期症状通常出现在周围神经系统，可导致患者行走困难，随后正常的感觉、协调性、力量和反射也会受到影响，可能出现听力或视力异常。几乎所有患者都会出现异常卷发，这是该病的特征。随着疾病的进展，中枢神经系统也会受到影响，可导致心理功能逐渐下降、身体失控和癫痫。

【诊断】依据临床表现、家族史及分子遗传学检测诊断本病。

基因检测：*GAN* 基因，位于 16q24.1 的基因检测。

遗传性血管神经性水肿

【中文名】遗传性血管神经性水肿、家族性血管神经性水肿

【英文名】hereditary angioneurotic edema

【定义】血浆中一些调控蛋白调节着补体系统的活性，它们的缺陷可产生相应的临床症状，C1 抑制物（C1 inhibitor，C1INH）缺陷可导致遗传性血管神经性水肿。本症为血浆补体调控成分缺陷最常见的病症，所占比例在 50% 以上，为常染色体显性遗传。

【临床表现】85% 的患者 C1INH 浓度降低至正常的 5%～30%（Ⅰ型）；另有 15% 的患者血浆中存在正常或增高水平的 C1INH 免疫交叉反应蛋白，但无功能（Ⅱ型）。两种类型都是常染色体显性遗传，临床表现无法鉴别。10% 的先证者为自发突变。Ⅰ型病例 C1 抑制物缺陷的蛋白和（或）mRNA 抑制正常 C1INH 的转录，Ⅱ型病例多由于 C1INH 关键反应区的精氨酸发生突变。

发作性皮下组织、胃肠道及上呼吸道局限性非凹陷性水肿，受影响的部位迅速肿胀，无荨麻疹、瘙痒、皮肤发红，一般无疼痛；水肿也可发生在剧烈运动后的损伤部位。因肠壁肿胀而产生肠痉挛、呕吐或腹泻；皮下水肿较少见；也可发生致命性的喉水肿；发病持续 2～3 天，之后逐渐消退。可在出生后前 2 年发病，但通常在大龄儿童或青春期才严重。

并发症：可并发肠痉挛，也可发生致命性的喉水肿。

【诊断】根据临床表现特点和实验室检查特点可确诊，C1INH 缺陷为特异性诊断指标。

（1）实验室检查及基因检测：C4 和 C2 减少，血清补体滴度明显降低。C1INH 可检测到，但 15% 患者是阴性。因为 C1 具有酯酶作用，可通过测定患者血清水解酶的能力增高，特异性诊断 C1INH 缺陷。

（2）其他辅助检查：必要时做胸部 X 线片等检查。

【鉴别诊断】有些 SLE 患者伴有遗传性血管神经性水肿，应注意鉴别；喉水肿时与急性喉炎相鉴别；肠痉挛时与急腹症相鉴别；根据早年发病、家族史和实验室发现，可与变应性血管性水肿相鉴别。

遗传性臂丛神经病

【中文名】遗传性臂丛神经病、臂丛神经病

【英文名】hereditary brachial plexus neuropathy

【定义】遗传性臂丛神经病在急性期与痛性臂丛神经炎很难鉴别。有家族史，其遗传特点是单基因常染色体显性遗传，发病年龄较早，有时可并发脑神经受损（如失音）以及腰骶丛神经和自主神经受损。

【临床表现】感觉功能改变是常见的症状；在病程早期，亦可见到肩部和臂部慢性疼痛；深腱反射改变似乎是与感觉异常和感觉减退同时发生；运动功能障碍最晚出现，通常是在疼痛和感觉功能改变数月之后出现。一些患者，疼痛和反射改变可能是仅有的临床表现。

臂丛神经病的特点：好发于青壮年；一侧或两侧肩胛带急性疼痛、无力和萎缩；如果有家族性嵌压性神经病的表现，则可以通过神经电生理发现多个周围神经受累。腓肠神经活检可以发现神经纤维轻度脱失，有奇异的肿胀，髓鞘呈现香肠样增厚。上臂丛所支配的肌肉肌电图呈失神经征象，而 X 线片和脑脊液均无异常改变，数月后可逐渐恢复。许多患者有柯萨奇病毒感染或抗血清注射史。

【诊断】临床诊断主要依据家族史、受累神经分布的典型临床表现和肌电图神经传导速度的测定结果，X 线片、CT 或 MRI 检查均有助于诊断，常常必须进行臂丛针刺活体组织检查或切开探查术。本病对上肢神经影响是多灶性的，起病可为急性或亚急性，通常表现为剧痛、无力。病理生理定位在单侧或两侧不对称臂丛神经或神经丛，无更广泛的外周神经病变。

【鉴别诊断】通常需通过是否有家族史与散发性臂丛神经病相鉴别。

遗传性多发脑梗死性痴呆

【中文名】遗传性多发脑梗死性痴呆、遗传性多发脑梗死性痴呆

【英文名】hereditary multi-infarct dementia, cerebral autosomal dominant arteriopathy with subcortical infarcts and leukoencephalopathy（CADASIL）

【定义】遗传性多发脑梗死性痴呆为家族性脑血管疾病，主要是软脑膜和脑深部小动脉受损、血管壁增厚，引起血流减少和闭塞，伴有皮质下梗死和脑白质脑病的常染色体显性遗传性脑动脉病。

【临床表现】本病平均发病年龄 45 岁，无性别差异。85% 的患者发生脑卒中；30%～90% 的患者出现痴呆；30% 的患者出现先兆性的偏头痛，偏头痛发作可为最早症状，多发生在 30 岁；可能由于反复缺血或潜在的血管病导致白质病变；20% 的患者出现严重情感障碍，几个家系报道病程中出现明显抑郁、躁狂和自杀倾向，推测与尾状核及豆状核缺血性损伤有关；反复发生皮质下症状是本病的主要表现，如脑卒中反复发作伴认知功能障碍、假性延髓麻痹、步态不稳锥体束征和括约肌功能障碍等，呈阶梯性进展。

脑脊髓液检查通常正常，部分患者出现寡克隆带和细胞数增多及免疫球蛋白病。

【诊断】根据中年前期发病，明确的脑血管疾病及痴呆家族史，反复发作短暂性脑缺血发作（transient ischemic attack，TIA）或卒中史，早期伴偏头痛发作，反复发作局灶性脑缺血症状、体征，伴进行性痴呆，无脑卒中危险因素，不伴高血压病和糖尿病，MRI 显示脑白质萎缩和多发性脑梗死表现为非特异性脑白质疏松，排除动脉硬化性皮质下脑病和淀粉样变性血管病等，*Notch3* 基因突变检查及皮肤活检电镜下发现特异性电致密颗粒状嗜锇物质（granular os-miophilic deposits, GOM）可确诊。

可疑为遗传性多发脑梗死性痴呆的诊断标准：①患者多中年发病（50 岁后发病），发病早期的主要表现是记忆力下降；②反复发生症状不持久的脑卒中发作，轻度情感异常，多发性脑梗死及皮质性痴呆；③有轻度的脑血管病危险因素，如轻度高血压、轻度高脂血症、吸烟、口服避孕药；④家系遗传：家系中有多个成员发病，符合常染色体显性遗传（autosomal dominant inheritance，AD）系谱的特点，遗传情况不明；⑤皮肤活检可见患者皮肤小血管玻璃样变；⑥影像学检查：MRI 扫描显示非典型性脑白质病，脑室周围多发的梗死灶及白质变性，可累及两侧半球皮质、白质及脑室周围、基底节、脑桥白质等部位。

遗传性多发脑梗死性痴呆排除诊断标准：① 70 岁后发病；②严重高血压或伴有心脏病或全身性血管病；③家族中无类似发病者。

MRI 是本病的重要诊断工具，侧脑室周围及半卵圆中心可见均匀分布的点状和结节状 T_2WI 高信号，基底核和脑桥也可见；多数患者脑血管造影无异常，曾报道 1 例患者小动脉严重狭窄，另 2 例患者脑血管造影后神经体征加重；PET 检查仅 1 例严重基底核损伤的躁狂患者提示皮质代谢降低；皮肤活检是脑外部检查的新手段，皮肤活检发现嗜锇颗粒样物沉积有重要诊断价值。可伴明显抑郁、躁狂和自杀倾向，注意继发的肺部感染、尿路感染及压疮等。

【鉴别诊断】神经科医生具有遗传性多发脑梗死性痴呆的警觉性是避免临床误诊的关键，应对有先兆的偏头痛发作的脑梗死和痴呆的中青年病例进行筛查。

Binswanger 病：多在 60 岁以上发病，有脑卒中病史，表现为慢性进行性痴呆、步态不稳和大小便失禁等，多伴高血压病，脑白质疏松常见于 60 岁以上的无症状人群，有认知障碍、脑血管病证据及发病危险因素的患者应注意鉴别。

家族性疾病相关脑卒中须排除所有的脑缺血遗传性因素，如凝血病、异常脂蛋白血症、

Fabry 病、脑淀粉样血管病、高胱氨酸尿症和 MELAS 综合征（线粒体脑肌病、乳酸酸中毒和卒中样发作）等，这些疾病各有典型的临床表现和特异性检查。

遗传性神经痛性肌萎缩

【中文名】遗传性神经痛性肌萎缩、神经痛性肌萎缩、臂丛神经炎、臂丛神经病、家族性 Parsonager-Turner 综合征

【英文名】hereditary neuralgic amyotrophy（HNA), Parsonage-Turner syndrome

【定义】遗传性神经痛性肌萎缩是一种罕见的病症，其特点是肩部及手部出现周期性疼痛，进而部分区域出现麻痹。许多遗传性神经痛性肌萎缩患者还会出现明显的面部症状，如上眼睑翻折和腭裂。本病特征表现为肩背部和（或）上肢严重的疼痛，随后出现肩胛带和（或）上肢肌肉无力。

【临床表现】因为大多患者发病年龄多在 25～65 岁，多伴有轻度的颈椎病，在颈椎 X 线片上及磁共振可见改变，然而这种改变不足以引起上肢肌肉萎缩和疼痛。随着病程进展，患者肩部及手部出现周期性疼痛，进而部分区域出现麻痹。许多遗传性神经痛性肌萎缩患者还会出现明显的面部症状，如上眼睑翻折和腭裂。

【诊断】根据临床表现、家族史及其他辅助检查进行诊断。

影像学检查：颈椎 X 线片及 MRI 可见颈椎改变。

青少年脊髓型肌萎缩

【中文名】青少年脊髓型肌萎缩、少年型家族性进行性脊肌萎缩、Kugelberg-Welander 病、遗传性青年型肌萎缩、单纯性遗传性萎缩型进行性肌营养不良症、脊髓性假肌病性肌萎缩、慢性进行性脊髓性肌萎缩、遗传性家族性肌萎缩综合征、Wohlfart-Kugelberg-Welander 综合征

【英文名】juvenile spinal muscular atrophy, spinal muscular atrophy（SMA), Kugelberg-Welander syndrome

【定义】脊髓型肌萎缩症，简称脊肌萎缩症，是一种在婴幼儿和青少年中常见的常染色体隐性遗传病，因脊髓前角 α- 运动神经元退行性变导致，以进行性肌无力和肌萎缩为特征。根据发病年龄和病程的不同，主要将青少年脊髓型肌萎缩分为 4 型：Ⅰ型、Ⅱ型、Ⅲ型和Ⅳ型。病因未明，男性多于女性。

【临床表现】多在 1～2 岁发病，男性多见。首先出现双下肢肌无力与肌肉萎缩，缓慢进行性骨盆带与两下肢近端肌肉萎缩，常呈对称性，早期步态无力、摇晃，脊柱前凸，躺下、起立困难，肌张力低，腱反射消失，可见肌束震颤，无锥体束征，数年后上肢近端及胸锁乳突肌受累；脑神经支配的肌肉不受影响；智力正常，感觉无障碍，有时可伴有先天性脊柱侧弯、高腭弓及弓形足。

【诊断】根据临床表现、家族史及肌电图可以诊断。

肌电图检查：为下运动神经元慢性疾病，呈现失神经电位，运动单位电位数减少，可出现纤颤及束颤电位。

发育不良性节细胞瘤

【中文名】发育不良性节细胞瘤、小脑皮质弥漫性神经节细胞瘤、小脑发育不良性神经节细胞瘤

【英文名】Lhermitte–Duclos disease（LDD), dysplastic gangliocytoma of the cerebellum

【定义】发育不良性节细胞瘤是一种十分罕见的疾病，以单侧小脑皮质缓慢进展的占位性病变为特征，其发病机制尚不清楚，特点是小脑皮质弥漫性增厚。常与 Cowden 综合征伴发，同时有乳腺良性肿块，皮肤、甲状腺等病变，口腔乳头状瘤，消化道错构瘤、息肉等。

【临床表现】发育不良性节细胞瘤是一种非常罕见的良性小脑病变，常与 Cowden 综合征伴发，同时有乳腺良性肿块，皮肤、甲状腺等病变，口腔乳头状瘤，消化道错构瘤、息肉等，另外还可与白内障、生殖泌尿系统肿瘤病变伴随，疾病进展缓慢或基本无进展。本病最可能引起交通性脑积水，新生儿到 60 岁年龄组均有发病，最常出现在 30～40 岁年龄组。

【诊断】根据患者临床表现，结合影像学检查，可以诊断。

影像学表现：MRI 扫描显示脑沟、脑回有界线清晰的小脑占位征象，T_2 和 FLAIR 增强前后均显示高信号，表现为"斑纹"状；弥散图像在表面弥散系数（apparent diffusion coefficient，ADC）上无减小；波谱分析 NAA（*N*- 乙酰门冬氨酸）值上有增强的乳酸信号，另外有相对减少或正常的胆碱信号。因此，可以利用磁共振波谱（magnetic resonance spectroscopy，MRS）来鉴别诊断胶质瘤。CT 显示有高密度"斑纹"，但增强后极少强化。

【鉴别诊断】

与以下疾病相鉴别：

（1）神经节细胞胶质瘤：少见，多出现于 30 岁以下的年轻人，其本质是错构瘤，由神经节细胞和胶质细胞构成瘤块；光镜下含有较多量胶质细胞，大多是肥大细胞型星形细胞瘤细胞，免疫组化标记瘤组织内胶质细胞的胶质纤维酸性蛋白（glial fibrallary acidic protein，GFAP）标记阳性，可与本病鉴别。

（2）婴儿型促纤维增生性神经节细胞胶质瘤：本病多发于 1 岁以内的婴幼儿，由成纤维细胞和神经上皮细胞混杂而成，间有致密的胶原纤维，网织染色显示多量网状纤维；其神经上皮细胞成分可以表现为星形细胞和神经元分化，且 NF（神经丝蛋白， neurofilament）、 Syn（囊泡突触素）和 GFAP 均阳性，而 LDD 不出现胶质细胞增生，GFAP 阴性。

（3）胚胎发育障碍的神经上皮肿瘤：十分少见，常与皮质发育不良有关，可能属于错构瘤而非真性肿瘤，年轻人多发；肿瘤可由较大的成熟神经元组成，这些神经元分布在嗜碱性的黏液样基质中；MIB-1 增殖指数低，肿瘤组织形态分化良好，伴有皮质结构不良表现；肿瘤细胞邻近毛细血管形成线状排列，互相平行；一些细胞有短的胞质突起，并形成血管周围的假菊形团。

巨脑 - 囊性脑白质营养不良

【中文名】巨脑 - 囊性脑白质营养不良、异染性脑白质营养不良

【英文名】megalencephaly-cystic leukodystrophy, vaculoating megalencephaly leukoencephalopathy with subcortical cysts（MLC）, leukodystrophy with vaculoating megalencephaly（LVM）, vacuolating megalencephalic leukoencephalopathy（VL）, megalencephaly-cystic leukodystrophy（MLC）

【定义】巨脑 - 囊性脑白质营养不良是脑白质营养不良疾病中最常见的一型，是由于芳基硫酸酯酶 A 的活性缺乏，引起脑硫脂沉积于体内，导致中枢神经系统广泛性脱髓鞘，以脑白质受影响最重，用甲苯胺蓝染色可见颗粒状的红黄色异染物质沉积在神经元、胶质细胞和巨噬细胞内，也散在于脑白质各处及末梢神经中，肝、肾同时有异染物沉积。

【临床表现】本病有晚期婴儿型、少年型、成年型 3 种。

晚期婴儿型最常见，其病程分 3 期。第一期从 1～2 岁开始。出生时和婴儿早期小儿发育正常，以后逐渐出现运动少、肌肉张力低，逐渐失去维持姿势的能力，不能站、坐，甚至不能抬头。第二期有智力减退的进一步恶化，对环境的反应明显减少，语言消失，尖叫，卧床不起，四

肢伸直，肌肉张力增高（僵硬），面部肌肉运动少，面容刻板样，吞咽反射减弱，喂养困难。第三期表现为对外周反应极少，常有抽搐发作，吸吮及吞咽严重障碍，最后完全处于痴呆状态，多在 5 岁以前死于间断发生的感染，脑电图检查有明显异常。

少年型在 4～15 岁起病，成年型 16 岁以后起病，病情进展缓慢，常有四肢末端感觉消失，晚期有精神和行为异常。

【诊断】根据临床表现、检测体内细胞芳基硫酸酯酶 A 活性及遗传学检测来诊断，对有此家族史的下一代在母亲怀孕期测羊水细胞内芳基硫酸酯酶 A 的活性，确诊后应终止妊娠。

遗传性铜吸收异常

【中文名】遗传性铜吸收异常、门克斯综合征、缅克斯综合征、铜缺乏症、卷发综合征、头发扭结综合征、毛发灰质营养不良、缺铜卷发综合征、钢丝样头发综合征、门克斯扭结发综合征、Menkes 综合征、Menkes 捻转毛综合征、Menkes 钢毛综合征

【英文名】Menkes disease（MNK）, Menkes syndrome, copper transport disease, steely hair disease, kinky hair disease, Menkes kinky hair disease, trichopolio dystrophy, Menkes kinky hair syndrome, Menkes steely hair syndrome, kinky hair syndrome

【定义】遗传性铜吸收异常是一种铜代谢异常而造成细胞内铜缺乏的遗传性疾病；因是性联隐性遗传（sex linkage）疾病，所以大多数患者为男性；基因缺陷导致小肠细胞无法将吸收的铜分泌至血液中，造成血铜过低，进而使体内细胞无法获取充足的铜，最后使多种含铜酶无法发挥正常功能。

【临床表现】主要表现为白细胞减少、中性粒细胞减少和对铁治疗无效的低色素性贫血；其次为皮肤及毛发色素减少、苍白，类似皮脂溢出性皮炎样皮疹，皮肤呈特有的苍白。特征性的毛发异常，头发卷曲，色淡质脆，易断，显微镜下可见毛发膨大与狭窄交替出现，称为念珠毛（monilethrix）。浅表静脉扩张、厌食、腹泻、肝脾大及生长发育停滞。小婴儿可有呼吸暂停、中枢神经系统变性表现、精神运动发育迟钝，生后 1～2 个月即出现进行性智力减退、癫痫样发作，还可表现视力减退、失明、反复感染及顽固性贫血等。多数患儿体温偏低，甚至有 35℃以下者。

【诊断】典型病例的诊断不困难。凡遇有白细胞减少与中性粒细胞减少，且伴有难以解释的贫血而骨骼的放射学改变提示矿物质供给障碍的病例，应考虑铜缺乏。若血清铜与铜蓝蛋白水平低，而补充铜后迅速出现网状细胞反应，则可初步诊断。若需进一步确诊，应进行肝穿刺活检，测定肝铜含量。

婴幼儿有上述症状及体征，尤其是毛发的特征性改变，可以做出诊断。血清铜及血浆铜蓝蛋白含量降低、含铜酶活性降低、血清铜的吸收减少、脑电图异常等有诊断价值。皮肤成纤维细胞内铜浓度显著升高，对先天性铜代谢利用缺陷性疾病的诊断颇有助益，而且能用于出生前诊断。羊水细胞培养发现具有摄取 ^{64}Cu 的能力，故羊水培养亦可用于诊断。

（1）血清铜检查：直接反应铜的正常值，新生儿为（0.6±0.3）mmol/L［（4±2）mg/dL］，成人为（0.4±0.6）mmol/L［（2.5±3.7）mg/dL］。间接反应铜的正常值，新生儿为（3.9±0.3）mmol/L［（25±2）mg/dL］，成人为 15.2～16.2mmol/L（97～103mg/dL）。血清酮的临床意义与血浆铜蓝蛋白氧化酶活性一致。总血清铜的正常值，新生儿为 6.3～8.6mmol/L（40～55mg/dL），生后逐渐增多，1 个月时为（13±2.2）mmol/L［（83±14）mg/dL］，2 个月后显著减少，平均（10±0.8）mmol/L［（64±5）mg/dL］，3 个月后又开始增多，6 个月后接近成人水平，成人平均值为 17.1～20.4mmol/L（109～130mg/dL）。健康儿童血清铜的正常值为 18～26.5mmol/L（115～169mg/dL），铜缺乏症患儿血清铜减低、血清铜蓝蛋白水平降低。

（2）铁动力研究：铁吸收减少以及放射性铁结合到红细胞内。

（3）肝穿刺活检：正常成人肝铜浓度测定为 16～31mg/g，铜缺乏症患儿肝铜含量下降。

（4）X 线检查：其表现为长骨干骺端增厚，且伴骨折；临时钙化带内可见成熟软骨与松质骨的碎片；骨皮质疏松，并被骨周围的新月形成的活动带所包绕，伴有快速骨样钙化与软骨修复、骨膜增厚，并由水肿、细胞及增厚的结缔组织所包围。肋骨前部突出或凹陷、自发性肋骨骨折与骨膜反应、长骨干骺端部位呈杯口状与外倾，且伴有骨刺形成与干骺端下骨折。

（5）脑血管造影：可见脑动脉迂曲、血管腔不规则或闭塞。

（6）骨髓检查：显示红细胞系统受累及巨幼红细胞改变，且有空泡形成。电子显微镜观察发现，骨髓各成熟阶段的红细胞占优势，幼红细胞具有少量的异染色质与紧密的核仁，胞质内有许多大小不等的空泡，偶于空泡内有大量的铁蛋白；一些线粒体出现铁的沉积，这被认为是含铁血黄素。粒细胞系显示成熟细胞减少，但中幼粒与晚幼粒细胞增多。在巨核细胞与浆细胞内也有铁的沉积。

（7）脑电图：脑电图可出现异常。

（8）其他：皮肤成纤维细胞内铜浓度显著升高，对先天性铜代谢利用缺陷性疾病的诊断颇有助益，而且能用于出生前诊断。羊水细胞培养发现具有摄取 ^{64}Cu 的能力，故羊水培养亦可用于先天性铜代谢缺陷性疾病的诊断。

【鉴别诊断】与其他铜缺乏症进行鉴别。

先天性肠吸收铜障碍：仅男孩发病，主要表现为生长发育不良、毛发卷曲、惊厥发作及低体温等。极低出生体重儿易有铜缺乏，临床表现除有贫血、中性粒细胞减少外，还有骨骼改变、自发性骨折与骨膜反应等。

原发性侧索硬化症

【中文名】原发性侧索硬化症、原发性侧索硬化

【英文名】primary lateral sclerosis

【定义】原发性侧索硬化症是一种以皮质脊髓束受累为主，以痉挛性截瘫而感觉正常为主要表现的运动神经元病，多见于 31～60 岁男性，起病隐匿，进展缓慢。多为缓慢进行性病程，偶有长期生存报道。

【临床表现】

（1）痉挛性截瘫：为双下肢对称性无力、僵硬，行走时呈痉挛步态，逐渐累及双上肢；一般肌张力增高，腱反射亢进，下肢较为明显，病理反射阳性；晚期可有小便失禁。

（2）中年或更晚起病，首发症状为双下肢对称的痉挛性无力，缓慢进展，渐波及双上肢，出现四肢肌张力增高、腱反射亢进及病理征，无肌萎缩，不伴束颤，感觉正常。

（3）客观感觉正常，无意识、智能改变；皮质延髓束变性出现假性延髓麻痹，伴情绪不稳、强哭强笑。

【诊断】

（1）神经电生理：肌电图呈典型神经源性改变，静息状态下可见纤颤电位、正锐波，有时可见束颤电位；小力收缩时运动单位电位时限增宽、波幅增大、多相波增加，大力收缩呈现单纯相。神经传导速度正常。运动诱发电位有助于确定上运动神经元损害。

（2）肌肉活检：有助于诊断，但无特异性，早期为神经源性肌萎缩，晚期在光镜下与肌源性肌萎缩不易鉴别。

（3）其他：血生化、CSF 检查多无异常，肌酸磷酸激酶（CK）活性可轻度异常，MRI 可显

示部分病例脊髓和脑干萎缩变小。

纯小脑综合征 - 轻度锥体征象

【中文名】纯小脑综合征 - 轻度锥体征象、Ⅲ型遗传性小脑性共济失调

【英文名】pure cerebellar syndrome-mild pyramidal signs, autosomal dominant cerebellar ataxia type Ⅲ（ADCA Ⅲ）

【定义】纯小脑综合征 - 轻度锥体征象是所有报道的共济失调中最多见的一种，发病机制未明，病变主要累及小脑，但脊髓及脑神经也可部分受累，遗传方式为常染色体显性遗传，男女发病率无明显差异。

【临床表现】多在 30～60 岁起病，少数在少年期或 70 岁时发病，有常染色体显性遗传的家族史；常以共济失调步态为首发症状，行走不稳，易跌倒，此后可逐渐出现双上肢共济失调；部分病例可有吞咽困难、失音、言语障碍、情绪不稳、智力衰减等，也可有复视、眼球活动障碍等；双下肢无力，肌张力增高，腱反射亢进或减退，可有病理反射阳性；无弓形足及心脏异常。

【诊断】可根据临床表现及影像学检查来确诊。

（1）发病年龄较迟，有常染色体显性遗传的家族史；

（2）进行性加重的共济失调，步态为醉酒样；

（3）无心脏异常及弓形足，骨骼 X 线片多正常；

（4）排除其他类型的共济失调，排除脑瘫和运动神经元疾病及癌性小脑共济失调。

遗传性痉挛性截瘫

【中文名】遗传性痉挛性截瘫、家族性痉挛性截瘫、Striampell-Lorrain 病

【英文名】hereditary spastic paraplegia（HSP）, familial spastic paraplegia（FSP）

【定义】遗传性痉挛性截瘫是一种神经系统退行性变性疾病，病理改变主要在脊髓中双侧皮质脊髓束的轴索变性和（或）脱髓鞘，以胸段最重。临床表现为双下肢肌张力增高，腱反射活跃、亢进，病理反射阳性，呈剪刀步态。许多学者认为遗传性痉挛性截瘫也属于遗传性共济失调疾病的范畴。国内报道发现常染色体显性、常染色体隐性、X- 连锁隐性遗传分别为 41、13、2 个家系，约占遗传性痉挛性截瘫的 35.04%、11.11%、1.71%，与国外报道遗传形式基本一致。

【临床表现】

（1）单纯型较多见，仅表现痉挛性截瘫，患者病初感觉双下肢僵硬，走路易跌倒，上楼困难，可见剪刀步态、双下肢肌张力增高、腱反射亢进和病理征等。如儿童期起病可见弓形足畸形，伴腓肠肌缩短（假性挛缩），患儿只能用足尖走路，双腿发育落后且较细。随着病情进展双上肢出现锥体束征，感觉和自主神经功能一般正常，有报道足部精细感觉可缺失。有的患者双手僵硬，动作笨拙，轻度构音障碍。

（2）变异型痉挛性截瘫伴其他损害，构成各种综合征。

1）遗传性痉挛性截瘫伴锥体外系体征：如静止性震颤、帕金森样肌强直、肌张力减低性舌运动和手足徐动症等，最常见帕金森综合征伴痉挛性无力和锥体束征。

2）遗传性痉挛性截瘫伴黄斑变性（Kjellin 综合征）：约 25 岁发病，痉挛性无力伴双手和腿部小肌肉进行性萎缩、精神发育迟滞和中心性视网膜变性等；合并眼肌麻痹称为 Barnard-Scholz 综合征。

（3）遗传性痉挛性截瘫伴视神经萎缩（Behr 综合征）：通常合并小脑体征也称为视神经萎缩 - 共济失调综合征，为常染色体隐性遗传病。患者 10 岁前逐渐出现视力下降、眼底视盘颞侧

苍白、乳头黄斑束萎缩，合并双下肢痉挛、腭裂、言语不清、远端肌萎缩、畸形足、共济失调和脑积水等。完全型常于20岁前死亡，顿挫型寿命可正常，仅视力轻度下降。

（4）遗传性痉挛性截瘫伴脊髓小脑和眼部症状（Ferguson-Critchley 综合征）：30～40岁出现脊髓小脑共济失调表现，双腿痉挛性肌无力，可有双下肢远端深感觉减退，伴视神经萎缩、复视、水平性眼球震颤、侧向及垂直注视受限和构音障碍等，颇似多发性硬化。可在一个家族几代中出现，可伴锥体外系症状，如四肢僵硬、面无表情、前冲步态和不自主运动等。

遗传性痉挛性截瘫分型：Harding（1984年）的分型方法为大多数学者接受，按临床表现分为两型：①单纯型遗传性痉挛性截瘫：是临床最常见的遗传性痉挛性截瘫。主要表现为痉挛性截瘫，也有遗传异质性，呈常染色体显性遗传，或常染色体隐性遗传，病理改变主要表现为脊髓锥体束变性，而脊髓小脑束、后索改变不明显。显性遗传的遗传性痉挛性截瘫又按年龄分为早发型和晚发型。早发型最多见，常于35岁前发病，这型遗传性痉挛性截瘫患者行走较迟，双下肢僵硬、不灵活，痉挛性瘫痪，腱反射亢进、膝踝阵挛阳性，病理征阳性；双上肢可有轻微手指活动不灵活，腱反射活跃，深感觉障碍随病程进展而越来越明显；括约肌障碍和弓形足也可见。晚发型患者常于40～65岁出现行走困难，临床表现类似早发型，但双下肢肌无力、深感觉障碍、括约肌障碍更常见。②复杂型遗传性痉挛性截瘫：临床上较少见，除痉挛性截瘫表现外，常伴有脊髓病损外的伴发症状、体征，遗传异质性更明显。

遗传性痉挛性截瘫的发病年龄多见于儿童期或青春期，但也可见于其他年龄段，男性略多于女性，常有阳性遗传家族史，部分遗传性痉挛性截瘫家族有遗传早现（anticipation）现象。

（1）3～15岁起病，缓慢进行性双下肢瘫痪、行走困难，呈剪刀步态；

（2）部分病例可累及双上肢，可有吞咽困难、失音、言语障碍、情绪不稳等，晚期可出现大小便障碍；

（3）四肢腱反射亢进，病理反射阳性，常可见弓形足，部分病例可合并有视神经萎缩、四肢远端肌肉萎缩、痴呆等；

（4）可有心电图异常及骨骼畸形等。

【诊断】

（1）基因诊断：遗传性痉挛性截瘫有明显的遗传异质性，目前分子遗传学研究发现，遗传性痉挛性截瘫的基因分型至少有16型，已有4型疾病基因被克隆。16型分别为：①X-连锁隐性遗传（X-linked recessive XR）3型，分别是HSP-1，定位于Xq28，疾病基因已克隆，为神经细胞黏附分子L1基因，即*LICAM*（L1细胞黏附分子：L1 cell adhesion molecule）基因；HSP-2定位于Xq22，疾病基因已克隆，为髓鞘蛋白脂蛋白基因，即*PLP*（PLP：myelin proteolipid protein）基因；HSP-16定位于Xqll。②常染色体显性遗传（autosomal dominant，AD）8型，分别是HSP-3A定位于14q11.2～q24.3；HSP-4定位于2p22～21，疾病基因为痉挛蛋白基因（spastin基因）；HSP-6定位于15q11.1；HSP-8定位于8q23～q24；HSP-9定位于10q23.3～q24.1；HSP-10定位于12q13；HSP-12定位于19q13；HSP-13定位于2q24；HSP-17定位于llql2。③常染色体隐性遗传（autosomal recessive, AR）5型，分别是HSP-5A定位于8q12～13；HSP-5B尚未定位；HSP-7定位于16q24.3，疾病基因为截瘫蛋白基因（paraplegin基因）；HSP-11定位于15q13～q15；HSP-14定位于3q27～q28；HSP-15定位于14q。

（2）儿童期发病，有家族史。

（3）缓慢进展的双侧锥体束征：痉挛性肢体瘫痪、剪刀样步态、病理征阳性，可伴有共济-协调运动障碍。

（4）X线片可见骨骼畸形、脊柱侧弯，部分病例可有心电图异常。

（5）排除脑瘫和运动神经元疾病。

【鉴别诊断】

（1）颈椎病：常有上肢受累，神经根性疼痛，颈椎 X 线片及 MRI 扫描显示颈椎骨质增生。

（2）多发性硬化：有缓解与复发的病史，视神经炎，MRI 扫描显示脑部脱髓鞘改变。

（3）肌萎缩侧索硬化：有上肢肌萎缩、肌束震颤，肌电图显示巨大电位改变。

（4）Arnold-chiari 畸形：有共济失调表现，头颅 MRI 检查可确诊。

脊髓小脑型共济失调：以共济失调表现为主，眼球运动障碍，构音障碍等。

脊髓延髓肌肉萎缩症

【中文名】脊髓延髓肌肉萎缩症、肯尼迪病、脊髓性肌萎缩症、X- 连锁脊髓延髓部肌萎缩症、X- 连锁延髓脊肌萎缩症

【英文名】spinal and bulbar muscular atrophy（SBMA）, spinobulbar muscular atrophy, bulbo-spinal atrophy, X-linked bulbospinal neuropathy（XBSN）, X-linked spinal muscular atrophy type Ⅰ（SMAX Ⅰ）, Kennedy's disease（KD）

【定义】脊髓延髓肌肉萎缩症，是一种晚发的性连锁遗传病，远端肌肉萎缩伴明显延髓体征，偶见眼肌麻痹，由 Kennedy 于 1968 年首先详细描述此病而得名。患者下运动神经元、感觉神经和内分泌系统均可受累，大多是男性，主要的发病年龄段在 30～50 岁。

【临床表现】缓慢进展的肌无力，球部、面部及肢体肌萎缩，可伴有男性乳房发育和生殖功能降低等雄激素不敏感表现。此外，还可表现为进展缓慢的以肢体近端和延髓部受累为主的下运动神经元综合征，伴有内分泌或代谢异常。

肢体近端肌肉萎缩以及延髓麻痹，并伴有肌束震颤，到后来只能坐轮椅，运动受限、不能转头，说话困难。随着病情加重，肌肉将逐渐萎缩，直至死亡。据医学统计，从发病到肌力弱影响行动能力，一般只需 10 年左右时间。

【诊断】分子遗传学检测：X- 连锁隐性遗传病，雄激素受体基因第 1 外显子突变是诊断的金标准。

【鉴别诊断】

与以下疾病相鉴别：

（1）胸廓出口综合征：臂丛神经和锁骨下动、静脉在胸廓出口部和胸小肌喙突附着部受压所引起的综合征，偶可发生双手对称性肌萎缩，但多有肢体疼痛及感觉障碍，肌萎缩范围局限，无肌束震颤。

（2）颈椎脊髓病的外侧型及神经根型颈椎病：可有双手肌萎缩，手的精细动作障碍、腱反射减弱，但也常伴肢体疼痛、麻木，无肌束震颤。

遗传性压力易感性周围神经病

【中文名】遗传性压力易感性周围神经病、腊肠体样周围神经病、遗传性压迫易感性神经病、家族性复发性多神经病

【英文名】tomaculous neuropathy, hereditary neuropathy with liability to pressure palsy（HNPP）

【定义】遗传性压力易感性周围神经病的主要临床特征是在轻微机械损害和压迫的情况下便可发生单神经麻痹，并可多次缓解和复发；病理特征为髓鞘增厚形成腊肠体样结构。

【临床表现】本病为反复发作的急性单神经病或多神经病，多在轻微牵拉、压迫或外伤后反复出现，持续数天或数周后可自行缓解，半数 6 个月内缓解，部分患者可残留一部分后遗症。发

作次数越多，临床症状越重，最常受累的神经依次为腓肠神经、尺神经、臂丛神经、桡神经和正中神经。临床表现为运动感觉性周围神经病，也可表现为单纯运动或感觉神经病，多为无痛性，反复发作者可有肌萎缩。*PMP-22*（peripheral myelin protein 22）基因突变携带者可无临床症状或仅有腱反射减退或消失。

【诊断】该病诊断主要依靠特征的临床表现，如牵拉、压迫后反复发作的单神经病或多神经病。神经电生理检查有广泛异常，可见受累神经和未受累神经均有弥漫性神经传导速度减慢、远端运动潜伏期延长。

神经活检发现较为特征的腊肠样结构和节段性脱髓鞘；家族史对临床诊断有非常重要的意义；对临床和电生理表现不典型的病例可采用基因诊断。

实验室检查：

（1）血液检查：包括血糖、肝功能、肾功能、血沉、风湿系列、免疫球蛋白电泳等与自身免疫有关的血清学检查，血清重金属（铅、汞、砷、铊等）浓度检测，对鉴别诊断有意义。

（2）基因缺陷分析：*PMP-22* 基因缺失。

（3）神经电生理检查有广泛异常。

（4）周围神经活检发现较为特征的腊肠体样结构和节段性脱髓鞘。

【鉴别诊断】

与以下疾病相鉴别：

（1）CMT1 型（CMT1：charcot-maire-tooth disease，腓骨肌萎缩症）：两者致病基因相同，电生理检查均有神经传导速度减慢，且 CMT1 的腓肠神经活检有时也可见到腊肠样结构，因此临床易混淆。CMT1 患者有弓型足、脊柱侧弯，且鹤腿样改变多见。

（2）卡压性周围神经病：两者均有反复发作或以压迫、牵拉为诱因，但遗传性压力易感性周围神经病多有家族史和广泛的周围神经传导速度异常，可与卡压性周围神经病鉴别。

（3）遗传性神经痛性肌萎缩：两者均为常染色体显性遗传病，病理检查均可见腊肠体样结构形成，但遗传性神经痛性肌萎缩无广泛的神经电生理异常，且无 17p11.2 位点突变可资两者鉴别。

（4）卟啉病、糖尿病和复发性吉兰 - 巴雷综合征：均有缓解、复发的临床特点，也应注意鉴别。

（5）腊肠体样结构可见于其他非特异性的运动感觉神经病，需根据临床特征进行鉴别。

X- 连锁中央核性肌病

【中文名】X- 连锁中央核性肌病、X 染色体连锁肌小管病变、肌管肌病、中央核肌病

【英文名】X-linked centronuclear myopathy, centronuclear myopathy

【定义】X- 连锁中央核性肌病在 1966 年由 Spiro 首先报道，因肌肉组织学改变类似胎儿肌管而命名为肌管肌病，年长患者又称为中央核肌病，遗传方式有常染色体隐性或显性遗传、X- 连锁隐性遗传等，诊断主要依靠肌肉活检。

【临床表现】此病的临床表现依遗传方式而异。遗传方式有常染色体隐性或显性遗传、X- 连锁隐性遗传等。常染色体显性遗传者症状较轻或起病年龄较晚；常染色体隐性遗传者临床表现差异较大，有的在出生后即发病、以近端肌无力为主伴不同程度的眼外肌麻痹，有的则症状轻微。

不同患者的临床症状差异很大，表现为出生后肌张力低下、骨骼畸形、动作发育迟缓，全身无力与肌肉萎缩、眼睑下垂、眼外肌麻痹与双侧面瘫，可伴有惊厥、呼吸暂停发作。

【诊断】

（1）肌肉活检：组织病理检查显示肌内核随患者的不同肌肉组织、不同年龄而变化。肌

纤维直径基本一致或大小不一，Ⅰ型肌纤维发育停滞、萎缩，但数量占优势。病变肌纤维有 1～4 个中央核，围绕核周的空白区域无肌原纤维，氧化酶活性缺乏或活性增强，可出现微轴空改变，淀粉磷酸化酶（amylophosphorylase，AMP）与糖原染色（periodic acid-schiff stain，PAS）也呈同样改变，有 ATP 酶活性缺失现象。以上改变应与先天性强直性肌营养不良鉴别。电镜下观察核周空白区域由蜕变的自噬空泡、内质网及线粒体聚积等构成，缺乏肌原纤维与核糖体结构。

（2）分子遗传学检测：阳性家族史，X- 连锁是由位于 X 染色体 Xq28 的 *MTM1*（myotubularin 1）基因突变所致，约占男性患者的 80%，临床症状较重，男婴病死率较高。其他的 X 染色体相关基因有 *MTMR1*、*MTMR2* 和 *MTMR3*（MTMR：myotubularin related protein，即肌微管素相关蛋白）。

肾上腺脑白质营养不良

【中文名】肾上腺脑白质营养不良、X- 连锁肾上腺脑白质营养不良

【英文名】adrenoleukodystrophy（ALD）, X-linked cerebral adrenoleukodystrophy

【定义】肾上腺脑白质营养不良是 X- 连锁隐性遗传病，是一种最常见的过氧化物酶体病，主要累及肾上腺和脑白质，半数以上的患者于儿童或青少年期起病，主要表现为进行性的精神运动障碍、视力及听力下降和（或）肾上腺皮质功能低下等。本病发病率为 0.5/10 万～1/10 万，95% 是男性，5% 为女性杂合子，无种族和地域特异性。

【临床表现】ALD 是一种临床异质性很强的遗传性代谢性疾病，表现在同一家系可有不同表型，同一患者不同时期表现也不同。根据 ALD 的发病年龄及临床表现分为 7 型：儿童脑型、青少年脑型、成人脑型、肾上腺脊髓神经病型（adrenomyeloneuropathy，AMN）、Addison 型、无症状型和杂合子型。

（1）儿童脑型：最为常见，约占所有 ALD 患者的 35%，多于 5～12 岁发病。初期表现为注意力不集中、记忆力减退、学习困难、步态不稳、行为异常等，逐渐出现视力和（或）听力下降、构音障碍、共济失调、瘫痪、癫痫发作、痴呆等症状，逐步进展，最终完全瘫痪、失明或耳聋，可有惊厥，甚至出现惊厥持续状态。有的可维持去大脑强直状态数年，有的出现中枢性呼吸衰竭、脑疝、感染等而死亡，多数在首次出现神经系统症状时已有肾上腺皮质功能受损。

（2）青少年脑型：青春期脑型 10～21 岁起病，临床表现类似于儿童脑型，但进展缓慢，占所有 ALD 患者的 4%～7%。

（3）成人脑型：于 21 岁以后起病，脑内迅速进展，炎症反应性脱髓鞘类似儿童脑型，无 AMN 表现，占所有 ALD 患者的 2%～4%。

（4）AMN 型：常于 20～40 岁发病，病损主要累及脊髓白质，周围神经受累较轻，不伴炎症性损伤。表现为进行性的下肢痉挛性瘫痪、括约肌和性功能障碍等，瘫痪进展缓慢，可伴有周围神经损害，有肾上腺皮质功能不全表现，并可见原发性性腺发育不全伴睾酮减低，可继发脑部损害而出现不同程度的认知和行为异常。AMN 进展较慢，无多发性硬化的缓解和复发的特点，约占 ALD 患者的 27%。

（5）Addison 型：发病年龄在 2 岁至成年期间，表现为原发肾上腺皮质功能不全，临床可见皮肤发黑，嗜盐，多汗，疲乏无力，经常呕吐、腹泻、晕厥等，占 ALD 患者的 10%～14%。

（6）无症状型：指通过检查发现血清极长链脂肪酸（very long chain fatty acid，VLCFA）升高或 *ABCD1*（ATP-binding cassette，sub-family D member 1）基因突变而没有临床症状的患者。

（7）杂合子型：女性杂合子中的 20%～30% 可有轻微的神经系统症状，多表现为类似 AMN

的痉挛性截瘫，但症状较轻，很少出现脑部症状、周围神经病及肾上腺皮质功能减退。

【诊断】诊断依赖于临床表现及以下指标的检测：

（1）内分泌功能检测：对于肾上腺皮质功能不全患者，24 小时尿 17- 羟类固醇和 17- 酮类固醇排出减少；血浆促肾上腺皮质激素升高；促肾上腺皮质激素兴奋试验呈低反应或无反应。

（2）血浆、皮肤成纤维细胞 VLCFA 测定：应用气相色谱法检查血浆、红细胞和培养的皮肤成纤维细胞中 VLCFA 的异常升高是诊断本病的特异方法，见于几乎所有男性患者及 85% 的女性携带者；VLCFA 升高的水平与病情的严重程度无关；检测培养的羊膜细胞和绒毛膜细胞中 VLCFA，可作为产前诊断。

（3）影像学表现

1）CT：局限于脑白质的低密度蝶形病灶；MRI 优于 CT，能显示视觉、听觉传导通路和运动传导通路上的病灶。

2）MRI：具有特征性改变，MRI 的表现可以领先或与 ALD 症状同时出现，并随着病情的发展而发展。表现为对称性位于双侧顶枕区白质长 T_1 长 T_2 信号，周边呈指状；胼胝体压部早期受累，呈“蝶翼状”，是 ALD 所特有的；其他脑白质病少见；ALD 的一个显著特点是病变由后向前进展，逐一累及枕、顶、颞、额叶；可累及脑干皮质脊髓束，皮质下 U 形纤维免于受累；增强扫描显示病灶周边强化，提示处于活动期；晚期增强显示无强化，多伴有脑萎缩。ALD 的不同阶段在头部 MRI 上表现不同，可借此作为治疗转归和判断预后的指标。

3）人脑磁共振波谱（MRS，1H-MRS）技术：是近十几年来开始应用于临床的技术。由于人体氢质子含量较多，具有较高灵敏度及空间分辨力，故 1H-MRS 应用最为广泛。在 ALD 中，1H-MRS 表现为 Cho 波峰显著增高，NAA 波峰降低或消失，Lac 波峰增高。1H-MRS 对 ALD 的早期诊断有重要帮助，可以先通过 MRI 检查发现中枢神经系统的脱髓鞘病变，在 MRI 表现正常区代谢产物已有改变，MRI 和 1H-MRS 表现可以直接反映病变的严重程度。

（4）病理检查：脑组织、周围神经、肾上腺、直肠黏膜等处的病理检查发现细胞内含有板层状结构的胞质包涵体可确诊本病。

家族性自主神经官能症

【中文名】家族性自主神经官能症，家族性自主神经功能障碍症、赖利 - 戴综合征、家族性自主神经功能障碍症、家族性自主神经功能异常、家族性缺陷自主症，Riley-Day 综合征

【英文名】familial dysautonomia, Riley-Day syndrome, hereditary sensory and autonomic neuropathy

【定义】家族性自主神经官能症是少见的家族性常染色体隐性遗传病，该病由 Riley 与 Day（1949 年）首先报道，主要发生在东欧犹太家族及其他种族的小儿，患者近亲中基因携带者约占 1/50，临床特征为丰富多样的自主神经功能失常，如无泪液、异常多汗、皮肤红斑、吞咽困难、偶发高热及舌部蕈状乳头缺失等。

【临床表现】几乎全部发生于犹太人，男女均可罹患，出生后即有自主神经系统功能障碍：①血压不稳定：情感刺激可诱发血压显著升高，易发生直立性低血压，血压经常突然变动。②消化系统症状：出生后不会吸奶，年龄大些可有吞咽困难、食物反流、周期性呕吐、发作性腹痛。③神经精神方面：说话晚，构音障碍，情绪不稳，感情呆滞，运动性共济失调，反射消失，有时有神经病性关节病，脊柱后凸，Romberg 征阳性。④泪液缺乏：反射性泪液减少，50% 患者有角膜溃疡，角膜知觉消失。⑤呼吸道症状：3/4 病例有呼吸道反复感染和肺炎（可为大叶性或散在性），单侧或双侧，皆由于咽部吸入感染所致。⑥舌：缺乏味蕾和蕈状乳头，流涎。⑦体温调节异常；常有原因不明发热、出汗。⑧皮肤：皮疹及皮色异常。⑨躯体：发育缓慢，身材矮小，体

重较轻，常合并脊柱侧弯和足外翻。⑩对交感及副交感药物反应异常，如注射组胺后皮肤不潮红；对乙酰甲胆碱和去甲肾上腺素过度反应，前者滴于球结膜后可引起瞳孔缩小。

（1）本病多自出生后即出现感觉丧失和交感神经功能障碍，智能正常或低下，进展缓慢。患儿无性别差异，婴儿期生长发育缓慢常伴发作性呕吐、腹泻或便秘，肌痉挛，运动功能障碍，共济失调，Charcot 病理性关节及口腔溃疡等。

（2）患儿出生时体重低于正常婴儿，哭声小而短促，吸吮力弱，吞咽功能差，易患吸入性肺炎，哭时泪水极少或无泪是本病的主要特征。检查可见肌张力低，腱反射减低或消失，瞳孔对光调节异常，角膜反射消失、结膜干燥、无泪液，舌尖光滑、舌蕈状乳头缺失，有广泛痛、温觉的轻度减退，对疼痛刺激无反应，可见皮肤红斑，肢体发绀、发凉，异常多汗、流涎或缺乏唾液，味觉障碍以及痫性发作等。

（3）在幼儿期可出现自主神经危象，表现为情绪不稳、易激惹、自闭行为增加、体温易变、心率及呼吸频率不稳定。血管运动障碍是本病的特征之一，如血压波动不稳、常出现直立性低血压及发作性高血压。

（4）学龄期患儿身材矮小、步态不稳、说话带鼻音（构音障碍）、脊柱侧弯，至青春期发作性呕吐减轻，但共济运动差，常可见排尿性或吞咽性晕厥，情感不稳不能参加体育活动。约 40% 的患者可有抽搐发作，伴有发热和缺氧等。

（5）患儿常因肺炎夭折，其他死亡原因为睡眠猝死和心搏骤停。对患者进行细致、周到的照顾和护理，可帮助其生存到 30～40 岁，也能生育正常的婴儿。

并发症：可有原因不明的高热，吸入性肺炎，情绪常不稳定，偶发呕吐、脱水及胃肠道症状等，约 40% 的患者可有抽搐发作。

【诊断】本病的诊断主要根据家族史、临床表现及实验室检查结果。婴幼儿期发病患儿哭时无泪、舌蕈状乳头缺失、自主神经症状多变；尿中高香草酸（homovanillicacid，HVA）显著增加；用 1：1000 磷酸组胺（histamine phosphate）前臂皮内注射，患儿无痛感，局部无红晕区和伪足；用 0.0625% 毛果芸香碱（pilocarpine）滴眼，每 5 分钟滴 1 次，共滴 4 次，可见患儿眼睑下垂。实验室检查尿中高香草酸和香草扁桃酸比例升高，尿中 VMA（3- 甲氧基 -4 羟苦杏仁酸）和 HMPG（3- 甲氧基 -4 羟基苯乙二醇）减少，尿中和脑脊液中 HVA（3- 甲氧基 -4 羟基苯乙酸）增加，血清中 DβH 活性降低。

【鉴别诊断】

与以下疾病相鉴别：

（1）急性全自主神经病急性起病：临床表现为视力模糊，瞳孔对光、调节反应异常，出汗少，无泪液，直立性低血压，尿潴留等，多数病例在数周或数月后逐渐自愈。

（2）Sjögren 综合征：主要特征为流泪、唾液多、汗腺及胃液的分泌都有缺陷，常伴有角结膜炎、鼻炎、咽炎、腮腺水肿及周围性脑神经麻痹等。

家族性帕金森病

【中文名】家族性帕金森病、遗传性帕金森病

【英文名】familial Parkinson disease, Parkinson’s disease（PD）

【定义】帕金森病是一种常见的神经系统变性疾病，老年人多见，平均发病年龄为 60 岁左右，40 岁以下起病的青年帕金森病较少见。我国 65 岁以上人群，帕金森病的患病率大约是 1.7%。大部分帕金森病患者为散发病例，仅有不到 10% 的患者有家族史。帕金森病最主要的病理改变是中脑黑质多巴胺（dopamine，DA）能神经元的变性死亡，由此而引起纹状体多巴胺含

量显著性减少而致病。导致这一病理改变的确切病因目前仍不清楚，遗传因素、环境因素、年龄老化、氧化应激等均可能参与帕金森病多巴胺能神经元的变性死亡过程。

【临床表现】帕金森病起病隐匿，进展缓慢。首发症状通常是一侧肢体的震颤或活动笨拙，进而累及对侧肢体。临床上主要表现为静止性震颤、运动迟缓、肌强直和姿势步态障碍。近年来人们越来越多的注意到，抑郁、便秘和睡眠障碍等非运动症状也是帕金森病患者常见的主诉，它们对患者生活质量的影响甚至超过运动症状。

（1）静止性震颤（static tremor）：约 70% 的患者，以震颤为首发症状，多始于一侧上肢远端，静止时出现或明显，随意运动时减轻或停止，精神紧张时加剧，入睡后消失。手部静止性震颤在行走时加重，典型的表现是频率为 4～6Hz 的“搓丸样”震颤，部分患者可合并姿势性震颤。

（2）肌强直（rigidity）：检查活动患者的肢体、颈部或躯干时，可觉察到有明显的阻力，这种阻力的增加呈现各方向均匀一致的特点，类似弯曲软铅管的感觉，故称为“铅管样强直”（lead-pipe rigidity）。患者合并有肢体震颤时，可在均匀阻力中出现断续停顿，如转动齿轮，故称“齿轮样强直”（cogwheel rigidity）。

（3）运动迟缓（bradykinesia）：运动迟缓指动作变慢，始动困难，主动运动丧失。患者的运动幅度会减小，尤其是重复运动时。根据受累部位的不同，运动迟缓可表现在多个方面。面部表情动作减少、瞬目减少称为面具脸（masked face）；说话声音单调、低沉，吐字欠清；写字变慢变小，称为“小写征”（micrographia）；洗漱、穿衣和其他精细动作变得笨拙、不灵活；行走的速度变慢，常曳行，手臂摆动幅度会逐渐减少甚至消失，步距变小；因不能主动吞咽，使唾液不能咽下而出现流涎；夜间可出现翻身困难。在疾病的早期，患者常常将运动迟缓误认为是无力，且常因一侧肢体的酸胀无力而误诊为脑血管疾病或颈椎病。因此，当患者缓慢出现一侧肢体无力，且伴有肌张力增高时应警惕帕金森病的可能。

（4）姿势步态障碍：姿势反射消失往往在疾病的中晚期出现，患者不易维持身体平衡，在稍不平整的路面即有可能跌倒。姿势反射可通过后拉试验来检测。检查者站在患者的背后，嘱患者做好准备后牵拉其双肩，正常人能在后退一步之内恢复正常直立，而姿势反射消失的患者往往要后退 3 步以上或是需人搀扶才能直立。帕金森病患者行走时常常会越走越快，不易止步，称为慌张步态（festinating gait）。晚期帕金森病患者可出现冻结现象，表现为行走时突然出现短暂的不能迈步，双足似乎粘在地上，须停顿数秒钟后才能再继续前行或无法再次启动。冻结现象常见于开始行走（始动困难）、转身、接近目标时，或担心不能越过已知的障碍物时。

（5）非运动症状：帕金森病患者除了震颤和行动迟缓等运动症状外，还可出现情绪低落、焦虑、睡眠障碍、认知障碍等非运动症状，疲劳感也是帕金森病常见的非运动症状。

【诊断】帕金森病的诊断主要依靠病史、临床症状及体征。根据隐匿起病、逐渐进展的特点，单侧受累进而发展至对侧，表现为静止性震颤和行动迟缓，排除非典型帕金森病样症状即可做出临床诊断。左旋多巴制剂治疗有效则更加支持诊断。常规血、脑脊液检查多无异常，头 CT、MRI 也无特征性改变。嗅觉检查多可发现帕金森病患者存在嗅觉减退。以 18F- 多巴作为示踪剂行多巴摄取功能 PET 显像，可显示多巴胺递质合成减少。以 125I-β-CIT、^{99m}Tc-TRODAT-1 作为示踪剂行多巴胺转运体（DAT）功能显像，可显示 DAT 数量减少，在疾病早期甚至亚临床期即可显示降低，可支持诊断。但此项检查费用较贵，尚未常规开展。

英国脑库帕金森病诊断标准：

第一步：诊断帕金森综合征

运动减少：随意运动在始动时缓慢，重复性动作的运动速度及幅度逐渐降低，同时至少具有以下一个症状：①肌肉强直；②静止性震颤（4～6Hz）；③直立不稳（非原发性视觉、前庭功能、小脑及本体感觉功能障碍造成）。

第二步：帕金森病排除标准

反复的脑卒中病史；伴阶梯式进展的帕金森症状；反复的脑损伤史、确切的脑炎病史；动眼危象；在症状出现时，正在接受神经安定剂治疗；1 个以上的亲属患病；病情持续性缓解；发病 3 年后，仍是严格的单侧受累；核上性凝视麻痹小脑征；早期即有严重的自主神经受累；早期即有严重的痴呆，伴有记忆力、语言和行为障碍；锥体束征阳性（巴宾斯基征阳性）；CT 检查可见颅内肿瘤或交通性脑积水；用大剂量左旋多巴治疗无效（除外吸收障碍）；MPTP（MPTP：1- 甲基 -4- 苯基 -1，2，3，6- 四氢吡啶）接触史。

第三步：帕金森病的支持诊断标准。具有 3 个或以上者可确诊帕金森病。

单侧起病；存在静止性震颤；疾病逐渐进展；症状持续不对称，首发侧较重；对左旋多巴的治疗反应非常好（70%～100%）；应用左旋多巴导致的严重异动症；左旋多巴的治疗效果持续 5 年以上（含 5 年）；临床病程 10 年以上（含 10 年）。

符合第一步帕金森综合征诊断标准的患者，若不具备第二步中的任何一项，同时满足第三步中 3 项及以上者即可临床确诊为帕金森病。

帕金森病的严重程度一般可采用 H&Y（Hoehn & Yahr）分级来评估：0＝无体征；1.0＝单侧患病；1.5＝单侧患病，并影响到中轴的肌肉；2.0＝双侧患病，未损害平衡；2.5＝轻度双侧患病，姿势反射稍差，但是能自己纠正；3.0＝双侧患病，有姿势平衡障碍，后拉试验阳性；4.0＝严重的残疾，但是能自己站立或行走；5.0＝不能起床，或生活在轮椅上。

【鉴别诊断】帕金森病主要需与其他原因所致的帕金森综合征相鉴别。帕金森综合征是一个大的范畴，包括原发性帕金森病、帕金森叠加综合征、继发性帕金森综合征和遗传变性性帕金森综合征。症状、体征不对称，静止性震颤，对左旋多巴制剂治疗敏感多提示原发性帕金森病。

（1）帕金森叠加综合征：帕金森叠加综合征包括多系统萎缩（multiple system atrophy，MSA）、进行性核上性麻痹（progressive superanuclear palsy，PSP）和皮质基底节变性（corticobasal degeneration，CBD）等。在疾病早期即出现突出的语言和步态障碍、姿势不稳、中轴肌张力明显高于四肢，无静止性震颤，突出的自主神经功能障碍，对左旋多巴无反应或疗效不持续均提示帕金森叠加综合征的可能。尽管上述线索有助于判定帕金森叠加综合征的诊断，但要明确具体的亚型则较困难。一般来说，存在突出的直立性低血压或伴随有小脑体征者多提示多系统萎缩。垂直注视麻痹，尤其是下视困难、颈部过伸；早期跌倒多提示进行性核上性麻痹。不对称性的局限性肌张力增高、肌阵挛、失用、异己肢现象多提示皮质基底节变性。

（2）继发性帕金森综合征：此综合征是由药物、感染、中毒、脑卒中、外伤等明确的病因所致。通过仔细询问病史及相应的实验室检查，此类疾病一般较易与原发性帕金森病鉴别。药物是最常见的导致继发性帕金森综合征的原因，用于治疗精神疾病的神经安定剂（吩噻嗪类和丁酰苯类）是最常见的致病药物。需要注意的是，有时候我们也会使用这些药物治疗呕吐等非精神类疾病，如应用异丙嗪止吐。其他可引起或加重帕金森样症状的药物包括利血平、氟桂利嗪、甲氧氯普胺、锂等。

（3）特发性震颤（essential tremor，ET）：此病隐匿起病，进展很缓慢或长期缓解，约 1/3 患者有家族史。震颤是唯一的临床症状，主要表现为姿势性震颤和动作性震颤，即身体保持某一姿势或做动作时易于出现震颤。震颤常累及双侧肢体，头部也较常受累，频率为 6～12Hz，情绪激动或紧张时可加重，静止时减轻或消失。此病与帕金森病突出的不同，在于特发性震颤起病时多为双侧症状，不伴有运动迟缓，无静止性震颤，疾病进展很慢，多有家族史，有相当一部分患者生活质量几乎不受影响。

（4）遗传性变性帕金森综合征：遗传性变性帕金森综合征往往伴随有其他的症状和体征，因此一般不难鉴别。如肝豆状核变性，可伴有角膜色素环和肝功能损害。抑郁症患者可出现表情缺乏、思维迟滞、运动减少，有时易误诊为帕金森病，但抑郁症一般不伴有静止性震颤和肌强直，对称起病、有明显的情绪低落和快感缺乏可资鉴别。

家族性发作性共济失调

【中文名】家族性发作性共济失调、遗传性共济失调

【英文名】hereditary ataxia（HA）, familial paroxysmal ataxia

【定义】家族性发作性共济失调是一组以共济失调为主要临床表现的神经系统遗传变性病，病变部位主要在脊髓、小脑、脑干，故也称脊髓 - 小脑 - 脑干疾病，又称为脊髓小脑共济失调（spinocerehenar ataxia，SCAs）。多于成年发病（大于 30 岁），表现为平衡障碍、进行性肢体协调运动障碍、步态不稳、构音障碍、眼球运动障碍等，并可伴有复杂的神经系统损害，如锥体系、锥体外系、视觉、听觉、脊髓、周围神经损害，亦可伴大脑皮质功能损害，如认知功能障碍和（或）精神行为异常等，也可伴有其他系统异常。

【临床表现】家族性发作性共济失调的典型临床表现包括运动障碍、认知功能及精神障碍以及其他非特异性症状。

（1）运动障碍

1）共济运动障碍：步态异常是家族性发作性共济失调最为常见的症状，多为首发症状，表现为醉酒样或剪刀步态，道路不平时行走不稳更加明显。随着病情的进展，可出现起坐不稳或不能，直至卧床。构音障碍为家族性发作性共济失调的特征之一，患者主要表现为发音生硬（爆发性言语）、缓慢，单调而含糊，构音不清，音量强弱不等，或时断时续，呈呐吃语言或吟诗样语言；病情进展至晚期时，几乎所有患者均出现运动失调性构音障碍。书写障碍为上肢共济失调的代表症状，患者常继下肢共济失调症状后随病情进展而发生，表现为字线不规则、字行间距不等，字越写越大，称为“书写过大症”，严重者无法书写。

2）眼球震颤及眼球运动障碍：可表现为水平性、垂直性、旋转性或混合性眼球震颤，部分患者可出现不协调性眼震、周期交替性眼震或分离性眼震等；眼球运动障碍多见于核上性眼肌麻痹，表现为注视麻痹、眼球急动缓慢、上视困难等。

3）吞咽困难和饮水呛咳是由于脑干神经核团受损，随着病情的进展，临床表现逐渐明显且多见。

4）震颤主要表现为运动性震颤、姿势性震颤或意向性震颤，若伴有锥体外系损害，也可出现静止性震颤。

5）痉挛状态是由于锥体束受损，表现为躯干及肢体肌张力增高、腱反射活跃或亢进、髌踝阵挛、巴宾斯基征阳性等，行走时呈明显的痉挛性步态。

6）锥体外系症状：部分患者由于基底节受损可伴发帕金森病样表现，出现面、舌肌搐颤，肌阵挛，手足徐动症，扭转痉挛，舞蹈样动作等锥体外系表现。

（2）认知功能及精神障碍：表现为注意力、记忆力受损，任务执行功能下降，其中抑郁、睡眠障碍、精神行为异常、偏执倾向是临床常见的精神障碍。

（3）其他症状与体征

1）视神经病变：原发性视神经萎缩、视网膜色素变性等症状可见于常染色体显性遗传性共济失调Ⅱ型、Friedreich 共济失调、共济失调 - 毛细血管扩张症（ataxia telangiectasia，AT）、植

烷酸贮积病（又称 Refsum 综合征）等亚型，患者多伴有视力、视野及瞳孔改变。

2）骨骼畸形：为常见体征，主要表现为脊柱侧弯或后侧凸；少数患者还可发生爪形手或隐性脊柱裂等畸形；尤其是 Friedreich 共济失调患者，以弓形足及脊柱弯曲最常见。

3）皮肤病变：多见于眼球结膜、面颈部皮肤毛细血管扩张、皮肤鱼鳞症、牛奶咖啡色素斑等表现，常见于共济失调 - 毛细血管扩张症或 Refsum 综合征患者。

【诊断】

（1）基本诊断策略：家族性发作性共济失调的临床诊断主要依据两项共同特征，一是缓慢发生（少数为急性发作或间歇性发作）和进展对称性共济失调，二是有家族遗传史。诊断家族性发作性共济失调的一般顺序：首先需确认患者的主要临床特征是共济失调，并收集家族史资料；其次排除非遗传性病因，并检测有无特定的生化指标异常；最后进行基因学检测。

（2）具体诊断方法

1）确认共济失调综合征并确定其遗传学特点。眼震、吟诗样语言、辨距不良、震颤和步态共济失调等为小脑主要体征，同时可伴痴呆、锥体束征，以及脊髓、周围神经损害体征。根据临床表现确定为进行性共济失调后还应详细收集家族史，根据家族遗传学特点确定其遗传类型。

2）CT 或 MRI 检查显示小脑萎缩很明显，有时可见脑干萎缩。

3）排除非遗传性病因：许多神经系统获得性疾病亦可导致进行性平衡障碍，但无家族史可鉴别。对于家族史不能确定的患者，必须逐一排除非遗传性病因，常见病因有多发性硬化、多发性脑梗死、酒精性或中毒性小脑变性、小脑肿瘤、肿瘤或炎症浸润基底脑膜、副肿瘤综合征和甲状腺功能减退等。

4）确定特殊的生化指标异常：某些家族性发作性共济失调伴特异性生化指标异常，如果血液化合物检测比基因突变分析容易或治疗试验可行，则应优先选择血液化合物检查。①共济失调伴肌阵挛或肌阵挛癫痫：包括线粒体脑肌病、蜡样脂质褐质沉积病（ceroid lipofuscinosis）、唾液酸沉积症（sialidosis）等。②肝豆状核变性（HLD）：有些肝豆状核变性患者小脑体征十分显著，血清铜蓝蛋白检测有助于诊断。③ β- 脂蛋白缺乏症：与维生素 E 吸收障碍有关，但随着年龄的增长其症状可逐渐减弱。光学显微镜下常可发现棘红细胞，且血清中不能检测到 β 脂蛋白。④脑腱黄瘤病：以年轻人好发，主要表现为痉挛 - 共济失调综合征、动脉粥样硬化、白内障。腱黄瘤的存在和血清高胆甾烷醇水平有助于诊断颅内可能存在的黄瘤，鹅脱氧胆酸和普伐他汀对患者治疗有效。

5）确定特异性基因类型：有许多家族性发作性共济失调患者实验室检查并无特殊异常，唯有依赖于详尽的临床资料所提供的线索，选择基因突变和连锁分析方法是确诊的唯一手段。选择基因检测项目的主要依据是家族史、临床表现、疾病类型在人群中所占的比例。鉴于我国目前尚缺乏相应的临床和基因分析的流行病学数据，因此基因检测主要依据家族史和特征性表型进行选择。

由上可见，家族性发作性共济失调临床累及面广，各型之间临床表现存在较大的重叠，临床分型非常困难，因此最终诊断家族性发作性共济失调必须依靠基因检测，但因其分型众多，临床应用基因诊断前要注意以下几点：

第一：明确临床诊断是关键，否则基因诊断无法进行下去。

第二：确定其遗传方式，根据有无家族史确定其是家族性或散发性，家族性根据遗传方式判断是常染色体显性还是隐性遗传。

第三：根据临床特点推断最可能的家族性发作性共济失调亚型，确定基因检测的先后顺序，节约资源和时间。虽然各亚型之间临床表现重叠，但根据临床实践及文献报道认为各亚型之间仍存在一定区别，甚至有些亚型特征明显，如家族性发作性共济失调 7 合并有黄斑萎缩、视网膜色素变性；家族性发作性共济失调 3 具有突眼、腱反射亢进、面肌颤搐、肌痉挛、凝视障碍、周围神经病；家族性发作性共济失调 4 具有突出的多发性周围神经病；家族性发作性共济失调 5 表现为单纯性小脑综合征；家族性发作性共济失调 12 具有早期上肢远端震颤，逐渐发展成头部震颤、共济失调步态、腱反射亢进、运动减少、眼球运动异常，后期出现痴呆等。

第四：完成基因诊断。根据上述确定的顺序进行基因诊断，必要时进一步测序证实。

由于临床诊断只是确定 HA 的大致范围，根据临床症状、体征无法确定其具体亚型，只有通过 DNA 检测进行基因诊断才能最终明确，这对于准确的遗传咨询、产前诊断甚至植入前诊断都具有重要的指导意义。在基因检测的过程中，需要结合临床特点，遵循一定的诊断策略和程序，才能更快、更准确地检测出不同亚型。

具有典型小脑共济失调临床表现的患者，排除继发原因后，可根据家族遗传史确定遗传类型。对脊髓小脑共济失调患者而言，临床表现及基因突变频率决定其分子检测顺序，由于临床上以家族性发作性共济失调 3 型最为常见，故筛查顺序依次为家族性发作性共济失调 3、家族性发作性共济失调 2 和家族性发作性共济失调 1 型、家族性发作性共济失调 6 和家族性发作性共济失调 7 型，最后检测家族性发作性共济失调 12 型、家族性发作性共济失调 17 型、齿状核红核苍白球路易体萎缩等，其中，伴有帕金森样表现的患者应首先筛查家族性发作性共济失调 2 和家族性发作性共济失调 3 型；有周围神经病表现者首先筛查家族性发作性共济失调 3 和家族性发作性共济失调 4 型；单纯小脑共济失调且发病年龄较晚者首先筛查家族性发作性共济失调 6 型；有视网膜变性者首先筛查家族性发作性共济失调 7 型；呈痴呆或小舞蹈症者首先筛查齿状核红核苍白球路易体萎缩和家族性发作性共济失调 17 型；伴有肌阵挛表现者首先筛查齿状核红核苍白球路易体萎缩；癫痫发作者首先筛查家族性发作性共济失调 10 型和齿状核红核苍白球路易体萎缩；以震颤为主要表现者首先筛家族性发作性共济失调 2、家族性发作性共济失调 8 和家族性发作性共济失调 12 型；具有智力障碍表现者首先筛查家族性发作性共济失调 17 型和齿状核红核苍白球路易体萎缩。在常染色体隐性家族性发作性共济失调中以 Friedreich 共济失调发病率最高，因此，应首先筛查 Friedreich 共济失调，其次为共济失调 - 毛细血管扩张症，随后检测伴眼球运动不能共济失调Ⅰ型和Ⅱ型、植烷酸贮积病、共济失调伴选择性维生素 E 缺乏症和 β 脂蛋白缺乏症等，其中，伴共济失调和腓骨肌萎缩患者首先筛查腓骨肌萎缩型共济失调（又称 Roussy-Lévy 综合征）；伴毛细血管扩张、反复肺感染者首先检测共济失调 - 毛细血管扩张症；伴有眼球活动障碍、周围神经病的患者首先检测伴眼球运动不能共济失调；伴周围神经病、血清维生素 E 水平降低的患者，首先筛查共济失调伴选择性维生素 E 缺乏症；伴角膜 K-F 环、肝硬化、血清铜蓝蛋白水平降低患者主要筛查肝豆状核变性，结果阴性者则应考虑其他亚型的常染色体隐性家族性发作性共济失调，也可能为常染色体显性家族性发作性共济失调，需进行常染色体显性家族性发作性共济失调相关基因的筛查。对于散发型脊髓小脑共济失调患者，首先检测家族性发作性共济失调 3 型和 Friedreich 共济失调，再依次筛查家族性发作性共济失调 6 型、家族性发作性共济失调 2 型、家族性发作性共济失调 1 型、齿状核红核苍白球路易体萎缩等。于儿童期发病的 X- 连锁性共济失调患者，则应先检测肾上腺脑白质营养不良；而中晚年发病者首先检测 X- 连锁共济失调。

Joubert 综合征

【中文名】Joubert 综合征

【英文名】Joubert syndrome

【定义】 Joubert 综合征是色素性视网膜炎综合征相关的许多遗传综合征中的一种。该综合征是由小儿神经科医师玛丽·茹贝尔在加拿大蒙特利尔神经学研究所和麦吉尔大学工作时首先发现的。Joubert 综合征主要是小脑蚓部发育不良加上其他异常，常见症状是发作性气喘，在新生儿期出现发作性呼吸急促或呼吸暂停。本综合征是常染色体隐性遗传病。

【临床表现】 常见症状是发作性气喘，在新生儿期出现发作性呼吸急促或呼吸暂停；眼球常有急促运动；智力发育迟钝；由于小脑蚓部发育不良而致共济失调和平衡障碍；某些患者的视网膜发育不良或缺失，导致先天性失明，也有脉络膜脱失者；此外，尚可有多指（趾）畸形、舌部肿瘤等。使用超声波检测胎儿小脑可做产前诊断，但往往不成功。

Saraiva 和 Baraitser（1992 年）从文献上收集了本综合征 72 例，加上 29 个新病例进行分析，提出本综合征有两种临床表现不同的类型，一种伴有视网膜发育不良，家族中有同样的患者；另一种没有视网膜发育不良，家族中无相同患者。Joubert 综合征的患者如发生肾囊肿，则常伴有视网膜发育不良。

【诊断】 该病的特点是小脑蚓部和畸形脑干（臼齿标志）缺失或发育不良。最常见的特征包括共济失调（缺乏对肌肉的控制）、过度通气（呼吸模式异常）、睡眠呼吸暂停、眼睛和舌头活动异常、肌张力低下；可伴发其他畸形，如多指（趾）、唇裂或腭裂、舌头异常；也可能出现癫痫发作；可能有轻度或中度迟钝。

参考文献

鲍南，金惠明，孙莲萍，等，2002. 儿童终丝牵拉综合征的诊断和治疗［J］. 中国神经精神疾病杂志，5：354-356.

范秉林，周东，2007. 灰质异位症［J］. 国际神经病学神经外科学杂志，1：75-79.

冯庭怡，赵永波，2006. 遗传性感觉神经病［J］. 临床神经病学杂志，3：231-233.

KROPP S, SCHULZ-SCHAEFFER W J, FINKENSTAEDT M, et al, 1999. The Heidenhain variant of Creutzfeldt-Jakob disease［J］. Archives of neurology, 56（1）: 55.

VILJOEN D, BEIGHTON P, 1992. Schwartz-Jampel syndrome（chondrodystrophic myotonia）［J］. Journal of medical genetics, 29（1）: 58-62.

第 6 章 其他系统罕见疾病

先天性肝内胆管囊状扩张症

【中文名】先天性肝内胆管囊状扩张症、交通性肝内胆管囊状扩张症、Caroli 病

【英文名】congenital cystic dilation of the common bile duct, Caroli disease

【定义】1958 年法国学者 Caroli 详细描述了胆道系统交通性多发性肝内胆管囊状扩张症，病变范围主要累及肝胆管，可以是一段、一个局部、一叶或双侧的肝内胆管。本病多见于男性，男女之比 2∶1，患者在出生后的 5～20 年多无临床症状。一般于青年时期开始发病，21～49 岁高发但少数患者亦可终身无症状。

【临床表现】先天性肝内胆管囊状扩张症患者在儿童或青年时期常无症状，多因长期胆汁淤积致胆石形成胆道感染后才有表现。腹痛、畏寒、发热及黄疸是先天性肝内胆管囊状扩张症的主要症状，与胆结石、胆管炎相同，容易造成判断失误。胆道感染严重者可发展成胆源性肝脓肿和败血症，缓解期可无任何症状，部分患者也可因反复胆道感染而出现肝大及压痛，最终导致肝硬化和门静脉高压。

黄志强教授从外科治疗角度出发，根据 Caroli 病的 CT 检查结果，将囊肿在肝内的分布与有关病理改变分成以下临床类型：①Ⅰ型：单纯型或局限型，常呈肝叶性分布，不伴肝纤维化。其中再分两个亚型，周围型（Ⅰa），囊肿群在肝的周围，一叶或一侧；中央型（Ⅰb），囊肿群在肝中央部，与肝门处主要肝管相通。②Ⅱ型：弥漫型，常伴有肝纤维化。③Ⅲ型：弥漫型伴节段性分布的肝内囊肿群。④Ⅳ型：合并胆总管囊状扩张。

常见症状：

（1）腹痛：一般多表现为反复发作的上腹、右上腹部或脐周阵发性钝痛、胀痛或绞痛，发作时患儿非常痛苦，过后又如正常儿，有时高脂肪或多量饮食可诱发腹痛。幼小病儿因不会诉说，常易误诊。有的腹痛反复发作，持续数月乃至数年，疼痛发作时常伴有黄疸，并可同时有恶心、呕吐、厌食等消化道症状。如腹痛变为持续性，同时伴有发热、黄疸，提示胆管炎的表现；如突发急性腹痛并有腹膜刺激症状，常见胆总管穿孔继发腹膜炎。

（2）腹部肿块：多于右上腹部或腹部右侧有一囊性肿块，上界多为肝边缘所覆盖，有时因胆总管下端炎症水肿的消退或胆总管末端瓣状皱襞的活瓣作用，胆汁排出使囊肿变小，黄疸亦渐消退，因此造成囊肿大小变化，在先天性胆管囊状扩张的诊断上有较高的参考价值。梭状型胆管扩张症和囊肿较小时不能触及腹部肿块。

（3）黄疸：由于胆总管远端多有不同程度狭窄，胆管炎时远端黏膜水肿使管腔更为狭窄，出现阻塞性黄疸；黄疸出现和加深说明胆总管远端梗阻、胆汁引流不畅，可能是由于合并囊内感染或胰液反流所引起。当炎症好转时，水肿消退，胆汁排出通畅，黄疸可缓解或消退，因此间歇性黄疸为其特点，大多数病例均存在此症状。出现黄疸的间隔期长短不一，严重黄疸可伴有皮肤瘙痒、全身不适，部分患儿黄疸加重时粪便颜色变淡，甚至呈白陶土色，同时尿色深黄。

除 3 个主要症状外，合并囊肿内感染时可有发热，体温可高达 38～39℃，亦可因炎症而引起恶心、呕吐的消化道症状。长期阻塞性黄疸可造成肝、胰功能损害，影响消化、吸收功能而发生营养不良以及脂溶性维生素吸收障碍而引起出血倾向。

【诊断】

（1）B 超：可以显示囊肿的形态、大小和分布。Marchal 等描述先天性肝内胆管囊状扩张症的超声特异表现为肝内胆管扩张，管腔内有球状突出，扩张的胆管内有桥自胆管壁伸入管腔内，门静脉的小分支部分或全部被扩张的肝内胆管包绕。

（2）CT 检查：先天性肝内胆管囊状扩张症的检查特征为注射对比剂后加强扫描可发现囊状扩张的中央点状影，称为“中央斑点征”，这相当于扩张胆管内有门静脉小分支生成形成桥状。CT 尚可发现肝门处的胆管相对狭窄，利于术前评估和选择手术方式。

（3）^{99m}Tc 核素扫描：排泄性肝胆造影可明确囊肿与胆管相通，而区别于单纯性肝内囊肿。先天性肝内胆管囊状扩张症患者肝内 ^{99m}Tc 停留时间超过 120 分钟，而多发性肝囊肿患者则很快消除，显示出正常肝扫描图像。

（4）经皮肝穿刺胆管造影（percutaneous transhepatic cholangiography，PTC）、经内镜逆行胰胆管造影（endoscopic retrograde cholangiopancreatography，ERCP）检查：PTC、ERCP 虽然能够清晰显示肝内胆管扩张的大小、数目等，但是它们属于侵入性检查，可导致严重的并发症，诱发胆道感染，特别是 ERCP 原则上应禁用，PTC 检查在一部分患者中可慎重使用，以明确囊肿群与肝内胆管的联系而计划手术切除方案，造影前后需用抗菌药物预防感染。

（5）磁共振胰胆管造影（magnetic resonance cholangiopancreatography，MRCP）：胆管和胰管内分泌物表现为高信号，流动性血液因为流空效应而无信号，因而 MRCP 不需要对比剂就可获得良好的对比，可显示肝内胆管扩张的程度、部位以及有无结石存在等。文献报道 MRCP 对胆管扩张或狭窄的敏感性为 90%～95%，对正常肝外胆管的显示率近 100%，且因为无对比剂的影响，因而较 ERCP 能更直接、客观地反映生理状态下胰胆管的扩张程度。Asselah 等认为 MRCP 是一种非损伤性造影，也许会成为诊断先天性肝内胆管囊状扩张症的首选方法。

【鉴别诊断】

与以下疾病相鉴别：

（1）原发性肝内胆管结石继发的肝内胆管扩张

1）先天性肝内胆管囊状扩张症患者的年龄较继发性肝内胆管扩张者轻，而且后者往往长期反复发作胆管炎，合并有结石或狭窄致胆道梗阻逐渐发生；

2）胆管憩室样扩张或多个部位的胆管扩张的形态相同或相似，多为先天性扩张；

3）继发性肝内胆管扩张其下端必定有结石或胆管狭窄，而先天性胆管扩张者只有部分伴有胆管结石或狭窄；

4）先天性胆管扩张者其胆管壁上黏膜少而管壁较薄，继发性胆管扩张则管壁较厚；

5）伴有先天性肝纤维化的必定为先天性胆管扩张。

（2）多发性肝内囊肿：单纯性多发性肝内囊肿与胆道不相通，PTC 或 $^{99m}T_c$HIDA 造影可明确诊断。

先天性多囊肝

【中文名】先天性多囊肝、先天性肝囊肿、小儿先天性肝囊肿

【英文名】congenital cyst of liver

【定义】先天性多囊肝是常见的临床肝良性疾病，属于先天性发育异常，临床上常将其分为

多发性肝囊肿或多囊肝（multiple cysts or polycystic disease of liver）及单发性肝囊肿，约 50% 的多发性肝囊肿患者合并多囊肾。单纯性肝囊肿多见于女性，早期常无明显症状，临床症状常出现于中年以后，B 超检查为广泛使用的检查手段，可以早期发现先天性多囊肝患者，约占受检成年人的 1%。

【临床表现】先天性多囊肝患者年轻时常常无症状，35～40 岁以后渐渐出现症状，表现为上腹部肿块；肝区及上腹部疼痛，通常为隐痛，若出现囊内出血，也可伴有腹部剧烈疼痛；囊肿压迫邻近器官也可造成进食减少、胀痛、呕吐、黄疸等；少数严重的肝囊肿也可造成腹水、门静脉高压症；合并其他脏器囊肿的患者可相应出现一些表现。临床检查早期常无任何阳性发现，对于较大的肝囊肿，查体可触及右上腹肿块，表面光滑、质韧，合并感染时可伴有触痛。

【诊断】孤立性肝囊肿常无临床症状，一般要在长到足够大以致发生压迫症状或出现并发症时才引起注意，生前很少确诊。故在患者肝大而无症状，又无肝功能损害时，要想到囊肿病的可能性，个别的要与巨大的卵巢囊肿鉴别。多囊肾患者发现有肝大时，要特别怀疑多囊肝。多囊肝应与肝内小胆管扩张鉴别。

【鉴别诊断】

与以下疾病相鉴别：

（1）肝内其他囊性占位：如肝内胆管囊肿、肝脓肿、肝寄生虫性囊肿（包虫病）及肝肿瘤液化、坏死等。肝内胆管囊肿穿刺为胆汁，ERCP 有显影；肝脓肿一般有感染病史，穿刺液脓性，培养有细菌生长；肝包虫病行血清补体结合试验多呈阳性；肝肿瘤多同时伴有其他症状及生化改变。

（2）肝外性囊肿：如胆总管囊肿、胰腺囊肿、肠系膜囊肿及胆囊积水，临床结合特殊检查包括 B 超、CT、ERCP 等一般可以鉴别。

（3）肝细胞癌：根据病史、体征以及有关肝功能和肝癌的实验室检查等，可与肝细胞癌相鉴别。

特发性非硬化性门脉高压综合征

【中文名】特发性非硬化性门脉高压综合征、肝内型窦前阻塞性门脉高压症

【英文名】idiopathic noncirrhotic portal hypertension syndrome

【定义】特发性非硬化性门脉高压综合征又名肝内型窦前阻塞性门脉高压症，具有门脉高压症的临床表现，可反复呕血及排黑粪，对消化道出血有较好的耐受性而无腹水、黄疸、昏迷等代偿失调的表现，实验室查肝功能可正常。

【临床表现】具有门脉高压症的临床表现，包括明显的脾大、食管静脉曲张、反复上消化道出血、反复呕血及排黑粪，对消化道出血有较好的耐受性而无腹水、黄疸、昏迷等代偿失调的表现，实验室查肝功能可正常。

【诊断】

（1）临床及放射学检查：有肯定的门静脉高压，包括明显的脾大、食管静脉曲张、反复上消化道出血，而肝功能正常或基本正常。

（2）脾门静脉造影：肝外门静脉无阻塞及狭窄。

（3）依据肝组织活检、病理检查的特征性改变可以诊断。

【鉴别诊断】

与以下疾病相鉴别：

（1）其他原因引起的窦前性阻塞：如先天性或复发性肝纤维化，在 10 岁以前发病的小儿多伴有多囊肾，肝活检见门脉区大量纤维组织增生，呈条索状向小叶内伸展。

（2）窦后性阻塞引起的门脉高压症：如肝静脉阻塞、肝内肝静脉分支阻塞，患者有突发肝区疼痛、进行性肝大及顽固性腹水。

（3）其他：窦性或肝内窦后性阻塞引起的门脉高压症，长期服用硫唑嘌呤、6-MP、大剂量维生素 A 所引起的 Disse 间隙内胶原纤维异常增多，肝窦周围纤维化所致门脉高压，应仔细询问病史以资鉴别。肝外型门静脉血栓形成或狭窄，常伴有腹胀、腹痛、便血及腹水等，采用脾门静脉造影可确定诊断。

肝内胆管消失综合征

【中文名】肝内胆管消失综合征

【英文名】vanishing bile duct syndrome（VBDS），disappearing of intrahepatic bile ducts syndrome

【定义】肝内胆管消失综合征是近年来重新被重视的一种疾病，主要指由诸多病理因素引起的，使肝内胆管树结构破坏而致肝胆管局灶或弥漫性消失，临床上出现胆汁淤积的综合征。其病理学特征是肝内部局灶或散在胆管结构的消失，破坏性胆管炎是共同特点。虽然病理机制同胆管上皮损伤和小叶内胆管消失一样无法解释，但越来越多的文献证据支持免疫介导的损害。临床特征是肝内胆汁淤积，但仍保留肝细胞功能。

【临床表现】通常表现为不适、黄疸、皮肤瘙痒、黄色瘤和轻度脂肪泻；随着病史的延长，胆管逐渐消失，致胆汁淤积；病变发展数年后，导致肝细胞丧失、假小叶形成、汇管区周围纤维化，最后形成肝硬化，可有蜘蛛痣、脾大；晚期可有腹水、水肿、肝性脑病。在与药物相关的肝内胆管消失综合征中，一些患者可以出现肝炎、胆管炎以及更为少见的炎性假瘤。除胆汁淤积症外，尚可有发热、恶心、呕吐、右上腹部痛、皮疹和嗜酸细胞增多等。

【诊断】主要根据临床表现、实验室检查和肝穿刺活检来诊断。

实验室检查：高脂血症、吸收不良、脂溶性维生素缺乏、碱性磷酸酶升高、γ- 谷氨酰转肽酶升高。

肝内胆管消失综合征实际上是一种组织学诊断，确诊需依赖于肝活检。

【鉴别诊断】

与原发性胆汁性肝硬化（primary biliary cirrhosis，PBC）相鉴别：该病抗线粒体抗体（anti-mitochondrial antibody，AMA）阳性，病理组织学上通常存在的肉芽肿性破坏性胆管炎的特征性所见与 VBDS 有所不同。

先天性肝内胆管发育不良综合征

【中文名】先天性肝内胆管发育不良综合征、Alagille 综合征

【英文名】Alagille syndrome

【定义】先天性肝内胆管发育不良综合征是一种累及多系统的显性遗传性疾病，在 1969 年由 Alagille 等首次报道，并在 1975 年得到进一步阐述。先天性肝内胆管发育不良综合征涉及的脏器包括肝、心脏、骨骼、眼睛和颜面等，国外报道该病的发病率约为 1/70 000。95% 左右的先天性肝内胆管发育不良综合征由位于染色体 20p12 的 *Jagged1* 基因突变所引起。国内近年来开始关注该病，虽仍无发病率的资料，但研究发现其同样是我国儿童慢性胆汁淤积的重要原因之一。

【临床表现】先天性肝内胆管发育不良综合征可累及多个器官，肝、心脏、骨骼、眼睛异常及特殊面容是该病最常见的临床表现。

（1）肝表现：常常表现为不同程度的胆汁淤积，致胆汁淤积性慢性肝病，绝大多数患者因胆汁淤积的临床表现而就诊。黄疸是该病最主要的表现之一，多数在婴儿早期，尤其在新生儿期即

可出现高结合胆红素血症，呈阻塞性黄疸表现。大约一半的患者黄疸持续整个婴儿期，部分患儿黄疸可能逐渐有所缓解。瘙痒是先天性肝内胆管发育不良综合征的突出表现，当属在所有胆汁淤积性肝病中最严重的，往往较黄疸和胆汁淤积表现更为明显，但可能由于感觉神经发育不成熟，患儿在 3～5 月龄之前很少出现此症状，幼儿期后较常见，无黄疸患者亦可有瘙痒症表现。

（2）心脏表现：心脏杂音是先天性肝内胆管发育不良综合征第二常见的主要体征，杂音主要因肺动脉流出道或外周肺动脉的狭窄引起。外周肺动脉狭窄可单独发生，也可合并其他异常，包括法洛四联症、室间隔缺损、房间隔缺损等，文献报道患者中 85%～95% 可见心血管异常。

（3）骨骼表现：可有脊椎异常，主要表现为蝶状椎骨，特征性的蝶状椎骨表现见于 33%～87% 的患者。骨骼的异常通常不表现出临床症状，而在 X 线检查时发现。其他的骨骼异常包括指（趾）骨缩短、远端尺骨和桡骨缩短、毗连椎骨融合、第十二肋骨缺如、锥体中央透亮等。此外，先天性肝内胆管发育不良综合征患者可发生严重代谢性骨病、骨质疏松症及病理性骨折（尤其表现在股骨）等。

（4）眼部表现：眼部异常涉及角膜、虹膜、视网膜及视神经乳头等，角膜后胚胎环是最具有特征性的眼部改变。角膜后胚胎环即凸出中心位的 Schwalbes 环，常出现在角膜内皮和色素层小梁组织的交界处，可见于 56%～95% 的患者，但 8%～15% 的正常人亦可见此表现，因此单独出现的诊断价值有限，只有同时存在其他异常时才有意义。

（5）面部表现：面部特征为前额突出、眼球深陷伴眼距中度增宽、尖下颌、鞍形鼻并前端肥大等。特殊面容可能早在婴儿期即已存在，小婴儿以前额突出和耳发育不良多见，随年龄增长，其他各项特征逐渐突出。在成人，前额突出不太明显，但下颌突出更明显。

（6）其他表现：随着研究的深入，许多其他器官的临床表现逐渐被证实与先天性肝内胆管发育不良综合征有关。除了上述的 5 个主要表现以外，次要临床表现主要涉及肾、胰腺、气管或支气管、空肠、回肠和脑血管等的一些异常。肾异常可见于 40%～50% 的先天性肝内胆管发育不良综合征患者，孤立肾、异位肾、分叉型肾盂、小型肾、单侧肾、双侧多囊肾及肾发育异常等为常见表现；气管支气管狭窄、空回肠狭窄与闭锁及小结肠等亦可有报道。

【诊断】先天性肝内胆管发育不良综合征临床诊断的确立依赖于综合的判断。

经典的诊断标准：肝组织活检有肝内小叶间胆管数量减少或缺如，并具有至少包括慢性胆汁淤积、心脏杂音、蝴蝶椎骨、角膜后胚胎环和特殊面容等 5 个主要临床表现中的 3 个，并排除其他可能原因。现在有些学者将肾异常也列为主要异常之一。如果肝活检不表现为肝内小叶间胆管数量减少或缺如，或由于某些成年轻症患者并未进行肝活检，修订的先天性肝内胆管发育不良综合征诊断标准认为符合 4 个或以上主要标准也可诊断。如果已知有 *Jagged1* 基因突变或家族史阳性时，两个主要标准通常即可确诊。

【鉴别诊断】先天性肝内胆管发育不良综合征患者血 GGT 升高明显，因此需要和伴有 GGT 升高的各种婴儿期胆汁淤积症相鉴别。

早期诊断面临的最大挑战是如何与胆道闭锁相鉴别。由于胆道闭锁需要尽早手术治疗，而有报道若把先天性肝内胆管发育不良综合征误诊进行手术可使预后变差，因此如何有效区分二者显得尤为重要。肝穿刺组织活检对鉴别诊断有很大帮助，胆道闭锁的特征是小胆管显著增生，而先天性肝内胆管发育不良综合征虽然在早期可不存在肝内胆管消失或减少，但也少见显著小胆管增生。

进行性家族性肝内胆汁淤积症

【中文名】进行性家族性肝内胆汁淤积症

【英文名】progressive familial intrahepatic cholestasis（PFIC）

【定义】进行性家族性肝内胆汁淤积是一组常染色体隐性遗传性肝细胞源性儿童胆汁淤积症。根据病因可以分为 3 型：Ⅰ型源于 *ATP8B1*（ATPase，aminophospholipid transporter，class Ⅰ，type 8B，member 1）基因的突变；2 型源于 *ABCB* 11（ATP-binding cassette，sub-family B（MDR/TAP），member 11）基因的突变；3 型源于 *MDR 3* 基因的突变。临床上以胆汁淤积及严重的皮肤瘙痒为特征。

【临床表现】本病包含多种混杂的疾病，已报道 3 种明显不同类型的 PFIC。

胆汁淤积是 PFIC 的主要临床征象，表现为突出的、特征性的瘙痒，与黄疸程度一致，并具有反复发作性的高直接胆红素血症。通常 PFIC-Ⅰ患儿表现为典型的新生儿胆汁淤积，可反复发作，病程晚期呈持久性。PFIC-Ⅱ初始表现越重，进展越快。PFIC-Ⅱ新生患儿头一个月黄疸即呈持久性，一年内迅速发生肝衰竭，甚至肝癌。这两型表型差异在于 PFIC-Ⅰ患儿有肝外表现（身高矮小、感音神经性耳聋、水样腹泻、胰腺炎、汗液氯化物高浓度和肝脂肪变性），PFIC-Ⅱ患儿尚无相应报道。与 PFIC-Ⅰ和 PFIC-Ⅱ不同，PFIC-Ⅲ胆汁淤积呈慢性和进行性，极少出现新生儿胆汁淤积，约 1/3 患者胆汁淤积出现在 1 岁内，其他的多在生后几年乃至成人时才出现相应表现。成人或青春期患者可因肝硬化门静脉高压而发生胃肠出血。PFIC-Ⅲ患者瘙痒常较轻，半数患者肝移植平均年龄是 7.5 岁，目前尚无发生肝癌的病例报道。

【诊断】

（1）Ⅰ型 PFIC：以前称为 Byler 病，源于基因 *ATP8B1* 的缺陷，定位于常染色体 18q21～22。*ATP8B1* 编码 1 个 P 型 ATP 酶，可能涉及 ATP 依赖的氨基酸脂的转运。胆管细胞是 *ATP8B1* 基因在肝胆系统中的主要表达部位，其表达缺失可引起胆盐转运的下调，损害胆管细胞的胆汁分泌功能。

（2）Ⅱ型 PFIC：源于胆汁酸分泌蛋白（bile acid secretory protein，BSEP）基因的突变（位于 2q24），导致胆汁酸盐排泄能力削弱、进行性胆汁淤积，特点为奇痒、血清胆汁酸水平显著升高、血清胆固醇水平及 γ-谷氨酰转移酶（γ-GT）正常。Ⅰ型和Ⅱ型 PFIC 均为低血清 γ-GT，二者鉴别虽有困难，但却是关键，因为Ⅱ型 PFIC 可用肝移植治愈，而Ⅰ型 PFIC 不能。

（3）Ⅲ型 PFIC：源于编码多耐药糖蛋白 3（multi-drug resistance，MDR3）的 *ABCB4*（ATP binding cassettle transporter A4）基因突变（位于 7q21），导致胆小管磷脂输出泵的缺乏和胆汁中磷脂水平下降。胆汁的脂质分泌在正常情况下可清理体内胆固醇，并保护胆系上皮免受胆盐的危害。特点为血清 γ-GT 升高及胆汁中磷脂浓度降低，患儿有严重的肝病，如弥漫性的肝细胞损害、胆汁淤积、门管区炎症、胆小管增生及纤维化。

（4）基因检测：*ATP8B1*、*ABCB11* 和 *MDR3* 基因的突变能够引起进行性家族性肝内胆汁淤积（PFIC）。

【鉴别诊断】当临床出现黄疸表现时，应行 B 超、CT 检查以初步判断是肝内胆汁淤积还是肝外胆道梗阻。如发现胆道扩张，应进一步给予经内镜逆行胰胆管造影（ERCP）或经皮经肝胆道造影（transhepatic cholangiography，THC）或磁共振胰胆管成像（MRCP），一旦胆道占位病变被排除，就应考虑 PFIC 可能。胆汁淤积发生于中老年人，应首先怀疑药物性肝损害所致肝内胆汁淤积性黄疸；如果发生在年轻人，又有致病因素存在时，应首先考虑胆汁淤积性病毒性肝炎；妊娠的前 3 个月，胆汁淤积可出现在剧烈妊娠呕吐的孕妇，在妊娠后 3 个月出现胆汁淤积性黄疸，就要高度怀疑妊娠胆汁淤积症；有复发性肝内胆汁淤积症家族史的患者，首先要考虑良性复发性肝内胆汁淤积症；中年妇女出现肝内胆汁淤积，通常提示为原发性胆汁性肝硬化；然而，发生在年轻男性患者且伴有感染性肠道疾病时，应首先考虑原发性硬化性胆管炎；如果出现血管蜘蛛痣、腹水，并有酗酒史，常提示有酒精性肝炎；婴儿期胆汁淤积包括淤胆性巨细胞病毒（cholestatic cytomegalovirus，CMV）、弓浆虫、外伤感染或代谢缺陷如肝囊性纤维化，α1-抗胰蛋白酶缺乏，胆汁酸合成不足或胆道闭锁。对胆汁淤积症病因的诊断是给予有效治疗的前提，临床上对于没有明显肝外胆道梗阻的黄疸患者，都要考虑到肝内胆汁淤积性黄疸，要认真询问病史（包括用药史），给予详细的体格检查、血清病毒学、细菌学、生物化学、免疫学（免疫球蛋白、各种自身抗体）及组织病理学检查，尽可能做出病因学诊断。

Alport 耳聋 - 肾病

【中文名】 Alport 耳聋 - 肾病、Alport 综合征、眼 - 耳 - 肾综合征、遗传性肾炎、家族性肾炎、遗传性进行性肾炎

【英文名】 Alport deafness-nephropathy

【定义】 Alport 耳聋 - 肾病主要遗传方式是 X- 连锁显性遗传，致病基因定位在 X 染色体长臂中段。多在 10 岁前发病，血尿（变形红细胞血尿）为突出和首发表现，间断或持续性肉眼或镜下血尿，多在特异性上呼吸道感染、劳累或妊娠后加重。肾功能呈慢性进行性损害，男性尤为突出，常在 20～30 岁时进入终末期肾衰竭。常伴高频性神经性耳聋；10%～20% 的患者有眼部病变，包括近视、斜视、眼球震颤、圆锥形角膜、角膜色素沉着、球形晶体、白内障及眼底病变。本病目前尚无特效治疗，避免感染、劳累和妊娠及损伤肾的药物。一旦肾功能不全，应限制蛋白质及磷摄入量，并积极控制高血压，防止后天因素加速病变进展。

【临床表现】 Alport 耳聋 - 肾病是一个遗传性的、以肾病变为主的临床综合征，因此在临床实践中对其表现既要注意肾异常的特点，也要注意“肾外”表现，还要通过家族史尽量推断遗传型，因为不同遗传型的 Alport 耳聋 - 肾病临床表现特征以及预后不尽相同。

（1）肾表现：以血尿最常见，大多为肾小球性血尿，来自中国的资料曾报道 68% 的 Alport 耳聋 - 肾病患者为肾小球性血尿。X- 连锁显性遗传型的男性患者表现为持续性镜下血尿，甚至可在出生后几天内出现血尿；镜下血尿的外显率为 100%。约 67% 的 Alport 耳聋 - 肾病男性患者有发作性肉眼血尿，多数发生在 10～15 岁前，肉眼血尿可在上呼吸道感染或劳累后出现。有作者认为 X- 连锁显性遗传型 Alport 耳聋 - 肾病家系中的男孩，如果至 10 岁尚未发现血尿，则该男孩很可能未受累。X- 连锁显性遗传型 Alport 耳聋 - 肾病的女性患者 90% 以上有镜下血尿，少数女性患者出现肉眼血尿。几乎所有常染色体隐性遗传型的患者（无论男女）均表现血尿；而常染色体隐性遗传型的杂合子亲属中，血尿发生率为 50%～60%，不超过 80%。

X- 连锁显性遗传型 Alport 耳聋 - 肾病男性患者肾预后极差，几乎全部发展至终末期肾病。男性患者均会出现蛋白尿，随年龄增长或血尿出现而表现为持续蛋白尿，甚至出现肾病范围蛋白尿，肾病综合征的发生率为 30%～40%。同样，高血压的发生率和严重性也随年龄而增加，且多发生于男性患者。

进展速度在各家系间有差异，通常从肾功能异常开始至肾衰竭为 5～10 年。部分 X- 连锁显性遗传型 Alport 耳聋 - 肾病女性患者也会出现肾衰竭，至 40 岁约有 12% 患者出现肾衰竭，60 岁以上有 30%～40% 的患者出现肾衰竭。许多常染色体隐性遗传型的患者于青春期出现肾衰竭，30 岁前所有患者几乎均出现肾衰竭。常染色体显性遗传型的患者临床表现相对较轻，在 50 岁后才进展到终末期肾病。

（2）听力障碍：Alport 耳聋 - 肾病患者听力障碍表现为感音神经性耳聋（sensorineural hearing loss），发生于耳蜗部位。耳聋为进行性，两侧不完全对称，初为高频区听力下降，须借助听力计（audiometry）诊断，渐及全音域，甚至影响日常的对话交流。目前，尚无先天性耳聋的报道。X- 连锁显性遗传型 Alport 耳聋 - 肾病男性发生耳聋的概率高于女性，发生年龄也较女性早。有报道 X- 连锁显性遗传型 Alport 耳聋 - 肾病男性、女性耳聋的发生率分别约为 81% 和

19%，而常染色体隐性遗传型 Alport 耳聋 - 肾病约 66.6% 的患者于 20 岁前即表现出感音神经性耳聋。

（3）眼部病变：Alport 耳聋 - 肾病特征性眼部病变包括前圆锥形晶状体（anterior lenticonus）、眼底黄斑周围点状和斑点状视网膜病变（perimacular dot and fleck retinopathy）及视网膜赤道部视网膜病变（midperipheral retinopathy）。前圆锥形晶状体表现为晶状体中央部位突向前囊，患者可表现为进行性近视，甚至导致前极性白内障或前囊自发穿孔。前圆锥形晶状体多于 20～30 岁时出现，迄今报道的最小患者为 13 岁男性，有 60%～70% 的 X- 连锁型男性、10% 的 X- 连锁显性遗传型女性以及约 70% 的常染色体隐性遗传型。Alport 耳聋 - 肾病特异性的视网膜病变通常不影响视力，用眼底镜或视网膜摄像的方法可见眼底黄斑周围或视网膜赤道部有暗淡、甚至苍白的点状和斑点状病灶，病变会伴随肾功能的减退而进展。约 70% X- 连锁显性遗传型男性、10% 的 X- 连锁显性遗传型女性以及约 70% 的常染色体隐性遗传型 Alport 耳聋 - 肾病患者出现视网膜病变且常与耳聋和前圆锥形晶状体并存，但视网膜病变出现时间早于圆锥形晶状体。目前，尚未见常染色体显性遗传型 Alport 耳聋 - 肾病患者伴眼部受累的报道。

（4）血液系统异常：目前认为 AMME 耳聋 - 肾病（AMME complex）是伴有血液系统异常的 Alport 耳聋 - 肾病，主要表现为 Alport 耳聋 - 肾病相关症状以及精神发育迟缓、面中部发育不良和椭圆形红细胞增多症。研究证实此类 Alport 耳聋 - 肾病 *COL4A5* 基因全部缺失，且基因缺失范围超越 3' 端。此外，以往报道的血液系统异常，如巨血小板（Epstein 综合征）、血小板异常伴白细胞包涵体（Fechtner 综合征）以及仅有血小板异常（Sebastian 综合征）等表现并伴有“Alport 样”表现的疾病，已证实是编码非肌球蛋白重链 9 的基因 *MYH9* 突变引起，而不是Ⅳ型胶原基因的突变所致。因此，此类疾病并非 Alport 耳聋 - 肾病，称为 MYHllA 综合征，为常染色体显性遗传病。

（5）弥漫性平滑肌瘤（diffuse leiomyomatosis）：某些青少年型 Alport 耳聋 - 肾病家系或患者伴有显著的平滑肌肥大，食管、气管和女性生殖道（如阴蒂、大阴唇及子宫等）为常见受累部位，并出现相应症状，如吞咽困难、呼吸困难等。2003 年，中国也报道了首例 Alport 耳聋 - 肾病伴弥漫性平滑肌瘤的病例。Alport 耳聋 - 肾病伴弥漫性平滑肌瘤者均为 X- 连锁显性遗传型，但杂合子的女性很早即已表现平滑肌肥大，此现象的具体发生机制尚不明确。

（6）其他：有学者报道了某些病变，如甲状腺疾病、IgA 缺乏症、脑桥后神经炎、升主动脉动脉瘤、肛门直肠畸形、精神病、纤维肌结构不良、Ⅰ型神经纤维瘤病及特纳样综合征等。目前，上述病变尚不能确定为 Alport 耳聋 - 肾病特异性的临床表现，很可能仅为与 Alport 耳聋 - 肾病共存（coexistence）的疾病。

【诊断】随着对 Alport 耳聋 - 肾病认识的逐渐深入，疾病的诊断标准也经历了几个阶段。自 1927 年 Alport 命名后的 40 年，始终以“血尿＋耳聋＋肾衰竭家族史”这一临床综合征标准诊断本病。20 世纪 70 年代电镜技术的应用揭示了本病肾小球基膜（glomerular basement membrane, GBM）具有特异性的超微结构改变，在此基础上，Flinter 等提出了 Alport 耳聋 - 肾病诊断的 4 条标准，如果血尿和（或）慢性肾衰竭的患者，符合以下 4 项中的 3 项便可诊断：①血尿或慢性肾衰竭家族史；②肾活检电镜检查有典型改变；③进行性感音神经性耳聋；④眼部改变。然而，研究表明仅 45%～55% 的 Alport 耳聋 - 肾病患者表现有耳聋，眼部异常的发生率仅为 30%～40%，因此上述标准过于严格，会有不少患者漏诊。1996 年，Gregory 等在综合前人经验的基础上提出诊断 Alport 综合征的 10 条标准。

Alport 耳聋 - 肾病家系患者诊断在直系家庭成员中应符合标准中的 4 条，当然也有例外；但是对于旁系成员及仅表现为不明原因血尿、终末期肾病或听力障碍的个体诊断应十分慎重。判断 Alport 耳聋 - 肾病家系中家庭成员是否受累：若该个体符合相应遗传型，再符合标准 2～10 中的一条，可拟诊，符合两条便可确诊。对于无家族史个体的诊断，至少应符合上述指标中的 4 条。

总之，无论是 Flinter 的 4 条标准还是后来提出的 10 条标准，诊断 Alport 耳聋 - 肾病需要综合临床以及实验室检查的信息，不仅做出临床综合征的诊断，还应尽量做出遗传型以及突变基因诊断，如此才有可能既确诊先证者，又可以为该家系提供客观的遗传咨询，才有可能对有需求的家系进行产前诊断。

临床症状综合征的诊断除了注重肾病变的症状，如尿常规以及肾功能的检查，同时也应借助纯音测听和眼裂隙灯检查判断有无“肾外症状”，如感音神经性耳聋和眼部异常。迄今仍然认为 GBM 出现特征性的增厚、分层是诊断 Alport 耳聋 - 肾病的“金标准”，但确实存在局限性。如某些不典型家系，肾病理虽然可以确诊为 Alport 耳聋 - 肾病，但不能确定遗传方式是 X- 连锁显性遗传型还是常染色体隐性遗传型；再如高度怀疑为本病的某些年幼患者和女性患者，GBM 却没有典型的病理改变，仅表现 GBM 变薄。国内外研究均认为通过简单易行的皮肤活检，检测表皮 GBM Ⅳ型胶原 α5 键链表达可以用于诊断 X- 连锁型 Alport 耳聋 - 肾病的男性患者，以及携带致病基因的 X- 连锁显性遗传型 Alport 耳聋 - 肾病女性患者。在结果判断时须注意：①男性患者若表皮基底膜无 α5（Ⅳ）链表达，可确诊为 X- 连锁显性遗传型 Alport 耳聋 - 肾病；女性患者若间断表达可以确诊为 X- 连锁显性遗传型 Alport 耳聋 - 肾病。②由于某些确诊的 X- 连锁显性遗传型 Alport 耳聋 - 肾病患者或基因携带者，可有 GBM Ⅳ型胶原 α5 键链的正常表达，因而 GBM Ⅳ型胶原 α5 键链表达若正常，并不能完全除外 Alport 耳聋 - 肾病的诊断。③无症状的基因携带者，通常表皮的Ⅳ型胶原 α5 键链表达正常。此外也有作者认为 GBM 中Ⅳ型胶原 3～α5 键链表达减少也可能有助于 Alport 耳聋 - 肾病的诊断。

进行遗传型诊断最重要的线索来自家族史，因此务必进行家族血尿以及肾衰竭情况调查，除详尽询问是否有亲近婚配等情况外，还应尽量对一级亲属进行晨尿尿沉渣镜检，以发现无症状血尿甚至蛋白尿的家系成员。无论是否有家族史，都要用家系谱图（pedigree）清晰无误地将拟诊患者及其家族史的调查结果表示出来。此外，结合表皮以及肾组织 GBM Ⅳ型胶原 α 链的表达，还可以对 Alport 耳聋 - 肾病遗传型进行客观的诊断，如常染色体隐性遗传型 Alport 耳聋 - 肾病 GBM、TBM 和包曼囊壁 α3 和 α4 链均消失；α5 链在 GBM 消失，但仍存在于 TBM、包曼氏囊壁和表皮基底膜。

筛查、分析 Alport 耳聋 - 肾病家系的 *COL4A3-5* 基因进行基因诊断，可以提供确切的遗传学信息，不但可提供遗传咨询，也是目前唯一确定无症状基因携带者的方法。欧洲和美国的学者已成功地进行了 X- 连锁显性遗传型 Alport 耳聋 - 肾病的产前诊断。

常染色体隐性肾髓质囊性病

【中文名】常染色体隐性肾髓质囊性病、肾髓质囊性病、髓质海绵肾

【英文名】autosomal recessive medullary cystic kidney disease, medullary cystic disease of kidney, medullary sponge kidney

【定义】肾髓质囊性病多为双侧发病，病理特征是乳头部集合管扩张形成肾髓质内无数大小不等的囊腔。大体标本外观似海绵，多数小囊与肾小管或肾盂相通。由于尿液潴留在扩张的小管内，可继发感染、出血及微小结石形成。肾髓质囊性病是在肾髓质出现的所谓囊性病变，此种囊性病变有两种类型即髓质海绵肾和幼年性肾痨髓质囊性病。

【临床表现】本病出生时就存在，但无症状，尿液检查及肾功能正常，其临床表现主要由并发症引起，如肾结石和肾感染，因此，常因急性绞痛、血尿、尿路刺激症状、脓尿等进一步检查时发现本病。囊性病变广泛者可出现尿浓缩功能和酸化功能减退，尿钙排泄增加，预后良好，罕

有发生肾衰竭。

以往多数患者凭排泄性尿路造影检查来诊断，因为半数患者存在肾结石，在腹部 X 线平片发现一簇呈放射状排列在乳头区的结石，对比剂进入乳头部的囊腔，形成玫瑰花样，肾盏常变大而宽。肾外形正常或略增大。

并发症：

（1）髓质海绵肾：其临床表现主要是肾结石和肾感染。

（2）幼年性肾痨髓质囊性病（juvenile nephronophthisis medullary cystic disease complex）：本病多数在儿童或青年期起病，临床上以尿浓缩功能减退在肾衰竭之前出现、烦渴、多饮、多尿及遗尿为特征性早期表现。尿液除低渗之外可无异常，生长发育迟缓伴有贫血。肾保钠功能差，常发生低钠血症及血容量不足，尿钙排泄增加，导致低血钙及手足抽搐，可继发甲状旁腺功能亢进及肾性骨营养不良，发病后 5～10 年逐渐发展到肾衰竭。此型是儿童和青年的终末期肾病的常见原因，可能是一组联合病，除肾病变外，患者或家系成员有色素性视网膜炎、白内障、黄斑变性、近视或眼球震颤等。成人起病，髓质囊性病，为常染色体显性遗传，四型肾病理改变类似，以肾小管萎缩、间质纤维化、肾小球硬化及肾间质小囊肿为特征。

【诊断】本病诊断比较困难，诊断要点：

（1）病变多为双侧，发病年龄在 40～60 岁，也可见于儿童，男性多见。

（2）可有阳性家族史。

（3）往往有排出微小结石的病史。

（4）临床表现常无症状，有时可有以下表现：①血尿：多为无痛性镜下血尿，结石排出时可为肉眼血尿，可反复出现。②持续性腰部隐痛不适：系病变肾小管内尿液潴留，内压增高所致；排石时刺激肾集合系统造成发作性肾绞痛。③脓尿：继发感染时可有镜下或肉眼脓尿。④慢性肾功能不全：病变发展的晚期常出现贫血、水肿等表现，尤其小儿和少年不明原因的肾功能不全，口渴、多饮、多尿及尿钠增多和肾结石及泌尿系感染，个别有色素性视网膜炎、白内障、黄斑变性、近视或眼球震颤等。

【鉴别诊断】

与以下疾病相鉴别：

（1）肾盂源性囊肿：可有腰部隐痛及镜下血尿、脓尿，但尿路造影显示囊腔与肾盏或肾盂相通，对比剂排空迟缓；囊肿多为单侧、单个发生。

（2）肾钙盐沉着症：尿路 X 线平片可见肾锥体部弥漫性钙盐沉积，但为多种疾病在肾的表现，有原发疾病的临床特点；常伴有肾功能损害；静脉尿路造影无扇形排列的囊肿存在。

（3）肾结核：尿路造影肾实质内也可出现囊腔，但囊腔多发生于单侧，体积较大，与肾盏相通，肾盂、肾盏破坏，漏斗部狭窄或闭锁；膀胱刺激症状明显；尿沉渣涂片可找到抗酸杆菌。

（4）坏死性肾乳头炎：静脉尿路造影时也可发现乳头部小囊腔，但囊腔与肾盏相通，可为多发肾影增大；有糖尿病、尿路梗阻、感染、过敏、口服非那西汀等病史；起病急骤有严重的全身症状；尿液中可发现坏死脱落的乳头组织。

（5）肾盂肾炎脓性囊肿：有腰痛及血尿、脓尿，但尿路造影肾缩小，肾盂、肾盏不规则扩张、狭窄和扭曲，有进行性肾功能损害及高血压表现；结合长期泌尿系感染的病史可做出鉴别。

（6）逆行肾盂造影所致肾小管回流：对比剂在肾锥体区呈扇形分布，但数天后重复 X 线片检查即见消失。

本病还须注意与多囊肾、单纯性肾囊肿、孤立性多房囊肿肝或肾棘球蚴病、肾肿瘤、肾盂积水等鉴别。

常染色体隐性肾结核

【中文名】常染色体隐性肾结核、肾消耗病、常染色体隐性肾消耗病

【英文名】autosomal recessive nephronophthisis, nephronophthisis（NPHP）

【定义】常染色体隐性肾结核是一种常染色体隐性遗传性疾病，主要累及肾小管间质。根据终末期肾病的起病年龄可以分为3种，分别为婴儿型、青少年型和成人型，其中青少年型最常见。青少年型常染色体隐性肾结核主要表现为4～6岁时出现多饮、多尿，并进行性肾衰竭，常到13岁左右发展成为终末期肾病。该型的肾病理表现为肾体积不大，肾小管萎缩伴肾小管基底膜不规则变薄，间质纤维化以及皮髓交界处和髓质有多发囊肿形成。10%～15%的青少年型有肾外表现，包括并发眼、脑、骨骼或肝的异常，其中以视网膜病变较常见，轻者无任何眼部症状，重者失明，因此需进一步完善相关检查排除肾外表现。

【临床表现】本病发病率低，临床表现多样，有些病例表现不典型，常被误诊、漏诊。成人型常染色体隐性肾结核缺乏特异性的临床表现，仅表现为多饮、多尿、遗尿等肾小管浓缩功能受损。诊断成人型常染色体隐性肾结核较为困难，常须借助基因检测。对于临床上表现为婴儿期、青少年发病，多饮、多尿，常夜间大量饮水，不明原因的贫血和慢性肾衰竭以及生长发育缓慢者应考虑到该病可能。成人型常染色体隐性肾结核发展为终末期肾病的年龄较大，年龄中位数为19岁，临床表现和肾病理表现与青年型相似。婴儿型常染色体隐性肾结核在2岁前发展为终末期肾病，通常患肾增大，且有广泛分布的囊肿形成。

【诊断】结合临床表现，肾B超、CT或者MRI检查对本病的诊断具有重要意义，表现为在双侧肾皮髓交界或髓质有多发囊肿，青少年型双肾体积不大。早期肾组织活检对本病诊断有一定的作用，后期诊断价值不大。

【鉴别诊断】与常染色体显性多囊肾、髓质海绵肾、肾小管酸中毒、慢性肾盂肾炎等疾病相鉴别。

常染色体显性多囊肾

【中文名】常染色体显性多囊肾、常染色体显性遗传性多囊肾、成人型多囊肾

【英文名】autosomal domint polycystic kidney disease（ADPKD）, autosomal dominant PKD, adult-onset PKD

【定义】常染色体显性多囊肾是一种遗传性全身性疾病，主要影响肾，但也可能会影响其他器官，如肝、胰腺、脑动脉血管等。现在认为，常染色体显性多囊肾和两个基因缺陷有关，85%的患者是由位于16号染色体的基因*PKD1*（polycystic kidney disease1）发生突变所致，15%的患者是由*PKD2*（polycystic kidney disease 2）突变所致。

【临床表现】常染色体显性多囊肾是一种累及全身多个系统的疾病，其临床表现包括肾表现和肾外表现。患有这种疾病的人大约有一半将会发展为终末期肾疾病，需要进行透析或肾移植，通常在40～60岁进展为终末期肾病。常染色体显性多囊肾病在全球范围都有发生，发病率为2.5‰～1‰。

肾表现：

（1）肾囊肿：常染色体显性多囊肾患者的很多症状都与肾囊肿的发展密切相关。肾皮质、髓质存在多发液性囊肿，直径从数毫米至数厘米不等，囊肿的大小、数目随病程进展而逐渐增加。男性患者肾囊肿增大的程度高于女性患者。

（2）疼痛：背部或肋腹部疼痛是常染色体显性多囊肾患者最常见的症状，随年龄及囊肿增大

症状逐渐明显，女性更为常见。急性疼痛或疼痛突然加剧常提示囊肿破裂出血、结石或血块引起尿路梗阻和合并感染。慢性疼痛多为增大的肾或囊肿牵拉肾被膜、肾蒂，压迫邻近器官引起。巨大肝囊肿也可引起右肋下疼痛。

（3）出血：90% 以上的患者有囊内出血或肉眼血尿，多为自发性，也可发生于剧烈运动或创伤后。引起血尿的原因有囊肿血管破裂、结石、感染或癌变等。一般血尿均有自限性，2～7 天可自行消失。若出血持续 1 周以上或患者年龄大于 50 岁，需排除癌变可能。

（4）高血压：是常染色体显性多囊肾患者最常见的早期表现之一。肾功能正常的年轻常染色体显性多囊肾患者中，50% 血压高于 18.7/12kPa（140/90mmHg），而在终末期肾病患者中几乎 100% 患有高血压。血压高低与肾大小、囊肿多少呈正比关系，且随年龄增大不断升高。

（5）肾功能损害：早期肾功能损害常表现为肾浓缩功能下降。大部分患者在囊肿增长的 40～60 岁，可维持正常肾功能；一旦肾功能开始下降，其肾小球滤过率下降速度为每年 4.4～5.5mL/min，从肾功能受损发展至终末期肾病所需时间约为 10 年。

（6）其他：20% 的常染色体显性多囊肾患者常合并肾结石，多为尿酸和（或）草酸钙结石。泌尿道和囊肿感染是常见并发症，逆行感染为主要途径。和普通人群相比，常染色体显性多囊肾患者肾细胞癌的发病年龄更早，症状明显，且易发生双侧肉瘤样多中心转移灶。

除肾外，常染色体显性多囊肾还可累及消化道、心血管、中枢神经以及生殖系统等。肾外病变可分为囊性和非囊性两种。

囊性病变：囊肿累及肝、胰、脾、卵巢、蛛网膜及松果体等器官，其中肝囊肿发生率最高。肝囊肿随年龄增大而逐渐增多，极少影响肝功能，但囊肿体积过大可引起疼痛。

非囊性病变：包括心脏瓣膜异常、结肠憩室、颅内动脉瘤等，其中颅内动脉瘤危害最大，是导致患者早期死亡的主要原因，见于 8% 的常染色体显性多囊肾患者，家族史阳性患者发生率可达 22%。多数患者无症状，少数患者出现血管痉挛性头痛，随着动脉瘤增大，动脉瘤破裂的危险性增加。

【诊断】家族史、临床表现以及辅助检查确立诊断，其中 60% 常染色体显性多囊肾患者有明确的家族史，临床表现如前所述，确诊需做影像学检查和基因诊断。

（1）家族遗传史：常染色体显性多囊肾具有常染色体显性遗传病特征，即代代发病，男女发病率相等，患者基因为杂合子，外显率 100%，但仅 60% 患者有明确家族史。

（2）临床诊断标准

1）主要标准：①肾皮髓质弥漫散布充满液体的囊肿；②明确的多囊肾家族遗传史。

2）次要标准：①多囊肝；②肾衰竭；③腹壁疝；④心脏瓣膜病变；⑤胰腺囊肿；⑥脑动脉瘤；⑦精囊腺囊肿；⑧眼睑下垂。

如具有两项主要标准以及 1 项次要标准，临床即可确诊常染色体显性多囊肾。如仅有第 1 项主要标准，无家族遗传史，则要有 3 项以上的次要标准才能确诊常染色体显性多囊肾。

（3）影像学检查

1）超声检查：是常染色体显性多囊肾首选诊断方法，其主要超声表现为肾体积明显增大、肾内多个大小不等的囊肿与肾实质回声增强。彩色多普勒超声表现：肾各囊壁间有花色血流，分布杂乱。肾血流量减少，阻力指数升高。用高敏度超声可发现直径 0.2cm 的微小囊肿，因此超声也常作为产前诊断和常染色体显性多囊肾直系亲属筛查的方法。定期采用超声检测常染色体显性多囊肾患者肾体积大小、血管血流量及阻力指数，有利于临床监测疾病进展、确定治疗时机、评价疗效以及预测疾病转归。

Ravine 等 1994 年提出了 B 超诊断标准：有家族遗传史的 30 岁以下患者，单侧或双侧肾有 2

个囊肿，30～59 岁患者双侧肾至少 2 个囊肿，60 岁以上患者双侧肾至少各 4 个囊肿；如果同时伴有其他肾外表现，如肝囊肿等，诊断标准可适当放宽。此诊断标准敏感性 97%，特异性 90%。如无家族遗传史，每侧肾有 10 个以上囊肿，并排除其他肾囊肿性疾病方可诊断。

2）CT 和 MRI 检查：精确度高，可检出 0.3～0.5cm 的囊肿。用 MRI 检查肾体积，计算囊肿与正常肾组织截面积比值，反映常染色体显性多囊肾疾病进展，可作为观察药物疗效的指标。

3）基因诊断：目前多用于囊肿的产前诊断，以及无常染色体显性多囊肾家族遗传史而与其他囊肿型疾病鉴别困难者，主要包括基因连锁分析、微卫星 DNA 检测和直接检测基因突变等技术。

【鉴别诊断】

与以下疾病相鉴别：

（1）遗传性肾囊肿性疾病：常染色体显性多囊肾一般发病较早，多在婴幼儿期发病，合并先天性肝纤维化，导致门静脉高压、胆道发育不全等；发生于成人时，临床上常很难与多囊肾鉴别，可行肝超声、肝活检鉴别，突变基因检测可确定鉴别。

1）髓质囊性肾病（medullary cystic kidney disease，MCKD）：常染色显性遗传，发病率较低；多于成年起病，肾囊肿仅限于髓质，肾体积缩小；B 超、CT 检查有助于诊断。

2）结节性硬化（tuberous sclerosis complex，TSC）：常染色体显性遗传，除双肾和肝囊肿外，还可出现皮肤及中枢神经系统的损害，如血管平滑肌脂肪瘤、恶性上皮血管平滑肌脂肪瘤、面部血管纤维瘤和色素减退斑等。临床主要表现为惊厥、反应迟钝，可与常染色体显性多囊肾鉴别。

3）Von Hippel-Lindau 病（VHL 病）：常染色体显性遗传，双肾多发囊肿，常伴肾实体瘤（如肾细胞癌、嗜铬细胞瘤等）、视神经和中枢神经瘤，可与常染色体显性多囊肾鉴别。不伴实体瘤的 VHL 病与常染色体显性多囊肾相似，需要检测突变基因加以鉴别。

4）Ⅰ型口 - 面 - 指综合征（orofaciodigital syndrome type Ⅰ）：常见的 X 连锁显性疾病，男性不能存活，女性患者肾表现与常染色体显性多囊肾很难区分，但肾外表现可供鉴别。Ⅰ型口 - 面 - 指综合征患者有口腔异常，如舌系带增宽、舌裂、腭裂、唇裂、牙齿排列紊乱，面部异常如鼻根部增宽、鼻窦、颧骨发育不良和手指异常。

（2）非遗传性囊性肾病

1）多囊性肾发育不良：婴儿最常见的肾囊肿性疾病，双侧病变婴儿不能存活，存活者多为单侧病变。与常染色体显性多囊肾的鉴别通常较易，发育不良的一侧肾充满囊肿，无泌尿功能，对侧肾无囊肿，常代偿性肥大或因输尿管梗阻而出现肾盂积水。

2）多房性囊肿：一种罕见的单侧受累的疾病，在正常肾组织中存在孤立、被分隔为多房的囊肿，有恶变可能，其特征为囊肿被分割为多个超声可透过的房隔。

3）髓质海绵肾：髓质集合管扩张形成囊肿，排泄性尿路造影的典型表现为肾盏前有刷状条纹和小囊肿，可与常染色体显性多囊肾鉴别。

4）单纯性肾囊肿：发病率随年龄而上升，无家族史，肾体积正常，典型的肾囊肿为单腔，位于皮质，囊肿周围通常无小囊肿分布，无肝囊肿等肾外表现。一般无症状，呈良性经过，通常不需要治疗。

5）获得性肾囊肿：见于肾衰竭长期血液透析患者，透析时间 10 年以上者 90% 并发肾囊肿，无家族史，一般无临床症状。

常染色体隐性多囊肾

【中文名】常染色体隐性多囊肾、常染色体隐性遗传性多囊肾

【英文名】autosomal recessive polycystic kidney disease（ARPKD）

【定义】常染色体隐性多囊肾是由染色体 6p12.2 上 *PKHD1*（polycystic kidney and hepatic disease 1）基因突变所致。ARPKD 尽管较少见（10 000 个新生儿中有 1 例），却是最为常见的遗传性儿童肾囊性病变（累及双肾和肝），常导致儿童肾衰竭。通常，发病年龄较小的患儿主要表现出与肾相关的症状，而青春期发病的患儿主要表现与肝有关的症状，这种差异可能是其表型变异所致。

【临床表现】年龄 5～10 岁的患儿，出现门静脉高压的症状，如食管、胃底静脉曲张和脾功能亢进（白细胞减少、血小板降低）。如果患儿青春期出现症状，则患肾增大并不明显，肾功能不全呈轻度或中度，症状以进行性肝纤维化为主（门静脉高压，胃底、食管静脉曲张，肝功能不全，脾功能亢进），诊断有一定难度，特别是对无阳性家族史的患者。超声检查可显示肾或肝的囊肿，明确诊断须通过病理活检。

大部分患该病的新生儿，在出生后数天到数周因肺功能不全而死亡。大多数存活数年的患儿，逐渐发生肾衰竭。肾累及较少的患儿，门静脉高压呈进行性发展，门腔或脾肾分流只能减少病症发生而不能降低死亡率。这类患儿的器官移植经验较局限，假如进行移植手术，一定要控制脾功能亢进以防止免疫抑制的发生。另一方面脾功能亢进导致白细胞减少，会增加人体系统性感染的危险。透析可用于治疗一些慢性肾功能不全的患儿。

【诊断】超声检查提示肾增大，严重患者在孕 24 周即可诊断，但是囊肿一般在出生后才可以观察到。父母任一方超声检查提示是否有肾囊肿有助于区分 ARPKD 和常染色体显性多囊肾。如有 ARPKD 家族史，*PKHD1* 基因连锁分析可以用于产前诊断。

ARPKD 超声检查诊断标准：年轻患者一侧肾有两个或两个以上的囊肿，对侧肾至少有一个囊肿；对于大于 60 岁的患者，由于良性单纯囊肿的频率增加，囊肿数应多于 4 个。多数情况下，诊断源于阳性家族史和影像学诊断，双侧肾增大伴多个囊肿，肝也有可能出现囊肿。在 30 岁以前，CT 检查和 T_2 加权像 MRI 更为敏感。对无临床症状的颅内动脉瘤的筛检应限于有个人或家族脑出血病史患者。颅内动脉瘤大于 10mm 时应进行干预治疗。该病患者有 5% 的概率出现脑动脉瘤。

分子遗传学检测：染色体 6p12.2 上 *PKHD1* 基因突变检测。

先天性肾病综合征

【中文名】先天性肾病综合征

【英文名】congenital nephrotic syndrome（CNS）

【定义】先天性肾病综合征指出生后 3 个月内发病的肾病综合征。先天性肾病综合征具有与儿童型肾病综合征一样的临床表现，即出生时或出生后 3 个月内出现大量蛋白尿、高度水肿、高脂血症及低蛋白血症等，但其病因、病理变化、预后等与年长儿或成人不同。本综合征虽多见于遗传性婴儿型肾病但也可见于非遗传病。非芬兰型先天性肾病综合征也是常染色体隐性遗传病，发病较芬兰型晚一些，多在 1 岁或儿童期发病。

【临床表现】多数患儿出生后 3 个月已表现出典型的肾病综合征症状，常有早产史或胎儿窘迫史，常见臀位、大胎盘（胎盘重量＞胎儿体重的 25%）；患儿出生时即有明显蛋白尿，镜下血尿也常见；血清尿素氮和肌酐大多数正常；几乎所有患儿在出生后 2 个月内出现水肿，部分出现于出生后，伴有腹胀和腹水；血清白蛋白很低，血浆胆固醇正常或升高；部分病例可发生缺铁性贫血、生长障碍、骨化延迟和甲状腺功能低下等。母亲孕期常合并妊娠中毒症。

（1）先天性肾病综合征芬兰型：本病多发于新生儿，多数患儿早产、体重低，胎盘大（平均重量为新生儿体重的 40%）。50% 患儿于出生时或第 1 周内即发现蛋白尿，其余患儿也在出生 3

个月内出现蛋白尿，起初蛋白尿为高选择性，而后逐渐变成非选择性。常伴有生长发育障碍与营养不良，头小、耳位低、塌鼻梁等特殊面容，易合并脐疝、抽搐、感染与肾静脉血栓形成等。约50% 患儿于 1 岁内死于感染，其余在 2 岁左右出现肾功能障碍，平均 2.8 岁进入终末期肾病，如不采取治疗措施则 4 岁时死亡。

（2）先天性肾病综合征非芬兰型：该病发病较芬兰型晚，多在出生 3 个月后至 3 岁前出现蛋白尿，蛋白尿增多出现肾病综合征。肾功能损伤进展较快，患儿多在儿童期因肾衰竭死亡。但是，少数蛋白尿较轻的患儿，肾功能损害进展慢，死亡稍晚。该病患儿一般皆足月产，出生体重和胎盘大小与正常分娩无异。少数患儿可并发 Drash 综合征，呈现男性假两性畸形和（或）Wilms 瘤。

（3）继发性先天性肾病：继发性肾病综合征除了肾病的临床表现外，还常伴有一些特有原发疾病的临床紊乱症状，可与原发性肾病综合征相鉴别。

（4）Drash 综合征：表现为先天性肾病综合征，并发 Wilms 瘤和（或）男性假两性畸形，其他相关的病变如白内障、角膜混浊、小头、斜视、眼球震颤及眼距过宽等。该综合征在同胞中出现，对治疗无反应，且可在肾同种移植后再发。这些患者移植后肾病综合征的再发是因巨细胞病毒感染或移植排斥反应。Drash 综合征的常见伴随症状是男性假两性畸形 46XY 和眼异常，目前报道一例 46XY 女性患者也有同样表现。该综合征的肾病理表现是弥漫性系膜硬化。由于双侧 Wilms 瘤高发，因此有人推荐应做预防性肾切除。

（5）Galloway-Mowat 综合征和 Roos 综合征：Galloway-Mowat 综合征也表现为先天性肾病综合征，典型的肾病理表现为在结构扭曲的肾小球基底膜上有絮状物及细纤维丝（6～8nm）沉积。表现为小头、婴儿痉挛、精神运动性阻滞的 Roos 综合征，也是一种家族性疾病，它在婴儿期常伴发肾病综合征。Roos 综合征的肾病理表现是局灶性、节段性肾小球硬化伴广泛系膜崩解，其他症状包括脊椎上皮发育不良、精神发育迟缓、传导性听力丧失和色素性视网膜炎。

【诊断】出生 3 个月内出现的肾病综合征为先天性肾病综合征。

（1）芬兰型

1）临床诊断：依赖于有无家族史；宫内已有蛋白尿，当出现临床症状时，血中白蛋白多低于 10g/L，当纠正血中白蛋白至 15g/L 时，尿中蛋白可高于 20g/L；胎盘大（超过出生体重的 25%）；临床表现为 6 个月内肾小球滤过率（glomerular filtration rate，GFR）常仍系正常；除外其他已知病因；肾活体组织检查有特征性病理改变。

2）产前诊断：产前诊断常借助于羊水中的甲胎蛋白（alpha-fetal protein，AFP）检查。AFP 是一种正常的胎儿期的蛋白，由胎儿肝、卵黄囊及消化道合成，其分子大小及电化学特性与血中白蛋白相似。妊娠 13 周时，胎儿血中 AFP 浓度达到高峰，当胎儿发生蛋白尿时，AFP 随尿蛋白进入羊水中，故对曾分娩过患先天性肾病综合征小儿的孕妇于再次妊娠 11～18 周时检测羊水的 AFP 有助于产前诊断。但应注意此种蛋白的增高还可见于有神经管畸形的小儿，但神经管畸形者除羊水中 AFP 增高外，胆碱酯酶也增高，可资鉴别。此外，AFP 还可见于双胎、特纳综合征等。

（2）非芬兰型：本病也是常染色体隐性遗传病，多在 3 个月至 3 岁的儿童中发病，偶尔也见于出生时或出生后 3 个月内发病。病理学特征是肾小球弥漫性系膜硬化或增生硬化、局灶节段性硬化，肾小管呈囊性扩张，以深皮质层最显著。临床上这些患儿绝大部分表现为肾病综合征，并较为迅速地进展为终末期肾病。

（3）Drash 综合征：表现为先天性肾病综合征，并发于 Wilms 瘤和（或）男性假两性畸形，其他相关的病变如白内障、角膜混浊、小头、斜视、眼球震颤及眼距过宽等。该综合征常在同胞中出现。

（4）继发性先天性肾病：除了肾病的临床表现外，还常伴有一些特有原发疾病的临床紊乱症状，可与原发性肾病综合征相鉴别。如先天性梅毒患者，性病研究实验室试验为阳性；如弓形虫、风疹病毒、巨细胞病毒、肝炎病毒感染，其抗体滴度升高。

【鉴别诊断】

（1）芬兰型与非芬兰型先天性肾病综合征相鉴别：非芬兰型先天性肾病综合征围生期无异常、胎盘大小正常，起病虽也可早在新生儿期，但多在出生 3 个月以后，本症较早进入肾功能减退，因尿毒症而死亡。病理上早期为系膜硬化、肾小球毛细血管襻塌陷，并无细胞增生；后期则肾小球硬化和肾小管、间质纤维化。此外非芬兰型先天性肾病综合征偶见由微小病变、局灶节段性硬化病理改变引起者，其对肾上腺皮质激素治疗效应同年长儿。

（2）遗传性肾病综合征与继发性肾病综合征相鉴别：继发性肾病综合征可因原发病的治疗（如继发于梅毒的抗梅毒治疗）而缓解。结合引起继发性肾病综合征的原发病本身其他临床和实验室检查表现，多可明确诊断。小婴儿除有不能解释的肾病综合征外还表现出生殖器异常，则应考虑到 Drash 综合征。其肾病理表现为弥漫性肾小球系膜硬化和肾小管萎缩，肾皮质表层的肾小球病变重于近髓质者。

先天性肾单位减少症伴代偿性肥大

【中文名】先天性肾单位减少症伴代偿性肥大、肾小球巨大稀少症、肾单位稀少巨大症、肾单位减少症伴代偿性肥大

【英文名】oligomeganephronia, oligomeganephronia renal hypoplasia

【定义】先天性肾单位减少症伴代偿肥大是一种罕见的先天性肾发育不良，其特点是双肾严重发育不良伴尿路畸形、肾小球数目稀少和代偿性肥大、肾小管肥大和间质纤维化、肾小球 Bowman’s 囊壁增厚。

【临床表现】临床症状与发病年龄有一定关系，患者出生体重一般低于正常平均值，在新生儿期可能出现如下症状，如气胸、喂养困难、代谢性酸中毒、尿钠丢失、高血浆肌酐浓度和尿液浓度。1 岁以内，多有厌食、呕吐症状，约有 50% 患者发育不良。患者在 1 岁以内还可能出现发育迟缓但不伴肾功能异常。1 岁以后，一些患者可能因尿常规检查出现蛋白尿而就诊，另外一些患者可能因发育迟缓、多尿、烦渴等症状就诊。肾衰竭可能导致贫血和继发性甲状旁腺功能亢进症等。

【诊断】可根据临床表现、实验室检查和肾组织活检进行诊断。

（1）临床表现：无特异表现，仅以蛋白尿、肾功能减退或双肾缩小就诊；

（2）肾组织检查：在标准取材的情况下，表现为肾单位数目减少、肾小球体积增大、肾小管肥大和间质纤维化、肾小球 Bowman’s 囊壁增厚。

【鉴别诊断】

与以下疾病相鉴别：

（1）肾发育不良：主要通过病理学检查来进行鉴别。

（2）肾萎缩：主要通过病理学检查来进行鉴别。

Wilms 瘤合并假两性畸形

【中文名】Wilms 瘤合并假两性畸形、肾母细胞瘤

【英文名】Wilms tumor and pseudohermaphroditism

【定义】Wilms 瘤是一种胚胎性恶性肿瘤，好发于儿童，是儿童第二位常见的腹部恶性肿瘤，

98% 的病例发生于 10 岁以下，最多见于 3 岁以下的儿童，3 岁以后发病率显著降低，5 岁以后少见。成人中罕见，约有 3% 发生在成人，被称为成人肾母细胞瘤。Wilms 瘤的确切病因尚不清楚，可能与 11 号染色体上的（位于 11p13 的）*WT-1*（Wilms tumor 1）基因的丢失或突变有关，也可能是由于间叶的胚基细胞向后肾组织分化障碍，并且持续增殖造成的。该病也有一定的家族性发生倾向，因此，有人认为该病也具有遗传性。

【临床表现】肾母细胞瘤患儿绝大多数是无意中被发现腹部有肿块，如在给孩子洗澡、换衣或触摸患儿腹部时触到肿块。通常肿块表面光滑、平整，质地硬，无压痛，比较固定。有的患儿腹部膨隆或两侧不对称；少数患儿有腹痛、恶心、呕吐、食欲减退的消化系统疾病症状；也有少数患儿表现为血尿、发热、高血压；晚期患儿可出现面色苍白、消瘦、精神萎靡，甚至出现转移症状，如咯血、头痛等；有 12%～15% 的患儿会伴有先天性畸形，如先天性虹膜脉络膜缺损、重复肾、马蹄肾、多囊肾、异位肾、内脏肥大、脐膨出、巨舌、偏身肥大。成人肾母细胞瘤的临床表现与肾癌患者的临床表现相似，表现为无症状血尿、腰腹痛、腹部肿块等。

【诊断】临床诊断该病的主要依据是影像学检查，包括腹部平片、排泄性尿路造影、腹部超声、腹部 CT 或 MRI 检查。其中最简单的检查方法是腹部超声检查；腹部 CT 平扫和增强扫描是最重要的检查项目，诊断肾母细胞瘤的准确性高达 95% 以上；但对伴有肾功能不全、下腔静脉瘤栓患者应做腹部 MRI 扫描检查。对不能手术切除的患者应考虑做肿瘤穿刺活检进行病理检查，以明确诊断，根据病理检查结果指导治疗方案。

分子遗传学检测：11 号染色体上的（位于 11p13）*WT-1*（Wilms tumor 1）基因的丢失或突变检测。

X- 连锁隐性高尿钙性肾结石

【中文名】X- 连锁隐性高尿钙性肾结石、特发性尿钙增多症、特发性高钙尿、特发性高钙尿症、Dent 病、X- 连锁隐性遗传性低磷酸盐性佝偻病、X- 连锁隐性遗传性肾石病

【英文名】X-linked recessive hypercalciuria nephrolithiasis, Dent disease, idiopathic hypercalciuria（IH）

【定义】特发性尿钙增多症是一种病因不明的尿钙增多并伴有尿路结石而血钙正常的疾病。1953 年 Albright 首先报道一组原因不明的肾结石伴血钙正常而尿钙排泄增加的疾病，被命名为特发性尿钙增多症，20 世纪 90 年代以来认为本病是一种 X 连锁隐性遗传病，主要与 CLC 氯通道的家族中 *CLC-5* 基因 *CLCN5* 变异有关。该病主要表现为 X- 连锁性高尿钙性肾石症、小分子蛋白尿和肾功能不全。

【临床表现】

本病早期较隐匿，可仅表现为小分子蛋白尿，蛋白质相对分子量一般小于 40 000，其中主要成分为 β_2- 微球蛋白、维生素 A 结合蛋白、α_1- 微球蛋白和溶菌酶等小管标志蛋白。24 小时尿蛋白量：儿童大多在 1g 以下，成人为 0.5～2.0g。至成人期可出现肾石症、肾钙质沉着和渐进性肾功能不全。

本病患者多因尿路结石引起血尿、肾绞痛、尿路感染及膀胱激惹症状（尿频、尿急、尿痛）、排尿困难综合征、腹痛、腰痛及遗尿等，合并有多饮、烦渴、多尿、尿沉淀多呈白色症状，少数可发展为慢性肾衰竭。

（1）血尿、蛋白尿：在各年龄组均可见肉眼血尿或镜下血尿，一般认为系钙结晶引起尿路损伤所致。此种血尿属于正常红细胞形态血尿（即非肾小球性血尿），是小儿 X- 连锁隐性高尿钙性肾结石最常见的表现，可为一过性亦可呈持续性。蛋白尿一般为轻、中度，相对分子质量较小，

其中主要成分为 β- 微球蛋白、维生素 A 结合蛋白、α- 微球蛋白等。

（2）尿路结石：成人 X- 连锁隐性高尿钙性肾结石表现尿石者明显高于小儿，有报道成人尿石症伴 X- 连锁隐性高尿钙性肾结石者达 40%～60%，而小儿尿石中仅 2%～5% 是由 X- 连锁隐性高尿钙性肾结石所致，此类结石多由草酸钙或磷酸钙形成，发生年龄早，如不及时治疗可发展成梗阻性肾病。

（3）其他表现：还可以出现肾性糖尿、氨基酸尿、尿酸尿等近端肾小管功能障碍的表现。由于钙从尿中大量丢失，体内长期呈负钙平衡，少数患者可继发甲状旁腺功能亢进，发生关节痛、骨质疏松、骨折畸形和维生素 D 缺乏病，少数患者表现为身材矮小、体重不增、肌无力等。

（4）并发症：常并发尿路感染、尿路结石、继发性甲状旁腺功能亢进、营养障碍、骨质疏松、骨折、畸形、身材矮小、体重不增、肌无力等。

【诊断】根据上述临床特征，尿钙增高而血钙正常是本病诊断的重要依据，明确诊断还要依据实验室的相关检查和排除其他尿钙增多的原因。

（1）临床特点：对原因不明的单纯血尿患者，应询问家族有无尿结石史。对临床表现尿路感染以及尿路结石相应症状的患者应收集 24 小时尿并测定尿钙（Uca）和尿肌酐（Ucr），如果尿钙＞0.1mmol/（kg · 24h）（＞4mg/（kg · 24h）），就应测定 Uca/Ucr 的比值，此比值若大于 0.21 可初步诊断本病。

（2）尿检特点：尿分析可有镜下血尿、尿白细胞增多，无蛋白尿或仅轻度蛋白尿，无管型尿，可见草酸钙和（或）磷酸盐结晶，尿 pH 值测定有助于鉴别分析尿结晶的性质，小儿可表现尿浓缩功能受损。

（3）钙负荷试验：有条件者可做钙负荷试验，以鉴别是吸收型还是肾漏型。低钙饮食试验为每天摄入钙小于 300mg，共 3 天，第 4 天 2 小时尿钙量仍然高于正常人时有诊断意义。近年来有学者认为口服钙负荷试验无助于预期肾石病，不推荐用这项试验作为儿童高钙尿症的常规诊断。另有学者建议用限钙和静脉钙耐量试验分析确诊本病，方法为低钙低磷饮食 3 天后，第 4 天给予钙 15mg/kg，静脉输入于 5 小时内完成静脉滴注，第 3 小时测血钙，并留 24 小时尿测尿钙，如果尿钙排出量减去基础尿钙后仍然超过滴入钙量的 50%，尿磷排出量在滴钙后第 4～12 小时较第 0～4 小时降低 20%，表示试验阳性。

Leber 先天性黑蒙症

【中文】Leber 先天性黑蒙症、先天性黑蒙症、遗传性先天性视网膜病

【英文】Alströem-Olsen syndrome, Leber’s congenital amaurosis（LCA）

【定义】Leber 先天性黑蒙症是德国眼科医师 Theodor Leber 于 1869 年首先报道的，属于最严重的遗传性视网膜病变，可导致婴儿在出生后一个月内完全丧失视力，多呈常染色体隐性遗传，也有部分报道认为其为常染色体显性遗传。有 10%～20% 的盲校儿童是 Leber 先天性黑蒙症患者，占遗传性视网膜疾病的 5% 以上。

【临床表现】临床上以眼球震颤、固视障碍、畏光、指压眼球为特征。眼底检查早期多为正常，随着病变进行性进展，数年后可见眼底椒盐样色素沉着、骨细胞样色素、视网膜血管狭窄、广泛视网膜色素上皮和脉络膜萎缩。视网膜电图表现为 a、b 波平坦，甚至消失。可伴有圆锥角膜、远视、发育迟缓和神经系统异常等。

Leber 先天性黑蒙症除了导致婴幼儿先天性失明外，还伴有一系列的严重并发症，如神经性耳聋、肥胖、糖尿病、尿崩症、性腺功能低下、高尿酸血症及高三酰甘油血症等。早期眼底检查可无异常或有轻微色素沉着，伴有搜索样眼球震颤和瞳孔对光反射迟钝，呈现黑蒙性瞳孔或者熄

灭性视网膜电图波形。晚期出现椒盐样色素和骨细胞样色素沉积，视网膜电图检测到无波形或波幅严重降低等症状。除此之外，Leber 先天性黑蒙症患者还可能出现眼球内陷、圆锥形角膜和白内障等异常现象。

（1）视力呈进行性减退是本病恒定症状，常常在 2 岁的时候就会开始视力减退，且两眼轻度内斜，眼底检查可见双侧原发性视神经萎缩。

（2）听力轻度减退也是本病恒定表现，听力测定可见中度神经性耳聋。

（3）肥胖一般始于婴幼儿期，躯干型，2～10 岁最显著；患者自幼烦渴、多饮、多尿、食欲亢进。

（4）静脉肾盂造影可见双侧肾盂输尿管扩张。

（5）性腺功能异常降低，表现为性器官及第二性征不发育、生长发育迟缓。

（6）糖尿病也为常见的内分泌代谢紊乱，常有高尿酸血症及高三酰甘油血症。

基因检测：利用连锁分析、基因定位和候选基因筛选等技术，多年来人们一共发现了 17 个基因与 Leber 先天性黑蒙症相关，分别命名为 *AIPL1*、*CABP4*、*CEP290*、*CRB1*、*CRX*、*GUCY2D*、*IQCB1*、*LCA5*、*LRAT*、*RD3*、*RDH12*、*RPE65*、*RPGRIP1*、*SPATA7*、*TULP1*、*IMPDH1* 和 *OTX2*，这些基因在不同人群中的分布频率存在着相当大的差距，其中 *CEP290*、*GUCY2D*、*CRB1*、*IMPDH1*、*RPE65*、*AIPL1* 和 *RPGRIP1* 是最常见的致病基因，占所有 Leber 先天性黑蒙症病例的 50%～60%。

肺透明膜病

【中文名】肺透明膜病、特发性呼吸窘迫综合征、新生儿呼吸窘迫综合征

【英文名】hyaline membrane disease（HMD），neonatal respiratory distress syndrome（NRDS）

【定义】肺透明膜病指出生后不久由于进行性肺不张而出现的进行性呼吸困难、青紫、呼气性呻吟、吸气性三凹及呼吸衰竭；病理上以终末细支气管至肺泡壁上附有嗜伊红性透明膜为特征。一般见于早产儿，主要因表面活性物质不足而导致肺不张，故又称“表面活性物质缺乏综合征”，是引起早产儿早期呼吸困难及死亡的最常见原因。上海第一妇婴保健院 1074 例新生儿尸检中，本病在活产早产儿死因中占首位。

【临床表现】不少患儿因有窒息或呼吸抑制而需复苏。出生时完全正常患儿，如仔细观察，数分钟后呼吸也不正常，开始时可仅有呼吸增快，一般出生后 6 小时内逐渐出现呼吸困难、青紫。如能肯定出生 8 小时内呼吸正常者，则非肺透明膜病。

起病后呼吸困难及青紫进行性加重，呼气时频频发出呻吟，此系强迫呼吸通过部分关闭的声带所致，企图在呼气时保留一定的功能残气量和一定的呼气末正压，以防止肺泡萎陷。吸气时三凹（肋间、肋下及剑突下软组织内陷），鼻翼扇动，呼吸越来越快，继之呼吸不规则，有时暂停，呻吟减少、消失，最后呼吸衰竭。

由于缺氧越来越重，可出现各种脑缺氧及心肌缺氧表现。反应迟钝，四肢松弛，体温常不升，皮肤青灰或灰白，手足、面部均可出现水肿；心率先增快，最后变慢，心音由强变弱，24 小时后胸骨左沿或心底部听到收缩期杂音的机会增多，肝可增大；两肺呼吸音大多减弱、粗糙，早期多无啰音，以后可听到细湿啰音。

如能生存 3 天以上，此时Ⅱ型细胞可产生足够的表面活性物质，呼吸困难、缺氧等表现可逐渐改善，但如继发肺炎则 3 天后病情可继续加重。本病病情严重，重症可数小时内死亡，死于 2 天内的最多；但也有轻型，缺氧与青紫不重，无呼气性呻吟，3 天后好转而愈。

【实验检查】

血 pH 值、碱过剩（base excess，BE）及动脉血氧分压均降低，二氧化碳分压增高。新生儿血气正常值尚不统一，暂定 pH 值为 7.3～7.4、PaO_2 为 4～5.3kPa、$PaCO_2$ 为 7.9～12kPa、BE 为 2～6mEq/L。

（1）病理表现：肺色紫红，质韧如肝，入水下沉。显微镜下见淋巴管扩张，常伴肺水肿，肺小动脉收缩，毛细血管及静脉高度淤血。肺泡广泛性萎陷，肺泡管、呼吸和终末细支气管过度扩张，其壁与未萎陷的肺泡壁上附有一层嗜伊红的均匀的或含有颗粒的透明膜，由纤维蛋白、坏死脱落的上皮细胞碎屑等所组成。死于生后 8 小时内者常无透明膜，只有坏死上皮细胞可见；存活 32 小时以上者常并发肺炎，而透明膜渐被吸收或呈疏松颗粒状碎片，最后消失。曾用加压呼吸者可有明显间质性肺气肿。如能活过 24 小时几乎总可发现并发脑室内出血。

（2）X 线胸片表现：两肺透光度普遍减弱，内为均匀、细小颗粒状阴影（细小的肺不张），以后融合成较大结节状影，最后两肺肺泡均无空气，实变影遍及整个肺叶，两肺因不透光而全部变白，仍有空气充盈的支气管影显得更加清楚，从肺门向外围呈放射状伸展至末梢气道内，如同支气管空气造影。两肺病变可不对称，有时右侧或下叶较重。膈肌位置及形态一般正常。

【诊断】对出生后不久出现呼吸增快的早产儿，尤其是极低体重儿，均应考虑本病。可抽其胃液做振荡试验：取 1mL 胃液（生后 6 小时内主要为羊水），加等量 95% 乙醇，用力振荡 15 秒，15 分钟后沿管壁仍有一圈泡沫为阳性，可初步除外肺透明膜病，阴性提示本病；假阳性率 1%，假阴性率 10%。如出现进行性呼吸困难、呼气性呻吟、吸气性三凹征、用氧后青紫也不易改善，仍应拍胸片确诊。生后 5 小时 10% 胸片可阴性，故随访胸片更有价值。足月儿有上述表现的，也必须拍摄胸片排除外本病，否则只凭临床表现极易被误诊为吸入性肺炎。

参考文献

鲍南，金惠明，孙莲萍，等，2002. 儿童终丝牵拉综合征的诊断和治疗［J］. 中国神经精神疾病杂志，5：354-356.

范秉林，周东，2007. 灰质异位症［J］. 国际神经病学神经外科学杂志，1：75-79.

冯庭怡，赵永波，2006. 遗传性感觉神经病［J］. 临床神经病学杂志，3：231-233.

KANATAPUTRA P N, 2001. Laurin-Sandrow Syndrome With Additional Associated Manifestations［J］. American Journal of Medical Genetics, 98: 210-215.

KROPP S, SCHULZ-SCHAEFFER W J, FINKENSTAEDT M, et al, 1999. The Heidenhain variant of Creutzfeldt-Jakob disease［J］. Archives of neurology, 56（1）: 55.

SEITZ C S, LÜDECKE H J, WAGNER N, et al, 2001. Trichorhinophalangeal Syndrome Type I: Clinical and Molecular Characterization of 3 Members of a Family and 1 Sporadic Case［J］. Arch Dermatol, 137（11）: 1437-1442.

VILJOEN D, BEIGHTON P, 1992. Schwartz-Jampel syndrome（chondrodystrophic myotonia）［J］. Journal of medical genetics, 29（1）: 58-62.

ZANKL A, DUNCAN E L, LEO PJ，et al, 2012. Duncan, EL. Multicentric Carpotarsal Osteolysis Is Caused by Mutations Clustering in the Amino-Terminal Transcriptional Activation Domain of MAFB［J］. American Journal of Human Genetics, 90（3）: 494.